疾之成殇

秦宋之间的疾病名义与历史叙事中的存在

陈昊 著

图书在版编目(CIP)数据

疾之成殇：秦宋之间的疾病名义与历史叙事中的存
在／陈昊著.—上海：上海古籍出版社，2020.3
ISBN 978-7-5325-9521-1

Ⅰ.①疾…　Ⅱ.①陈…　Ⅲ.①疾病－医学史－史料－
中国－秦代－宋代　Ⅳ.①R-092

中国版本图书馆 CIP 数据核字(2020)第 065812 号

疾之成殇

——秦宋之间的疾病名义与历史叙事中的存在

陈　昊　著

上海古籍出版社　出版、发行

(上海市瑞金二路 272 号　邮政编码 200020)
(1) 地址：www.guji.com.cn
(2) E-mail：guji1@guji.com.cn
(3) 易文网网址：www.ewen.co

印　刷　浙江临安曙光印务有限公司印刷

开　本　700×1000　1/16

印　张　27.5

插　页　3

字　数　400,000

版　次　2020 年 3 月第 1 版　2020 年 3 月第 1 次印刷

ISBN 978-7-5325-9521-1/K·2793

定　价　98.00 元

本成果受到

中国人民大学 2019 年度"中央高校建设世界一流大学（学科）和

特色发展引导专项资金"支持

献给我的父母、家人和朋友

2003—2020

Some traumas survive everything, the passage of years, the rewards of work, the soothing touch of love, even psychoanalysis. They can be counterbalanced by life, overborne and outweighed, but an ember remains lodged in one's being to flare up, however fleetingly, at unexpected moments.

Peter Gay

Car nous témoignons aussi de l'épuisement de la pensée de l'Histoire.

Jean-Luc Nancy

目　　录

疾病如何成为历史？

"帝国"的凝视？

安静的"恐慌年代"？

"沉默"的创伤?

第八章　石之低语
　　　　——墓志所见晚唐洛阳豫西的饥馑、疾疫与

图 表 目 录

疾病如何成为历史？

二十岁，我的两条腿残废了。除去给人家画彩蛋，我想我还应该再干点别的事，先后改变了几次主意，最后想学写作。母亲那时已不年轻，为了我的腿，她头上开始有了白发。医院已经明确表示，我的病目前没办法治。母亲的全副心思却还放在给我治病上，到处找大夫，打听偏方，花很多钱。她倒总能找来稀奇古怪的药，让我吃，让我喝，或者是洗、敷、熏、灸。"别浪费时间啦！根本没用！"我说。我一心只想着写小说，仿佛那东西能把残废人救出困境。"再试一回，不试你怎么知道会没用？"她说，每一回都虔诚地抱着希望。然而对我的腿，有多少回希望就有多少回失望。最后一回，我的胯上被熏成烫伤。医院的大夫说，这实在太悬了，对于瘫痪病人，这差不多是要命的事。我倒没太害怕，心想死了也好，死了倒痛快。母亲惊惶了几个月，昼夜守着我，一换药就说："怎么会烫了呢？我还直留神呀！"辛亏伤口好起来，不然她非疯了不可。

　　后来她发现我在写小说。她跟我说："那就好好写吧。"我听出来，她对治好我的腿也终于绝望。"我年轻的时候也最喜欢文学，"她说，"跟你现在差不多大的时候，我也想过搞写作，"她说，"你小时的作文不是得过第一？"她提醒我说。我们俩都尽力把我的腿忘掉。她到处去给我借书，顶着雨或冒了雪推我去看电影，像过去给我找大夫、打听偏方那样，抱了希望。

　　　　　　　　　　　　　　——史铁生《合欢树》

第一章　导论：疾病何以
成为历史？

引言　辛追的血吸虫病与拉美西斯二世
（Ramesses Ⅱ）的肺结核

　　1971 年，马王堆一号汉墓因当地军队建造地下医院而被意外发现，1972 年，正式考古发掘开始，在其中发现了墓主人西汉初长沙丞相轪侯利苍的妻子辛追的尸体①。尸体在经过防腐处理之后被移到湖南省博物馆，之后再被移到湖南医学院，由医生进行了解剖和其它医学检查，以了解墓主人的死因。这样的观察分为几个层次，解剖发现了冠状动脉粥样硬化和胆结石，因此医生认为胆绞痛引起的冠心病很可能是其死因；X 光的检查，发现左上肺有结核钙化，以及腰椎和骨折问题；而寄生虫的检查，在尸体的肝和肠组织中发现了日本血吸虫卵、鞭虫和蛲虫②。

　　无独有偶，法国科学家在对埃及法老拉美西斯二世木乃伊的研究中，指出其死因是肺结核。对此结论，布鲁诺·拉图尔（Bruno Latour）提出了一个尖锐的问题：公元前 1213 年离世的拉美西斯二世，怎么可能死于罗

---

① 湖南省博物馆、中国科学院考古研究所编《长沙马王堆一号汉墓》上集，北京：文物出版社，1973 年，1—2 页。近来对辛追人名的释读有进一步的讨论，见魏宜辉、张传官、萧毅《马王堆一号汉墓所谓"妾辛追"印辨正》，《文史》2019 年第 4 期，261—266 页。
② 《长沙马王堆汉墓女尸进行了解剖为科学研究提供了丰富数据》，《文物》1973 年第 7 期，73 页；《马王堆一号汉墓女尸研究的几个问题》1973 年第 7 期，74—80 页。

伯特·科赫(Robert Koch)在 1882 年才发现的结核杆菌导致的疾病呢？这样的论断，与断言拉美西斯二世死于机关枪一样，是否也是一种时代错置的谬误呢①？ 而他更重要而带有戏剧性的论断则是，在科赫之前，结核杆菌并不真的存在②。如果模仿这样的叙述，那么在龟田富士郎发现日本血吸虫的虫体之前，日本血吸虫病是否也不存在？ 与其说，拉图尔试图否定结核杆菌在 1882 年之前作为物质性的存在，不如说，他是努力在追问，在特定时空条件下发现的科赫杆菌，为何可以超越它被发现的时间和空间网络，变为可以旅行到三千年之前古埃及的实体(entity)。下一个问题是，现代科学所"发现"并在实验室里"创造"的实体，是否也会被历史语境的相对性所阻断？

　　这个以历史主义为名的惊人之论，对历史写作而言，却并非好消息。借用西奥多·阿多诺(Theodor Adorno)的一个说法，即在《存在与时间》(Sein und Zeit)的哲学范围之内，历史写作已无可能③。在拉图尔借自理查德·罗蒂(Richard Rorty)的论述之后，疾病历史的写作是否也再无可能？ 当然一种可能的解决路径，是我们追随这样的知识论，在分析辛追和拉美西斯二世的身体状况时，找到他们所在的历史时代对于疾病的描述。1973 年 11 月至 12 月间，马王堆又发掘了二号墓和三号墓，在三号墓的东椁箱，其中漆奁中放置着帛书、竹木简书、地形图、诸兵图。此椁箱中以漆器为主，考古报告认为它是象征墓主的起居室④。而在象征起居室的空间中埋藏的书籍，则被想象成墓主人的阅读对象，或者是理想状态下，墓主

①　Bruno Latour 除了机关枪，还使用了其他的类比，比如华尔街的崩盘。

②　Bruno Latour, "Ramses Ⅱ est-il mort de la tuberculose?", *La Recherche*, 307, 1998, pp.84 – 85. Idem., "The Historicity of Things: Where Were Microbes before Pasteur?", Bruno Latour, *Pandora's' Hope: Essays on the Reality of Science Studies*, Cambridge: Harvard University Press, 1999, pp. 145 – 173. Idem., "On the Partial Existence of Existing and Non-existing Objects", Lorraine Daston ed., *Biographies of Scientific Objects*, Chicago: The University of Chicago Press, 2000, pp.247 – 269.

③　T. W. Adorno, "Negative Dialektik", *Gesammelte Schriften*, vol.6, 1995, p.135.

④　湖南省博物馆、湖南省考古研究所编《长沙马王堆二、三号汉墓》第 1 卷《田野考古发掘报告》,北京：文物出版社,2004 年,43 页。

人"应该"阅读的对象①。在这些帛书和竹书中，有一些与"医学"相关。经过文字学家和医史文献研究者的解读，文本中的世界展示于我们眼前。特别是，其中有一部被拟题为《五十二病方》的著作，记载了五十二种疾病状况的治疗方法。在这里，可以看到一个辛追时代的"疾病"世界："伤痉"、"夕下"、"颠疾"、"冥病"、"痈"、"蛊"等等②。只是我们要如何解读这些疾病的名称及相关描述？按照拉图尔的看法，解读者和观察者的不同就已经揭示了这两个世界的区隔，医生借助现代医学观察设备观察到的疾病世界，与解读古代文献所得到的疾病世界，如同两个平行的世界，虽然都与那个历史时代相关，却并无可以交汇之处。他说："如果我们想要尊重行动者的范畴，在埃及的语言中肯定有一种术语或者一组象形文字，比如'Saodowaoth'，定义了拉美西斯的死亡原因。但是如果它存在，它与我们自己的解读是不可通约的，不可能用'科赫杆菌的感染'作为对应的翻译来取代它。"③

但是，我们如果阅读关于马王堆病方的研究著作，会发现被称为"疾病史"的研究，似乎都努力将这两个世界"组合"起来，以构成马王堆的疾病世界。在这里，古代的"疾病名称"被赋予现代的意义和属性，从而将历史语境所阻断的世界重新连接起来构成一种连续的历史；现代科学的权威延伸向古代，从而将历史叙述的连续性从历史主义所断裂的片段中重建起来。当然这丝毫不值得惊讶，对中国现代以来疾病史研究略有了解的研究者都会知道，一种将古代"疾病名称"和现代医学诊断联系起来的历史叙事，即所谓的"回溯诊断"（retrospective diagnosis），被看成是"疾病

①　进一步的讨论请参考 Luke Waring, "Writing and Materiality in the Three Han Dynasty Tombs at Mawangdui", Ph. D. Dissertation, Princeton University, 2019.

②　《五十二病方》的释文首先在《文物》1975 年第 9 期刊布，之后的补订和进一步释读，见《五十二病方》，北京：文物出版社，1979 年；山田慶兒《新發現中國科學史資料の研究·譯注篇》，京都大學人文科學研究所，1985 年；马王堆汉墓帛书整理小组编《马王堆汉墓帛书〔肆〕》，北京：文物出版社，1985 年；马继兴《马王堆古医书考释》，北京：文物出版社，1979 年；小曽戸洋、長谷部英一、町泉寿郎，《五十二病方》，"馬王堆出土文献訳注叢書"，東京：東方書店，2007 年。

③　Bruno Latour, "On the Partial Existence of Existing and Non-existing Objects", pp.248 - 249.

的历史"。医生和医学史家将现代医学知识中的疾病实体比定到历史记载之中，即使他们在比定时不再拥有任何实验室中的设备和工具；而这种叙事成为了历史，即使它可能既是非历史的（ahistorical）的，也是时代错置的（anachronistic）①。同时，回溯诊断的叙事之中杂糅着存在论和因果论的相互支撑，古代的疾病名称意味着现代医学辨认出的疾病实体的存在，而疾病实体的存在是导致古代出现名称不同但实质相同的疾病的原因。只是很少有人追问这样勾连平行世界而建立连续性的叙事是如何建立起来的，以及这种叙事如何塑造了我们对于疾病和历史的理解。在面对拉图尔式的追问时，此叙事又将走向哪里？同时，此争论展开了当代医学史和科学史遭遇的"存在"困境：在科学和历史、本质和建构、语言和实践之间，写作者要如何展开他们笔下的历史。对"疾病的历史"的写作者而言，这是廓清"我们从哪里开始思考"的关键性问题，甚至成为一种焦虑。在本书的一开头，希望回到中国现代医学史自我塑造的历程中，讨论这个尚未被充分追问的问题。

第一节 "什么是疾病"的历史解答

当我们写作"什么的历史"时，这个写作的过程与写作的对象界定了彼此，因此廓清"什么"，是历史著作应在一开始说明的基本问题之一。"疾病"是什么？这在近现代中国的文化世界中并非只是身体的问题，梁漱溟在《东西文化及其哲学》中这样写道：

---

① 对回溯诊断的批评可见 Andrew Cunningham, "Transforming Plague: The Laboratory and the Identity of Infectious Disease"（Andrew Cunningham and Perry Williams eds., *The Laboratory Revolution in Medicine*, Cambridge: Cambridge University Press, 1992, pp.209 - 244）。中文讨论可见李尚仁《欧洲扩张与生态决定论：戴维·阿诺论环境史》，《当代》170 期，2001 年，18—29 页；刘士永《公共卫生（Public Health）：近代华人社会里的新兴西方观念》，祝平一编《健康与社会——华人卫生新史》，台北：联经出版公司，2013 年，12 页。

中国说是有医学，其实还是手艺。西医处方，一定的病有一定的药，无大出入；而中医的高手，他那运才施巧的地方都在开单用药上了。十个医生有十样不同的药方，并且可以十分悬殊。因为所治的病同能治的药，都是没有客观的凭准的。究竟病是什么？"病灶"在哪里？并不定要考定，只凭主观的病情观测罢了！（在中国医学书里始终没有讲到"病"这样东西）某药是如何成分？起如何作用？并不问。只拿温凉等字样去品定，究竟为温为凉，意见也参差的很。他那看病用药，哪能不十人十样呢？①

有趣的是，这段论述并非来自一个"西化"的文本，相反，它往往被看成一个应对新文化运动的文化"保守主义"的作品。在梁漱溟的论述中，这是一个贯通诸种矛盾的过程，一方面西方的科学文化，有其必然的意义，但是它也已完成了自己的使命，而在下一个阶段，则需要中国文化来加以解决。显然医药的需求被看成西方文化的一部分，疾病在这里被作为一个典型的例证来展示文化的差异，以及在此差异下所需要做出的选择。但就本书关心的问题，梁漱溟对于疾病意义转化的观察，与查尔斯·罗森伯格（Charles Rosenberg）对现代诊断学的观察有异曲同工之处，即，疾病的专一性，以及这样的一种观念：疾病（disease）可以且应该被视为外在于个人病痛（illness），具有独特临床表现的实体存在②。这样将疾病外在实体化的思想渊源可以追溯到 18 世纪菲利普·皮内尔（Philippe Pinel）建立疾病自然体系的努力③。雷祥麟在分析近代中西医论争时也延续这样的观察方式：中医负责的对象是病人而并非疾病本身的定义，疾病成为医生负责的对象与细菌学的知识传入有关④。也就是说，在中国近代以来的文化

① 梁漱溟《东西文化及其哲学》，北京：商务印书馆，1999 年，37 页。
② Charles Rosenberg, "The Tyranny of Diagnosis: Specific Entities and Individual Experience", *Milbank Quarterly*, 80-2, 2002, pp.237-260.
③ Philippe Pinel, *Nosographic philosophique, ou la method de l'analyse appliquee a la medecine*, 3 vol, Paris: Brosson, 1797-1807.
④ 雷祥麟《负责的医生与有信仰的病人——中西医论争与医病关系在民国时期的转变》，《新史学》第 14 卷第 1 期，2003 年，62—69 页。

话语中，"疾病"并非一个一成不变的"生物实体"，其意义乃至于"实体性"（entitivity）都在争论中不断被重新塑造。这种塑造又与历史写作互动甚密，同时塑造转化的过程也构成了历史写作的"变化中的语境"。但如果以此视野回观中国古代的疾病历史，又何尝不是一个不断被重新塑造的过程。因此，要理解"疾病的历史"的叙事自近代以来形塑的过程，需要尝试拆解这种互动的纠缠。以下，尝试以中国现代医学史的重要著作中关于疾病的历史叙述进行讨论，分析疾病历史的写作如何参与此种争论之中，并参与塑造疾病的意义。

一　跨语际的研究范式与中国疾病史叙事模式的错置？

引言　"晚近世界研究医史学之问题"与"疾病的名称"

叙述中国医史研究的现代学术史，往往都以 1920 年刊印的陈邦贤的《中国医学史》为医学史"现代性"写作的起点。在《中国医学史》正式出版之前，该书序言的初稿就曾以《医史研究会小启》为题在 1914 年《中西医学报》上发表①，陈邦贤在此序言中指出其研究问题及来源："晚近世界研究医史学之问题，可分为三大类，一关于医家地位之历史，一为医学知识之历史，一为疾病之历史。邦贤斯编，亦本此意。"②之前的研究已经尝试勾勒陈邦贤所谓的"晚近世界研究医史学"的思想谱系，从陈邦贤追溯到丁福保，再追溯到富士川游，再追溯到富士川游 1898—1900 年欧洲游学时对德语世界医学史写作的理解和总结③。

但即使理念传译的线索似乎已经廓清，但问题并非到此为止，因此本书不仅关心理念的传译，也关心写作实践的模式是如何建立的。如果仔细观察陈邦贤书疾病史部分的写作方式，似乎与历史性的叙述略有差异。

---

① 按照李剑的研究，陈邦贤在《中西医学报》上发表的《医史研究会小启》内容与《中国医学史》的序言大致相同，参见李剑《民国时期的医史学术团体》，《中华医史杂志》1992 年第 2 期，20 页。

② 陈邦贤《中国医学史》，上海医学书局，文言铅印本，1920 年。此据台北广文书局 1979 年重印本，1 页。

③ 陈昊《身分叙事与知识表述之间的医者之意——6—8 世纪中国的书籍秩序、为医之体与医学身分的浮现》，上海古籍出版社，2019 年，7—12 页。

其书的结构分为"上古的医学"、"中古的医学"、"近世的医学"和"现代的医学"四篇,前三篇下均列"疾病的名称"一章。"上古疾病的名称"分别以内科病、外科病和妇科病分类,"中古疾病的名称"则以传染病、呼吸器病、消化器病、外科病和其他疾病分类,"近世疾病的名称"则以传染病、呼吸器病、消化器病、心脏病、泌尿器病、神经系病和新陈代谢病分类。在每个分类之下,陈邦贤将从历史文献中汇辑而来的"疾病名称"加以排列,后列出文献出处。在"近世的疾病名称"之部则列出各种不同的翻译名称。这样的一种叙述模式是如何建立起来,并被视为是一种疾病史? 这个模式实际上是一个分类罗列式的模式,首先区分时代,之后在每个时代进行疾病分类,之后加以罗列,并标识其文献来源。部分条目会使用按语的形式,以白话文进行解释,或说明其对应的当代病名,但并没有详细阐述原因。为何这样的模式会被理解为是一种疾病的历史? 要理解这样的写作结构,就意味着我们不仅要讨论研究范式的传译,同时要回到这些写作范式是如何实践的过程。

(一) 从疾病的历史地理病理学到国民病的历史

让我们再次回到之前讨论的知识传译脉络中。富士川游对于疾病史的观念来自 19 世纪后半期的德国疾病史研究知识传统,以奥古斯特·希尔舍(August Hirsch, 1817 - 1894)的《历史地理病理学手册》(*Handbuch der historisch-geographischen Pathologie*)[①] 和海因里希·黑泽(Heinrich Haeser, 1811 - 1884)的《流行病史》(*Geschichete der epidemischen Krankheiten*)[②]为代表作。这个时代随着医学知识的变化,以临床和实验为中心的知识正在取代原有医学经典文本和医学历史的权威。但在德国医学院中的教授有相当部分并不愿意接受这样的结果,而更希望将医学史留在大学的课程目录中。弗朗茨·罗密欧·泽利希曼(Franz Romeo Seligmann, 1808 - 1892)在推动此课程常规化的建设的过

[①]　August Hirsche, *Handbuch der historisch-geographischen Pathologie*, Erlangen, 1859 - 1862.

[②]　Heinrich Haeser, *Geschichete der epidemischen Krankheiten*, Jena: Mauke, 1865.

程中表现积极，他 1833 年就申请开设医学史的课程①，在 1849 年他则进一步申请建立医学史和流行病学史的教席，1850 年这个教席得以最终建立②。泽利希曼在这个努力的过程中，都在面对临床医学对传统医学史教育的冲击，他需要不断找寻医学史知识的意义，而将流行病学的历史放到课程讲授的中心，显然是一种应对策略③。另一方面，随着西方世界对外的扩张，医生们开始面对来自不同地域关于不同疾病的知识。去到世界各地的医学传教士和医生，记载当地的疾病，也将这些疾病与西方医学中的疾病进行对应或比较，当这些著作在西方世界里出版时，关于疾病的知识呈现出一个爆炸性增长的状态。一种对其加以整合，并把疾病看成与地域内的环境、文化相关联的研究方式逐渐出现④。莱昂哈德·路德维希·芬克(Leonhard Ludwig Finke，1747－1837)第一次将世界范围内的疾病放到他的著作当中⑤。到了 19 世纪中期一系列关于医学地理学的著作出版，同时随着细菌学说的出现和发展，两者之际的张力也日益增加。在这样的背景下，希尔舍试图扮演一个批评式的改革者的角色，他试图颠倒医学与地理之间的关系，改造医学地理学的传统，进而创造一种地理医学。

希尔舍强调，历史地理病理学的任务在于展示每种疾病如何在世界范围内传播，同时，地理的因素(包括种族、国家、土壤条件、天气、社会因素等等)对理解疾病是关键性的。他在书中讨论了疟疾、伤寒、痢疾、印度瘟疫(Indian plague)、足分支菌病(Madura foot)、产褥热、流行性脑脊髓

---

① *Verwaltungsarchiv. Österrerichisches Staatsarchiv*，4 Med，No.6553/1833.

② Erna Lesky 认为弗朗茨·罗密欧·泽利希曼将柏林学术界对医学史的看法带到了维也纳，参见 Erna Lesky，*Vienna Medical School of the 19th Century*（Johns Hopkins University Press，1976，pp.569－570）。

③ 详细的论述参见 P. Diepgen，"Das Schicksal der deutschen Medizingeschichte im Zeitalter der Naturwissenschaften und ihre Aufgabe in der Gegenwart"（*Deutsche medizinische Wochenschrift*，60，1934，pp.66－70）。

④ Richard Upjohn Light，"The Progress of Medical Geography"，*Geographical Review*，34－4，1944，pp.636－641.

⑤ Leonhard Ludwig Finke，*Versuch einer allgemeinen medicinisch-praktischen Geographie*，3 volumes，1792－1795.

膜炎等等疾病。一方面，在当时传染论和反传染论的争论中，他没有站在其中任何一端，而是因疾病不同而区别对待，比如他不同意流感是传染性的，但却认为霍乱是可以传播的。至于其他的一些疾病，比如梅毒、麻风等，他认为可能是由于疾病毒素所引起的。但是他同时强调，历史地理病理学是一种理解医学和疾病的方式，而非医学和疾病的"地理学"，即本质性的因素在于医学和疾病。也正因为如此，在他的《历史地理病理学手册》中，不再以地理性的因素作为叙述的基本结构，而分为三卷：第一卷，烈性传染病；第二卷，慢性传染病，中毒，寄生虫病，感染性的疾病，遗传性疾病；第三卷，内脏和身体各部位的疾病。这样的叙述模式颠倒了疾病和地理之间的想象模式，将疾病视作一个穿越时空的链条，从其源发地逐渐传播到各地，而地理病理学的任务，就是绘制疾病分布的世界地图和疾病流传的线路，以重新勾勒出疾病传播的时空链条。从这里，我们显然能找到疾病史中使用疾病分类方式的知识来源。

这样的研究模式进入日本时却有所变化。富士川游所强调的不是历史地理病理学，而是"疾病的历史，特别是国民病的历史（疾病ノ歷史、殊ニ國民病ノ歷史）"。从一种疾病世界图景在每个国家和地区（特别是正在民族国家化的国家）中本地化的角度，这当然可以理解。不过"国民病"概念的成立，其背后显然有更多的意涵值得注意。国民病的想法来自哪里？日文词こくみんびょう来自德文词 Volkskrankheit，字面的意思是 disease of the people，这个词由贾斯特斯·弗雷德里希·卡尔·赫克（Justus Friedrich Karl Hecker）在 1832 年的一部疾病史著作中开始使用，即《狂舞症：一种中世纪的民众的疾病，基于医生和非医生记载的研究》（*Die Tanzwuth*，*eine Volkskrankheit im Mittelalter: nach den Quellen für Aerzte und gebildete Nichtärzte bearbeitet*）①。在这部著作中赫克用 Volkskrankheit 指称狂舞症（dancing mania），这个词指代一种欧洲 14—17 世纪出现的现象，即在人群中出现不受自身控制的身体动

---

① Justus Friedrich Karl Hecker, *Die Tanzwuth*, *eine Volkskrankheit im Mittelalter: nach den Quellen für Aerzte und gebildete Nichtärzte bearbeitet*. Berlin: Enslin, 1832.

作,类似舞蹈,一直到人精疲力竭才会停止,而且其出现时,会涉及各个性别、代际的人群①。之后此词被用于指代在地域或者共同体内广泛传播的疾病,因为其传播或经济影响而产生重要社会影响的疾病。

但是将这个词翻译为"国民病"时,关键在于与"国民"的概念联系起来。"国民"的概念在近代日本和中国都与民族国家的塑造、政体的变迁乃至民众心态的变化有密切的关系,已有相当多的讨论。森冈健二指出,"国民"在19世纪后期的日文翻译《新约圣经》中是nation的对译,之后更多指向people的翻译②。而people和nation之间的语义变换,即,民族国家与人民之间的关联如何建立?郭台辉在其对近代日本的"国民"语义变迁过程的研究中就非常重视"国民"和"人民"之间的语义分合。他指出,明治初期,"国民"与"人民"都用来指代国家的构成成员,两词训读发音相同,但"人民"常常被误解为日常生活中的"人们"称谓,不便于表达和传播现代国家构建这个崭新时代独特的新现象、新体制。这为"国民"一词同时受到主权者、启蒙者与大众的欢迎并迅速占优势地位提供了契机。在"民"前冠以"国",表明"民"服从"国"的安排,是"国家的人",但并不影响继续落实民权主张的"自由民权运动"。明治中后期,"国民"成为主流,意味着"国"进"民"退,进而完全内化文化之民族身分和天皇之臣民身分。这种超过"国"与"民"本身承载的语义为国家主义、军国主义的高扬和公民权利的退让提供了语言学的准备,虽然所有语义仍不同程度地得到提倡。国民意涵的变迁展示了日本近代民族国家化的过程。随着近代民族国家在19世纪前后的兴起,身体开始被纳入国家统治的范围之内。从种族或国家的生存角度而言,"族力"或"国力"的建构最终依赖于身体的存在及其强弱的差别。"在这种考虑下,各种的身体操控机制,如仪礼教化、军事训练、流行病和公共卫生控制、人口统计以及知识的普遍传布等,竞相被用来作为维持或提升族力与国力的辅助手段。这种试图将身体开发

① 关于其的最新讨论见John Waller, *The Dancing Plague: the Strange, True Story of an Extraordinary Illness* (Naperville, Illinois: Sourcebooks, Inc, 2009)。

② 森冈健二《近代語の成立・語彙編》,東京:明治書院,1991年,162页。

成为国族生存的基础条件的做法，是近代民族国家普遍在进行的工作"①。而在此基础上，国民病的意涵不仅指向民族国家中跨越性别、代际的疾病，还强调其导致国家的国民体质下降和生产力下降等社会影响，而造成民族地位的改变。从历史地理病理学到国民病的历史叙述，从知识实践的角度，意味着来自外来医生或者其他群体对于当地疾病的"印象"，但却逐渐演化为对地区或民族国家身体的标签，而内化于当地精英的认识之中，这种内化的过程是通过历史叙述的方式建立的。而富士川游的"国民病的历史"，特别重视的是梅毒和脚气病的历史。1936 年，富士川游的学生廖温仁出版了对于脚气病的历史研究。在这里我们以脚气病的历史为例证，来具体展示这个变化的过程。

（二）作为国民病的"脚气病"的成立

在 19 世纪末期和 20 世纪初期，日本模仿欧美列强建立海军的过程中，士兵中出现脚肿等症状。在中日甲午战争和日俄战争中，日本士兵大量罹患脚气病，病死者数量远超战死者。在最初的诊断中，延续自江户以来的传统将其称为かっけ，汉字写作"脚气"。脚气病的病名本多见于中国隋唐时代的医籍中。但是在江户时代，日本出现关于かっけ（脚气）的书籍大量增加和各个不同阶层的病患被诊断为脚气的现象②。这本身就意味着，其与中国中古时期的脚气病在医籍中的大量出现，是可以比较的文化和社会现象，但是其背后的疾病实体显然不一定是一致的。而在日本探索此疾病病因和治疗方法的过程中，开始将其与另一个病名相联系，即 beriberi。当时日本的海军医生高木兼宽在 1906 年圣托马斯医院（St. Thomas Hospital）的演讲中称，1883 年，他曾在赤坂离宫（迎宾馆）报告日

---

① 郭台辉《中日的"国民"语义与国家建构——从明治维新到辛亥革命》，《社会学研究》2011 年第 4 期，137—163 页。
② 对于这个现象最新的讨论请参考 Angela Ki Che Leung, "Japanese Medical Texts in Chinese on Kakké in the Tokugawa and Early Meiji Periods"（Benjamin A. Elman ed., *Antiquarianism, Language, and Medical Philology: From Early Modern to Modern Sino-Japanese Medical Discourses*, Leiden: Brill, 2015, pp.163 - 185）。

本海军中的疾病治疗，而在这里，他使用了 beriberi 这个词①。但是在 1883 年他用日本报告时，他使用的可能还是かっけ这个词。实际上，他在 1885 年发表的英文文章的题目中，依然在使用かっけ的音译②。从 19 世纪 70、80 年代到 20 世纪第一个十年的过程中，不仅是 beriberi 取代了かっけ成为指涉当时日本海军中罹患疾病的名称，而是一种跨越语际的疾病实体被逐渐建立了起来。这一实体所指涉的不仅限于かっけ，它追溯着原有语言翻译的过程，也开始指涉中国古代医籍中的"脚气"。这个过程中，疾病名称翻译和疾病实体探索的互动，以及医学史写作在其中扮演的角色，是本部分希望探讨的问题。但是在讨论这个问题之前，需要先追问的是 beriberi 这个名称及其指涉的疾病实体是如何建立起来的。

如果我们回到希尔舍的著作，在关于 beriberi 的章节里，他一开头就指出这个疾病有各种口语化的称呼。然后在第一个长注里，他开始讨论这个名称的来源，因为 beriberi 的语源其实并未被解释。他认为它肯定不是来自阿拉伯语，要么是来自兴都斯坦语（Hindustani），要么是来自马来语。他最先讨论了其在马来语、爪哇语和僧伽罗语（Singhalese，即斯里兰卡的本地语言）里可能的意涵③。希尔舍所指出的语源学混乱，并非出现在 19 世纪中期，而是在 19 世纪早期的英国医学讨论中出现的。而他所罗列的不同可能，实际掩盖了从 16 世纪开始，殖民者在东方遭遇的疾病，疾病在不同西方医学传统中的迁移，以及疾病指涉地域的迁移。

19 世纪对于脚气病在印度的扩展，本身却不是从印度本土开始的。1804 年，在英国刚刚侵略了锡兰（即斯里兰卡）的时候，一位随军的医生托

① K. Takaki, "On the Preservation of Health amongst the Personnel of the Japanese Navy and Army. Lecture Ⅱ, Delivered on May 9th", *Lancet*, 1906-1, pp.1451-1455.

② K. Takaki, "On the Cause and Prevention of Kak'ke", *Sei-I-Kwai Medical Journal*, 4 (suppl. 4), 1885, pp.29-37.这篇文章是由他人为高木兼宽译为英文，并非他本人用英文所写。

③ August Hirsch, *Handbuch der Historisch-Geographischen Pathologie*. 2d ed. Pt. 2. Stuttgart: Ferdinand Enke, 1883. 此据 *Handbook of geographical and historical pathology*. 2d ed. Translated by C. Creighton. Pt. 2. London: New Sydenham Society, 1885, pp.569 note 1.

玛斯·克里斯蒂（Thomas Christie）比定出 beriberi①。按照大卫·阿诺德（David Arnold）的研究，克里斯蒂使用这个疾病名称，很可能源于他与荷兰医生的接触。这次名称的来源，在 18 世纪开始就陷入争论之中，它是否与 16 世纪的葡萄牙传教士在东印度群岛发现的当地人疾病的发音有关，也未成定论②。虽然这个时候西方医生仍然认为病因是从湿的土壤中出现的有毒"瘴气"③。16 世纪荷兰人取代了葡萄牙人在爪哇和苏门答腊的殖民力量。但这种疾病被重视，并非是对当地人疾病的关注，而是因为殖民军队和雇佣的当地劳工中开始大量流行类似症状的疾病，使得殖民者必须要进行应对。荷兰殖民地的医生们显然成了这种疾病的专家。在阿诺德对克里斯蒂论述的分析中，有几个层面值得注意，其一，虽然克里斯蒂在锡兰比定出了这种疾病，但他主要观察的病患其实是东印度公司从印度东南沿海科罗曼德尔地区（Coromandel）招募来的士兵。其二，克里斯蒂虽然认为 beriberi 这个词应该来自僧伽罗语，但是他却不觉得这种疾病对当地人有很大影响，疾病主要影响的是印度人和欧洲人；其三，克里斯蒂认为病因与饮食有关，这种观察很可能与他将 beriberi 等同为坏血症（scurvy）相关，但是他也强调 beriberi 与坏血症的差异④。十几年之后，另一位军队外科医生 J. 雷德利（J. Ridley）根据自己在英属锡兰（即斯里兰卡）的经历指出 beriberi 似乎具有传染的特质，因为参加葬礼的人很可能就是下一个进入坟墓的人⑤。由此，关于 beriberi 的病因争论逐

① Thomas Christie, "Letter on Beriberi", *An Essay on the Diseases Incident to Indian Seamen*, edited by W. Hunter, Calcutta: Honorable East India Company, 1804, pp.77 - 79.
② C. Wessels, *De Geschiedenis der R. K. missie in Amboina, 1546 - 1605*, Nijmegen: Dekker & Van de Vegt, 1926, pp.74 - 75.
③ D. B. Simmons, "Beriberi or the kakké of Japan", *China Imperial Maritime Customs, Medical Reports*, 19, 1880, p.42. B. Scheube, "Die japanische Kak-ke (Beri-beri)", *Deutsches Archiv für Klinische Medizin*, 31, 1882 - 1883, pp.149 - 159. B. Baelz, "Kakke (béribéri) du Japon", *Archives de Médecine Navale*, 41, 1884, p.330.
④ David Arnold, "British India and the 'Beriberi Problem', 1798 - 1942", *Medical History*, 2010, 54, pp.295 - 314.
⑤ J. Ridley, "An Account of an Endemic Disease of Ceylon Entitled Berri berri", *Dublin Hospital Reports*, 2, 1819, p.231.

渐展开。

之后对于 beriberi 探索的重点回到了印度南部，1832 年马德拉斯医学理事会（Madras Medical Board）设立了一个关于 beriberi 的论文奖，而这个奖项后来被授予约翰·格兰特·马尔科姆逊（John Grant Malcolmson）。在他的获奖论文中认为，beriberi 来自兴都斯坦语中用于指绵羊的词，是为了表述病患如绵羊一样的步态。同时，他认为当地人将这种疾病与其他的症状混在一起，比如麻痹、刺痛感乃至于风湿病。在这个论述中，通过语言的比定，实际将 beriberi 在印度本地化了。他对于 beriberi 的论述涉及各个层面，包括地理和气候因素对其的影响，特别是集中发病的季节；beriberi 的影响对于欧洲人和印度人都存在，但是新来到印度南部的人更容易染上这个疾病；虽然没有明确的证据，但是他相信下层民众会更容易染上 beriberi。在病因方面，他并没有最终的结论，他并不觉得不健康的饮食是病因，但是认为营养物的缺乏容易导致穷人罹患 beriberi①。

如果从 19 世纪初英国医学的探索来看，对 beriberi 的认识，本身根植于其殖民探索，即将一个殖民地语言的病名，转化为了殖民者医学知识的对象。但是，问题复杂之处，一方面在于其对之前殖民帝国知识传统的追述，包括葡萄牙和荷兰对爪哇的殖民；另一方面，殖民地病名和殖民者医学认识创造出了一个带有逻辑混乱的模式，即疾病对外来者比当地人的影响大。如果这样的论述成立，那么为何此疾病名称会出现在当地人的语言中呢？这种疾病名称是当地人创造出来，专门指涉外来者所罹患的疾病的？但这样表面的逻辑混乱，本身却反映着殖民医学或者说热带病医学本身的知识论错位。

而希尔舍之后接着列举 beriberi 在不同语言中不同发音，包括，在印度尼西亚的邦加岛（Banka）被称为"binas"或"apooi"，在爪哇被称为"loempoe"，在新几内亚被称为"pantjakit papoea"，在安的列斯群岛称为

---

① John Grant Malcolmson, *A Practical Essay on the History and Treatment of Beriberi*, Madras: Vepery Mission Press, 1835, pp.i, 2 - 6, 296 - 311.

"maladie des sucreries"，在古巴被称为"hinehazon"、"de los negros"，在巴西有的地方被称为"perneiras"，有的地方被称为"inehaeâo"。当然，他也提到了日本的かっけ，并指出其来自中文的"脚气"[1]。读者也许会震惊，为何这些名称完全不同，存在于不同地域的疾病，被联系起来时显得毫无障碍。而这并不是希尔舍的创见，法国海军医生阿尔弗雷德·勒鲁瓦·德梅里古（Alfred Le Roy de Méricourt）才是最重要的贡献者，他长期在东方、非洲、东印度群岛航行，将在古巴和巴西蔗糖种植园的移民工人所罹患的症状类似的疾病也纳入 beriberi 的范围内，同时他还回顾了之前大量的相关出版物，进而创造出了 beriberi 的世界地图和世界史[2]。也就是说他的旅行经历和阅读经历，使得在他的写作中，beriberi 扩展到了更为广泛的地域中。但是这并非完全是他个体的旅行和阅读经历的创造，他的旅行和阅读都嵌入在（embedded）这个时代的殖民帝国的权力和知识结构之中。

也就是说，希尔舍写作其著作的时候，beriberi 正在世界地理的版图上扩张，它将不同地域的不同名称纳入自身。在希尔舍对 beriberi 的论述中，关注是什么导致了 beriberi 的问题。他接受饮食是重要的原因，但他怀疑这是不是唯一的原因。因为他指出，在印度只有一些区域这种疾病流行，但在整个国家的饮食结构都是一致；巴西最近才出现了这种状况，但是饮食结构并没有明显的改变。因此他认为 beriberi 是一种独特的疾病，其原因超过当时的认知，同时认为细菌学说并没有办法解决这个问题[3]。

---

[1]　August Hirsch, *Handbook of geographical and historical pathology*. 2d ed. Translated by C. Creighton. Pt. 2. p.569 note 1.

[2]　Le Roy de Méricourt，"Beriberi"，*Dictionnaire encyclopédique des sciences médicales*，edited by A. Dechambre，9，1868，Paris：Asselin，p.131.他在拉丁美洲的经历请见 Rosa Helena De Santana Girão De Morais，"A geografia médica e as expedições francesas para o Brasil：Uma descrição da estação naval do Brasil e da Prata（1868 - 1870）"（vol.14，2007，pp.39 - 62）。感谢巴西里约热内卢联邦大学（Universidade Federal do Rio de Janeiro）的同事们，特别是 José Augusto Pádua，帮助我理解了此文章的要旨。

[3]　August Hirsch, *Handbuch der Historisch-Geographischen Pathologie*. 2d ed. Pt. 2. Stuttgart：Ferdinand Enke，1883. 此据 *Handbook of geographical and historical pathology*. 2d ed. Translated by C. Creighton. Pt. 2. London：New Sydenham Society，1885，pp.577，591 - 593.

没有确定的病因，没有固定的发病地域，甚至没有一致的名称，但是beriberi 显然已经被视为是一个独立的疾病实体，而这个实体在不同的地域旅行，转化为不同的名称。

让我们回到东亚，关注 beriberi—かっけ—脚气的"三位一体"的建立。脚气在中国古代医籍中的记载，本身就充满复杂冲突之处。脚气在南北朝时期流行于江左，而隋唐之后则遍及南北，宋之后医籍对它的重视逐渐下降。江户中期开始，关于脚气的著作在日本大量出版，在医生的诊断中，各个阶层的人群都被认为罹患脚气①。这显然是一种被"重新发现"的知识传统，而与 beriberi 被西方医生关注的历史相类似，不少来到日本的西方医生都观察到一种被称为かっけ的疾病在日本流行。日本作为一个新的疾病地理学例证的存在也对西方疾病理论带来了解释因素，阿尔布雷希特·韦尼克（Albrecht Wernich）认为可能与日本国民饮食性的因素有关②。而在日本自身逐渐建立现代医学的过程中，争论的重点并非是beriberi 与かっけ是否能简单勘同，而是其病因是什么。高木兼宽与森鸥外之间就爆发了激烈的争论，高木兼宽通过实验试图证明白米中的毒素是致病的原因，而东京帝国大学的医学实验室则试图找到致病菌③。本书无意重复关于高木兼宽和森鸥外争论的讨论，但希望指出的是，在日本，对于 beriberi 和脚气历史的讨论，深深介入了这场疾病病因的争论之中。1908 年以森鸥外为主导的"临时脚气病调查会"，富士川游就是成员之一。冈崎桂一郎在《日本米食史》中试图用一种历史证据的对应，来支持实验

---

① 山下政三《脚氣の歴史——ビタミン発見以前》，東京：東京大学出版会，1983 年，173—190 页。

② A. Wernich, Geographisch-medicinische Studien, Berlin: August Hirschwald. Wessels, C. 1926. De Geschiedenis der R. K. missie in Amboina, 1546 - 1605. Nijmegen: Dekker & Van de Vegt, 1878.

③ 对这段争论详细的讨论可参见山下政三《明治期における脚気の歴史》（東京：東京大学出版会，1988 年，333—480 页）；又《鷗外森林太郎と脚気紛争》（東京：日本評論社，2008 年）；Alexander Bay, *Beriberi in Modern Japan: the Making of a National Disease* (Rochester, NY: University of Rochester Press, 2012, pp.39 - 50)；刘士永《武士刀与柳叶刀——日本西洋医学的形成与扩散》（台北：台大出版中心，2012 年，84—92 页）。

所得到的结果①。而也是在给此书所写的序言中，森鸥外承认米的粗细和脚气病因之间存在关联。

　　而所谓"病因"的确定，其实在此之前已经出现，荷兰当时派出了乌得勒支大学的教授科内利斯·佩克哈林（Cornelis Pekelharing），在出发之前佩克哈林来到柏林科赫的实验室，试图学习最新的细菌学实验技术。在这里，他遇到另一个进修细菌学实验技术的荷兰人克里斯蒂安·艾克曼（Christiaan Eijkman）。1886 年 11 月至 1887 年 8 月间，他们在荷兰的殖民地试图找寻 beriberi 的疾病起源。他们将疾病原因探索的重点放在一种毒素和感染上，使用的方法是将病患的组织注入其他动物，看是否会导致它们感染②。只是，这个探索却以另一种结论告终，艾克曼在荷兰的军队医院中发现用士兵吃剩的食物喂养的鸡，会出现与士兵类似的症状，如果用糙米对其进行喂养，则症状会消失，遂将 beriberi 与白米的食用联系起来。他认为精致的白米会造成 beriberi，并以犯人进行了实验。但是接受他的理论并不容易，其他学者依然坚持病因与寄生虫、病菌或者其他因素相关。

　　如果我们从疾病史介入到当时疾病病因的争论的问题，进一步追问，这种介入造成了疾病史的写作发生了怎样的变化，那么富士川游的学生廖温仁的著作是一个很好的例证。在 1936 年廖温仁关于脚气病的历史研究中，他试图补充富士川游和冈崎桂一郎未系统梳理的中国医籍中对脚气的记载。他的研究路径从其章节结构中就可见，第一章以中国脚病和脚气病的名义为主题，梳理相关记载，从《内经》开始痿厥、厥、缓风的记载都被纳入这个谱系中古典文献的层累的追述，比如其中引张杲之言："今人谓之脚气者，黄帝所谓缓风湿痹也。"之后他又专节对之前梳理的脚病名义是否是真脚气（beriberi）进行辨析，一方面将现代对于 beriberi 的

---

①　冈崎桂一郎《日本米食史　附食米と脚気病との史的関係考》，東京：丸山舎書籍部，1912 年。

②　C. A. Pekelharing and C. Winkler, *Recherches sur la nature et la cause dubéri-béri et sur les moyens de le combattre*, Utrecht：Kemink & Fils, 1888. 英译见 C. A. Pekelharing and C. Winkler, *Beriberi: Researches Concerning its Nature and Cause and the Means of its Arrest*, translated by James Cantlie, London：Bale, Sons and Danielsson, 1893.

症候观察纳入叙述当中，但同时也依然以医学典籍中的辨析和区分为基础。也就是说，廖温仁显然接受了 beriberi 和脚气的对应，并以脚气争论之后确立的病因及相应症状作为确定历史中疾病实体的原则。但当其遭遇文献解释的时候，这种标准显然没有那么容易实现，甚至需要借由原有的文献分析理路①。

　　另一点需要注意的是，廖温仁书以"东洋"为题，其第三章讨论东洋历代脚气病流行史，无论内容如何考辨，但其叙述的结构，是从中国周汉时代叙述到清代，再到日本历代的脚气病流行，最后一部分称为"东洋诸国脚气病的蔓延"，叙述朝鲜、台湾、暹罗、英属印度、荷兰属印度、菲律宾群岛、西濠太剌利亚、布哇、中南米地方、亚弗利加。这种叙述将脚气病—beriberi 的历史，叙述成了一个以中国为中心，而之后扩展到东洋世界的过程。在这个叙述中，东洋的概念扮演了重要的角色。东洋一词意涵的流变，及其在中日文中意涵的传递和转化，已有很多的研究。中文的东洋，在元代时，本为区分南海东、西之说，大约指加里曼丹岛、菲律宾群岛等地，清代以来，中文记载中逐渐将日本称为东洋。明代利玛窦（Matteo Ricci，1552－1610）以大东洋对译 Oceanus Orientalis。而在日文中，本来接受元代的东洋之说。但是在 17 世纪以来，与传教士接触之后，将欧洲诸国称为西洋，而与之对应的就是所谓"东洋"。19 世纪以来，东洋的意涵带有了文化圈的意义，指向与欧洲诸国不同，以中国文化为核心的国家和地区。明治以来，日本的东洋论述一方面强调东洋文化与西洋文化的区别，从而将自身建立成一个共同体，但同时，也反思中国是否在此文化中具有核心地位②。若观察廖温仁对东洋的用法，其实有复

① 廖温仁《東洋脚気病研究》，京都：カニヤ書店，1936 年。
② Stefan Tanaka，*Japan's Orient: Rendering Pasts into History*，University of California Press，1995.陈玮芬《自我的客体化——近代日本的"东洋"论及隐匿其中的"西洋"与"支那"》，《中国文哲研究集刊》第 18 期，2001 年，367—420 页；子安宣邦《「アジア」はどう語られてきたか——近代日本のオリエンタリズム》，藤原書店，2003 年，此据赵京华译《近代日本的亚洲观》，北京：三联书店，2019 年，85—99 页；李圭之《近代日本的东洋概念——以中国与欧美为经纬》，台大政系中国中心，2008 年；黄东兰《东洋史中的"东洋"概念》，《福建论坛（人文社会科学版）》2018 年第 3 期，83—97 页。

杂的意义①。首先，其地域的范围，似乎与西文的涵义一致，即欧洲以外的整个地区；其次，在叙述的模式上，他又将中国的历史放在了核心的位置，进而展开了整个世界的脚气病历史。即以 beriberi 与脚气的对应建立起的疾病实体，成了叙事的主题和基础，本身实际忽视了其在历史和地理上的复杂性，但又创造出一种新的历史地理叙述，这种叙述中，中国中古时期的脚气病穿越历史和地理最终蔓延成为在近代东南亚、南亚、巴西和日本流行的 beriberi。

(三) 对国民病的遗忘抑或对翻译过程的遗忘？

前文已经提到陈邦贤对在疾病史的写作路径上很可能继承了富士川游以来的传统，而他与富士川游研究的差异也很明显。比如，他很少提及国民病。但是，他从不同文献资料中列举病名的方式似乎也与富士川游有关。富士川游将《和名类聚抄》、《医心方》中的疾病名称进行罗列，试图呈现那个时代疾病知识的世界②。

陈邦贤如何理解疾病的历史？在《中国医学史》之外的论著中，陈邦贤提供了其解读的更多线索。让我们还是以脚气病为例。陈邦贤在 1927 年发表了《中国脚气病流行史》一文③，这本身就揭示出更为复杂的面相，即他没有追随富士川游的用词，强调国民病，但是他却继承了对脚气病等疾病的关注，虽然这种继承的中介很可能是丁福保。在这篇文章中，陈邦贤声称自己要将脚气病流行的历史分为三个部分讨论："中国脚气病名义变迁的历史"、"中国脚气病原因的历史"、"中国脚气病疗法的历史"。通过所谓"名义变迁的历史"，他将脚气病上溯到《灵枢》中的"厥"和《素问》中的"痿躄"，称其为"中国脚气病最早的名称"，也就是他创造出一个疾病

---

① 当然廖温仁对于"东洋"一词是否与其本身的知识背景相关，需要进一步的讨论。其家族和留学背景可以参考李跃乾《日据时期台湾留日学生与战后台湾政治》，北京，九州出版社，2011 年。而当时台湾的脚气病及知识背景可参考范燕秋《在帝国医学与殖民医学的夹缝之中——日治时代台湾人脚气病问题》，《台湾史研究》第 25 卷第 4 期，2018 年，75—118 页。

② 富士川遊《日本醫學史》，東京：裳華房，1904 年；此据東京日新書院，1943 年重印版。

③ 陈邦贤《中国脚气病流行史》，《中西医学报》第 9 卷第 1 期，1927 年，1—6 页。

实体，无论其在历史中名义如何变迁，但这个超越历史的疾病实体总是存在。接下来在分析"原因的历史"和"疗法的历史"时，他总结了中国古代医籍中的病因描述和治疗方法，也讨论了"西洋和日本的医学输入中国"之后的病因学说和治疗方法。在这里，他通过历史追溯建立起的疾病实体，又与西洋和日本的医学进行了连接，也就是说，无论中西，疾病实体都相同，只是在病因认识和治疗方法上有差异。

由此，我们可以更好地理解，在陈邦贤的疾病史叙述中，如何实现了病名的对应，显然并非是中西病名的传译和对应那么简单。陈邦贤将其当下知识语境中的疾病体系转化为了实体，然后将中国古代医学典籍中的疾病名称，和知识传译所产生的种种名称差异，都视为实体的不同名义。由此，他建立了疾病史叙述中连续性的基础，无论出现怎样的历史复杂性和传译复杂性，只要疾病实体存在，就不会影响其叙述的连续性。也正因为如此，脚气进入日本历史变成かっけ的过程在这个叙述中完全没有提及；而 beriberi 翻译为脚气的过程，他也只是略有涉及。在近现代疾病名称译为中文的历史研究中，早期传教士的译名和 20 世纪初根据日文转译的译名常常存在差异，而其背后也呈现出知识本身的变化①。陈邦贤其实已提及清咸丰年间西洋医学传入时的翻译并不是脚气②，但是他并未涉及在这一翻译变化的之后是否有知识的断裂。而讨论到 beriberi 经过日本翻译为脚气的过程，陈邦贤没有强调翻译在其中的意义。

在这个病名对应式的历史写作方式开始建立的时代，直接对应的问题不仅是在所谓的疾病名称和实体之间，在译名等之间也是纷繁复杂，但

①　比如 comsumption，合信（Benjamin Hobson）曾将这个词翻译为"肺痨"，这个"痨"字的使用则与之前中国古代医书中的疾病类别相联系。接受了细菌学的日本学者将 tuberculosis 翻译为"肺结核"，这一翻译显然试图断裂其与所谓"痨"之间的联系，在清末的新政时就由留日学生将这个翻译新词带入到中国。讨论可参见 Bridie Andrews, "Tuberculosis and the Assimilation of Germ Theory in China, 1895 - 1937"（*Journal of the History of Medicine and Allied Sciences*, 52 - 1, 1997, pp.114 - 157.中译文见《肺结核与细菌学说在中国的在地化（1895—1937）》，北京大学出版社，2013 年，224—231 页）；雷祥麟《习惯成四维——新生活运动与肺结核防治中的伦理、家庭与身体》（《中研院近代史研究所集刊》第 74 期，2011 年，133—177 页）。

②　他所指的应该是合信的著作。

越是复杂，却越有一种简单的对应模式被建立起来。而这样的对应，本身基于一种超越时间和空间，以至于语言的疾病实体的存在，只要以疾病实体为基础，对应是"不言而喻"的，而历史和地理性的描述也就可以以此为基础展开。

（四）小结：分类与旅行成为一种历史

在这一部分，试图展示的是，疾病的历史如何成为中国医学史写作的基本内容之一？同时，其叙述是如何展开的？在陈邦贤的著作中开始出现的疾病名称对应，并非仅仅是两个名称的比定和勘同而已。这个对应一方是一个分类体系中的名称，另一方却被剥离了其原有的语境（无论是不是另一种分类的方式），然后将这样一种模式视为一种历史。这样的对应表面是将两个名称比定，进而明示/暗示不同名称所指向的是同一实体。但是其背后未曾明言的预设，是在现代疾病分类体系中的疾病实体，其存在可以超越地域和时间。

我们丝毫不怀疑，这与罗森伯格所谓疾病成为实体的过程密切相关。在19世纪的下半期，如前文所引罗森伯格的论述，疾病成为实体的观念逐渐形成，它被视为存在于每个特殊的患病个体之外，却又可以用患者体内的发病机制来解释。一个命名疾病的词汇表成为西方医学重要的组成部分，并通过病理学与临床医学的互动，实现知识的再生产。在疾病从生物实体转化为社会实体的过程中，以它为中心建立起了相关的社会制度和实践模式①。但是，这个过程却又不限于此。疾病成为实体不仅是一个个单独的个体，而是在一个分类系统当中。福柯（Michel Foucault）在其对18世纪博物学，特别是其分类系统的分析中指出，分类系统"凭借结构，占据地球表面的存在物大量增生，既能成为描述性语言序列的一部分，又能成为数学因素场域的组成部分，这种数学因素还将作为有关秩序

---

① Charles Rosenberg, "The Tyranny of Diagnosis: Specific Entities and Individual Experience".

的一种普通科学"①。而更重要的是分类系统所创造的物与语言的关系：
"使得物与语言和表征的共同关系成为一种可能；不过，只有在物与语言
恰巧分离的情况下，它才作为一个任务而存在。因此，博物学必须缩小物
与语言之间的距离，以便让语言尽可能接近观察的凝视，让被观察之物尽
可能接近词"②。由此，"将可见之物的整个领域归约为一个变量系统，这
个系统的所有价值都可以被指定，如果不是被数量，至少也是被一种完全
清楚和永远有限的描述。因此，就有可能确立存在于自然实体之间的身
分系统和差异秩序"③。其次，这个分类系统的展开是一个世界性的过程。
玛丽·露易丝·普拉特（Mary Louise Pratt）循着福柯的思路，但却将林奈
的植物分类体系与欧洲人的探险结合起来讨论。她也认为博物学创造出
一种以欧洲为中心的新行星意识，而其思维会破裂各个地方的人、植物和
动物之间的历史和物质性的联系④。而本书试图讲述的是一个相似的故
事，这是一个跨越地域和时间的疾病实体形成的过程。在这里，如果我们
将罗森伯格的观察，移到更为广泛的世界图景之中，即现代医学及其疾病
词汇表如何在全球扩展，而创造出一个个跨越地域和历史的疾病实体，在
历史地理的病理学中，一个世界性的疾病分类体系被建立起来。这个分
类系统如福柯所言，基于物与名义之间微妙的区别和对应，构成自身的序
列；其中的知识来自一种世界性的知识，其政治和经济基础是欧洲的扩张
和殖民。这个赋名和纳入分类的过程，将疾病的叙述从其原有的语境中
剥离，但又将其所在的地理和历史纳入欧洲的新行星叙事之中。

　　但是在这里，故事更为复杂。Beriberi 的故事，展现出旅行、名义和

---

① Michel Foucault, *Les mots et les choses: Une archéologie des sciences humaines*, Paris:
　Gallimard, 1966. *The Order of Things: An Archaeology of the Human Sciences*, New
　York: Pantheon, 1970, pp.132 - 136. 中译参见莫伟民译《词与物——人文科学考古
　学》，上海：三联书店，2001 年，181 页，译文略改。
② Michel Foucault, *Les mots et les choses: Une archéologie des sciences humaines*. 中译参
　见莫伟民译《词与物——人文科学考古学》，175 页，译文略改。
③ Michel Foucault, *Les mots et les choses: Une archéologie des sciences humaines*. 中译参
　见莫伟民译《词与物——人文科学考古学》，180—181 页，译文略改。
④ Mary Louise Pratt, *Imperial Eyes: Travel Writing and Transculturation*, Routledge,
　1992. 方杰、方宸译《帝国之眼——旅行书写与文化互化》，南京：译林出版社，2017 年。

"创造"实体的更多可能性。Beriberi 语源的模糊性，却并不影响其背后的社会—知识论结构，即一种来源于被殖民地语言的疾病名称，成了殖民者医学的探索对象。而这种当地语言中的疾病名称却指向外来者，这本身就构成了殖民医学对其探索的基础。无论相信在之前的殖民者已经遭遇过这样的疾病，这是一种历史性的认识；还是在英属锡兰刚刚遭遇这个疾病的时刻，有一个结构是没有变化的，即，beriberi 被认为来自当地的语言，同时也就意味着，它是一种在"当地"的疾病；但是外来者更容易罹患此类疾病的理论，进一步强化了疾病与当地的环境的联系。当 beriberi 从锡兰到印度南部完成第一次迁移时，它从一种来到锡兰的印度士兵会罹患的疾病，变成了一种印度南部本土的疾病，而这次迁移也开启了之后它迁移的旅程，从印度到古巴和巴西。在这个迁移的过程，它既变成一个存在于更为广泛世界的疾病实体，但是其中包含的内/外之别却依然在延续，即古巴和巴西种植园中来自非洲的劳动力更容易罹患这样的疾病。这种名称开始超越了它在原有地域中的起源，变得可以将不同地域中不同发音的疾病联系起来。一方面，一种现代疾病的实体在旅行中建立了起来，即使当时对其病因并未有确定的判断；另一方面，这种疾病通过在当地发生/更多侵害外来者的认知结构，在一次次迁移中完成本地化。

更重要的是，在这个故事中，迁移的并不只是医学的认识。在这段历程中，展现了一个跨国/跨语际的医学史写作范式如何迁移和当地化的过程。其背后呈现出所谓的疾病史与认识疾病之间的关联，即疾病史作为一种医学认识的方式。这种方式在这个时代，正在遭遇着合法性的挑战和重组，即，临床医学挑战医学史在医学教育中的位置之后，疾病史如何重新界定和塑造自身在医学中的位置。希尔舍的《历史地理病理学手册》就在这样的背景下试图将历史和地理的要素纳入当时医学的解释之中，即，即使疾病实体存在，它也存在于一种历史和地理的维度中，而这些维度是理解疾病实体的关键。然而这样的历史地理维度知识渊源何在？当英国在其遭遇 beriberi 的问题时，这是一个对他们陌生而又熟悉的疾病。这是在他们本土不存在的疾病，但是他们却从他们的前辈殖民者或者殖民的竞争者那里获得了可能的知识。他们通过追寻其历史以及模糊的语义起源，将其变成了一个疾病实体。之后，beriberi 逐渐获得了自己的世界版图，这样的世界版图也使得 beriberi 进入了希尔舍的写作中，它逐渐突破本地疾病与外来人患病的模式，而成为具有普遍意义的疾病。但是在这样的情况下如何建立疾病实体和地方之间的联系，是值得进一步讨论的问题。

　　而日本的かっけ(脚气)提供了一个机会，帮助我们理解一个地区的疾病及其名称如何被与 beriberi 等同的历史过程。这个对应的过程，与寻找脚气和 beriberi 的病因的过程密切相关；也与其如何在当地社会中获得意义密切相关。要观察这个过程，国民病成了极好的例子。我们可以在多个层面上理解国民病的论述。比如在萨义德(Edward Said)的意义上[1]，一种学科的话语转化为了民族国家中对自身身体和疾病的认识，建立了在民族国家之内的疾病实体；但是历史地理病理学却在加里·维斯瓦纳坦(Gauri Viswanathan)的意义上[2]，意味着在东方/殖民地的知识实践，如何重塑了西方的知识体系和学科制度。脚气病在日本争论的过程，重新塑造了日本的医学知识，同时也塑造了 beriberi 在整体疾病地理中的位置。但是脚气—かっけ—beriberi 作为一个实体的建立，是不同的历史过程汇聚的结果。脚气—かっけ之间关联的建立，源自脚气的知识在中日之间的传递，以及其在日本近代的重新"发现"。而这一重新发现，与日本在近代的种种变化密切相关，最终体现为，日本为了海军减少非战斗性减员的需求积极介入了对かっけ的探索，而这一探索既将かっけ与 beriberi 相关联，也将其视为国民病。由此，在脚气与 beriberi 之间的かっけ，通过日本民族国家建立的过程而本地化，肉身化于民众的身体，也成为国家前进所需要走出的困境。

　　而更重要的是，在此过程中，疾病史的模式也是一个逐渐传递的过程。从"历史地理的病理学"，到"国民病的历史"，再到"疾病对应"的历史叙述模式的传递和建立过程中，强化了疾病作为实体的视角，即疾病被视

---

① 相关论述见 Edward Said，*Culture and Imperialism*（Vintage，1994.李琨译《文化与帝国主义》，北京：三联书店，2003 年）。
② 相关论述见 Gauri Viswanathan，*Masks of Conquest: Literary Study and British Rule in India*（Columbia University Press，1989）。

为一个穿越时空的存在，从其源发地逐渐传播到各地。而各地的地方知识精英，在接受这个认识模式的过程中，将疾病与自身的地域、种族乃至民族国家意识相结合，疾病的实体也借由此过程当地化。而就中国疾病史的模式建立而言，实际是这个疾病实体遭遇历史的过程，或者说如何将历史纳入这个疾病实体的叙述的过程。陈邦贤和廖温仁对脚气病的讨论呈现了问题的两面，廖温仁更深地卷入了西方现代医学对于 beriberi 的争论之中，试图将中国医学典籍中的记载作为证据支持其中的一方学说，同时，这也就要求他对中国典籍中的记载是否是"真正"的 beriberi，进行批判性的讨论。而在陈邦贤这里，他基于一种当下语境的疾病知识的实体化，建立起一种沟通不同知识体系的认识论基础。

但是在富士川游和陈邦贤那里，当他们罗列一个时代的知识名称时，似乎又是另一个世界。在他们这里一个由当时语言描述的世界，与每个疾病名称追溯，构成了两种不同的历史叙述。这个世界依然试图从疾病实体的词汇表里逃离。而在廖温仁那里，这两个历史世界实际被组合了起来，其依靠的除了"现代疾病实体"作为批判文献的标准，原有古代文献脉络之中的清理辩驳也被视为基本的资源。疾病的实体深入到了历史文献记载的认识论底色之中。在接下来的两个部分，会进一步讨论，在这样的背景之下，民族国家与疾病的话语如何成立，而"东方"原有的知识传统如何被进一步卷入这个叙述之中。

二 中国疾病史的成立与"西方"的角色

陈邦贤著作出版之后十年，伍连德和王吉民以英文出版了《中国医史》(*History of Chinese Medicine*)。此书 1932 年由天津印字馆出版，1936 年由卫生署海港检疫处再版。在疾病史的部分，伍连德和王吉民重点讨论了 leprosy，beriberi，cholera，smallpox 和 syphilis 的历史[1]。该书用英文写作，疾病名称的对应似乎不是一个问题，或者说，在他们叙述

---

[1] Chimin Wong and Wu Lien-teh, *History of Chinese Medicine*, Shanghai：National Quarantine Service，1936，pp.209 - 216.

疾病史的语言基础就是西方现代医学的疾病词汇表,这个词汇表不需要反思就直接进入了中国的历史之中。但是前文提及的问题依然存在,当他们使用这样的词汇表时,他们要用这些词汇指涉中国历史中的哪些对象? 这些疾病在中国历史中是古已有之还是在某个时代出现的? 他们论述的依据和基础是什么?

韩瑞(Ari Larissa Heinrich)曾对王吉民、伍连德的《中国医史》的知识背景有一个分析,特别关注王吉民和伍连德对韩国英(Father Pierre-Martial Cibot,1727‒1780)的《天花论》("De la petite vérole")中天花中国起源论和中国种痘术无效论的接受①。这样的论述背后带着后殖民理论的影子,即西方/现代的观察在本土精英的世界里被内化,同时也将 18 世纪传教士的著作视为王吉民和伍连德的知识来源。但是,我们需要更仔细的观察伍连德和王吉民的历史叙述的论述基础,特别是他们所援引的证据来自何处,以及如何使用它们。

如果仔细核对伍连德和王吉民的引文,会发现他们重视的不是韩国英时代的传教士著作,而是《博医会报》(*China Medical Missionary Journal* 1887‒1907,后来改名为 *China Medical Journal* 1907‒1931)和《海关医报》。前者由中华博医会(China Medical Missionary Association,1886‒1907)主办,后来由 China Medical Association 主办。中华博医会 1886 年由美国传教士文恒理在《教务杂志》上倡议成立,《博医会报》是其定期出版的会刊,其主旨在于交流在华医学传教士的经验②。《海关医报》1871 年在上海由海关医官哲玛森(Alexander Jamieson)医生主编,它是清末中国海关关册《海关公报》(*Customs Gazette*)的一部分,旨在记录中国通商口岸的疾病和卫生状况③。伍连德和王吉民重视传教士医生和海关医学官员关于中国疾病的历史追述,他们的第一个问题,往往是此疾病是

---

① Larissa N. Heinrich, *The Afterlife of Images: Translating the Pathological Body Between China and the West*, Chapel Hill: Duke University Press, 2008.

② 对其概况可参见张如松《博医会研究——中国近代西医界职业活动模式的形成》,北京大学博士论文,2010 年。

③ 其基本情况参考李尚仁《晚清来华的西医》,生命医疗史研究室主编《中国史新论:医疗史分册》,台北:联经出版公司,2015 年,529 页。

否古已有之,传教士医生和海关医学官员的看法如何,并在此基础上进一步讨论。比如,关于 beriberi,他们就认为此病古已有之,并追溯到《内经》的时代。但是他们也提到玛高温(Daniel Jerome Macgowan, 1814 - 1893)的看法,认为《内经》里的厥不是 beriberi,而是昏厥①。这一论述来自玛高温在温州的医学报告中对 beriberi 在中国历史的追述②。王吉民和伍连德针对玛高温的论述指出,《内经》中的记载有其模糊性,但是如果进一步参考比如《灵枢》中关于"厥"的记载的话,其症状与 beriberi 显然很相似。类似的论述亦见于他们关于 cholera 的问题,在论述 cholera 在中国古已有之时,他们就征引指出德贞(J. Dudgeon, 1837 - 1901)在北平的医学报告和唐美森(J. C. Thomson)的论述,这两人都认为 cholera 在中国是古已有之③。关于西文中的疾病在中国古已与之的论述,其实就是指涉中国历史中对象的过程。而王吉民和伍连德在这类论述中,对话的对象都是 19 世纪的医学传教士和海关医学官员。当然他们也有涉及更早的著作,比如关于 syphilis 与中国历史的问题,他们则曾引用戴博理(Claude Philibert Thiersant Dardy, 1826 - 1898)的《中国医学》(*La matière médicale chez les Chinois*)的论述,认为梅毒于黄帝的时代就在中国流行④。不过需注意的是,此段引证并非直接引述,而是根据查尔斯·弗雷德里克·马歇尔(Charles Frederic Marshall, 1864 - 1940)的著作转引⑤。

---

① Chimin Wong and Wu Lien-teh, *History of Chinese Medicine*, p.212.

② Daniel Jerome Macgowan, "Dr. Macgowan's Report on the Health of Wênchow for the Half-year ended 30th September 1881", *Imperial Maritime Customs Medical Reports*, No.22, 1881, p.40.

③ Chimin Wong and Wu Lien-teh, *History of Chinese Medicine*, p.213.德贞和唐美森的报告见 J. Dudgeon, "Dr. John Dudgeon's Report on the Physical Conditions of Peking and the Habits of the Pekingese as Bearing upon Health (Second Part)"〔*Imperial Maritime Customs Medical Reports* (*for the Half Year Ended 30th September 1872*), No.2, 1872, pp.29 - 42〕; J. C. Thomson, "Native Practice and Practitioners" (*China Medical Missionary Journal*, 4 - 2, 1890, pp.175 - 195)。

④ Chimin Wong and Wu Lien-teh, *History of Chinese Medicine*, p.217.

⑤ Claude Philibert Thiersant Dardy, *La Médecine chez les Chinois*, Paris: H. Plon 1863. 王吉民和伍连德转引自 C. F Marshall, *Syphilology and Venereal Disease* (London: Bailliere, Tindall and Cox, 1906, p. 3) 和 J. C. Thomson, "Native Practice and Practitioners" (p.175)。

而且王吉民在他个人的论著中，批驳戴博理考据未当①。也就是说，即使王吉民和伍连德的著作中呈现出 19 世纪之前的传教士的思想遗产，也并非是直接的对话，而是通过 19 世纪著作进行的追述。同时，他们也并非如韩瑞的分析那样，只是继承医学传教士和海关医学官员的论述。本书将其称为"对话"，意味着他们并非只是接受，或者只是批判，而是在根据具体的论述做出选择。因此重要的不是接受或批判的态度，而是在接受或批判背后的逻辑。

（一）医学传教士和海关医学官员的中国疾病叙述

在讨论王吉民和伍连德继承和批判传教士医生和海关医学官员的逻辑之前，需要对他们引证的《博医会报》和《海关医报》略加讨论。《博医会报》和《海关医报》设定的读者并非是中文阅读者，而是医学传教士和海关医学官员。但是却并不代表其疾病的叙述纯粹是西方医学的语境，在这里我们有机会更近距离地观察，个体医者对于地方的知识是如何形成的。如前文所言，它被嵌入在帝国殖民医学的语境和网络之中，但是其形成的过程也是与当地病人乃至医学传统互动的过程。

而一直被王吉民和伍连德引用的德贞就是一个例证，他一直在进行对比式的解读。他每发现一种疾病的病例，不仅试图将其在西方的医学知识中定位，也试图在中文的典籍或者习俗中寻找疾病所对应的名称。

前文提及王吉民和伍连德在讨论 cholera 时，曾引述德贞的论述。这一论述来自德贞 1872 年为《海关医报》所撰写的北京的健康报告，其叙述的起源是 1862 年北京所爆发的 cholera。德贞先描述了这次疾疫持续的时间、波及的人口数以及其传播的路线，并推测这次 cholera 的流行就是 1865 年欧洲 cholera 爆发的先声。然后，他开始回顾 cholera 在中国的历史，并认为与其在印度的历史一样，可以追述到很早的时代。他的证据是在公元前 2500 年，cholera 就在中国被称为霍乱。在下一个段

----

① 　王吉民《中国梅毒之起原》，《中华医学杂志》第 9 卷第 1 期，1923 年，18—19 页。

落，他指出了这一判断的来源是《黄帝内经》。接着他解释了"霍乱"的意涵，包括其中涉及的病因，以及呕吐和腹泻的症状。但是他强调，在他所阅读的中文著作中都没有提及霍乱有流行病（epidemic）的特性①。在 1877 年出版的《中国疾病》中，他再次强调霍乱这个词毫无疑问也适用于英语的 cholera②。在这里德贞对他在 cholera 和霍乱之间建立起来的对应充满信心，这样的对应由两个部分组成，其一是 cholera 就是霍乱，其二则是中国的著作只注意到了霍乱上吐下泻的症状，但是没有将其视为一种流行病。这是一个在对应的基础上描述认识差异的理解模式。

要理解这种对应，先需要将其放在一个医学翻译词汇表的语境下理解。在 1882 年的《教务杂志》上，德贞对柯为梁（或柯为良，Dauphin William Osgood，1845 - 1880）翻译的《全体阐微》中的医学词汇进行了全面的检讨。在文章的一开头，德贞借着对整个书系（Chinese School Book Series）的批评，涉及了翻译著作的读者问题，即怎样的翻译著作才适合在一般性的传教和中国的学校中使用。他批评《全体阐微》读者群问题的背后折射出他对翻译著作的期待，即一般传教的对象，而并不局限于专业知识的读者③。而这种对读者的期待，显然会与翻译时词汇的选择相关联，也正因为如此，德贞强调应该把对此书的批评集中到中英解剖名词的对译表上④。这个对译表并不涉及疾病名称，但是从中可以观察德贞对于中英医学术语翻译的基本知识假设。专门知识的翻译词汇表从明末清初的

---

① J. Dudgeon, "Dr. John Dudgeon's Report on the Physical Conditions of Peking and the Habits of the Pekingese as Bearing upon Health (Second Part)", pp.39 - 40.

② J. Dudgeon, *The Diseases of China: Their Causes, Conditions, and Prevalence, Contrasted with Those of Europe*, Glasgow: Dunn & Wright, 1877, pp.45 - 46.

③ J. Dudgeon, "Review of a New Medical Vocabulary [on Dr. Osgood's Anatomy] and Appended Vocabulary of English and Chinese Anatomical Terms, Prepared in Consultation with the Staff of the Jiangnan Arsenal", *The Chinese Recorder*, 13, 1882, pp.30 - 31.

④ J. Dudgeon, "Review of a New Medical Vocabulary [on Dr. Osgood's Anatomy] and Appended Vocabulary of English and Chinese Anatomical Terms, Prepared in Consultation with the Staff of the Jiangnan Arsenal", p.34.

耶稣会士开始就是重要的知识传统①，但翻译的词汇表暗含着语言传译的层次，即可能一种语言所指向的实体，在另一种语言的环境中并不存在。比如德贞指出中国医学中三百六十块骨的名称或者对脑的忽视。洪士提反(S. A. Hunter)在对医学知识的系统命名法的讨论中对此有更深入的讨论，他指出知识本身术语的发展与科学知识的发展相关，在一种尚没有发展这种科学的地方及其语言中，要如何建立起一种命名法，本身就很困难。但是他却认为不能放弃本土的术语，关键的原因也在于知识的受众，或者说是读者②。

德贞论述的独特性，不仅在于，他强调要更为准确地翻译英文医学著作，更是因为，他认为需要对中国医学有更好的了解。而他对柯为梁的批评，不仅对翻译英文医学著作有益，对研究中国医学也有意义③。同时，他也认为翻译中需要对中国典籍进行学习，以及向中国学者请益④。德贞这样的看法并非仅仅是基于语言的差异，而有更为深层的认识基础。李尚仁曾指出，德贞的立场与当时 19 世纪的医生有所差异，并不轻视东方的卫生和疾病状况。但是其将身体与种族、并与当地的气候、环境相联系的

---

① 罗马耶稣会档案馆藏有一份英—拉对照，杂有满语的医学术语对照表，归属于耶稣会士 Aloysius Moritz (1738 - 1805)。见 Albert Chan, *Chinese Books and Documents in the Jesuit Archives in Rome* (New York: M. E. Sharpe, 2002, p.252)；吴蕙仪《17、18世纪之交欧洲在华传教士汉语知识的传承与流变——基于梵蒂冈图书馆一份手稿的个案探讨》(《国际汉学》第 13 期，2017 年，101 页)。在德贞的时代，J. C. Thomson 出版了一本中英的疾病词汇表，即 J. C. Thomson, *A Vocabulary of Diseases in English and Chinese* 〔Canton: E-Shing (Printer), 1887〕。同年对此书有一篇匿名的书评，Anon, "A Review: A Vocabulary of Diseases in English and Chinese. By Dr. J. C. Thomson. Canton: E-Shing (Printer), 1887" (*The China Medical Missionary Journal*, vol.2, 1887, pp.80 - 82)。

② S. A. Hunter, "Medical Nomenclature", *The China Medical Missionary Journal*, 4, 1890, pp.148 - 157.

③ J. Dudgeon, "Review of a New Medical Vocabulary [on Dr. Osgood's Anatomy] and Appended Vocabulary of English and Chinese Anatomical Terms, Prepared in Consultation with the Staff of the Jiangnan Arsenal", p.34.

④ J. Dudgeon, "Review of a New Medical Vocabulary [on Dr. Osgood's Anatomy] and Appended Vocabulary of English and Chinese Anatomical Terms, Prepared in Consultation with the Staff of the Jiangnan Arsenal", p.4.

方式①。他试图以一种比较性的视野，来对比东西方疾病的差异，进而解释原因②。因此，在他这里疾病的核心区别要素是地域，一些疾病全球都有的，一些则是只在某些地域出现，这些都与种族、气候和环境相关。因此，他不仅关心将自己所知道的疾病名称比定到中国的病人身上，他也关心当地人如何称呼这些疾病，这些疾病在中国古代医学著作中是如何被记载的，以及他们是如何描述其病因的③。在这个过程中，疾病名称的对应从翻译的词汇表转化为对当地人医学知识和疾病观念的民族志，再转化为对古代医学典籍的探究，进而提供了医学史和疾病史写作的基础。在他这里，历史性的记载与他在中国所见证的疾病，是通过一种眼见式的诊断与对话联系起来，而历史的复杂性则被中西比较的地域性视野消解。也就是这样的视野之下，疾病叙述的差异被忽视了，而逐渐被统一到了一个病名之下。当然，这样的眼见式的诊断并非来自德贞个人，他也在不断引证其他医生的观察，因此这种对应需要放在一个知识者的网络及其互动之中理解。

　　但是就德贞对于中国医学文献的解读和对中国历史中的疾病的分析，并非只是在传教士东方学知识网络和传教士医生的网络中形成，显然也与其在中国与本地知识精英乃至病人的互动相关。虽然我们无法具体讨论每一个具体疾病的相关叙述的形成，但正如高晞在其研究中展示的德贞在京城的"社交圈"，他的"中国朋友"显然在其知识形成的过程中有重要的影响④，德贞对疾病文本谱系的理解显然也可能来自一种当时的中国医学认识。不仅是德贞，胡成在其研究中，也详细描述了玛高温在当地

①　李尚仁《健康的道德经济——德贞论中国人的生活习惯和卫生》，《历史语言研究所集刊》第 76 本第 3 分，2005 年，467—509 页。

②　J. Dudgeon, *The Diseases of China: Their Causes, Conditions, and Prevalence, Contrasted with Those of Europe*, p.1.

③　典型的例子就是他在北京的医学报告，见 J. Dudgeon, "John Dudgeon's Report on the Health of Peking for the Half Year Ended 30th September, 1871" (*Medical Reports for the Half Year Ended 31st March*, 1872, No.1, 1872, pp.7‑9)。

④　高晞《德贞传——一个英国传教士与晚清医学近代化》，上海：复旦大学出版社，2009 年，111—200 页。

社会中与民众的遭遇、冲突至互动的过程①。虽然传教士的回忆录中，显然有模式性叙述的成分，但这种模式本身似乎也折射出其与地方知识群体互动的过程。

就传教士对于疾病的理解而言，其带着当时所受的医学训练，将中国的病人诊断为某种疾病，并根据病人对疾病的中文称呼实现了对应。他们之间的交流和互动编织起了西方疾病体系的世界网络，而对其在当地语言中的描述和历史的追寻，显然是一种西方知识体系在地化的过程，但这个过程与他们的当地知识群体的互动密切相关。不过这个故事若从当地知识群体的角度讲述，又会是如何？

伍连德和王吉民通过对这些著作的征引，显然将自己也放在了这一传统和社会网络之中。伍连德和王吉民对于《海关医报》和《博医会报》的重视，是基于其社会网络的关系。1910 年博医会在汉口举行第 4 届会员代表大会时，伍连德受邀参加，但是其任职的陆军军医学堂不是宗教团体，他不能成为正式会员，位居名誉会员之列②。之后伍连德便开始呼吁设立新的医学团体，直到 1915 年 2 月中华医学会成立。在中华医学会成立之后，直到 1932 年 4 月两会正式宣布合并之前，两会合作和人员互动频繁，对此，刘远明已经专门的论述③。在这个团体转化的过程中，研究者使用比如"本土化"（localized）这样的术语进行表述。所谓的"本土化"，第一层面，在空间上的意义，带有全球和地方性的对比，但在这里的"本土"显然指向民族国家；第二层面，意味着一种外来的制度和组织形式，被本土群体所接受、模仿乃至改造的过程；第三层面，其实是世俗化的过程，即从教会相关的组织而转变为医学群体的过程。因此，对于伍连德和王吉民而言，博医会和海关医学的传统，既是已有的社会网络，同时，也是一种

---

① 胡成《医疗、卫生与世界之中国（1820—1937）——跨国和跨文化视野之下的历史研究》，北京：科学出版社，2013 年，11—15 页。

② 刘远明《伍连德与中华医学会的创立》，《医学与哲学（人文社会医学版）》2011 年第 12 期，73 页。

③ 刘远明《中华医学会与博医会的合作及合并》，《自然辩证法研究》2012 年第 2 期，93—99 页；又《从博医会到中华医学会——西医社团本土化探微》，《中国科技史杂志》2013 第 3 期，360—371 页。

转变和改造的对象①。而这些都构成了伍连德和王吉民写作的身分背景,后文将讨论这种身分背景对其影响是怎样的。因此在1932年,伍连德和王吉民在出版医学史著作之时,中华医学会所带有的博医会遗产,也显然成了他们自身传统和社会组织的一部分。制度和组织在这里也可以被视为一种知识传统的折射。

西文世界又从另外一个方面刺激了医学史的写作,伍连德和王吉民声称他们写作的重要因缘是1913年华盛顿军医署图书馆馆长总助理的嘉里逊(Fielding H. Garrison, 1870-1935 王吉民译为嘉立森)出版了《医学史》(History of Medicine)一书。但在伍连德和王吉民眼中,这本书很少提及中国医学,提的部分也充满谬误。因此伍连德致函嘉里逊,根据傅维康的转述,嘉氏复信说:"中医或有所长,但未见有以西文述之者,区区半页之资料,犹属外人之作,参考无从,遂难立说,简略而误,非余之咎。"②因此他们试图撰写英文的中国医学史③。在这个叙述中,医学史的写作与当时其他的历史写作一样,试图成为一种建立民族国家的自尊的工具。因此王吉民撰写中国历代医学之"发明",但是对于疾病史而言,却是一种处于困境的问题,即如何将病痛的身体转变为一种"发明"乃至于"自强"的叙述。

这种尝试在西方的医学史叙述中找到一席之地的模式,其自身又将自己深深根植在西方海关医生和传教医学的传统中。这种纠结的姿态,形成一种叙述模式,即伍连德和王吉民继承这种"西方疾病"在中国古已有之的叙述方式,又强调中国在疾病技术上的贡献。但是伍连德和王吉民依然是两个不同的个体,也需要对其各自的写作进行讨论。

(二)鼠疫的中国史和伍连德

伍连德在剑桥大学接受医学教育,接下来又在巴黎等地接受了系统

---

① 两者之间的竞争和转化困难可参考陶飞亚、王皓《近代医学共同体的嬗变:从博医会到中华医学会》,《历史研究》2014年第5期,79—95页。

② 傅维康《60年来的中国医学史博物馆》,《中华医史杂志》1996年第4期,225页。

③ 对这个过程,陈琦有详细的讨论,见陈琦《王吉民、伍连德的〈中国医史〉及其中译本》,《医学与哲学》2006年第1期,53—55页。

的细菌学的教育①。他在 1910—1911 年东北肺鼠疫的防治和应对中扮演了重要角色②。在伍连德晚年的自述中，以场景化的方式记载了他在 1910 年到达北满洲哈尔滨火车站时，特别强调他"右手提着一架英国造的贝克（Beck）牌袖珍型显微镜"③，这种强调显然凸显了鼠疫和细菌学之间的关系。

在参与满洲的鼠疫预防二十年之后，伍连德在一篇文章中讨论鼠疫在中国的历史时，他首先引用"戈登将军"（C. A. Gordon）在 1884 年"择《古今图书集成》所载之瘟疫病流行记录，译成英文"。然后他声称自己将"分述鼠疫病在古籍之记载，及今时之考据如后。"在这里他将 C. A. Gordon 视为其学术史基础，这里他引用的是 Surgeon-General C. A. Gordon 的《海关医学报告摘要》（*An Epitome of the Reports of the Medical Officers to the Chinese Imperial Maritime Customs Service from 1871–1882. With Chapters on the History of Medicine in China；Materia Medica；Epidemics；Famine；Ethnology，and Chronology in Relation to Medicine and Public Health*），而称其为将军应是对 surgeon-

---

① 关于伍连德的生平可以参见他自己的回忆录，Wu Yun-lin, *Memories of Dr Wu Lien-Teh：Plague Fighter*（World Scientific Pub Co Inc，1995. 中译见程光胜等译《鼠疫斗士——伍连德自述》，长沙：湖南教育出版社，2011 年）。并可参考 Flohr C.，"The Plague Fighter：Wu Lien-teh and the Beginning of the Chinese Public Health System"（*Annals of Science*，53，1996，pp.361–380）；礼露《发现伍连德》（北京：中国科学技术出版社，2010 年）；王哲《国士无双伍连德》（福州：福建教育出版社，2011 年）；陈雪薇《伍连德研究——经验、认同、书写》（台北：八方文化，2014 年）。

② 这场肺鼠疫的流行和应对可以参考饭岛涉《ペストと近代中国——衛生の「制度化」と社会変容》（研文出版，2000 年；此据朴彦、余新忠、姜滨译《鼠疫与近代中国——卫生的制度化和社会变迁》，北京：社会科学文献出版社，2019 年，108—112 页）；Mark Gamsa，"The Epidemic of Pneumonic Plague in Manchuria 1910–1911"（*Past & Present*，190，2006，pp. 147–183）；William C. Summers，*The Great Manchurian Plague of 1910–1911：The Geopolitics of an Epidemic Disease*（New Haven：Yale University Press，2012）；Christos Lynteris，"Epidemics as Events and as Crises：Comparing Two Plague Outbreaks in Manchuria（1910–11 and 1920–21）"（*Cambridge Anthropology*，32–1，2014，pp.62–76）；Idem.，*Ethnographic Plague：Configuring Disease on the Chinese-Russian Frontier*（London：Palgrave Macmillan，2016）。

③ 武连德，程光胜等译《鼠疫斗士——伍连德自述》，2 页。

general 的误译①。而 C. A. Gordon 指出他的研究基础是来自《海关医报》1881 年玛高温关于温州的医学报告②。

伍连德认为在《内经》等典籍中对鼠疫及其相似之病,并未提及。只有在《诸病源候论》中提及"恶核"一病。但是伍连德并未解释,为何他认为这是与鼠疫及相似之病。在伍连德的回忆录中,多次提及的他在东北见到的鼠疫症状,涉及高烧、咯血,以及突然的死亡等,并且提到《诸病源候论》的记载中似乎有类似高烧的症状。然后又引《瘟疫论》中所讨论的"疙瘩瘟"一病:"至于瓜瓤瘟、疙瘩瘟,缓者朝发夕死,急者顷刻而亡,此在诸疫之最重者。"③

接下来他转入对鼠疫名称的讨论,他指出日本过去对鼠疫有时混称为"疫",从北里氏开始称为"百始笃",中国当时有译为"陪斯式",但是按照他的意见,则仍应该称为鼠疫。这看似是不关联的论述,但是却强调不使用音译来表达西文病名,而使用中国已有的疾病名称,其背后的假设,一方面是强调鼠疫在中国古已有之,一方面则是强调中国古代对此疾病已有观察。而其中的关键都在于"鼠"作为传播媒介,他开始余伯陶的《鼠疫抉微》,称其"关于是病精义,阐发详尽"④,余伯陶讨论关键是引用了洪亮吉(稚存)《江北诗话》中的"怪鼠"之说,但没有给予详细的解释,这些引证,应该都跟伍连德强调阿拉善黄鼠作为鼠疫最早的媒介的理论相关。

---

① 伍连德《中国之鼠疫病史》,《中华医学杂志》第 22 卷第 11 期,1039 页。其中提到的 C. A. Gordon 应该是指 C. A. Gordon, Surgeon-General. *An Epitome of the Reports of the Medical Officers to the Chinese Imperial Maritime Customs Service from 1871 - 1882. With Chapters on the History of Medicine in China; Materia Medica; Epidemics; Famine; Ethnology, and Chronology in Relation to Medicine and Public Health* (London: Baillière, Tindall, and Cox, 1884)。按照对伍连德的研究,他很可能不能用中文进行写作,因此这篇文章很可能是翻译的,但是并未注明译者。

② C. A. Gordon, Surgeon-General. *An Epitome of the Reports of the Medical Officers to the Chinese Imperial Maritime Customs Service from 1871 - 1882. With Chapters on the History of Medicine in China; Materia Medica; Epidemics; Famine; Ethnology, and Chronology in Relation to Medicine and Public Health*, p.70.

③ 伍连德《中国之鼠疫病史》,1039 页。

④ 伍连德《中国之鼠疫病史》,1040 页。

之后在对近代鼠疫的考察中，他首先制定了两个基本原则，第一，是与世界范围内相同时的疾病流行；第二，则是在发生鼠疫流行之后，之后屡有鼠疫流行，也许会成为地方性鼠疫流行区。之后，伍连德开始区分不同的区域进行叙述，并开始大量引用传教士和海关医学官员的叙述，并对其进行考辨。特别值得注意的是，他将前文所引的中文证据与西方传教士的证据并列而试图建立疾病传入某地区的年表。他特别重视传教士的在地观察，比如他通过万巴德（Patrick Manson）的翻译大段转引 Rachei（应为 Emile Rocher 之误，即弥乐石）的论述，就因为他曾遍游云南全省。这是来自万巴德在厦门的海关医学报告。由此，他将近代各个地域的鼠疫流行整合成了近代中国鼠疫的流行史，进而接续之前古籍中的叙述，构成鼠疫在中国的历史。但是这样的写作模式与之前 C. A. Gordon 的写作方式非常接近，他在《海关医学报告摘要》中在每一疾病名称之下，均是将各地相关的疾病报告进行罗列，也特别重视在地的观察经验，他也引用了弥乐石在云南对鼠疫的观察的看法[1]。但是伍连德将这种报告摘要的写法转化成了一种中国疾病史的写作。

在这里，疾病史的写作不仅是关于鼠疫在中国的历史，需要注意的是，什么构成了"中国"，早期医学典籍的记载和近代以来医学传教士、海军医生和海关医生在中国各地的报告，被以鼠疫的名义以及其背后的疾病实体联系起来，这不仅构成鼠疫是什么的问题，也造成了一种关于什么是"中国"的叙事。

（三）王吉民：麻风与中国医学之发明

王吉民出生于广东东莞，祖父王开胜为中医师。之后与家人移居香港，先曾在私塾就读，后从香港西医书院毕业。之后在香港天祥轮船公司

---

[1]　C. A. Gordon, Surgeon-General. *An Epitome of the Reports of the Medical Officers to the Chinese Imperial Maritime Customs Service from 1871–1882. With Chapters on the History of Medicine in China; Materia Medica; Epidemics; Famine; Ethnology, and Chronology in Relation to Medicine and Public Health*, p.123. Emile Rocher 的著作是《中国云南省》(*La Province Chinoise du Yunnan*, Paris, 1879–1880)。

任船医，在任期间随船到过美国及墨西哥西岸各商埠。1911 年在上海鼠疫期间，任中国防疫医院院长①。在出版《中国医史》之前，他在 1930 年已写成《中国历代医学之发明》。该书"绪言"称："若认为中医绝无所发明，不值于世界医学史上留一位置，则不可。如血液循环、隐秘疗学、麻醉法、灌肠术、探尿管、水治法、按摩术。凡此种种。世之所谓新发明者。古代多有之，时去西医萌芽之时代尚远也。"②

在王吉民写作的疾病史中，麻风的历史占有重要的地位。现代意义上的真麻风（Hansen's Disease），认为是由麻风杆菌引起的疾病。在伍连德和王吉民的叙述中，强调麻风自古存在，这与王吉民在其中文文章中看法一致。关于"癞"的记载，他援引希舍尔的论述，指出"癞"可能只是皮肤疾病。同时，也强调希舍尔的证据是由合信（Benjamin Hobson, 1816 - 1873）而来，进而认为《论语》中的伯牛之疾也应该是皮肤病。他反驳希舍尔的证据，是因为《淮南子》中称伯牛为疠，王吉民列举历代医学典籍中关于"麻风"的名称，进而认为伯牛是中国经籍中罹患麻风之第一人。然后，他根据古典医学典籍中的名称，对应到史籍当中，以为"自周以降麻风在中国史上屡见不鲜"。接下来，王吉民进入医籍的研究，一方面，他将古籍记载与现代麻风病的症候进行对应，另一方面，则强调是因为古籍记载的不清楚，而造成麻风会与其他疾病混同。并认为，中国古代的医书已经指出了麻风的传染性，强调麻风在疾病分类中一直是独立的疾病，《医宗金鉴》中也未与梅毒、肺结核相混同③。可见强调作为"西方名义"的疾病在中国自古就存在，其重要的原因，在于强调中国的知识体系中早就发现了这种疾病。在另一篇文章中，他强调张仲景对王仲宣的治疗，使得张仲景成为第一位治疗麻风的医者。然后强调孙思邈治疗麻风的经验，将其视为"中国最早治疗麻风之权威"④。在这里伟大医者的叙事和疾病史的叙事被结合在一起。他又整理中国古籍中的治疗麻风之方法，分为药物、针

① 王吉民的生平参考萧惠英《王吉民年表》，《中华医史杂志》2004 年第 4 期，242—245 页。
② 王吉民《中国历代医学之发明》，《中华医学杂志》第 11 卷第 6 期，1925 年，407 页。
③ 王吉民著，高明强译《中国麻疯之简史》，《麻疯季刊》第 4 卷第 4 期，11—19 页。
④ 王吉民《中国最早之麻疯专家——孙思邈》，《麻疯季刊》第 40 卷第 1 期，2—6 页。

灸、外治和摄生四类。特别将中国古代对大风子的使用和现代医学用大风子油注射相关联①。到这里，疾病被其治疗的技术转换为了一种积极的叙事，对疾病治疗的技术是民族国家中的一种"发明"，进而构成了与其他民族国家竞争的叙事。但是，竞争的叙事意味着同样的基础和同样的标准，在这里，就是同一个疾病的实体，以及对这些疾病实体的治疗和控制都在朝着同样的一个方向。由此，疾病实体被民族国家的叙事所"固定"和强化。

（四）小结：一本英文著作与"中国疾病史"的成立

在本节中讨论的一位来自槟城和一位来自香港的学者关于中国医学史的英文著作，其中依然在延续前文所谓"中"、"西"/"世界"、"地方"的讨论，但是讨论的话题已经不限于研究范式的迁移及其与本土对象的遭遇，同时，也是如何将西方视为学术传统，乃至于如何找到一种竞争性"自强"的声音。于是，在这里再次出现了，中/西，世界/地方的冲突，即欧美如何成为一种世界性塑造的动力，而从医学传教士的地方经验，如何造成了一种民族国家的叙事。前一节试图展示出，在试图进行新的写作范式移植和原有的知识传统乃至阅读文献的经验之间，可能产生出的种种张力和偏移。而本节的核心问题，则是这种叙事如何成为"中国"的？同时，"西方"对这种"中国"的叙事意义为何？

前文已经提出的问题是，作为一种西方/现代的疾病实体，如何在疾病历史的写作中获得经验性的证据，而成为一种疾病实体历史存在的叙事的。在伍连德和王吉民的著作中，某种疾病实体是否存在的证据，并不仅仅在于中文文献的连续性，同时也来源于传教士医生和海关的医学官员的著作之中。本文希望进一步讨论强烈的"中国"叙述，它将一种世界性的网络和地方性的叙述转化成了一种以民族国家为中心的叙述。当然这种叙述并非开始于伍连德和王吉民，德贞在其《中国疾病》的开始，即声称此书的目的在于发现东西疾病的差异，以及造成其的原因。同时，也建

① 王吉民《中国旧有麻风治疗方法》，16—22 页。

立一种中国/亚洲对应欧洲的模式，其中包含种族、气候、物质性。但他也认为，我们习惯认为疾病在所有的文明中都是一样的，这虽然是无疑的，但是在不同文明中显然还是有差异的①。这在差异性中建立了一个文明＋疾病的世界体系，同时，将疾病作为一种理解的工具，它既使得世界和地方可以对话，同时，又使得疾病成为理解一个地方和文明的切入点。这种差异但可对话的路径显然创造了极为重要的模式。如果我们回到传教士医生的海关医学官员的语境之中，他们对于中国民众的诊断显然来源于自身的医学知识，在他们这里，历史性的记载与他们在中国所见证的疾病，是通过一种眼见式的诊断及与病人对话联系起来。同时，这种诊断和对医学典籍的回顾，也要放到一个网络当中，这个网络中，传教士医学和海关的医学官员都在其中，传递自己的知识，这个知识的网络同时也跟之前的汉学和东方学的传统相关，而在与中国语境的互动之中，也逐渐与中国的知识传统关联。

在伍连德和王吉民的写作中，"中国"作为一个写作主体的强化。一方面，在于将古籍记载与现代在各地的证据联系起来构成一种证据，而构成一种中国历史中疾病的叙事；同时，这种叙事又被转化为一种医学发明的叙述，从而将疾病的身体转化为医学知识的发明创见的历史。伍连德和王吉民对这样一个传统的引用，本身是由于他们就已经与这样一个网络互动密切。这种试图在西方的医学史叙述中找到一席之地的模式，其自身又将自己深深的根植在西方海关医生和传教医学的传统中。这种纠结的姿态，形成一种叙述模式，即伍连德和王吉民继承这种"西方疾病"在中国古已有之的叙述方式，但是却强调中国在疾病技术上的贡献，比如人痘术。这样的姿态，强调一种西方的疾病，在中国历史记载中的存在，意味着一种中国的知识创造。但是所谓"中国"的问题并非只在中西之间，同时也在于不同地域的叙述如何构成了整体的中国，在伍连德和王吉民的叙述中，实际将传教士和海关医生基于各个地域的观察跟传统文献的

①　John Dudgeon, *The Diseases of China: Their Causes, Conditions, and Prevalence, Contrasted with 74 75 76 77 those of Europe*, Glasgow: Dunn & Wright, 1877.

脉络相联系,构成了一种关于中国整体的叙述。

本节的叙述也根植于写作者的自我认同和写作实践之间,需要追问的是,两位如何在自己的西方医学教育和自身的生活经历之中建立起中国式认同的。对于伍连德的国家和族群认同的研究,已经指出其中的复杂性和多元性①。李叔飞则根据伍连德和林庆文的经历指出:"他们出生在中国以外的南洋海峡殖民地,他们的父辈已经开始在那里定居,而且他们从小接受英文教育,甚至不谙中文。伍连德与林文庆很自然地将南洋或马来亚当做他们的'家',但随着中国民族主义运动浪潮的兴起,他们又回到中国服务,进而不同程度地卷入到现代中国的国家建构中去。因此,对于中国来说,他们可以被看做是游走于'家'、'国'之间的海峡华人,同时,身处政治统治边缘的他们又受到中国民族主义之外其他形态民族主义的影响,使得身为海峡华人的他们实际上处于多种民族主义漩涡的交界区域或边界地带。由于父辈与中国千丝万缕的关联及其天生的华人特性,他们很容易被卷入正在寻求复兴的中国民族主义的漩涡中;由于他们的英文教育背景以及英国殖民地政府对'华人'的优待政策,他们也很容易走向对英国或英国民族主义的归顺与认同;同时,由于他们与其他海峡殖民地的民众生活在共同的土地上或归属于同一殖民政府的管辖,他们也有诉诸于将共同的、本土化的'家'建构为新型'民族国家'的潜在可能。"②另一方面,孙世豪(Wayne Soon)在研究中已经指出海外华人对民国时期中国科学的贡献③。那么在这里,问题的关键是,他们认同的复杂性和多样性,如何影响了一种关于"中国"的医学和历史的叙事。他们写作的特质有两个层次:第一,是如何将中国古代和近代以来的各个地方记载联系起来;其次,是西方的角色,既作为知识的来源,特别是关于中国各

---

① 黄贤强《马来亚华人社会改革者与中国医学先驱——伍连德博士的祖国认同》,张启雄编《时代变局与海外华人的族国认同》,台北:海外华人研究学会,2005 年,351—367 页。

② 李叔飞《海峡华人知识精英的民族主义观念——伍连德与林文庆的比较研究》,《华侨华人历史研究》2009 年第 4 期,43 页。

③ Wayne Soon, "Science, Medicine, and Confucianism in the Making of China and Southeast Asia — Lim Boon Keng and the Overseas Chinese, 1897 to 1937," *Twentieth-Century China*, 39‑1, 2014,pp.24‑43.

地方的知识来源，另一方面又作为一种竞争的对象，在此中建立起民族国家的自我认识。

三　医史预备工作与解释经典

《中国医史》再版之后一年（1937年），余岩，作为试图废除旧医的代表人物，开始对古代字书等中的疾病名称进行疏证，并认为，这是"古代医史的预备工作"。他写作的基本路径是，对古典中的疾病名义进行疏证，以解经之法疏通文意，并以后代文献解之，再定以西方现代医学之病名。为何声称"旧医必亡"的余岩会以此种方法来进行"医史的预备工作"呢？

（一）中央国医馆之统一病名案

在之前已经讨论过病名对应的复杂性，不仅在于中西疾病名称背后的疾病实体，也在于传译路径的不同与复杂形成的翻译知识传统。在余岩之前，厘清古代医学典籍中疾病名称的努力就已展开。值得注意的是，此类整理和统一疾病名义的呼声，并非仅存在于反对"旧医"的西医知识群体中，中医的内部也对此也有讨论。而更值得注意的是，在中医内部要求厘清中西病名的群体，是在废除中医问题上与余岩针锋相对的组织。这个组织就是中央国医馆。中央国医馆是在中医界对国民政府废止中医药的反弹之中产生的。1929年2月余云岫在国民政府第一届中央卫生委员会上提出《废止旧医以扫除医事卫生之障碍案》的议案，并得到通过①。由此，引发了当时中医药群体的反废止风潮。也是在此风潮之中，中医群体更为重视自身职业组织的成立。1930年1月，裘吉生、蒋文芳等人提议设立中央国医馆，作为全国性的中医药机构②。之后筹备会议推举陈郁、焦易堂、施今墨等七人为筹委，陈郁为主任，并决定于翌年3月17日举行成立大会③。1931年3月17日中央国医馆成立大会在南京举行，选举陈

①　余岩《余氏医述》第2集，上海：社会医报馆，1933年，186—188页。
②　《通信：中央国医馆第一次筹备会》，《医药评论》第43期，1930年，45页；《行政院公报》第3405号，第210期，1930年，50页。
③　《行政院公报》第3405号，50页。

立夫为理事长①。之后在 5 月 1 日举行理事会成立会,焦易堂为馆长,陈郁、施今墨为副馆长②。同年 8 月 31 日,国民政府核准通过了《中央国医馆组织章程》及《中央国医馆各省市国医分馆组织大纲》③。

在中央国医馆被国民政府核准成立之后,副馆长施今墨就试图借中央国医馆来推进统一病名的努力。他的观点有三:其一,病名需要按照"科学方式",西医病名之科学来自解剖实践,而科学不存"两是",显然需要以西医病名为准。其二,他批评国医病名,不合事实不合科学,又多有同病异名,同名异病的现象。面对这样的情况,整理病名的方法需要"先详开西医所通行之华译病名,分类排列成一表册",然后按照分科进行排列,之后"取古今较重之国医书",然后"察其所举病名,究为西医之何病各填入前开之表册,以资对勘",最后"斟酌应取何名为统一之名"。其三,统一后的病名将颁行全国,使"全国医士"一律用此统一病名。他推荐张忍庵为整理病名之人,特别提到张忍庵的两篇论文,《中国医学之物质的原则》与《阴虚与阳虚》④。张忍庵的论点,在于中医的"唯物论"和"科学化"。他认为致病的原因有二,一是"物质侵袭"的,二是"意识感伤"的,而风寒暑湿燥火六淫之气及一切有形体者,皆属于物质。在治疗的方法上,意识的归心理,而物质的归物质治疗。由此基础上建立的科学化而非西医化,才是中医科学化之立场。但是能将风寒暑湿燥火六淫之气与物质性的解说相结合,是否就能将具体病名进行对应,是尚未解答的问题。

此说一出,在全国的报纸中形成激烈的讨论。讨论的层次分为几层,首先是,中西病名是否可以沟通?其中论者将中西差异本质化,而强调两者不可能沟通。比如,曾觉叟以为,中西病名不同实在根本不同,强行统

---

① 理事提名见《中央国医馆成立大会记》,《中医世界》第 3 卷第 13 期,1931 年,101—104 页。

② 伯未、公溥《编者小言》,《中医世界》第 3 卷第 13 期,1931 年,2 页。

③ 《中央国医馆组织章程》,《杏林医学月报》第 33 期,1931 年,34—35 页。对此过程的讨论,见 Sean Hsiang-lin Lei, *Neither Donkey nor Horse: Medicine in the Struggle over China's Modernity* (Chicago and London: University of Chicago Press, 2014, pp.142 - 147)。

④ 施今墨《学术整理会统一病名建议书》,《医学杂志》第 73 期,1933 年,2—7 页。

一之后，只有名同，而实质差异甚大。并认为西医只得其末，未得其质。西医本身病名系统的混乱。中医西医均为科学，西医为科学物质部分，中医则为精神部分①。翟冷仙、陈述也强调中西医根本不同，如何统一②。

　　其次，如果可以可沟通，那么统一的核心是以中国古典为本，还是以西方病名为本？试图以西方病名为本者，如何处理西方病名本身的历史性和复杂性？恽铁樵则认为统一病名应以中医名为主，接受细菌说，就是中医消灭，细菌学加入中医学须从缓；统一病名，必须有标准；《内经》不能废③。长沙国医公会的意见由刘岳仑执笔，他强调，第一，病科不能照西医强分；第二，病名不必喧宾夺主；第三，改用西译名，不符合国家体制、社会心理；第四，病名代表病症，并非代表科学；第五，国医以气化的理论为中心，如何与西方的病名对应；第六，则强调整理需用科学方式，而非科学方法；第七，宜以国医固有病名，加以改造④。另外，亦有论者根据西医的历史指出西医病名的复杂性，吕仲谦首先追问何为科学？并根据丁福保的看法，认为西医病名本身也存在种种历史性的问题，难以作为统一的基础。

　　最后，就是实践的问题，包括如何统一的程序，在统一病名之后，药物学和治疗学如何进行配合。章太炎以为，在中西病名对照之前，需将中国病名加以对照，其次需将西文病名与其译名对照⑤。徐相任则强调不能只统一病名，还需要统一药名、生理名词，病理名词，整理中医之系统，以得其面目⑥。叶劲秋、朱寿朋则对分类、汇集、审定的程序都进行了反思⑦。

① 曾觉叟《呈覆施副馆长统一病名意见书》，《医学杂志》第73期，1933年，24—28页；又《呈中央国医馆辨论统一病名草案文》，《国医正言》第10期，1934年，1—5页；又《呈中央国医馆为整委会统一病名草案条陈意见文》，《国医杂志》第19期，1935年，14—20页。

② 翟冷仙、陈述《为统一病名建议书之意见》，《医学杂志》第73期，1933年，51—54页。

③ 恽铁樵《对于统一病名建议书之商榷》，《医学杂志》第73期，1933年，44—51页；又载《医林一谔》第3卷第8期，1933年，22—28页；又载《国医杂志》第7期，1933年，31—38页；又载《医界春秋》第81期，1933年，25—29页。

④ 长沙国医公会(刘岳仑　余华龛　吴汉僊)《湖南长沙市国医公会为统一病名呈覆中央国医馆文》，《医学杂志》第73期，1933年，19—24页。

⑤ 章炳麟《对于统一病名建议书》，《医学杂志》第73期，1933年，42—44页。

⑥ 徐相任《覆中央国医馆统一病名书》，《医学杂志》第73期，1933年，55—56页；又《对于统一病名之我见》，《神州国医学报》第3卷第11期，1935年，1—3页。

⑦ 叶劲秋、朱寿朋《国医统一病名问题》，《医学杂志》第73期，1933年，58—63页；叶劲秋《统一病名感言》，《医学杂志》第73期，1933年，63—64页。

上海国医公会则撰文强调，第一，统一病名之后，对于治疗学和药物学如何联络使用，是否有充分预备；第二，诊断如何不与西医发生歧义；第三，则是质疑提案人与整理委员会的知识水平①。在这样的一场争论中，将病名对应的种种困境都已充分展开。在中央国医馆关于病名统一争论不休时，引起争论的余岩开始了另一项工作，即以一种小学的方法既奠定疾病史的基础，也奠定疾病对应的基础。

（二）医史的预备工作和历史叙述——余岩的路径

余岩在文章中，将国医馆成立及其立场，视为中国传统医学的群体接受了他的主张。不过国医馆的对应工作并未展开，而余岩则逐步完成了他的研究。在这里会以肺结核为中心，讨论余岩所建立的疾病史叙述。肺结核在余岩的研究中占有特殊位置，虽然他将字书中疾病名义的疏证视为医史的准备工作，但就肺结核而言，余岩在 1922 年发表《中西古今结核病学说变迁史略》、1924 年发表《中华旧医结合观念变迁史》，之后此文又在 1927 年以《中国医学结核病观念变迁史》为题重新发表，将多种历史中的疾病名义比定为肺结核。这一文章不仅在他疾病名义疏证的工作之前，也在他废止旧医的议案之前。那么在他进行疾病名义疏证之后，是否对此文的历史叙述有所修正？还是这些疏证被纳入了原有的历史叙述之中？

在这里，须先对所谓肺结核做一界定，在前文提及拉美西斯二世的时候，曾经涉及此病名。依据现代生物医学的定义，肺结核是一种由感染结核分枝杆菌（Mycobacterium tuberculosis）引起的传染性疾病。结核分枝杆菌最早于 1882 年由德国微生物学家罗伯特·科赫（Robert Koch，1843－1910）发现并成功分离，因此它又被称为科赫菌（Koch bacillus）。结核菌能感染人体的任何部位，包括淋巴结、皮肤、肾脏、胸膜、脑膜、骨骼等，但绝大多数的感染病变都发生在肺部，因此肺结核是所有结核病形式

---

① 上海国医公会《上海市国医公会为统一病名复国医馆并质疑四点》，《医学杂志》第 73 期，1933 年，7—10 页。

中最常见的一种。Tuberculosis 的叙述脱胎于 phthisis，来自于古希腊人的论述，古希腊人所谓的 phthisis，认为是邪恶之气的结果，是一种身体消耗性的疾病。Phthisis 此后也成为欧洲医学中结核病的标准名称，一直到十九世纪末 tuberculosis 一词出现后才被取代。这种名称的变化，也代表着医学认知的变革，即遗传性疾病转变为了由细菌感染引发的传染性疾病。

　　在结核病与结核杆菌的相关知识进入中国和中文的过程中，翻译及其相关的译名的选择对之后的历史叙述产生了重要的影响。吴章（Bridie Andrews）在讨论其译名的过程中，指出合信（Benjamin Hobson）在翻译 consumption 的时候使用了"劳"或者"瘵"，对于 consumption pulmonary 则创造了一个三字术语"肺劳症"。而肺结核的译名则来自接受了细菌学说的日本医生的翻译，而由在日本留学的中国医学生将其引入中国，并以中文方式发音①。一方面，"瘵"在中国古代医学中的渊源，也使得与 phthisis 和 tuberculosis 相关的历史叙述产生出复杂的变化；另一方面，这两个不同的翻译名词实际上指示了知识认知的变革，但是在以下的叙述中，可以看到这种变革和断裂却并未体现出来。

　　在这三篇文章的开始，余岩叙述结核病的历史时，他都说："结核之为病，世称痨瘵。"②在《中西古今结核病学说变迁史略》一文中，他叙述结核病的世界史/欧洲史的时候，一方面并未强调 consumption 和 tuberculosis 之间有断裂，另一方面也并未认为肺痨对译的是 consumption，而肺结核则是 tuberculosis，因此两者在使用上有历史性的区隔。在大部分的行文中，他都混用痨病和结核病。不过在强调科赫"发明"了结核的病原是一种细菌时，他使用了结核，而不再用痨③。只是这个使用是否是有意的，我们并不清楚。

　　而当他回到中国古代医学的历史中时，他探寻的对象与"劳"/"痨"之

---

① Bridie Andrews，"Tuberculosis and the Assimilation of Germ Theory in China, 1895 - 1937"，*Journal of the History of Medicine and Allied Sciences*，52 - 1，1997，pp.114 - 157.中译文见《肺结核与细菌学说在中国的在地化（1895—1937）》，北京大学出版社，2013 年，224—231 页。

② 余云岫《中西古今结核病学说变迁史略》，《医药杂志》第 6 卷第 6 期，1922 年，20 页。

③ 余云岫《中西古今结核病学说变迁史略》，20 页。

字密切相关，比如《素问》、《灵枢》中的"虚无劳"，《金匮》所立的"虚劳"之目，而且他也强调说自己探查的是"肺痨"或"痨瘵"；但是这种词汇上的连续性却并没有使他将其都判断为"肺痨"/肺结核，他认为《金匮》的"虚劳"包含神经衰弱、贫血和萎黄等，而并非肺痨。在判断中国古代医籍的记载哪些更接近肺痨时，余岩特别重视的是传染性，因此他认为《中藏经》所论传尸"死之气染而为疾"，是"近于痨病"。接下来他关注的是之后医方中对虚劳和传尸说的混合，他认为在这里实际是混淆了传染性和非传染性的疾病。而其区隔在南宋严用和的《济生方》，其中不仅将传尸、骨蒸、诸注合而为一，并力辨五劳六极七伤与传尸不同。余岩认为，这其实区分了传染性和非传染性的疾病。然后他又用传染性论述说，痨瘵就是结核。

在之后的两篇文章中，余岩最重要的增补，是将结核与骨蒸等病名对应，他曾有这样一段论述：

> 又如《外台秘要》骨蒸方，引崔知悌《别录》曰："骨蒸病者，……无问少长，多染此疾，婴孺之流，传注更苦。"以今日言之，骨蒸即痨瘵，即今日之结核病。其传染之初，多在小儿之期，且小儿最为危险。唐代崔氏已观察及此矣。又曰："其为状也，发干而耸，或聚或分，或腹中有块，或脑后近下两边有小结，多则乃至五六。"此言大有价值。盖自今日学者所研究言之，结核之传染，多在小儿之时。结核菌既入体内，即营成初期病窟。初期病窟多在肺表面膜下，此为传染之第一期。随即蔓延于血液道、淋巴道，能令淋巴腺肿大成小结。（小儿瘰疬，即属此证。）故谓之结核。迫此期终熄，为全身过敏期，最为危险，结核性腹膜炎、脑膜炎皆发于此时者也，是为第二期。至第三期，则全身之传染终熄，独归于肺，而为肺结核之初期，即成肺结核。故痨瘵与瘰疬，其病同也。崔氏所谓腹中块者，肠间膜淋巴腺之结核也；所谓脑后近下两边之小结，即瘰疬也，颈淋巴腺之结核也。而与骨蒸同论，是唐时已知瘰疬与痨瘵同源矣。欧西之言此者，始于林匿克Laennec氏（法兰西人，一七八一至一八二六）姓名喧赫，知医者谁不仰慕。而《崔氏别录》乃能发之于千二百年前，虽林氏以解剖而得，崔

氏以观察而知，然慧眼慧心自足千古。此疾此论，崔氏当得优先权也。

在余岩的论述里，有一个隐藏的基础，即，确定结核杆菌为结核病的病因，并且认为这一疾病在中国历史中存在。于是，问题的关键在于如何在古籍之中追寻结核病之痕迹。他的核心论据，是结核病的发病机制与崔知悌所描述的骨蒸的疾病过程相近似。而之后的论述则是两种叙述的混合，即表彰中国医学传统的民族国家的自豪性的叙述。但在这种叙述中，并非探寻古籍记载背后的逻辑，而是以当时肺结核的临床诊断来探寻文献记载的"微言大义"。也就是其中已认同以细菌解释肺结核的理论，但却又因症候早被崔知悌发现，而认为崔氏有重要的贡献。其背后隐含的逻辑是，要将这些"并不完全"相联系的症候系连为同一疾病实体的病理过程，显然需要有一个共同性的因素，这就是结核菌。崔知悌虽然不知道结核菌的存在，但却通过观察而将症候系连，显然是所谓"慧眼慧心"。只是他又对古典医籍中的记载不以为然，认为："互相混淆，不能分别，故其叙述证候，亦多相蒙。"因此只有以西方医学中的疾病体系与眼光观之，方能得以真正意涵。

那么余岩在对字书中病名的疏证中对之前的论述是否有增补呢？他在《释名病疏》中将注病比定为结核病的路径，他首先以毕沅和《广雅释诂》中的解释，将"注"与"疰"等同。又根据《诸病源候论》中"连滞停住"的解释，将其定为慢性病，然后称能杀人的慢性病即为结核病①。此说背后逻辑漏洞颇多。

在《方言病疏》中讨论"瘄瘱"时，先梳理字书中"瘄瘱"一词的来源，之后引用《崔氏疗骨蒸方》、《玄感传尸方》等，建立瘄瘱和骨蒸等之间的关联，最后以为："由苏游之说观之，瘄瘱者盖即结核病之初起病而未甚，尚能起床之时之别名也。其所云半卧半起，正与郭注相合。由《玄感传尸

---

① 余岩《古代疾病名候疏义》，223 页。

方》观之,以为是下里之名,然则殗殜者,乃俗名也。"①

论述的基础更可能是在古代医籍中已将注与骨蒸相关联,《外台秘要》卷一三引苏游《玄感传尸方》论曰:"传尸之疾,本起于无端,莫问老少男女,皆有斯疾。大都此病相克而生,先内传毒气,周遍五脏,渐就羸瘦,以至于死。死讫复易家亲一人,故曰传尸,亦名转注。以其初得半卧半起,号为殗殜。气急咳者,名为肺痿。骨髓中热,称为骨蒸。内传五脏,名之伏连。不解疗者,乃至灭门。假如男子因虚损得之,名为劳极,吴楚云淋沥,巴蜀曰极劳。"②此说为何将之前的各种疾病名称与骨蒸相关联,余岩并未考察,而是直接将其作为自身判断的基础。但是一旦将骨蒸和现代疾病实体对应之后,古籍记载中与骨蒸相关联的病名,也都指向了肺结核的疾病实体。在这里,中国古代医籍中的名义联系与现代疾病的实体共同构成了一种历史叙事,而这就是余岩所谓的"古代医史的预备工作"。

而余岩创造的叙事还不限于此,他还创造出一种关于中国古代医学变迁的历史叙事,以近代传染说为出发点,批评中医论痨瘵者在金元以后偏重身体虚弱这一内因,是不重实践专尚空论,中医的衰落根源于此。金元以后的儒医放弃了汉代以来认为肺结核具有传染性的看法,而专从内因出发论述结核病,是与现代科学西医背道而驰的做法。中医后来之所以大大落后于西医,成为"斗空论以相胜,立异说以为高","空疏窳败"的学问,金元儒医毫无疑问是罪魁祸首③。由此,这种中国古代医学发现的叙事又为他对中医的批评服务,进而说明现代西方医学的合理性。

(三)《庄子》与菌——章太炎的论述

在余岩的论述中,无论民族国家的贡献,还是西方的医学眼光都在之前的讨论已经提及。而最值得重视的,还是他以小学的路径为疾病史之准备,即,他如何将中国古代疾病名称之间的谱系变成了现代生物疾病实

---

① 余岩《古代疾病名候疏义》,28 页。
② 高文铸校注《外台秘要方》,北京:华夏出版社,1997 年,236 页。
③ 余岩《中华旧医结核病观念变迁史》,151—152 页。

体叙事连续性的一部分。在余岩叙述结核病史时，曾特别批评章太炎关于蛊的看法。下文则将反思章太炎的路径，将余岩的路径与之对比，说明其中的异同。

章太炎在 1899 年完成《菌说》，最初发表于横滨出版的《清议报》，当时他旅居日本占据下的台湾。在这个时期章太炎开始了一种重要的写作方式，即以经学疏证的形式，解释《庄子·天下篇》、《淮南子》和《墨子·公孟篇》，但却将现代科学知识的内容纳入其中①。章太炎在《菌说》中以《庄子》中"乐出虚，蒸成菌"中之"菌"与科赫（章译为告格）之理论做沟通。Bacteria 译作细菌，章太炎声称他讨论此问题的因缘，是因为读到了礼敦根（Duncan J. Reid）所著的《人与微生物战争论》，此文载于光绪十八年（1892）的《格致汇编》，是欧洲人礼敦根在上海的演讲稿的译稿，其中对科赫和巴司特（Louise Pasteur，现译为巴斯德）的研究进行了介绍，而使章太炎了解到微生物引起疾病的说法。

李恒俊试图层层剥离章太炎讨论的底色，他首先认为："肺痨因耽色极欲所致，是个人对身体不加节制滥用的结果，这一说法明显受到宋元以后儒医痨病观念的影响。"②也就是章太炎原本对于肺痨的看法是沿袭自宋元之后的观念。其次，他又认为："章太炎对色欲和肺结核关系的解释，并没有完全依照儒医'色欲—虚损'的解释模式，对于接受了细菌学基本原理的章太炎来说，他还需要处理'细菌说'和'色欲虚损说'之间的关系，并在传统理论中为新兴的细菌说找到合理的位置。章太炎的方法是回到宋元儒医之前，从更古老的医学观念中寻求解释的依据。"③也就是说，他认为在遭遇细菌说之后，章太炎原有继承自宋元医学的观念遭遇到挑战，而他对更早经典的回归，是为了调和这个挑战。在这个调和的过程中，还有一个重要的要素，即佛教，李恒俊指出："肺结核患者容易性欲冲动，是

①　王汎森《章太炎的思想（1868—1919）及其对儒学传统的冲击》，台北：时报出版公司，1985 年。
②　李恒俊《疾病知识、医疗文化与卫生现代性：近代中国肺结核病的社会与文化史（1850—1940 年代）》，新加坡国立大学中文系博士论文，2014 年，160 页。
③　李恒俊《疾病知识、医疗文化与卫生现代性：近代中国肺结核病的社会与文化史（1850—1940 年代）》，161 页。

十九世纪西方医学对肺结核病人的常见描述,但章太炎的看法并不是来自西医,而是佛教的说法,认为人身有八万户虫,纵横食啖,令身烦恼,生有忧愁。"①在这样一种"知识底色—挑战—调和"的模式中,李恒俊将章太炎思想中的不同要素剥离出来,但是这个模式是否能成立呢?

章太炎的医学传统来自其家族,可以追溯到他祖父章鉴,在这个医学传统中是否以宋元以后儒医的观念为尊呢? 在章太炎所写的《仲氏世医记》中在称赞仲氏的医学时,称:"先生独祖述仲景,旁冶(治?)孙思邈、王焘之书,以近世喻、张、柯、陈四家语教人,然自有神悟。"②在之后提及他自己阅读医经的体验时,也强调在博通佛经、老庄和理学之后,才辨其条理③。也就是说,在他对医学的理解中,显然需要回到汉唐的医学经典,同时通过博通的路径理解医经。

章太炎在《国故论衡·原学》中称追溯其对《庄子·齐物论》的知识历程:"《庄子·齐物论》,则未有知为人事之枢者,由其理趣华深,未易比切,而横议之士,夸者之流,又心忌其害己,是以卒无知者。余向者诵其文辞,理其训诂,求其义旨,亦且二十余岁矣,卒如浮海不得祈嶀。涉历世变,乃始谍然理解,知其剀切物情。"也就是说,他对《齐物论》的兴趣开始在1890年之前,作于1891、1892 年的《膏兰室札记》中已经涉及《庄子》多篇的内容。而在《释菌》的开头也是试图理解《庄子》的文意,即人心之乐,如何蒸成有形之菌。

而章太炎的借用结核菌和肺痨的论述目的也是在此,他对肺痨的病因进行分析。章太炎以为肺痨始于"耽色极欲",由"欲过"而成霉,以为:"其递相传染者,虽与乐无涉,而其端则必自乐始。"我们当然可以认为这种坚持与儒医的知识传统有关。但是在这个文本逻辑中,其关键在于连接乐与菌,乐—"耽色极欲"—肺痨—菌,完成了这个链条。值得注意的是,章太炎的证据,是《左传》中医和与晋文公的论述:"女阳物而晦时,淫

---

① 李恒俊《疾病知识、医疗文化与卫生现代性:近代中国肺结核病的社会与文化史(1850—1940 年代)》,162 页。
② 《章太炎全集》第 8 卷,上海人民出版社,1994 年,148 页。
③ 《章太炎全集》第 8 卷,149 页。

则生内热惑蛊之疾，今君不节不时能无及此乎?"但是如何将"惑蛊之疾"与肺结核乃至细菌相关联呢？他以为："微草言则谓之菌，以微虫言则谓之蛊。"此推论是基于《人与微生物战争论》中的解释，即"所谓微生物者，或为动物，或为植物，或为微虫，或为微草，难言确定。"①而他进一步解释疾病成因，认为是人之胚珠收微生动物为食物，微生物种病，则胚珠收之，以及人体对微生物的防御反应。值得注意的是，他在这里将蛊用为动词，将微生物侵入人体，和人体对微生物的防御反应，均称为"蛊"。而接下来，他便认为"淫乐"与"菌、虫"互为因果，这样乐与菌之间的关联便建立了起来，在这个过程中，一方面古典文本和《人与微生物战争论》都作为证据，另一方面，欲、虫、蛊都变成了与乐、菌相区别，但是又具有关联的概念。

　　而在这里他引用佛经中尸虫之说，佛经尸虫之说在中古已经入医学文本中；但是佛经在这里并非单独的证据，然后又转到《金匮要略》中的狐惑之疾，并将其与蛊疾相联系。他认为蛊疾使人烦惑变志，在于蛊之有情，那么既然蛊和菌相类，那么菌也会造成类似的情况。之后，他又描述人之生殖过程，而以为精虫与蛊无异。然后又以动物之保护色，认为动物变其形色，是"以思自造"，进而推论"菌"和"蛊"均为"妄想生之"。在这里，本为实体的菌，又被消解，再次强化了乐生菌，而非菌造成肺癆的论证。在未刊的《虫菌论》中，他以五瘵皆由微虫为患，接受了瘵与结核病的对应。但是这种对应并非是以细菌学说的眼光观察中国古籍中的疾病描述，而是以中国古代的虫病说与细菌的对应为基础，建立两者之间的联系。他在另一篇未刊的《论微生菌致病之说》，称阴阳毒、湿毒、丹毒、尸瘵、狐惑、传尸、癆病，"大抵皆菌也"②。又将风病与虫病相联，强调治疗不得以风为本，而要去其风寒湿暑③。比如伤寒，强调伤寒虽有菌，寒为主因，菌为助因④。又引入"虫"的概念，即"晦淫生虫"。其接下来论述的关

---

① 《章太炎全集》第 8 卷，30 页。
② 《章太炎全集》第 8 卷，451 页。
③ 《章太炎全集》第 8 卷，444 页。
④ 《章太炎全集》第 8 卷，452 页。

键在于,他将"菌"与"蛊"相联系,甚至等同。同时他以为蛊为动物,菌为植物,而菌在古典中指涉"人"与精虫有关,因此蛊菌相关联,动植物不能径然两分。他虽然承认疾病与"菌"相关,但又指出"肺结核则往往始于耽色极欲,……其递相传染者,虽与乐无涉,而其端必自乐始。"之后,他试图将"人"与"菌"对应,其证据先是古籍中人与菌互为异文,而解释则是人自精虫始,蛊菌为同物,因此人与菌可对应。然后他得出结论,淫乐而成是菌和蛊。

章太炎在 1924 年写成《猝病新论》,其中将疾病对应,依然是以疾病症候与经典中记载的症候为中心,他认为肠窒扶斯并非是伤寒,而是伤寒、温热中一候,此时病已入里,因而没有伤寒、温热的区别,其基本的方式就是将其症候归于《伤寒论》中记载的一部分[1]。他争论的重点在于疾病本身的认识体系,一方面他认为,细菌说可以解释不同疾病的病因,显然是只认识到"病之旗表,而因不在焉"[2]。一方面,则依然认为肠窒扶斯未能认识疾病的整体和全部过程,因此伤寒论中的疾病体系显然更有解释效力[3]。

在章太炎的解释中,其实他已经在一定程度上接受了肺结核与痃、肺痨以及肠窒扶斯和伤寒的对应,即在这些名称的背后存在一个普世性的疾病实体。但是问题在于这个疾病实体要怎么理解,或者说怎样理解才能抓住这个疾病实体的关键,包括对其病因的判断,将其放在怎样的疾病体系当中。首先,他试图将细菌纳入中国古代的医学的解释体系中,同时强调中国古代的医学为基础,或者说,中国古代的医学代表了一种更为根本的解释。其次,则是论述逻辑,他所论述的逻辑,是依靠着文献证据,但是这些文献证据并非按照时代,或者宗教等因素进行排列。再次,是李恒俊等勾勒的宋元以来医学知识的基本底色,对其的解释构成一种文化语库性的思想底色,同时也为他将细菌说纳入中国知识传统中解释提供了基础。

---

[1]　《章太炎全集》第 8 卷,223—227 页。
[2]　《章太炎全集》第 8 卷,262 页。
[3]　《章太炎全集》第 8 卷,226 页。

将他与余岩比较，他们其实都接受中西疾病名称对应的可能。但分歧其实出现在细菌学说和中国古代医学的解释哪个才是理解的底色。章太炎以为细菌之说只述及疾病之表，而知识体系仍然须以中国医学经典的体系为核心，但余岩显然却以为须以细菌学观察中国医学典籍中散乱而混淆的记载，才能了解其真意涵。因此，清理经典中的病名记载，显然也是此种角度，即以新的疾病学说观察，给予接近者以褒奖，而清理混乱杂糅的记载。而他们却又都将中国古代的文献证据纳入自己的解释之中，而宋元以来的医学论述也在其论述中若隐若现。如果我们将章太炎到余岩视为一个思想过程，会发现在这一对应的争论过程中，中国古代的文献资源和医学的历史叙述被更深地嵌入了这样一种医学叙述当中。

（四）小结：疾病实体的成立和古典的叙事

余岩开始梳理中国古代关于疾病的名义记载时，他声称这是疾病史的准备工作，也就是说，这尚且不是"真正"的疾病史，尚不够现代。既然不够现代，又为何要做此工作呢？原有的疾病对应，问题出在哪里？在余岩的眼中，原有的疾病对应显然不够深入，如陈邦贤的疾病对应表，更多涉及的是当时中国对疾病的称呼，没能进一步深入历史中。同时，余岩希望进一步清理名实之间的关系，即以西方现代疾病实体为基础，能否将中国古代纷杂的疾病记载重新整理到西方疾病实体的体系之下。看似是要打破中国古代疾病记载体系的努力，却又使得中国古代的知识及其叙事更深地嵌入了其中。

如果我们回到余岩的身分，"西医"，主张废除旧医者，这进一步强化的前文问题的意义，即，中国古代的知识和叙事，是如何通过一个主张废除旧医者，进入"现代"的医学史和疾病史的叙述中？但本节要提醒的是，身分也可能是一种"幻象"。在这个例子中，被余岩的废除旧医动议所刺激而形成的"国医"身分群体，却试图跟余岩做类似的清理工作。余岩与他的争论者的身分差异，基于一种中医（旧医）和西医的差异。虽然这两个群体内部都差异巨大，但是却在竞争的话语实践中，逐渐形成两个"想象"的身分认同，中西的差异似乎应该在这两个身分/知识之间展开。但是在这个例子当中，双方都将西方现代的疾病诊断体系当作了叙述的终点。两者的差异在于，余岩对于古代病名的清理，是为了说明现代医学及其疾病体系对古代的解释效力，而国医馆则试图建立中国古代医学在当代的实践价值和效力。

从章太炎到余岩，其实是一个知识论的转换过程，这一转换过程，颠倒了解释权威来源的价值。但是这一过程却有多个层次。章太炎对古典语言的清理，本身显然是在遭遇西方知识的压力之下，试图找回中国知识之本真的努力，即语言的古典起源本身即是文化之核心。但这一对本真的追寻，并非完全是自动自发，也需要在与"西方"遭遇的背景下理解，甚至可以将其中核心价值的设定视为与"西方"观念和知识"协商"的过程。而当他试图用此路径去理解外来的知识时，比如他试图以中国医学的知识来解释细菌学的知识，一则强调中国医学早已有类似的论述，二则强调中国古代的解释体系依然更具解释力。

但在余岩这里，解释体系则完全颠倒，即他在接受西方的知识体系之后，试图强调中国医学在之前已经有相应的发现，从而凸显中国医学的价值。在这些问题的关键，都在于如何联系两种各有历史的名称体系，统一之意，即是以其中一个为主，取代另一个，而另一个的历史所代表的价值如何继续，或者说，如何在一个现代世界中重新获得意义。在国医馆的努力中，以西医的名义统一，本身是拯救中国医学的途径；而在章太炎那里，回归经典的方式则是关键；在余岩这里，中国的历史需要从与另一种历史的比较中获得其意义。而回归经典的方式也不完全相同，章太炎的引述似乎假设在文献的背后有一种稳定的文化结构存在，而余岩这里，试图建立起一种历史性的叙述模式，这种历史性的叙述最后构成了一种中国医学为何曾经有创建，但最终衰败的历史叙事。而中国古典的知识以一种"统一"的方式嵌入这种叙述模式中。

在这里问题争论的核心是当西方现代的医学知识到来之后，东方社会"传统"的医学知识是否还有存在的必要。而紧接的问题是，如果要继续存在，它需要如何面对西方的知识。在这个过程中，论争的双方都转向中国古代的知识，而目标也都一致，即如何在中国古代的病名和现代病名之间建立起联系。在现代对于知识传统的放弃，却需要在古代中找寻资源，由此，中国古代的知识传统以一个更深的方式嵌入其中。

由此，依附于西文之上的现代疾病实体，在中文的世界里找到了"名"的栖居之地，这一"名"不仅只是一个孤立的名称，它与医学文本乃至其他的经典文本构成了复杂的意义纠缠，也有自己历史演化的谱系。也意味着，现代医学与疾病生物实体的解释力，不再局限于中国古代的医学文献和医学传统本身，而可以成为不同时代不同文献的意义基础，它在超越了文本和历史的边界后，却又成为在文本和历史之中的实体。

四 科学化与历史之后——进化论和阶级解释

1989 年，范行准的《中国病史新义》由他人帮助整理出版，这本遗稿的写作贯穿了他作为医学史家生涯的大部分时间，即，从 20 世纪的 20、30 年代一直到 80 年代。如何剥离其中层层的经历和时代思想背景成为一个重要的问题。而这种剥离的过程也会帮助我们理解 20 世纪中国疾病史写作的大部分问题。

同时此书叙述的层次也相对复杂。他将病理解剖学的历史作为疾病史写作的开端部分，不但是病理学作为医学分科基础的迁移，同时，也强化出一种观念，即中西疾病的历史对应，是基于病理解剖在中国历史中的存在。其论述的方式有二，其一，为叙述人类知识演进之一般情况，比如人类解剖之知识从解剖动物获得等；其二，则以文字象形之法，为解剖骨骼或器官的证据。

那么在每一疾病的具体叙述之中，他又是如何展开的呢？我们还是以结核病为例。范行准先勾勒了一个普遍背景，即根据古生物学家的研究，最古的人类已经患有脊椎结核。此病流行范围广，全世界各地都能找到其例证[1]。这一点奠定了结核病在中国历史中存在的时间和空间基础。接下来，他叙述认为与肺结核相关联的病名，并试图根据病名的出现而追溯疾病最早的历史。他认为"瘵"即为肺结核，证据有三，其一，瘵的传染

---

[1] 范行准《中国病史新义》，北京：中医古籍出版社，1989 年，96 页。

特质；其二，将瘵与传尸相关，进而考证其中尸体作为传播途径的意涵；其三，则是瘵有羸弱之特质，亦为肺结核病之症候。比如对"瘵"传染的证据，他称："《说文》瘵从示，以手捧祭肉状。正因双手捧肉祀神，故瘵也有交接而感染之义，今加疒为瘵。"①现代的读者在理解从捧肉祀神到交接感染之间的逻辑联系时，可能会产生种种困惑。在后文，范行准则叙述与肺结核相关的症候，比如其所引起的神经病状，以及相关疾病，如"粟粒性结合"的相关名称。在这种叙述当中，一种历史性的逻辑被展开，即某种疾病在世界范围内广泛存在，因此其在某地域历史中的存在是不言自明的，而这种疾病史就是考察历史中的名词与现代疾病实体之间的关联。但是，要如何从文字的历史及其字形结构中发现其背后隐含的疾病实体？这种联系是存在论意义上的，还是因果论意义上的？即，字形分析所建立的对字的本义的推测，可以用来确定病名背后的疾病实体吗？还是它可以揭示一种隐含的因果论，来帮助我们找到引起病名的"原因"？

在此叙述模式之外，范书还有一个值得注意的地方。比如，他强调中文记载中的脚气，可能混同有两种疾病，前文所提及的维生素缺乏症，以及丝虫病。这一点并非是新见，在廖温仁的著作中就曾提及此看法。但值得注意的是，他如何进行论证？在第一个注释中，他实际提到了一种阶级性的思路：

> 按唐初徐思恭《脚气论》以此疾多生于中国闲乐中人，似指那些剥削阶级所患缺维生素 B1（硫胺素）的脚气病。因他们多锦衣玉食，厌食粗粒。当然也不能说他们不会感染丝虫病，但终以卫生环境不良的农村劳动者占多数。其流行之广，不下于血吸虫病。而孙氏《千金方》却也不顾农村劳苦人民多患此病，主要关怀永嘉南渡后的贵族们因改食细白米而酿成的脚气病。②

---

①　《中国病史新义》，96 页。
②　《中国病史新义》，98 页。

其中提到即维生素缺乏症是剥削阶级所罹患的，而农村劳动阶层则是罹患的丝虫病。象皮肿是在印度工作的英国医师在当地发现的一种"疾病"，对此疾病的解释，包括瘴气说，或者遗传说，当时将其与疟疾相连，争论的焦点是象皮肿患者是否与疟疾患者一样有周期性的发烧现象。同时，当时的医师也在根据东方的经验，反思古典记载中的象皮肿是否与他们所见的一致。范行准强调疾病根据病候命名可能造成的多种疾病居于同一病名下。他以为，臁，本是指下腿溃疡，后来马来丝虫传入之后，实际更多指丝虫病造成的疾病，和丝虫病都被囊括在脚气病的名称之下。而这种区别似乎可以提供一种区别文献中混淆的疾病名称和疾病实体之间的关系。

这样的叙述在其 20 世纪 50 年代发表的《中国预防医学思想史》中就已经出现，在这些叙述中，他一方面以历史性的例证强调"传染病足可亡国"[1]，并且认为"人类自从有了传染病，即已有消灭它的意图"[2]，但是什么阻碍了对传染病的消灭呢？"由于奴隶主、君主和地主等严重剥削及破坏，极大多数的人民，得不到必须有的健康"[3]，而广大民众"绝不是单纯疾病的痛苦，他们由于贫穷而发生疾病，由疾病而加深他们的贫穷，又由于他们的贫穷得不到教育，以致愚昧和加上封建时代农民的保守性，他们应付疾病始终徘徊于迷信这一道路"[4]。在这里一种社会性的解释出现了，称其为社会性的解释，是因为它强调疾病的生理病因之外的社会性要素。而在范行准的解释中，社会性的解释并非独立存在，它是一个补充性的相关条件，即在同样的病理机制之下，为何不同阶级的人会出现发病率的差异。

在这样一个解释模式中，以人体解剖为基础、世界范围内疾病的产生和传播历史，对中西病名的历史性对应、对字意的探索，以及一种社会性

---

[1] 范行准《中国预防医学思想史》，王咪咪主编《范行准医学论文集》，北京：学苑出版社，2011 年，287 页。
[2] 范行准《中国预防医学思想史》，王咪咪主编《范行准医学论文集》，286 页。
[3] 范行准《中国预防医学思想史》，王咪咪主编《范行准医学论文集》，286 页。
[4] 范行准《中国预防医学思想史》，王咪咪主编《范行准医学论文集》，287 页。

的解释（阶级的解释）被整合成了一种疾病的历史叙事，而本节则需要拆解这种叙事造成的过程。

如果我们回到范行准的经历之中，他早年辍学，到叔父所开德寿堂药店当学徒。1930年，范行准考入上海国医学院。该校是一所具有近代教育特点的中医学校，学制五年，不仅开设中医课程，也教授理化、生物、病理、解剖、胎生组织、细菌等现代科学课程。而此学校与陆渊雷有密切的关系，陆渊雷的立场与前文提及的"中医科学化"有密切的联系。他强调："余之治医也，主以汉师训诂，远西科学。读汉唐古书，博考深思，去其浮空执滞，为之疏通互证。向之中西画若鸿沟者，窃不自量，辄欲糅合为一。故方术则中土，理发则远西。"在疾病的方面，他强调"中医病名无从统一，不如径用西医病名"，而中医的病名要如何理解，比如伤寒，他强调"伤寒、杂病，既以治法分，不以疾病分"，因此对中医病名与书密切相关联，不能单独被识别："举病名者，宜兼举书名，其病始确定，识此故也。"但是名义的不同，却不影响疾病实体，在他的《拟国医药学术整理大纲》中，他强调："虽有某种疾病限于地方性及气候关系，其大体则古今中外一致。但物质上之知识，有古人所未知，今人始知之者。有中国所未发现，欧西则已发现者。亦有古今中外俱未彻底明了者。是宜于事实学理上取其最近是者用之，不可存中西新旧之见。"[1]但强调不能有"中西新旧之见"，却又认为"一事物之理解"，只能有一个"真是"，不可能存在两个"俱是"的情况，因此要区分名实，以定是非。而科学化的途径，则就是"加入必须之科学，如理化、胎生学、解剖学、生理学、病理学、病原细菌学及西医诊断学之一部分"[2]。范行准进入的上海国医学院，显然就是这样一种理念的实现。

但是按照后来的回忆，范行准当时对临床知识并不感兴趣，与同学共同创办了《医铎》杂志，并发表了《中国医学史大纲》一文。1933年，他曾主办《国医评论》杂志，反对陆渊雷的中医科学化的观点。此时，范行准的学术观点也发生了改变，认为"用汉学方法，万难求得中医进步而合于科学，

---

① 陆渊雷《拟国医药学术整理大纲》，《神州国医学报》第1卷第1期，1—2页。
② 陆渊雷《拟国医药学术整理大纲》，5页。

恐虽顾炎武复生，崔东壁再世，亦无能达到此目的耳。近如新故章太炎，彼固汉学大师矣，于方剂之术，多所综习，亦尝以汉学方法治医，然其实际，并无所获"。由此，可见范行准对"科学化"和汉学两个方面均不再接受。在这里其实有两个层次，第一是中国过去的知识是否可以通过科学化成为"科学"，范行准应该是持否定的态度。第二则是是否还可以以汉学的态度以研究中国古代的医学知识，他也同样持否定的态度。那么对于无法通过科学化成为"科学"的中国古代医学知识，能用什么样的方式研究呢？这显然是一种历史性的方法。他在对余岩的答复中，强调："医史学是研究医学史的一种学科而已，它是属于专史研究法之一种，所以医学史也是一般历史研究法的一环。"①一方面强调历史不能成为科学，另一方面则强调以进化论的观点来看待医学历史。也就是说，历史学并非科学，但是其认识的基础却需要以科学为基础。但他之前即接受进化论："医学为起始于生物自身之本能，而非造端于人类，以吾国言，更非起自神农黄帝之伦，故其缘起远近纷论之说，均属词费，可弗论也，由医学发展途径言，今虽为人类之医学史，亦不得不循生物进化之途，而先事诠次生物医学之概况焉，以人类医学知识，固多由生物所禅也。"②

　　在1951年《医史杂志》复刊的时候，李涛也试图以原始社会的概念来对医学进行分期，但是对阶级概念介入最深并带有热情使用的显然是范行准。他在此时开始连载的《中国预防医学思想史》中，接受原始共产社会、封建社会和半封建半殖民社会的时代划分，而"预防"成为核心概念，与全国卫生会议第三次决议"预防为主，面向工农兵，团结中西医"相关。由此立场，"中国预防医学思想"与中医科学化一样处于一个微妙的位置，即，既要发掘中国"传统"思想资源，却又要以科学为归宿。

　　范行准在文中强调疾疫流行，对历史的影响。而将赤壁之战，曹操的败因推测与疟疾相关。金朝之灭亡则推测与鼠疫流行有关③。并且将奴隶主、君主和地主的严重剥削和破坏视为疾疫夺去人民生命的重要因素。

①　范行准《与余云岫先生论医史学书》，王咪咪主编《范行准医学论文集》，278 页。
②　范行准《中华医学史》，王咪咪主编《范行准医学论文集》，242 页。
③　王咪咪主编《范行准医学论文集》，292 页。

而在涉及中国古代对疾疫的预防，他的叙述与前文提及的余岩的叙事类似。比如他以葛洪的《肘后备急方》认为中国古代已有狂犬病接种法的先驱①，但是以预防医学的标准，中国古代仅有消极的个人卫生思想，没有积极的公共卫生思想，难以进一步发展②。在解释此发展的局限时，他又将阶级的思路纳入其中，指出，中国古代的医生属于统治的阶级，同时他们"爱钱如命"，反对公医制度，因此不能有彻底的预防政策③。而古籍中有限的个人卫生的记载，多数属于统治阶级，他批评是一种"变质"④。而伦理学上的良心和封建时代的忠君思想，他认为是造成预防医学史上反动思想的诱因⑤。

在这样一个叙述当中，阶级解释不能简单视为意识形态的附属物。从疾病成为实体的历史叙事的角度，当阶级解释加入之后，肺结核、脚气乃至丝虫病不再是外来的疾病名称和实体，也不仅仅通过医学名称的对应，乃至古籍中的病名谱系而存在。它们与社会中"实际"的人群发生了联系，并且因为社会阶级的差异，出现同名但不同疾病的情况。在这里疾病实体转化为一种"社会实体"（social entity）。

在范行准这部从 20 世纪 30—80 年代之间完成著作中，我们集中看到了历史中的种种思潮和话语的集合。但是并非意味其中没有摆荡，没有重新选择。范行准在早期经历中反对解剖学，即反对以西方科学之名词解释中国医学，同时，也反对汉学之路径，而强调以历史之路径关注中国医学。但在其早期的解释模式中，以文字的阐释，与医学之经验以及社会性的解释相混合。在范行准这里，中国的疾病史写作完成了其重要的环节。阶级性的解释，将一种社会群体的概念注入了疾病史的解释之中。在范行准这里，前文提及的要素，基本都纳入其中，形成了一个完整的模式，即疾病的生物实体（跨越时间和地域），通过中国古代文献的谱系展

①　王咪咪主编《范行准医学论文集》，379 页。
②　王咪咪主编《范行准医学论文集》，294 页。
③　王咪咪主编《范行准医学论文集》，296—297 页。
④　王咪咪主编《范行准医学论文集》，351 页。
⑤　王咪咪主编《范行准医学论文集》，369 页。

示，西方生物医学的准备与中国民族国家的叙事，以及阶级的解释。从《中国预防医学思想史》到《中国病史新论》，阶级解释的意义也在逐渐深入。在《中国预防医学思想史》中，阶级解释进入应对疾疫的层面，即阶级如何造成了应对疾疫的社会和文化差异。我们将其称为社会实体的建立，在查尔斯·罗森伯格的论述中，医学中生物实体到社会实体的建立，意味着有关疾病的生物实体的治疗有一系列社会空间和组织围绕展开。而在这里，社会实体在疾病史叙述中的成立，则意味着，阶级解释与疾病的生物实体结合在一起，如古代病名与现代疾病实体对应出现的偏移，则以社会阶级的理论加以解释。也就是说，在范行准的叙述中，西方现代的疾病作为一种生物实体，最终转化为了中国医学史中的社会实体。

五　疾病实体的诞生与中国疾病史的成立

疾病如何成为历史写作的对象？在疾病成为我们现在所理解的实体的过程中，历史写作扮演了什么角色？同时，为何在中国医学史中，"回溯诊断"成为疾病史的基本写作方式，并为不同知识训练的研究者所遵行？这是三个截然不同的问题，但是却在20世纪中国疾病史的范式演进过程中，彼此纠缠在一起。

疾病史作为一个现代学科在中国的成立，意味着疾病作为一种现代生物实体及其相关的观念进入到中国。这本身意味着双重的知识迁移，既包括现代医学关于疾病知识的迁移，也包括疾病史作为一种知识和写作范式的迁移，在本节描述了这个迁移的过程，从疾病的历史地理学转化为东亚的国民病历史，但当其最初进入中国的历史写作时，却成为一个简单的名称对应，即中国历史中的病名与西方历史中的病名的比定。当我们将这种对应放到更为复杂的历史情景中，会发现对应的背后有着复杂的知识争论和传统，包括医疗知识传统的争论，本地的不同医学传统的争论。在这个过程中，并非一个固定的西方医学生物疾病实体进入全世界，而是一个实体在西方扩展的背景下不断"旅行"和变形的过程，而在这个过程中，疾病实体是在复杂的权力互动过程中产生出来的。

之后，我们来观察这种"外来"医学传统和本地医学传统之间的复杂性,传教士和海关医学官员的知识传统,如何转化成为中国医学历史本土写作的思想资源。这意味着,一种外来的观察,将历史复杂性转化为一种地域性的观察,并重新成为一种历史性的叙述,而这种历史性的叙述却将疾病作为一种民族国家自我认识的工具,这个过程是将不同时代和地域的叙事整合到关于“中国”的叙述之中,同时将其变为一种与“西方”竞争的话语。在这里,疾病的生物实体和一种关于“国家”的叙述被纠缠在一起。

但是历史的叙述要如何建立,争论的基础却是是否要将疾病进行对应,以什么为标准进行对应？这种争论同时在“中医”和“西医”中展开,但是以“西医”为病名的统一标准逐渐建立,却依然带着复杂的民族国家自我认知的纠结,西方医学的合理性和中国历史中对于疾病的发现,再次成为一个很大的问题。但是证明这种叙述的方式,却回到了小学的基本整理,这种整理来自文言而一的传统,也源自西方语言对于中国语言的挑战,因此需要找到一种基本的意义,来找到中国传统的根基,也就是说,一方面是以现代西方的疾病名称为标准,另一方面,则是找到中国古典的基本意义作为对应。由此,中国古代的文本谱系被嵌入到这个历史叙事当中。

而在范行准这里,从中医科学化的教育背景中走来,却采取反对中医科学化和汉学的医学史路径。在最后完成的遗著之中,却回到了以解剖学和医学分科为基础的叙述模式,而论证的模式也回到了以字义为中心的论述方式。同时,一种社会化的论述模式被加入其中,这种模式建立在阶级分析之上。由此,疾病在中国历史中不仅是一个生物实体,也转化为了社会实体。

在这样一个实体迁移和转化的过程中,最终被固化的实体,不仅仅是疾病,中国、作为现代学科的医学史也都在其中成立。同时,此时的疾病实体,并非只是疾病名称背后生物实体的确认,其上缠绕着民族国家、古代文本谱系和阶级分析相关的社会性,而中国疾病史中的“回溯诊断”是建立在这样一个复杂的实体之上,而这个疾病实体的诞生也是在历史的叙事之中逐渐建构的。也就是说这个被视为超越历史和文化的实体,既是历史的建构起来的,又存在于历史叙事之中。因此,对这个实体的质疑和反思,需要对与之相关的历史叙事进行清理和反思。

第二节　以社会和文化超越回溯诊断？

一　疾病可以有一种社会史或文化史？

在范行准书出版的前两年，即 1987 年，梁其姿发表了两篇论文《明清预防天花措施之演变》[1]和"Organized Medicine in Ming-Qing China：State and Private Medicine Institutions in the Lower Yangzi Region"[2]。当她发表这两篇文章时，世界疾病史研究的范式已经发生了变化。1979年，苏珊·雷韦尔比（Susan Reverby）与戴维·罗斯纳（David Rosner）以"超越伟大医生"（或者说是医学伟人）为口号倡导医学社会史的研究[3]。虽然他们将自身的研究传统追溯到亨利·西格里斯特（Henry Sigerist，1891－1957）在 20 世纪 30 年代时将医学史放入更为广泛的社会语境中的号召[4]，但是他们对疾病史的关注，也是从历史研究本来就关注的议题开始的，比如中世纪的黑死病，美国 17 至 18 世纪的天花、黄热病、肺结核和霍乱。疾病成为关于社会结构、社会流动模式和人口问题的论述的组成部分[5]，其

---

[1]　梁其姿《明清预防天花措施之演变》，陶希圣九秩荣庆祝寿论文集编辑委员会编《国史释论——陶希圣九秩荣庆祝寿论文集》，台北：食货出版社，1987 年，239—253 页。

[2]　Angela Leung, "Organized Medicine in Ming-Qing China：State and Private Medicine Institutions in the Lower Yangzi Region", *Late Imperial China*, 8－1, 1987, pp.134－166.

[3]　Susan Reverby and David Rosner, "Beyond 'the Great Doctors'", Susan Reverby and David Rosner eds., *Health Care in America: Essays in Social History*, Philadelphia：Temple University Press, 1979.十五年后他们对此个研究路径进行了反思，见 Susan Reverby and David Rosner, "'Beyond the Great Doctors' Revisited：A Generation of the 'New' Social History of Medicine"（Frank Huisman and John Harley Warner eds., *Locating Medical History: The Stories and Their Meanings*, Baltimore and London：The Johns Hopkins University Press, 2004, pp.178－181）。

[4]　Henry Sigerist, "The History of Medicine and the History of Disease", *Bulletin of the Institute of the History of Medicine*, 4, 1936, pp.1－13. 对此传统的追溯见 Judith Walzer Leavitt, "Medicine in Context"（*American Historical Review*, 95, 1990, pp.1471－1472）。

[5]　Philip Curtin, "Epidemiology and the Slave Trade", *Political Science Quarterly*, 83, 1968, pp.190－216. Alfred Crosby, *The Columbian Exchange: Biological and Cultural Consequences of 1492*, Westport, 1974.

成为解释美国早期殖民/移民史中人口比率、居住地的社会结构问题的重要考虑因素,疾病传播和变迁的模式与经济、人口变化的模型结合起来,他们认为建立起了环境/社会结构,发病率/死亡率的历史解释模式。

不过这种研究很快不再满足于经济史和人口史的模式,试图讨论人们对传染病、疾疫乃至职业病的应对之道。比如与劳工史的结合,探讨工人群体对"尘肺"的应对;或者与种族的历史结合,反思早期社会史研究对非裔美国人或印第安人的"疾病污名化"。这些更为具体化的论述也将疾病或瘟疫的历史,从经济史的限制中拯救出来。

而另一方面,则是乔治·罗森(George Rosen)推动的公共卫生史的研究[1]。在公共卫生的历史中,城市污秽的街道、污染的水源、漫溢的秽物和肮脏的空气都成为与医学历史相关的主题[2]。卡罗·齐波拉(Carlo Cipolla)在对17世纪托斯坎纳(Tuscany)爆发的疾疫的叙述中,展示了复杂的社会反应,在他看来,疾疫的故事可以帮助历史学家重新捕捉普通人的情感、态度和行为,而这些一般都在历史黑暗的角落不被人注意[3]。玛格丽特·佩林(Margaret Pelling)在对19世纪流行病学的理论变化进行梳理时,将对医学群体社会身分变迁的关注纳入其中,她认为在这个时代的病理学中,科学遭遇了社会[4]。

在这个转变的过程中,无论在经验研究领域,还是在理论反思的层面,查尔斯·罗森伯格都是最重要的人物之一。他强调所谓的"社会建构"是指疾病与医学机构、医学知识、医学教育变化的社会语境的关系,这种路径将疾疫从一个事件变成了一种"社会秩序"的展现,解释模式。医学史的每一个侧面都是"社会"的。虽然他也将自己的观点追溯回19世纪医学写作的传统,即,在弗朗索瓦·德拉伯特(François Delaporte)的著

[1]   G. Rosen, "Social Variables and Health in an Urban Environment: the Case of the Victorian City", *Clio Medica*, 8, 1973, pp.1 - 17.

[2]   Sam Alewitz, *Filthy Dirty: A Social History of Unsanitary Philadelphia in the Late Nineteenth Century*, New York: Garland, 1989.

[3]   Carlo Cipolla, *Faith, Reason, and the Plague in Seventeenth-Century Tuscany*, New Yrok: W. W. Norton & Company, 1977.

[4]   Charles Rosenberg, *Cholera, Fever and English Medicine: 1825 - 1865*, Oxford University Press, 1978.

作中，这样的路径已可见雏形①。

　　在查尔斯·罗森伯格对霍乱的研究著作中，他指出霍乱作为疾病的特征，它造成的死亡率也许难以与其他流行病相比，但是其症状却使经历的人难以忘记。霍乱是他书写的对象，也是一种取样技术（sampling technique），它可以成为一种刺激而激发了美国人多样性的反应。他认为，如果一种流行病可以作为一种极好的"取样装置"，让我们可以研究构成经济生产力的各种有机关联的社会因素。严重的流行病，会激起社会各个领域的反应，也会同时提供研究文化价值和实践建构的材料。就医学而言，流行病提供了一种知识本身与知识应用之间的互动的机会。在这个意义上，疾病史不仅是一种社会分析，而更是一种社会批评。

　　但在1992年他出版自己的论文集时，他开始以"文化史"为名，并更多地使用"架构"而非"建构"一词。查尔斯·罗森伯格指出："但'疾病'是一个很难捉摸的实体。它并不仅仅是一种简单的不好的生理状态。事实显然更复杂：疾病既是一个生物学的事件，也是一个代际口头建构所反映的医学知识和制度历史，也是公共政策的时机和潜在的合理性，也是社会角色和个体心灵内部的自我认同的一个方面，也是文化价值的认可，还是医生—患者互动的一个结构性因素。从某种意义上讲，在我们感知疾病、给它命名和回应它以承认它的存在之前，疾病并不存在。……然而，公平的说，在我们的文化中在我们承认疾病作为社会现象存在并给它命名之前，它并不是一个社会现象。……我选择使用一个更少 programmatically 的隐喻'架构'而不是'建构'来描述特定疾病的流行解释和分类方案。生物性显然经常为社会应对疾病的概念和制度框架塑造多样的选择。"②而在之后，他进一步转入到医学技术、医学组织与疾病分类、个人疾病体验之间的研究。

　　正如詹姆斯·帕特森（James T. Patterson）的观察，在这个时代大部

① François Delaporte, *Disease and Civilization: the Cholera in Paris*, 1832. Translated by Arthur Goldhammer, Cambridge：MIT Press, 1986.

② Charles Rosenberg, *Explaining Epidemics and Other Studies in the History of Medicine*, Cambridge and New York：Cambridge University Press, 1992, p.305.

分的医学史家更好奇医学或科学过程中的政治性和社会性，而非更为广泛的社会知识语境①。如阿伦·勃兰特（Allan Brandt）以20世纪人类成功应对传染病，但却无法有效控制性病为追问的起点，指出性病不能仅被看成一个生物实体，而且有态度和价值包含其中，社会对患病者的对待方式，以及如何使用医学发现和资源，与这个社会的基本假设和信仰密切相关。于是他试图考察这些信仰和价值对医疗行为、公共卫生乃至一般性社会行为的影响。"疾病之所以是社会建构的"，一则可以帮助我们理解疾病名义之下所涵盖的各种意义和象征，二则可以帮助我们理解疾病与社会文化力量之间的关联②。但如果回到查尔斯·罗森伯格的角度，疾病作为实体的过程，正是其被生物医学辨识，而由此逐渐成为社会实体的过程。在之后查尔斯·罗森伯格主编的疾病的传记（biographies of diseases）书系中，他强调"传记"（biography）这个术语意味着一个具有一致性的"身分"（identity）和叙事，其在历史中的活动过程是可识别的（discernible），我们能够通过现存的资料去追索这个实体（entity）的历史。但是他也强调，当生物医学的诊断工具使我们能够认识疾病的病理生理学现象之前，疾病并不能作为一个概念和语言的实体存在。那么疾病的传记是否只能从它被生物医学辨识的那一刻开始？查尔斯·罗森伯格声称我们自然倾向于用21世纪的术语来追索过去疾病的历史，这种路径如同用手电照亮一个昏暗的地下室，手电光是一个有用的取样装置（sampling device），但是却只能阐明原本就难以捉摸的事实（reality）的一部分。克里斯托弗·哈姆林（Christopher Hamlin）写作的关于fever的传记的前言中，查尔斯·罗森伯格强调fever对当代的大部分读者而言是一种症状而非疾病，但是fever在19世纪中晚期被拆分成为不同疾病的症状之前，它在历史中显然是一个"物"（thing），而克里斯托弗·哈姆林完成了一部已死的文化实体的传记。那么谁能决定什么在某个历史时代是

① James T. Patterson, "How Do We Write the History of Disease?", *Health and History*, 1-1, 1998, pp.5-29.
② Allan Brandt, *No Magic Bullet: A Social History of Venereal Disease in the United States*, Oxford University Press, 1987, pp.3-5.

"物"，什么又不是呢？

让我们回到梁其姿的研究开启的中国疾病史研究的路径。梁先生曾回忆说："当时并非刻意要进入医疗史的领域，只是在研究地方慈善机构时，被看到的资料所吸引。我留法的经验让我对医疗机构、身体观念相关的资料特别敏感。"①这似乎意味着，在这里，疾病首先是一个社会实体，疾病的身体是地方慈善机构的社会对象，疾病的社会实体成立于疾病的社会应对以及相应社会群体和组织的运作之中。这个社会实体，在"社会的层面"与查尔斯·罗森伯格的分析接近，即其社会性是围绕患病身体的社会机构和组织，与范行准基于阶级分析所建立的社会实体有所差异。但是在其与疾病生物实体的关联上，与查尔斯·罗森伯格和范行准都有差异。

在 20 世纪 90 年代之后，梁先生转入"癞病史"的研究，她一方面强调中国历史记载中的"大风/癞"难以确定是否指涉现代意义上的麻风病，其疾病内涵和分类亦在发生种种变化，但又指出其在中国记载中的一贯性，亦有明显的历史痕迹可循。而用生物病名对译老病名，会将传统疾病的界定过程（framing）一笔勾销。麻风一词自明初开始普及，在 19 世纪后期成为 leprosy 的译名，名称转换的背后也意味着治疗实践的改变。清末民初开始对麻风实行西方理念式的隔离。她强调癞病在中国历史中的变化，并非是疾病生物性的变化，而是医学知识与社会对疾病态度的转变②。梁其姿使用 framing 一词，显然受到查尔斯·罗森伯格的影响，但是却无法将现代生物医学所创造的疾病实体，视为这个 framing 过程的基础。于是她需要找到一个具有内在一致性的文化实体，而这个文化实体随着医学知识和社会对于疾病的态度而改变。同时，在这个分析中，她并非完全断裂了其与疾病生物实体的联系。这是一种较为弱化的联系，核心是中国历史记载中的一贯性和明显的历史痕迹。

---

① 梁其姿《面对疾病——传统中国社会的医疗观念与组织》，北京：中国人民大学出版社，2012 年。

② Angela Ki Che Leung, *Leprosy in China: A History*, New York：Columbia University, 2009. 中译见梁其姿《麻风：一种疾病的医疗社会史》，北京：商务印书馆，2013 年。

但是,这种一贯性和历史痕迹就是文化实体吗? 它的实体性基础是什么? 是一个固定的疾病名称吗? 李建民和张嘉凤对于中国古代疾病传递观念的分析,就是基于医学古籍中已有的词汇,而展开其文化语境及其变化①。韩嵩(Marta Hanson)在对温病的考察中,也强调她受到疾病传记的方法的影响。她一方面试图避免回溯诊断的方法,另一方面也试图避免限于传统文献中的温病叙述谱系,而忽视其背后的社会意涵。她以"颠倒的谱系"(reverse genealogy)的方式,试图展示地域性的想象如何将不同的知识和对象纳入"温病"这个"实体"中②。在这里,有一些重要的问题尚未回答:我们如何决定哪些知识和对象会成为"温病"的逆向谱系的组成部分? 什么构成了我们决定文化实体要素的基础? 在这里,古代医学文本里的疾病谱系叙述显然依然扮演着核心的角色。

二　病人的叙述和疾病的隐喻

凯博文(Arthur Kleinman)以另一种路径切入了这个问题,他试图区别疾病(disease)、疾痛(illness)和病态(sickness)以建立一种分析的模式。他指出,在生物医学的模式里,疾病是一种生物结构或者生理功能的变异③。而病态是某种疾病患者群体与宏观社会(经济的、政治的、制度的)势力的关系的总体特征④。疾痛是人的难以避免的病患经验:可怕的症状、苦楚和困扰,是指病人及其家人乃至更广的社会关系,是如何接受病患事实,带病生活的,又是如何对付和处理病患的症状以及由之引起的各

---

①　李建民《祟病与场所:传统医学对祟病的一种解释》,《汉学研究》第 12 卷第 1 期,1994年,101—148 页,修订本见林富士编《疾病的历史》,台北:联经出版公司,2011 年,23—76 页。张嘉凤《"疫疾"与"相染"——以〈诸病源候论〉为中心试论魏晋至隋唐之间医籍的疾病观》,《台大历史学报》第 27 期,2001 年,37—82 页。

②　Marta E. Hanson, *Speaking of Epidemics in Chinese Medicine: Disease and the Geographic Imagination in Late Imperial China*, London and New York: Routledge, 2011.

③　Arthur Kleinman, *The Illness Narratives: Suffering, Healing, And the Human Condition*, Basic Books, 1989. 此据方筱丽译《疾痛的故事——苦难、治愈与人的境况》,上海译文出版社,2010 年,4 页。

④　Arthur Kleinman, *The Illness Narratives: Suffering, Healing, And the Human Condition*. 此据方筱丽译《疾痛的故事——苦难、治愈与人的境况》,5 页。

种困苦烦恼的①。在这样一个分析框架中，疾痛成了一种现实的存在，同时也需要成为医疗照护所需要关注的对象。而在疾痛的概念中，有两个重要的要素，凯博文强调患者及其家属到医院或诊所，向医生抱怨疾痛，正是用他们本地习惯的用语谈论疾痛②。在这里有两个不同的区分，第一是病患与医生的区分，疾痛指向病患，而疾病指向医生；第二则是本地习惯的语言及其背后的文化逻辑与生物医学的语言及其逻辑的区别。

　　将病人和医生的声音区别，有复杂的学科知识背景。D. 格思里（D. Guthrie）曾在 1945 年发出这样的呼吁，在医学史的研究中，病人是被忽视的因素，我们需要找到将其放入医学史的方式③。罗伊·波特（Roy Porter）曾试图以病人角度观察十八世纪医院等医疗机构的兴起，如何重塑"现代"的医生与病人的关系，以建立一种自下而上的医学史，颠倒医者/病人的权力关系④。爱德华·肖特（Edward Shorter）则被当代医患关系的紧张和不信任感所困惑，试图从历史中找到根源，于是他尝试写作一种关于医学职业权威和医患关系的历史⑤。但是病患的声音究竟意味着什么？凯博文在之前的研究将病人对苦难的叙述纳入其对精神疾病的考

① Arthur Kleinman, *The Illness Narratives: Suffering, Healing, And the Human Condition*.此据方筱丽译《疾痛的故事——苦难、治愈与人的境况》，1—2 页。

② Arthur Kleinman, *The Illness Narratives: Suffering, Healing, And the Human Condition*.此据方筱丽译《疾痛的故事——苦难、治愈与人的境况》，3 页。

③ D. Guthrie, "The Patient: a Neglected Factor in the History of Medicine", *Proceedings of the Royal Society of Medicine*, ⅩⅩⅩⅧ, 1945, pp.490 - 494.

④ Roy Porter, "The Patient's View: Doing Medical History from Below", Theory and Society, 14 - 2, 1985, pp. 175 - 198. Dorothy Porter and Roy Porter, *Patient's Progress: Doctors and Doctoring in Eighteenth-Century England*, Cambridge: Polity Press, 1989.类似的视角还可以参考 Mary E. Fissell, "The Sick and Drooping Poor in Eighteenth Century Bristol and Its Region" (*Social History of Medicine*, 2, 1989, pp.35 - 58); Idem., "The Disappearance of the Patient's Narrative and the Invention of Hospital Medicine" (Roger French and Andrew Wear, eds., *British Medicine in an Age of Reform*, London: Routledge, 1992, pp.92 - 109); Idem., *Patients, Power, and the Poor in Eighteenth-Century Bristol* (Cambridge: Cambridge University Press, 1991). 另外可以参考一篇更早注意到病人在医学史中缺席的论文，见 N. D. Jewson, "The Disappearance of the Sick-man from Medical Cosmology, 1770 - 1870" (*Sociology*, 10, 1976, pp.225 - 244).

⑤ Edward Shorter, *Bedside Manners: The Troubled History of Doctors and Patients*, New York: Simon & Schuster, 1985.

察中。在艾滋病和精神疾病等容易被"污名化"的疾病中，病人的叙事并非仅仅是与医生的叙事相对的一种范畴，而是反对歧视，将其重新变为"人"的过程①。他强调，没有其他的体验能如疾病体验一样使人专注于自身的身体经验。在这里疾病成为实体的之后的三角循环被最终完成，独立于具体的男男女女的疾病用痛苦使得他/她们再次专注于自身的疾病体验，从而提供了一种与现代医学及其代理人（医生）完全不同的感知与叙事。

这样的叙事也逐渐进入中国史的讨论之中。沈艾娣（Henrietta Harrison）在《梦醒子》中描述了刘大鹏的疾病叙事，并展开了刘大鹏疾病叙事和其道德论的关系②。方秀洁（Grace S. Fong）指出疾病是明清女性诗歌中常见的主题，女性在罹患疾病时或疾病痊愈后都经常书写疾病，疾病的经历甚至成为写作的前奏。作者指出这种女性使用身体的疾病感受来表达情感的写作，说明疾病的主题和其多样化的再现模式，能够为女性建构一个可选择的空间，同时它们与中华帝国晚期文人文化中私人和个人再现的转向有密切的关系③。杨彬彬以曾懿为个案，分析曾懿如何与明清才女文化以及自身才女的身分决裂。她认为其背后的动因，在于民族危亡的意识和现代国家观念的形成重塑当时疾病的文化意义，而女性的身体在此重塑的过程中又居于讨论中心的位置④。她在讨论陈蕴莲的《信芳阁诗草》时，指出陈蕴莲在诗作中通过对自身疾病经历的选择、排序、组

---

① Arthur Kleinman, *Social Origins of Distress and Disease: Depression*, *Neurasthenia*, *and Pain in Modern China*, Yale University Press, 1986.此据郭金华译《苦痛和疾病的社会根源——现代中国的抑郁、神经衰弱和病痛》，上海：三联书店，2008年。

② Henrietta Harrison, *The Man Awakened from Dreams: One Man's Life in a North China Village 1857-1942*, Stanford: Stanford University Press, 2005.中译参考赵妍杰译《梦醒子——一个华北乡居者的人生》，北京大学出版社，2013年。

③ Grace S. Fong, "A Feminine Condition? Women's Poetry on Illness in Late Imperial China", Paolo Santangelo ed., in cooperation with Ulrike Middendorf, *From Skin to Heart: Perceptions of Emotions and Bodily Sensations in Traditional Chinese Culture*, Wiesbaden: Harrassowitz Verlag, 2006.

④ 杨彬彬《由曾懿（1852—1927）的个案看晚清"疾病的隐喻"与才女的身份》，《近代中国妇女史研究》第16期，2008年，1—28页。

合、诠释和再诠释,进而形成一种对自身在婚姻中位置进行质疑的自传性写作①。张瑞讨论了晚清日记中的疾病记载,及其中的病痛叙事②。而这些讨论最重要的思想资源却并不完全是之前讨论的著作,而是来自当苏珊·桑塔格(Susan Sontag)创造性地使用"疾病的隐喻"这一概念的时候,研究社会(包括不同文化、宗教)中疾病意义论的途径被打开了,她一方面展示疾病所具有的社会或文化隐喻,另一方面则展示出疾病被用作社会和文化的隐喻。但是她坚持亚里士多德关于隐喻的定义,隐喻就是以此物之名以代他物,因此她认为,只要指出隐喻的存在,就可以消弭它和它所代表的不公正的权力关系③。桑塔格与之前讨论的立场截然不同,她认为疾病所造成的污名化,并非来自其生物实体,而在于其作为隐喻的机制,因此需要驱逐隐喻,使其回归到生物实体的基本意义。这些研究在追随桑塔格的脚步,展示出疾病作为隐喻时的道德和文化意义,并声称提供了一种病人的声音,但是他们却不再回答桑塔格的问题,即以展示隐喻而驱散疾病上的隐喻之后,要回到哪里? 这里存在一个疾病的实体吗? 在这个时候,他们已经背离了桑塔格的路径,但是却又无法以疾痛的病患的个体经验为落脚点,于是这些叙述依然笼罩在民族国家等叙事的阴影之下。我们可以从国家的隐喻中剥离出个体病人的声音吗? 这样的问题实际根植在凯博文对疾病和疾痛的区分之中。这样的区分试图将桑塔格所谓的疾病的另一个国度从疾病的生物实体中剥离出来,但是却依然承认疾病生物实体的存在乃至权威;其背后是对病人身分的强调,而这种强调中的病人身分依然是现代生物医学的创造。这样的困境在中国古代历史的语境下尤其凸显出来。在凯博文的讨论中,中国病人的叙述都是"文化"的,而个体的叙事其实被湮灭在一种文化的叙述之中。只是这样一种文化的叙述也有更复杂的学术背景。

---

① 杨彬彬《"自我"的困境——一部清代闺秀诗集中的疾病呈现与自传欲望》,《中国文哲研究集刊》第 37 期,2010 年,95—130 页。
② 张瑞《疾病的文化意义——晚清日记中病痛叙事》,余新忠主编《新史学》第九卷《医疗史的新探索》,北京: 中华书局,2017 年,95—120 页。
③ Susan Sontag, *Illness as Metaphor*, Farrar, Straus & Giroux, 1978. 此据程巍译《疾病的隐喻》,上海译文出版社,2003 年。

三　重新协商的疾病史——热带病史与后殖民医学史的影响

在前一部分指出，在凯博文区别疾病和疾痛的时候，也区别了本地习惯的语言及其背后的文化逻辑与生物医学的语言及其逻辑的区别，而这样的区别如何在中国现代的历史中展开，成为中国医学史关注的重点。这些研究的讨论角度是分析当西方现代医学知识进入中国社会的过程，中国医学传统与之如何互动，以及中国传统的文化资源如何在此过程中发挥作用。这一研究路径的先驱是吴章，她以肺结核为例，讨论西方医学在中国社会中被主动挪用的过程，将其称为重新协商的过程[1]。夏互辉（Hugo Shapiro）则分析民国时期对遗精问题的医学讨论，强调神经衰弱和性病知识在一定程度上取代了传统医学，在定义上重塑了对此问题的理解。但是东亚社会传统的"肾虚"观念却依然具有很强的生命力，其影响一直延续到今天[2]。梁其姿讨论西方牛痘在清末中国传播的历史，分析它如何在中国社会已有的慈善组织和社会网络中运作，并分析它在中国语境中被再阐释的过程[3]。皮国立则通过分析中医在遭遇细菌学说时，如何通过外感热病知识体系，来建立中医对传染病学的理解[4]。这样的研究路径需要放到热带医学和疾病史（the history of tropical medicine and disease）以及后殖民医学史（postcolonial medical history）的思想脉络中理解。

自 20 世纪 80 年代始，欧洲之外地区在疾病史中的意义开始被重估。在此之前，对亚洲、非洲和拉丁美洲的流行已有广泛的研究，但是却基本被看成全球疾病地图的一部分或者是传教医学史的组成部分。这一路径受到地区史（regional history）传统的影响，特别是北美的"区域研究"

---

[1]　Bridie J. Andrews，"Tuberculosis and the Assimilation of Germ Theory in China，1895 - 1937".中译文见《肺结核与细菌学说在中国的在地化（1895—1937）》。

[2]　Hugo Shapiro，"The Puzzle of Spermatorrhea in Republican China"，*Positions: East Asia Cultures Critique*，6 - 3，1998，pp.551 - 596.

[3]　Angela Ki Che Leung，"The Business of Vaccination in Nineteenth-Century Canton"，*Late Imperial China*，29 - 1，2008，pp.7 - 39.

[4]　皮国立《"气"与"细菌"的近代中国医疗史——外感热病的知识转型与日常生活》，国立中国医药研究所，2012 年。修订版见皮国立《中医抗菌史——近代中西医的博弈》，北京：中华书局，2019 年。

(Area Studies)和英国的"帝国与联邦史"(imperial and commonwealth history)。不过这样的研究也可以追述到辛迪·巴顿(Cindy Patton)①，她在对艾滋病的讨论中已经在一种全球性的视野下观察公共卫生的问题。20世纪90年代开始，戴维·阿诺德(David Arnold)②，马克·哈里森(Mark Harrison)③，丽诺·曼德森(Lenore Manderson)④和海瑟·贝尔(Heather Bell)⑤将殖民与被殖民的视角纳入其中。也就是说热带病并非是在一个帝国、联邦或地域内传播的疾病，甚至不完全是一个在殖民地内的疾病实体，而是一个在殖民与被殖民的权力中逐渐建构起来的想象的身体，殖民者的身体与被殖民者的身体造成了所谓"殖民者的身分"与"被殖民者的身分"的物质基础，将殖民地变成了一种知识的对象。虽然这并不意味着，在"地方"中对这种权力过程没有抵抗。这是一个双重的实体创造的过程，即热带病实体的创造和作为殖民地的"热带"的实体的创造是同一个过程，热带病的实体成为一个穿越时间和空间的存在，而热带则逐渐失去历史而成为"地方"。在这样一种分析中，生物医学的疾病实体的诞生，并非单纯是西方现代医学将其他地方转变为对象的过程，而是一个遭遇的过程。这个遭遇的过程使殖民的政治、经济结构与疾病实体密切相关。也正因为如此，这些研究大都关注于揭示殖民医学的社会和经济不平等，但是却不能深入这个遭遇的文化过程。沃瑞克·安德森(Warwick Anderson)以新几内亚震颤病为例试图展示一个与世隔绝的知识系统如何与现代医学知识相遇。但是他故事的重点也是在于当时西方

---

① Cindy Patton, *Sex and Germs: The Politics of AIDS*, Black Rose Books Ltd., 1985. Idem., *Globalizing Aids*, University Of Minnesota Press, 2002.

② David Arnold, *Colonizing the Body: State Medicine and Epidemic Disease in Nineteenth-Century India*, University of California Press, 1993.

③ Mark Harrison, *Public Health in British India: Anglo-Indian Preventive Medicine*, *1859 - 1914*, Cambridge: Cambridge University Press, 1994. Idem., *Climates & Constitutions: Health, Race, Environment and British Imperialism in India*, *1600 - 1850*, Oxford University Press, 1999.

④ Lenore Manderson, *Sickness and the State: Health and Illness in Colonial Malaya*, *1870 -1940*, Cambridge: Cambridge University Press, 2002.

⑤ Heather Bell, *Frontiers of Medicine in the Anglo-Egyptian Sudan*, *1899 - 1940*, Oxford University Press, 1999.

医学知识不一定会走向所谓"现代"的方向,而反思历史叙事的可能性①。

　　而中国医学史研究与这些研究的差异,大概可以视为爱德华·萨义德和帕沙·查特吉(Partha Chartterjee)的差异,即它们不仅将其视为一个学科将欧洲之外的地域变为对象时,也塑造了这个对象本身,即中国的疾病成为西方医学的对象时,其本身也被塑造起来②,而是将中国的医学实践者的努力,视为本土精英接受外来的学科话语自我塑造并进一步发声的过程③。在这个过程中,西方现代医学的疾病实体及其相关知识和治疗技术进入中国社会的过程,被视为一个在文化中重新协商或者创造的过程,即中国原有的文化资源和结构如何在疾病实体的创造中扮演角色,而同时也意味着,这个过程也有本土精英和文化要素的参与。

　　但是这个观察的过程,意味着我们需要在比较中理解中国原有的疾病知识与西方现代医学疾病知识遭遇和协商的过程,这似乎意味着我们需要对中国古代的疾病知识建立一个理想的模型。这个模型创造出一个单向度的"中国古代医学",也固化了中国医学相关的各种实体,无论是知识、疾病、医者还是病人。于是,这个历史叙事只是解构了西方现代医学的疾病实体建立的过程,却很难提供一条回到古代疾病的历史的道路。

第三节　全球史、DNA、出土文献与回溯诊断的"回归"?

　　在这样的潮流之下,原有以现代疾病实体为基础的"回溯诊断"似乎已经失去了原有的意义基础。但是,马克·哈里森在近来的论文中,倡导以更为全球性的视野来看待健康、疾病和医学的历史,也依然坚持这个全

①　Warwick Anderson, *The Collectors of Lost Souls: Turning Kuru Scientists into Whitemen*, Baltimore, USA: Johns Hopkins University Press, 2008.

②　Edward Said, *Orientalism*, Vintage Books: New York: 1979.此据王宇根译《东方学》,北京:三联书店,2007 年。

③　Partha Chartterjee, *Nationalist Thought and the Colonial World*, London: Zed Books, 1986.

球化的过程开始于欧洲的扩展，所产生的欧洲中心化和其他地域的边缘化。在疾病史的部分，他举出了艾尔弗雷德·克罗斯比（Alfred W. Crosby）的《哥伦布大交换》（*Columbian Exchange*）和威廉·麦克尼尔（William H. McNeill）的《瘟疫与人》（*Plagues and Peoples*）为例，指出这种研究在疾病史中早有先例，但是现有的疾病史研究没有能够将结构和生态变迁纳入考虑，因此过度简化了疾病和全球化的关系。同时，他也指出在威廉·麦克尼尔的模式中，确定疾病为何是关键性的因素，但是对其一直在争论中。而他的解决方案是，将疾病理解为当代人对其的看法，那么疾病究竟是什么的问题，也许就不重要了。同时，他认为如果不使用现代疾病范畴，我们就无法将疾病传播、传染病的兴起和消失与环境、经济、政治变迁相关联。于是，他试图求助于 DNA 技术和生物科技考古[1]。在他之前，莫妮卡·格林（Monica Green）已经努力将基因证据用于黑死病在全球扩展的研究[2]。一时间，似乎在全球视野下的"新"疾病史，需要回到以西方现代疾病名称为基础。

在这里会专门讨论近来中国医学史研究中一种独特的现象，即在出土文献的解读中，并未接受过医学训练的文献学和历史学研究者，加入回溯诊断的研究模式中。在这里以镇墓文中关于"注"的记载，以及走马楼吴简中的"肿足"的记载为例。这两个例证呈现出截然不同的走向。

在关注解除镇墓文之前，从疾病史的角度研究注（疰）病已有相当多的讨论。前文已经指出，余岩将注连与结核病相联系。在几乎同时，李涛认为："《素问》记有注病，注者即自上注下，病源无异，互相传染之谓，然其所注为何，未能明言，巢氏《病源》之尸注，实包括结核病，然亦仅能指肺劳

---

[1] Mark Harrison，"A Global Perspective：Reframing the History of Health, Medicine and Disease"，*Bulletin of the History of Medicine*，89 - 4，2015，pp.639 - 689.

[2] Monica Green，*Pandemic Disease in the Medieval World: Rethinking the Black Death*，Kalamazoo，MI and Bradford，UK：Arc Medieval Press，2015. Idem，"The Globalisations of Disease"，Nicole Boivin，Rémy Crassard，and Michael Petraglia ed.，*Human Dispersal and Species Movement: From Prehistory to the Present*，Cambridge：Cambridge University Press，2017，pp.494 - 520.

之能由尸体传染成病，仍未明示所注之物。"①范秉哲将尸注、鬼注、虫注等都归为结核病②。而这种回溯诊断的方式和结论一直延续。范行准根据唐代苏游的《玄感传尸方》中的记载将转注与传尸等病都对应为传染性的肺结核③。马伯英认为《肘后备急方》中对尸注的记载就是在描述结核病④。张纲梳理古籍中对病名的记载认为："传尸者（尸注、鬼注），魏晋时代所兴之名，当即两汉之前之所谓瘀瘝、淋露、寒热，亦即五代以来之所说劳疾、劳瘵、瘵疾也。"⑤而大约在 20 世纪 60 年代末开始，已有医学史研究者对这样的路径进行反思。席文（Nathan Sivin）根据《诸病源候论》中的相关记载对疰病进行了翻译和归纳⑥。他将注病翻译为 epidemic possession⑦，他这样定义注病："注是一种大范围的慢性消耗的疾病，其可怕的症状断断续续的出现，在病人死亡以后邪气会传给其他人。"⑧他使用了 epidemics（流行性疾病）而非传染病的概念，这个概念是随着流行病学在 20 世纪 50、60 年以后的发展逐渐形成的，指某病在某地区的发病率显著超过历年的（散发）发病率水平。这是一个描述性的概念，并不涉及病因的分析，它涵盖了传染病概念的外延。席文的翻译是医学概念和宗教学概念的混合，这某个意义上昭示了之后关于注的讨论的走向。

　　而对解除镇墓文中"注"的讨论，始于孙机的《汉代物质资料文化图说》，其中提到了 1954 年洛阳西郊出土的东汉"解注瓶"上的文字"解注瓶，百解在，如律令"，并引《释名·释疾病》认为注是一种传染性疾病，也

---

① 李涛《中国结核病史》，《中华医学杂志》1939 年第 2 期，1052 页。
② 范秉哲《肺结核中医治疗概要》，《结核病学》，北京：人民卫生出版社，1964 年，303—304 页。
③ 范行准着，伊广谦等整理《中国病史新义》，北京：中医古籍出版社，1989 年，96—99 页。
④ 马伯英《中国古代主要传染病辨异》，《自然科学史研究》1991 年第 3 期，280—287 页。
⑤ 张纲《中医百病名源考》，北京：人民卫生出版社，1997 年，122 页。
⑥ Nathan Sivin, "Notes on the Identification of Medical Disorders Mentioned in *Tan ching yao chueh*", *Chinese Alchemy: Preliminary Studies*, Cambridge, Massachusetts: Harvard University Press, 1968. p.297.在这里他翻译的是"疰"和"忤"。
⑦ Nathan Sivin, "Notes on the Identification of Medical Disorders Mentioned in *Tan ching yao chueh*", p.297.
⑧ 他解释的根据主要是《诸病源候论》的相关记载。

指疾病相互传染①。这当然也是一种回溯诊断式的判断。在这里需要特别关注，将解除镇墓文纳入讨论之后，对注（疰）的历史叙事产生了什么影响。因为在解除镇墓文受到关注之前，已经出现了对回溯诊断的挑战，之后的研究者会如孙机一样回到回溯诊断的路径吗？

在医学史的讨论中，争论的关键是进行回溯诊断还是在中国古代历史的语境中解读注连。李建民指出需要区别中国古代所谓的"注连"和现代医学中"传染"的概念，并详细研究了注连的相关宗教文化背景②。万方认为注（疰）病作为专指类的疾病应该出现于汉魏间，其主要发病地区在江南一带，并从汉魏到明清一直在医方中都有记载，分析了病因并将其治疗的方式归入禁咒禳解的传统中③。易守菊则坚持认为"注"指的是传染病或者被古人误认为是传染病的多发性地区烈性病，并且分析了相关的医学思维④。

而在宗教史的讨论中，则关注解除镇墓文中的注与医籍记载的注是否是同一意涵，或者说解除镇墓文及其之后宗教文献中的注是否是一种"疾病"。刘昭瑞认为解注文里的"注"不完全指传染病，而注解文是进行禳解注病的活动，后来形成道教文献中的解注类表章⑤。饶宗颐在为《魏晋南北朝敦煌文献编年》所作的序言中不拘泥于所谓"解注文"、"解除文"的差异，考证文书中的"拘伍"与"注忤"、"注连"、"复连"、"逆注"、"注祟"义无二致，尝试沟通汉晋与晋以后镇墓文中的用语⑥。连劭名则根据汉初平四年王氏陶瓶朱书称"谨奉黄金千斤两，用填（镇）家门，地下死藉，削除

---

① 孙机《汉代物质文化资料图说》，北京：文物出版社，1990 年，404—406 页。

② Jianmin Li, "Contagion and Its Consequences: The Problem of Death Pollution in Ancient China", Yasuo Otsuka, Shizu Sakai and Shigehisa Kuriyama eds., *Medicine and the History of the Body*, Tokyo: Ishiyaku EuroAmerica, 1999, pp.201‑222.

③ 万方《古代注（疰）病及禳解治疗考述》，《敦煌研究》1992 年第 4 期，91—98 页。

④ 易守菊《概述解注文中的传染病思想》，《南京中医药大学学报（社会科学版）》2001 年第 3 期，139—142 页。易守菊、和中浚《解注文之"注"与注病——从解注文看古代传染病》，《四川文物》2001 年第 3 期，34—36 页。

⑤ 刘昭瑞《谈考古发现的道教解注文》，《敦煌研究》1991 年第 4 期，51—57 页。

⑥ 饶宗颐《敦煌出土镇墓文所见解除惯语考释——〈魏晋南北朝敦煌文献编年〉序》，《敦煌吐鲁番研究》第 3 卷，北京大学出版社，1997 年，13—18 页。

文，他央咎。转要道中人和以五石之精，安墓冢，利子孙，故以神瓶震郭门，如律令"，认为此类文书应该称为削除文，即解除文。而且认为其中的"要道之人"即秦汉文献中的道人、道士，源于战国时期的神仙家，说明这时方士与巫并为合流。他强调"注"字本身并没有病义，而解除文中的天注、地注等并不是病名，而是解除死去的人与天地间的联系，并认为风注、火注可能与佛教的影响有关系①。2001 年司马虚（Michel Strickmann）遗稿《中国巫医》（*Chinese Magical Medicine*）出版，其中详细分析了《肘后备急方》和《诸病源候论》对尸注和鬼注的记载，以及《千金翼方・禁经》中对注病的禁咒疗法②。祁履泰（Terry Kleeman）在其著作中将解注文翻译为 infusion-releasing texts③。infusion 的翻译取"灌注"的本意。席文在其最近的著作中，也将注翻译为 infusion，但是他在其后括注 possession④。傅飞岚（Franciscus Verellen）则将其翻译为 miasma⑤。Miasma 这个词的选择特别值得注意，它当然是一个历史性的疾病范畴，但是其词源也与古希腊的宗教密切相关⑥。在这些讨论中，医学史的讨论依然在是否进行回溯诊断上有所分歧，但宗教史的讨论则开始质疑是否能将"注"视为疾病，或者说，是否能将"注"视为一个历史中的医学实体。但是这个争论的背后有历史实体和文本载体之间关系的争论，即能否将解除镇墓文中的"注"与中国古代医学典籍中的"注"视为同一个历史实体。如果"注"与梁其姿笔下的麻风一样，在中国古代医学典籍的记载中具有一贯性，因此有明显的历史痕迹可循，那么出土文献，特别是非医学类的出土文献是否会挑战这种"一贯性"的假设？

---

① 连劭名《汉晋解除文与道家方术》，《华夏考古》1998 年第 4 期，75—86 页。
② Michel Strickmann, *Chinese Magical Medicine*, Stanford: Stanford University Press, 2002.
③ Terry Kleeman, *Celestial Masters: History and Ritual in Early Daoist Communities*, Harvard University Press, 2015, p.12.
④ Nathan Sivin, *Health Care in Eleventh-Century China*, Springer, 2015, p.46.
⑤ Franciscus Verellen, *Imperiled Destinies: The Daoist Quest for Deliverance in Medieval China*, Harvard University Press, 2019, p.64.
⑥ Robert Parker, *Miasma: Pollution and Purification in Early Greek Religion*, Clarendon Press, 1996.

　　而注病和注连的讨论从病名对应和回溯诊断逐渐转回更为历史性的讨论时，对走马楼吴简中身体记载的研究则是一个截然不同的故事。1996 年 7 月至 12 月长沙文物工作队在长沙走马楼街西南的古井（窖）进行发掘时，在编号为 J22 的井中发掘出一批三国孙吴纪年简①。而在此批吴简出土之始，研究者对其进行初步识读时，就已经注意到了其中的"肿足"记载。王素等在 1999 年发表的《长沙走马楼简牍整理的新收获》认为其中记载的病残与免役有关，同时也指出："竹简户口簿颇多肿足的记载，似乎肿病为当时两湖地区常见病。"②之后汪小烜开始对吴简中的记载进行了"回溯诊断"，他认为简牍中的"肿""踵"相通，而肿足病就是现代医学中所认为的血丝虫病。这一观察似乎是受到对马王堆帛书《五十二病方》的"回溯诊断"的影响③。从汪小烜的文章开始，回溯诊断一直是讨论走马楼吴简中肿足的重要路径④，但是这样的路径却与之前的疾病史研究有所差异，这些回溯诊断者大都并没有医学训练，其论述也与之前以回溯诊断为中心的疾病史著作没有学术史上的联系。这使得这种回溯诊断，一方

①　考古简报见长沙市文物工作队、长沙市文物考古研究所《长沙走马楼 J22 发掘简报》，《文物》1999 年第 5 期，4—25 页。

②　王素、宋少华、罗新《长沙走马楼简牍整理的新收获》，《文物》1999 年第 5 期，34 页。

③　文中称病史至少可以追溯到马王堆汉墓出土医书中的记录，并认为这些记录就包含具有睾丸肿大的丝虫病在内，见汪小烜《吴简所见"肿足"解》，《历史研究》2001 年第 4 期，174—175 页；又《走马楼简"吏民簿"研究》，北京大学历史系硕士论文，2001 年，12—14 页。福原启郎、陈迪宇也同意此说，见福原启郎《長沙吳簡に見える「刑」に関する初步の考察》，《長沙吳簡研究報告》第 2 集，東京：長沙吳簡研究會，2004 年，69—84 页；陈迪宇《中国历史上的围城战与肿病的暴发》，《医古文知识》2004 年第 2 期，15—16 页。

④　杨小亮以为吴简中的"肿病"可能与"肿足"病有所不同，或者和"肿足"病病理相同，只是患病部位不同。见杨小亮《从走马楼吴简"刑（创）"字性质与成因简析》，《出土文献研究》第 7 辑，上海古籍出版社，2005 年，151 页注 11。高凯将"肿两足"与"肿左足"、"肿右足"应该区别看待，前者是血吸虫病，而后者则与麻风病有密切的关系。其论证的方式，是先根据出土的古尸的病理解剖学资料论述本地区或者中国自古就是血吸虫病或麻风病流行的地区，之后再阐述现代医学关于血吸虫病或麻风病的病理过程，再结合文献记载，进行回溯诊断。高凯《从吴简蠡测孙吴初期临湘侯国的疾病人口问题》，《史学月刊》2005 年第 12 期；收入牟发松主编《汉唐历史变迁视野下的社会与国家关系》，上海：华东师范大学出版社，2006 年，376—383 页；此据高凯《地理环境与中国古代社会变迁三论》，天津古籍出版社，2006 年，205—247 页。曲柄睿《肿足新解——长沙走马楼吴简所见的一种病症考述》，《吴简研究》第 3 辑，北京：中华书局，2011 年。

面呈现出一种"常人的目光"①，另一方面，回溯诊断与造成肿足的社会原因判断之间的边界模糊化②。在前文曾提到回溯诊断的叙事之中杂糅着存在论和因果论，在因果联系上，社会性的因果关系必须要作用于生理机制才能够完成回溯疾病的因果论链条，而在基于走马楼吴简的回溯诊断中，社会性的因果关系可以与生理机制构成排他性的关系。

　　走马楼吴简研究中回溯诊断的"复兴"意味着什么？是疾病的生物实体依然嵌在历史叙事中吗？社会性的因果关系与回溯诊断的并列，似乎弱化了生物实体在历史叙事中的位置，它可以被一种社会性的解释完全替代。而在历史叙事中坚持的，是一种因果论的解释③。这与解除镇墓文的研究中出现"注"是否能被视为疾病的怀疑思潮，在某个意义上，呈现出一致性，只是它披上了回溯诊断的伪装。

第四节　疾病、历史实体性与
重塑历史叙事的可能

　　回溯诊断随着全球史、生物技术的演进和出土文献的发现而回归，似乎带来了一种方法论上"令人惊恐的倒退"。表面上看，它意味着新的路径和新材料不仅没有解构回溯诊断的权威，反而使其在写作者中蔓延，从

① 典型的例证是侯旭东则认为"肿足"可能与冬季赤脚而造成的严重冻疮有关，侯旭东《长沙走马楼吴简"肿足"别解》，北京吴简研讨班、长沙简牍博物馆编《吴简研究》第 2 辑，北京：崇文书局，2006 年，214—220 页。

② 于振波强调肿足应该与自然原因无关，而更多与社会原因相关，可能与水田劳作有关，见于振波《走马楼户籍性别与年龄结构分析》，简帛网站。此据于振波《走马楼吴简初探》，台湾：文津出版社，2004 年，135—140 页。彭卫在采取了排除法式讨论肿足的原因时，他先列举之前已有的论点，然后逐渐排除，在列举的时候，将于振波的论述与其他回溯诊断的讨论并列。见彭卫《脚气病、性病、天花——汉代疑问疾病的考察》，《浙江学刊》2015 年第 2 期，54—70 页。

③ 同时，这种社会性的因果论依然关心的是什么社会因素造成了疾病或者特定的身体状况，它与历史学解释中的社会性转向也并不相同，即它只是强调特定的原因，而非改变因果解释和理解的思想结构。历史学解释中的社会性转向，特别是对历史事件的解释，可以参考 Mark Hewitson, *History and Causality*, Palgrave Macmillian, 2014, pp.52‐85.

受过医学训练的医学史写作者到完全没有受过医学训练的医学史写作者。但如果深入观察，在回溯诊断的历史叙事中诞生的疾病实体却已经逐渐碎片化，民族国家、文本谱系乃至社会分析不再是一个完整的链条，只是这些碎片依然在以不同的方式勾连着回溯诊断的"幽灵"，这呈现出一个表象，即，疾病对应的历史写作方式依然印刻在理解中国古代疾病和历史的基本知识论和思维结构之中。这也暗示着一种解读和历史写作的认识论假设，即离开了对于古代疾病名称的现代赋名，我们就没有言说的基础。这样的假设，遗忘了这个方法成立的历史过程，一方面使得其上所带有的种种现代国家、知识和群体的假设显得理所当然，另一方面却又带上了"中国古代"的自在性。

查尔斯·罗森伯格对 19 世纪以来疾病作为实体的过程的考察，也提供了理解回溯诊断的知识论基础。疾病史由此建立，也在其中扮演了重要的角色。这种知识论假设，一方面以疾病生物实体的存在将疾病名义的中西对应和古今对应视为"理所当然"和"不言而喻"，忽视了这种对应背后现代民族国家塑造、知识的变革和群体叙事等等因素；另一方面则因为在这种对应的叙事之中，本身就嵌入了古代文本原有的谱系，产生一种写作的惰性，但却忽视了古代社会中的复杂的社会文化因素对于疾病文本的塑造。而近来"回溯诊断"的回归，需要在不同的语境下理解，一方面其基于新技术（比如 DNA）创造出新的"实体"（entity），一方面也基于一种语言基础的焦虑，比如在全球史中我们应该用什么疾病名称作为叙述的基础。但是，在中国医学史中，语境却略有差异。回溯诊断的"幽灵式复兴"，意味着找寻历史中的疾病，并将其与现代疾病名称对应，依然被视为一种基本的历史叙述方式。那么为什么更关心知识过程的疾病社会史，还是后殖民的叙事，乃至对病人叙述的关注，都尚不足以彻底解构"回溯诊断"作为历史叙述方式的知识论基础呢？

关注疾病治疗相关社会组织和网络的社会史路径与关注病人叙述的文化史路径，其实并不需要现代西方疾病实体作为基础，它们或者将疾病实体的问题变成了一个"文化空白"，但是一旦试图建立历史叙述的连续性，现代与古代的疾病名义之间却又成了问题。而在这样的过程中，古代医学文献所造成的叙述谱系被再次强化。而这一强化的背后,是它与现代疾病之间的对应再次彰显。而后殖民的叙事,已经展示了现代疾病实体及其名称形成的复杂历史过程。而如何在此基础上找到一种叙述古代疾病的路径,却依然是未解决的问题。

在查尔斯·罗森伯格对疾病实体的描述中,疾病实体的成立基于医学知识和技术的演进,使得疾病实体独立于个体的疾痛而成立,而社会和文化的力量不仅对其进行塑造,也围绕其而建立起来。在中国的例子里,疾病实体的创造不仅与医学知识相关,也与疾病历史的写作密切相关,其中掺杂着现代医学的观念和中国古代医学文本中疾病名义的谱系。而塑造的力量,不仅是现代医学和诊断技术的变化,也包括民族国家观念的演进和社会群体观念的变化,我们很难宣称任何一种力量优先于另外一种。疾病的实体,意味着一种文献谱系的存在,同时意味着医学文献在疾病问题上优越于其他文献的解释力。回溯诊断的路径并非只是疾病成为实体而进入历史的过程,其"实体化"的过程中实际是现代科学、民族国家以及现代社会科学的话语,将古代医学文献中的谱系层层包裹的过程。也就是说,这个疾病实体本身就是历史叙事的一部分。

但是从另一个角度而言,意味着这样的疾病实体并非栖居于其自身或者其生物性,它其实是在古代文献的谱系、民族国家的叙事、社会文化的叙事以及世界性的知识迁移(包括医学和医学史)所织就的网络中成立的。要试图离开回溯诊断,是否意味着要重新寻找历史叙事中的实体?

在伊恩·哈金(Ian Hacking)对拉图尔研究的评论中,将其称为不负责任的喜剧作家。结核杆菌及其对人的负面影响显然不是在科赫的凝视下才诞生的。但是伊恩·哈金试图强调的是,科学观察其对象的方式,是科学的创造。那么科赫看到结核杆菌的方式及其现象,是在科赫的凝视下诞生的,成了科学的对象①。那么我们可以从科赫的凝视开始讨论这种现象的诞生,也可以试图从用科赫的方式在实验室里从一具古埃及的木

---

① Ian Hacking, *Historical Ontology*, Cambridge, MA: Harvard University Press, 2002, pp.12-16.

乃伊身上重现这种现象，但是这种重现是现代科学历史的一部分，甚至可以是现代科学对古代对象创造出的"奇观"，却不是古埃及历史的一部分。伊恩·哈金帮助我们将现代科学实验对于古代对象的纳入，重新放置到现代科学的历史中，也就是说，无论新的科学技术怎么演进，它对古代对象的纳入和观察，都是现代科学探索和扩展的历史的一部分。但是这却未尚未完全回答拉图尔问题的两个维度，即科学及其对象如何超越其空间和时间的包裹，因为他的论述依然在特定的时空范围之内："西方"和"现代"。对于"西方"的反思，意味着对现代医学知识的扩张和医学史知识范式的迁移进行反思，这是后殖民医学史、热带病学史以及前文已经承担的任务。但当我们试图回到西方之外的地方的"前现代"的历史中，这种反思似乎已经不足够了。因为这个过程并非只是现代科学和医学知识扩张，将不同时空包裹之下的对象纳入的过程。在这个过程中，古代的知识资源与现代的建构之间存在着复杂的关系，因此我们不仅需要反思现代科学和医学知识的时空限度，及其成立和扩展中的权力关系，也需要反思，中国古代医学文献中的疾病叙述谱系是如何建立起来的？它们真的有内在的一致性吗？当疾病的名称被替换时，其内涵和指涉的范围完全一致吗？替换时的可能性是唯一的吗？这种替换背后的动因是什么？它是否意味着整体知识结构的变化？当现代知识介入其中时，原有的知识结构如何嵌入（embedded）了现代医学知识的叙述中？知识如何被纳入这个叙述的过程，是一种双重的反思，在面对古今交织所形成的回溯诊断时，以剥离现代医学叙事和其所裹挟的古代叙事。

伊恩·哈金将一个范畴的名称与范畴所指向的实体的关系做了多种分类，他认为自然之物并不需要名称将其归于范畴才能存在。所以结核杆菌并不需要被归于一种细菌的名称才会存在。而一种情况下是一个范畴的名称与范畴所指向的实体是携手出现。这种情况仅适用于对人所发明的范畴，它与人造物一样，但是它却与自然之物不同。而这种范畴与其所指向的实体是携手出现的情况，特别体现在人的制造（making people）①。

————————

① Ian Hacking, *Historical Ontology*, p.3.

他引用阿诺德·戴维森（Arnold Davidson）的研究进而声称，虽然任何时代都有"奇怪的人"，但在 19 世纪后期的精神病学之前，特定精神病人的范畴并不存在①。如果我们将查尔斯·罗森伯格之前的论述纳入进来，会发现一个更为复杂的链条。在这个链条上，致病的生物实体（比如结核杆菌）、医学中的疾病实体和其创造出的病人呈现一个复杂的过程，在一个理想的因果链条上，致病的生物实体会产生疾病实体，而疾病知识会造成罹患疾病的病患。但是从范畴的名称和其所指的实体之间的关系来看，它们之间有更为复杂的互动。致病的生物实体可以出现在对它的命名之前，而病人的实体是与其范畴的名称携手出现，但是疾病实体和它的范畴名称呢？对其的讨论，却又必须要放在致病的生物实体（比如结核杆菌）、医学中的疾病实体和其创造出的病人的链条之中。

　　当回到中国古代历史中的疾病时，这意味着，并非否认致病的生物实体的存在，但是我们必须将这些名称与现代科学才能确认的自然之物隔离开来，假设中国古代历史中的疾病名称与其背后的历史社会实体是携手出现的，使得我们可以关注历史中命名的实践如何与我们命名之物互动，专注于那里有什么（和什么成了存在）与我们关于它的概念之间的互动。正因为如此，本书并不否认在"选择"要讨论的材料，以"不成谱系"的出土的非医学文献为主要的讨论对象，目的就是在医学知识的谱系之外找到疾病名义成立的过程。在疾病名义使用的结构中，追问替换、扩展、蔓延、模糊乃至沉默背后的动力，同时也讨论语言的替代、扩展、蔓延、模糊和沉默对于实体性（entitivity）的意义。在此之外，还有一个问题，即在古代中国，医学知识本身是塑造疾病知识对象的核心力量吗？还有哪些其他力量存在？而对唯名论背后的动力学的追问，可以在现代民族国家、社会身分范畴（比如阶级）的话语之外，重新建立一种中国古代疾病名义与当时国家、社会、文化的历史性联系，试图将古代社会中关于知识、国家乃至个体的叙述的历史化和语境化，同时反思古代医学文献中关于疾病

① Arnold Davidson, *The Emergence of Sexuality: Historical Epistemology and the Formation of Concepts*, Cambridge: Harvard University Press, 2001, p.24.

名义的谱系。在这个意义上，疾病名义通过与古代国家、社会、文化乃至个体的联系，找到了重新成为一种历史实体性（historical entitivity）的可能。

只是，这样的实体性要立足于何处？前文提及了凯博文试图区别疾病和疾痛的区分，在他的讨论中，中国病人的叙述被湮灭在一种整体文化的叙述之中。现代医学叙事使得其他地域的古代医学都成了"第二种的叙事"，它永远只能用一种替代性的声音发言，或者附庸于现代医学的疾病叙事，或者成为相对主义的文化叙述的一部分。要如何找到一种路径，让其发声，同时能够观察其与同时代社会、文化之间的互动和差异？本书的观察是首先基于区别的，它不假设一种连贯性或一致性的存在，即使在面对同样或者相似的疾病名称时，本书也试图追问医学知识与其他社会、文化要素之间的叙述是否有差异。然后再转入下一个问题：这样的一种区别和差异如何进入个体相关的叙述之中，更准确地说，是这样的区别和差异如何创造/构成了个体，并进入历史叙事之中。这与伊恩·哈金的问题一致，本书想要追问，范畴名称和其指涉的实体的互动，如何影响我们关于个体化和个体的想法①。而对这些互动和影响的探索构成了重塑历史叙事中的实体和个体的思想基础。

第五节　本书的内容结构

如前文所说，本书"选择"了一些文本，它们大都是出土文献，其中有相当的部分也并非与"医学"相关。其中关于身体的叙述，与医学文献中关于疾病和身体的叙述，构成了差异、对比和关联。在导论之后，全书分为三个部分。

第一部分关注户籍与相关国家文书中对于身体状况的记载，以及这些记载与同时代"医学"知识的异同与互动。如果将国家视为一个观察的

---

①　Ian Hacking, *Historical Ontology*, p.27.

主体，那么身体是如何进入它的视野，并被它所重塑？在第二章会讨论"癃"，它在法律和户籍文书中，与医药文书中呈现出不同的意涵。这种意义的差异意味着什么？"癃"在东汉及其之后的医书中逐渐被"淋"所取代，其背后的动力又是什么？第三章则讨论从走马楼吴简到唐代的记载中，关于身体状况的分类在国家制度中的蔓延，以及其与医学知识所观察的身体之间呈现了怎样的差异。同时，也意味着在国家目光和医学目光下塑造的疾病身体如何区别，又如何相互关联。

这一部分的题目拟为"帝国的凝视"。凝视（gaze）是一个借自福柯（Michel Foucault）的术语。在福柯那里，这个带有视觉化隐喻的术语与规训权力（the disciplinary power）的运作密切相关，它意味着规训权力不可见的实践和运作，却将它的对象变得可见。在不可见和可见之间，以视觉化的方式区隔了主体和客体，并展开了两者之间的权力运作。可见意味着肉身的呈现，在检查中，在登记和书写中，在数字的统计之中，而不可见则意味着知识和权力通过把人的肉体变成认识对象来干预和征服人的肉体。而同时，凝视也将层级监视的技术（the techniques of hierarchical observation）和规范化的裁决（normalizing judgement）放在一起，而创造出一种身体政治，而个人也在其中获得个性作为标识自己身分的方式①。中国古代国家对民众身体的观察、分类、登记和"使用"，是否也创造了一种身体政治？"编户齐民"身分的浮现与延续是否基于这种身体政治，而是否有"个体"在这个过程中诞生？

但是将福柯讨论17—18世纪的欧洲的术语用来分析古代中国，会不会造成时代错置的错误呢？而这个问题，恰好是本书使用"帝国"这个术语的原因。"帝国"在这里有双重的涵义，它可以是"帝制中国"的简称。而本书的第二部分就是从秦朝开始，皇帝这一名号在这份时代被创造出来。但是"帝制中国"的意涵，不仅仅是皇帝名号的创立。它首先意味着

---

① Michel Foucault, *Surveiller et punir: Naissance de la prison*, Paris: Gallimard, 1975. Alan Sheridan trans., *Discipline and Punish: The Birth of the Prison*, New York: Vintage, 1979, pp.170 - 194.中译参见杨远缨、刘北成译《规训与惩罚——监狱的诞生》，北京：三联书店，1999年，193—218页。

将皇帝这一最高统治者的名号视为制度（institution/system），同时这样制度不仅仅是关于统治者的，它是关于整个国家（state）的①，在这时一种国家体制（state system）的意涵出现了。如果我们同意，随着秦朝的建立，一种国家体制随之建立，那么这是否意味着一种"新"的身体政治的建立？当我们将皇帝的名号视为这个体制建立的关键标志的时候，是否意味着"皇帝的两个身体"的建立②？那么与之相关联的是，有没有一种"编户齐民"的身体随之出现？如果有，它背后的知识基础、运作策略和权力关系是如何建立起来的？而这种知识基础、运作策略和权力关系与17、18世纪的欧洲的身体之间有何联系和区别呢？于是，"帝国"的另一个意涵出现了，即empire③。近来的研究已经在勾勒empire这个词汇被应用于中国的历史过程，及其过程中所产生的种种错位④。将empire这个词应用于东方和殖民世界的过程，也意味着一种"新"的国家和国际秩序的建立过程⑤。但本书更关注的是，这种跨语际实践背后的知识假设，它意味着，在对古代国家的政治分析中，所使用的知识假设和关键概念都带着欧洲近代国家进程的影子，甚至可以说是现代国家的目光下产生的"投射"。对中国古代王朝与欧洲近代国家的比较从未停止。在这里"帝国的凝视"

---

① 最为典型的论述是邢义田的《中国皇帝制度的建立与发展》，其中将官僚制度、地方制度等都视为皇帝制度的一部分，见邢义田《天下一家——皇帝、官僚与社会》，北京：中华书局，2011年，1—49页。

② "皇帝的两个身体"借用自恩斯特·康托洛维茨（E. Kantorowicz）的"国王的两个身体"（The King's Two Bodies），而借用背后的问题是，如果皇帝这一名号被视为制度，那么是否意味着在"制度"建立的过程中，皇帝除了统治者的身体之外，也建立起了一种制度性的身体政治。见 E. Kantorowicz, *The King's Two Bodies A Study in Mediaeval Political Theology* (Princeton University Press, 1957.中译参见徐震宇译《国王的两个身体——中世纪政治神学研究》，上海：华东师范大学出版社，2018年）。

③ 对empire这个概念的详细讨论可以参考 Maurice Duverger ed., *Le concept d'empire*, Paris：PUF, 1980.在导言中，Maurice Duverger 将古代的帝国分为两种类型，罗马帝国是一种类型，而中国等则归为另一类。

④ 曹新宇、黄兴涛《欧洲称中国为"帝国"的早期历史考察》，《史学月刊》2015年第5期，52—63页；葛兆光《名实之间——有关"汉化"、"殖民"与"帝国"的争论》，《复旦学报（社会科学版）》2016年第6期。

⑤ 这类分析的典型著作是 Rupert Emerson, *From Empire to Nation: The Rise to Self-Assertion of Asia and African Peoples* (Cambridge, MA：Harvard University Press, 2013)。

有了全新的意义,它意味着,欧洲在观察中国的过程中,以及中国近代接受相关知识话语的过程中,如何塑造了关于中国研究的基本知识假设。因此本书在讨论"帝国"的凝视的时候,既意味着,试图分析中国古代王朝对于"编户齐民"的身体政治;也代表着一种反思性的实践,因为这种分析需要对随着欧洲近代国家成立以来所形成的种种关于国家的假设进行反思。

第二部分则涵盖了更大范围的文献,从出土的解除镇墓文、衣物疏、道教文献、医学文献、《禁经》到发病书。它试图展示疾病的名义如何穿越不同的文本和语境,以及在其中改变的过程。第四章追索"注"在不同时代、不同地域出土的解除镇墓文和衣物疏中变化的过程,它如何成为宗教仪式中产生的意义的叙事的一部分。第五章则回到了道教的语境中,观察在早期上章仪式中注连所扮演的角色。第六章则在城市的语境中观察注连与骨蒸之间的理论转化。第七章则观察在注连向骨蒸转化之后,在《禁经》和发病书等文献中呈现的与注连相关的知识形态。

这一部分的题目是"恐慌年代的信仰"。"恐慌年代"这一术语源自李建民,他曾指出:"显而易见,中古中国应该可以说是注病的恐慌年代。相对于《诸病源候论》大篇幅的报道,金元时代的重要医著很少提到注病;而医书大量涌现的明清时代,这一类疾病也较少被提到。"①。所谓的恐慌(panic),从 19 世纪开始被视为一种"原始"的集体心态,比如威廉・麦克杜格尔(William McDougall)的分析。它被视为一种现代人们在压力和危机之下回到原始状态的方式②。艾莉森・贝施福(Alison Bashford)强调恐慌与传染的病理学相类似,因此恐慌与沟通密切相关,沟通是语言的接触,沟通和它的方式(媒介)使得恐慌成为一个超越个体和地方的现象③。

---

① 李建民《先秦两汉病因观及其变迁——以新出文物为中心》,69 页。
② William McDougall, *The Group Mind: A Sketch of the Principles of Collective Psychology, with Some Attempt to Apply Them to the Interpretation of National Life and Character*, Cambridge: Cambridge University Press, 2000.
③ Alison Bashford, "Epilogue: Panic's Past and Global Future", Robert Peckham ed., *Empires of Panic: Epidemics and Colonial Anxieties*, Hong Kong: Hong Kong University Press, 2015, pp.203 - 206.

因此，恐慌年代是对疾病传递的认识，以及这种认识如何超越个体和地方的过程，而关于注（疰）的叙事，显然就是这样一个过程。而在之前对注（疰）的讨论中，关键的问题有二。

第一，是解除镇墓文与早期道教的"起源"的问题，吴荣曾以镇墓文为材料讨论了早期道教与巫鬼之术的关系①。索安（Anna Seidel，现译何安娜）指出镇墓文是道教出现之前的民间信仰②。刘昭瑞认为镇墓文中有解注字样的应称之为"解注文"，注解文是进行禳解注病的活动，后来形成道教文献中的解注类表章③。江达智以后代道教文献证明镇墓文中的"符"和"五石"是道教的因素，它们的出现表示道教逐渐凌驾并进而取代了巫教④。姜伯勤认为镇墓文出自汉代方术（即方仙道），但其厌解之术又为汉魏六朝的道教信仰所汲取⑤。汉初平四年王氏陶瓶朱书称："谨奉黄金千斤两，用填（镇）家门，地下死藉，削除文，他央咎。转要道中人和以五石之精，安墓冢，利子孙，故以神瓶震郭门，如律令。"⑥连劭名据此认为此类文书应该称为削除文，即解除文，其中的"要道中人"即秦汉文献中的道人、道士，源于战国时期的神仙家，说明这时方士与巫并未合流。张勋燎将镇墓文（解注文）与天师道的历史相联系，认为这些材料与《太平经》中的观念有所差别，与太平道无关而与"天帝使者"类的道人有关，从而推论凡有以"天帝神师"名义、按照注鬼论说法、行解注术的材料发现之地，就会有天师道存在⑦。倪辅乾（Peter Nickerson）将这些墓葬文书所代表仪式的

---

① 吴荣曾《镇墓文中所见的东汉道巫关系》，《文物》1981 年第 3 期；此据吴荣曾《先秦两汉史研究》，北京：中华书局，362—378 页。

② Anna Seidel, "Traces of Han Religion in Funerary Texts Found in Tombs"，秋月觀映主编《道教と宗教文化》，東京：平和出版社，1987 年，21—57 页；此据赵宏勃译《从墓葬的葬仪文书看汉代宗教的轨迹》，《法国汉学》第 7 辑，北京：中华书局，2002 年，126—130 页。

③ 刘昭瑞《谈考古发现的道教注解文》，《敦煌研究》1991 年第 4 期，51—57 页。

④ 江智达《由东汉时期的丧葬制度看道与巫的关系》，《道教学探索》第 5 号，1991 年，67—89 页。

⑤ 姜伯勤《道释相激：道教在敦煌》，《敦煌艺术宗教与礼乐文明》，北京：中国社会科学出版社，1996 年，276—280 页。

⑥ 陈直《汉初平四年王氏朱书陶瓶考释》，《考古与文物》1981 年第 4 期，115 页。

⑦ 张勋燎《东汉墓葬出土的解注器材料和天师道的起源》，《道家文化研究》第 9 辑，上海古籍出版社，1996 年，253—266 页。

源流追述到《周礼》和《礼记》中所记载的方相氏驱鬼、《论衡》中所记载的解土术、另外还有招魂的巫术，墓葬文书是这些口传宗教的文本化，因此对死者的恐惧和解除术随着宗教的官僚化并没有消失而是其自身也官僚化了，口传的解除咒语变成文本化的文书①。王育成则以类道人来指称这些仪式的实践者②。铃木雅隆认为镇墓的陶瓶朱书来自治病的方术传统，其与冥界文书（即买地券）相互影响，形成了相应的镇墓文的谱系，并且以为有此类材料的地方都反映了天师道的遗迹③。陈亮的研究则明确指出将汉代以来墓葬文书中所反映的镇墓信仰，当作道教信仰是不恰当的④。正如刘屹所指出的："已有的研究似乎认为汉代墓券所反映的镇墓信仰与三张天师道是一脉相承的，不仅在名称、用词上相近，而且信仰的人群也是基本相同的，所以汉末天师道的根源应该在汉代民间普遍存在的死后世界观和镇墓驱鬼的信仰之中。……事实上，汉代民间信仰与汉魏六朝天师道的关系远非前者是后者的基础，后者从前者脱胎而出那样简单的事。"⑤而与之相关，如何理解六朝至隋唐道教与同一时代的解除镇墓信仰、禁咒乃至发病术的关系，也是一个问题。在这里，关于注（疰）的知识、仪式和表述是否能被视为这些信仰和仪式之间共同性的基础，还是要观察它们在不同文本和仪式语境中意义重组的过程？

　　第二，则是宗教的历史（特别是早期道教）与疾疫的关系，李丰楙在《道藏所收早期道书的瘟疫观》一文中指出，道教在汉晋之际形成，也正是中国疾疫史的关键阶段，道教吸收此前的疾疫信仰，创立相关伦理和仪式⑥。林富士在近年的一系列研究中，勾勒出初期道教的另一种历史图

① Peter Nickerson, *Taoism, Death, and Bureaucracy in Early Medieval China*, Ph. D. Dissertation, University of California. Berkeley. 1996.
② 王育成《东汉天帝使者类道人与道教起源》，《道家文化研究》16 辑，北京：三联书店，1999 年，183—184 页。
③ 铃木雅隆《鎮墓文の系譜と天師道との關係》，《史滴》25 號，2003 年，東京：早稻田大学東洋史懇話会，2—20 页。
④ 陈亮《汉代墓葬门区符箓与阴阳别气观念研究》，北京大学艺术学系硕士学位论文，2005 年。
⑤ 刘屹《敬天与崇道——中古经教道教形成的思想史背景》，北京：中华书局，2005 年，5 页。
⑥ 李丰楙《道藏所收早期道书的疾疫观——以〈女青鬼律〉及〈洞渊神咒经〉系为主》，《中央研究院中国文哲研究集刊》第 3 期，1993 年，417—454 页。

景：东汉晚期疾疫频生的社会环境下，道教以及其他宗教势力兴起，通过吸收和整合各方面的医疗知识，一方面扩大教团，另一方面其医疗知识和技术也逐渐自成体系①。沿着这个思路，东汉后期以来频生的疾疫不仅仅是道教和其他宗教力量兴起的历史背景，更是各种宗教力量在建构自身的伦理、仪式和意义追寻中所不可忽视的因素。

因此，这里用"信仰"，就是指向前文的这些讨论。当然，这意味着我们要反思，在中国历史的语境中使用 belief 和 religion，究竟是否存在意义的错位②。而更重要的是，这里使用 belief 和 religion 所指涉的对象的多样性，包括解除镇墓的仪式、道教的上章仪式、禁咒术和发病术等等，它本身必然是一种复数的历史。而另一个问题是，这里并不简单建设"宗教"在应对疾病时产生出了与医学不同的知识和实践传统，而在宗教和医学之间划分出边界。注（疰）和恐慌的传递，在挑战这些边界的划分。因此，注（疰）意味着，在一个疾病传播的年代，关于疾病如何传递的信仰和知识如何穿越边界，但又在每种仪式和信仰的语境下形成独特的知识表述，而这种表述与病人、治疗者的身分塑造密切相关。

最后一部分回到一场疾疫和饥荒中的墓志，核心的问题从恐慌如何传播，转换为了疾疫和饥荒是否被"提到"，在哪里提到，以及如何"提到"。这里的沉默是一种社会性的沉默（social silence），它有两层意义，第一层

---

① 林富士《试论〈太平经〉的疾病观念》，《中研院历史语言研究所集刊》第 62 本第 2 分，1993 年，225—263 页；林富士《东汉晚期的疾疫与宗教》，《中研院历史语言研究所集刊》第 66 本第 3 分，1995 年，695—745 页；林富士《中国六朝时期的巫觋与医疗》，《中研院历史语言研究所集刊》第 70 本第 1 分，1999 年，1—48 页；林富士《疾病与"修道"：中国早期道士"修道"因缘考释之一》，《汉学研究》第 19 卷第 1 期，2001 年，137—167 页；林富士《疾病终结者——中国早期的道教医学》，台北：三民书局，2001 年；林富士：《中国早期道士的医疗活动及其医术考释：以汉魏晋南北朝时期的传记资料为主的初步探讨》，《中研院历史语言研究所集刊》第 73 本第 1 分，2002 年，43—118 页。这些文章都收入林富士《中国中古时期的宗教与医疗》，台北：联经出版事业公司，2007 年。
② 对此的反思性研究，请参见 Thomas David DuBois, *Empire and the Meaning of Religion in Northeast Asia: Manchuria, 1900 - 1945* (Cambridge University Press, 2016)；曹新宇《导论：捉妖记——近世中国宗教认同索隐》(《新史学》第十卷，北京：中华书局，2019 年，1—29 页)；Filippo Marsili, *Heaven Is Empty: A Cross-Cultural Approach to "Religion", and Empire in Ancient China* (State University of New York Press, 2019, pp.23 - 58)。

是关于社会如何面对、记忆/遗忘疾疫以及其他灾难。在与作者讨论本书的主题时,唐沃思(Don Worster)总是问作者,当灾难来临的时候,人发出的声音是"哎呀"还是 Oops,真的重要吗? 但是,问题也可以被颠倒过来,如果没有听到并记得"哎呀"或 Oops,我们如何知道曾经发生的灾难? 而沉默,其实是一种常见的表达灾难的方式,在这个过程中,遭遇灾难的经历和历史如何变成了一种需要被处理的伤痛,而社会性的沉默可以是震惊,可以是哀悼,也可以是一种转化性的近乎仪式的复原过程。第二层,则是社会如何将罹患疾病或者遭遇灾难的个体用沉默的方式耻辱化,边缘化,以将他们困在一个被"留白"的历史空间之中[1]。在这里,社会沉默可以是权力的策略和工具,也可以是一种关于谁可以面对疾病和灾难发声的纠结和追问[2]。

因此在这样的沉默背后,不仅有记忆和遗忘之间的拉扯,还有一种独特的存在,即创伤(trauma),这个来自古希腊文 τραῦμα 的词汇,意思是生理上的创伤,不过它也可以在隐喻的意义上使用。这个词汇从生理上的意义转换为精神分析的术语,根源于弗洛伊德(Sigmund Freud)的观察,他在《超越快乐原则》(*Jenseits des Lustprinzips*)的第三章描述了一种在个体生活里一直存在的煎熬的模式,而呈现出一种强迫性的重复。弗洛伊德认为这是一种服从快乐原则的意识和前意识自我的抵抗[3]。而在第四版的《心理障碍诊断与统计手册》(*Diagnostic and Statistical Manual of*

---

① 这一个层面更多在对艾滋病史和精神病史的研究中被注意到,比如 Vasu Reddy, Theo Sandfort, Laetitia Rispel eds., *From Social Silence to Social Science: Same-Sex Sexuality, HIV & AIDS and Gender in South Africa* (Human Sciences Research Council, 2012)。

② Jay Winter 将建构关于战争的社会沉默背后的原因分为三类,第一,沉默总是架构对战争和暴力的公共记忆的一部分;第二,沉默是一种政治的手段和策略;第三,沉默意味着谁有权力追问。见 Jay Winter, "Thinking about Silence", Efrat Ben-Ze'ev, Ruth Ginio and Jay Winter eds., *Shadows of War: A Social History of Silence in the Twentieth Century* (Cambridge: Cambridge University Press, 2010, pp.4 - 8)。

③ Sigmund Freud, *Beyond the Pleasure Principle*, in *The Standard Edition of the Complete Psychological Works of Sigmund Freud*, translated from the German under the general editorship of James Strachey in collaboration with Anna Freud, assisted by Alix Strachey and Alan Tyson, 24 vols. London: Hogarth, 1953 - 74, vol.18, pp.238 - 239.

Mental Disorders，DSM-IV）中，创伤被界定为，个体对于一个事件或者一系列事件的反应，这个事件或者这些事件使得个体完全无法运用他的经验应对，并将其整合入他/她自身的生命叙事中。当这个术语被从精神分析运用到人文学科的分析的时候，它从个体蔓延到了群体，在这里，"群体性的创伤"出现了，它既是群体心理上的，也是文化上的。因此，沉默在这里具有了新的意义，创伤本身的特性就决定了一种不同的追问方式。凯西·卡露丝（Cathy Caruth）指出，如果创伤的经验如弗洛伊德所言，是一种在它发生时并未完全被吸收的经验，那么与之相关的文本，并不是一种简单的知识，它既在要求见证者，也在藐视他们。因此，它不能被一种直接的方式追问，它的语言总是在藐视我们的理解①。在隐喻式的意义上，文化的创伤的不可言说和强迫性重复出现了。因此，对于创伤的历史探索，不是基于将对创伤的描述视为证据加以收集而"证明"一个论断②。这一部分的论述不是为了"证明"疾疫是否发生过，"证明"疾疫背后的疾病的生物实体是什么，而是要试图理解，在疾疫中的个体的经历、记忆和伤痛。它关心的是，创伤如何被表达，或者不被表达。在这里强调个体，并非试图否认疾病和灾难所带来的群体性的创伤，相反，正是因为群体性创伤的社会文化表述也在不断影响乃至塑造着个体对于创伤的感受和认知，我们遭遇的大部分文本表述都不完全是个体的。本书试图观察疾病和灾难所带来的群体性的创伤及其表述如何重新"创造"个体，而这种"创造"使得个体在历史叙事中存在。在这里，三个部分的标题都是一个"问题"，而非一个"论述"。而作者坚持，三者之间的顺序，不仅是一种编年性的时代顺序，也是一种追问的顺序，它们不能被颠倒。

---

① Cathy Caruth, *Unclaimed Experience: Trauma*, *Narrative and History*, Baltimore: The Johns Hopkins University Press, 1996, p.5.
② Dominick LaCapra, *Writing History*, *Writing Trauma*, Baltimore: Johns Hopkins University Press, p.1.

「帝国」的凝视？

警察局长带着一个正在市诊所里进行法医实习的年轻学生先到了，是他们在乌尔比诺医生到来之前打开了窗户，并把尸体盖了起来。局长和学生严肃地跟医生打了个招呼，这位医生这次所以到来，主要是出于同情，而不是出于受人崇敬，因为没有人知晓他和阿莫乌尔的友谊之深。这位医道高明的教授，就像每天在临床课开始之前跟他的学生一一握手一样，同警察局长和年轻的实习生拉了拉手，然后便用食指和拇指紧紧捏住毛毯的边缘，仿佛对待一朵鲜花，像惯常一样慢慢地小心翼翼地揭开了毯子。赤裸的尸体僵硬地弯曲着，眼睛睁着，躯体呈蓝色，仿佛比前一天晚上老了五十岁。他的瞳孔是透明的，胡子和头发是黄色的。肚子上有一道旧伤痕，粗糙地缝合着。由于拐杖的折磨，他的身躯和胳膊犹如被判取划船苦役的犯人那样粗大健壮，但是他的僵死的双腿却像无依无靠的孤儿的细腿。乌尔比诺医生怀着痛苦的心情凝望着，他在同死神徒劳争夺的漫长岁月里，很少有这样的表情。

Gabriel José de la Concordia García Márquez,
El amor en los tiempos del cólera
蒋宗曹、姜凤光译《霍乱时期的爱情》

第二章 癃 的 歧 义

——秦汉时代国家与医学
视野中身体的歧路

第一节 出土文献与"癃"的意涵

2004 年 4—6 月,长沙市文物考古研究所在长沙市中心东牌楼编号为 J7 的古井中清理出一批东汉简牍。其中有关于"笃夅"的记载①,比如 1104 号简:"建宁四年 益 成里户人公乘某卅九筭卒笃夅 子 公乘石 ……"② 王素以为"笃夅"之"夅",应为"癃"之俗别。"癃"之轻重,与能否"筭卒"关系密切,故成为户籍的重要内容③。在本书导论中,曾对走马楼吴简中的身体记载(特别是其中有关"肿足"的记载)的研究史进行讨论,而东牌楼东汉简中的"笃夅",将相关问题的讨论推向了更早的时代。

如果我们同意王素的意见,认为"夅"就是"癃",那么它的意思是什么呢?《史记·平原君列传》:"躄者曰:'臣不幸有罢癃病。'"司马贞《索隐》云:"罢癃,背疾,言腰曲而背隆高也。"④王念孙《读书杂志》三"罢癃之病条"驳司马贞之说,以为癃即是躄,言不能行,非背疾⑤。余岩以为:"王说

---

① 发掘简报见长沙市文物考古研究所《长沙东牌楼 7 号古井(J7)发掘简报》,《文物》2005 年第 12 期,4—30 页。

② 王素《长沙东牌楼东汉简牍选释》,《文物》2005 年第 12 期,70 页。

③ 王素《长沙东牌楼东汉简牍选释》,70 页。

④ 《史记》卷七六,北京:中华书局,1959 年,2365 页。

⑤ 王念孙《读书杂志》,南京:江苏古籍出版社,1985 年,128 页。

是,癃本足不能行,引申之,废疾亦谓癃。"①在这些记载中,其实有两个问题。第一,是"罢癃"与"癃"之间是什么关系?两者是一样的吗?第二,则是《史记》中记载的"罢癃病"指的是什么?"罢癃"的身体状况,其实在西汉律文已有记载,只是各处记载略有差异。《汉书·高帝纪》如淳注引《汉律》:"高不满六尺二寸以下为罢癃。"②张家山汉简《二年律令·傅律》云:"当傅,高不盈六尺二寸以下,及天乌,皆以为罢癃。"③整理小组注:"'乌',疑读为'亚'。《说文》:'亚,丑也,象人局背之形。'在此当指天生残疾丑恶。"④张家山汉简《二年律令·徭律》又记:"金痍、有□病,皆以为罢癃,可事如晚老。"⑤由此可知,汉代律文对于什么是"罢癃",有具体的身体特征规定,而且不只指向一种身体特征,就目前可见的律文记载,并未包括背疾,也未包括足不能行⑥。

如果将这些记载与东牌楼东汉简对读,并将罢癃与笃癃联系起来,那么就可以将东牌楼东汉简中的记注的制度渊源追溯到汉初。汉初制度与秦制关系密切,在睡虎地秦简《法律答问》中也见到与"罢癃"相关的记载:"罢癃守官府,亡而得,得比公癃不得?得比焉。"⑦。由此,睡虎地秦简至东牌楼东汉简之间关于"癃"的记载被串联起来,构成了一种连续性叙事的可能。

至此问题似乎已经清晰,但是"罢癃"说法源自何处,它所指向的身体特征是如何确定的,渊源何来?一般性的推理,很可能认为它来自对身体的"医学"认识,而转化为国家制度之下的认定。但如果循着此思路追索,

① 余云岫《古代疾病名候疏义》,北京:人民出版社,1953年,148页。
② 《汉书》卷一,北京:中华书局,1962年,37页。
③ 录文见张家山二四七号汉墓竹简整理小组《张家山汉墓竹简(二四七号汉墓)》,北京:文物出版社,2001年,37页;此处文字与标点从周波《〈二年律令〉释文与注释商榷》,简帛研究网站2004年5月24日发表。
④ 张家山二四七号汉墓竹简整理小组《张家山汉墓竹简(二四七号汉墓)》,37页;参见朱红林《张家山汉简〈二年律令〉集释》,北京:社会科学文献出版社,2005年,224—225页。
⑤ 录文见张家山二四七号汉墓竹简整理小组《张家山汉墓竹简(二四七号汉墓)》,64页。
⑥ 对罢癃的概说可以参考刘涛《试释汉代的"罢癃"》,《邢台学院学报》2009年第1期,60—62页;吴方浪、吴方基《汉代"罢癃"问题再探》,《邢台学院学报》2012年第1期,90—91、98页。
⑦ 录文见睡虎地秦墓竹简整理小组《睡虎地秦墓竹简》,北京:文物出版社,1978年,124页。

却会发现情况更为复杂。马王堆帛书《五十二病方》中有"癃"作为病名，其中描述其症状为"癃，痛于脬及衷，痛甚，弱（溺）□痛益甚，□□□□。"①在这里，对癃的界定，并非身体的外在特征，而是"疼痛"，特别是疼痛的位置，即"脬"（《说文解字》称：脬，膀光也）和"衷"，而在便溺的时候疼痛尤其严重。同时在《五十二病方》之中，还有"血癃"、"石癃"、"膏癃"、"女子癃"等病名。《武威汉代医简》载有治疗"五癃"的药方，由瞿麦、菟丝子、滑石、白术等六种药物组成："酒饮，日六七。病立愈，石即出。"②胡颖翀按照其中对症状的描述以及药物使用，认为癃是与小便不利和膀胱胀满相关的疾病③。这样的论述不仅基于出土文献，也可以在《黄帝内经》的记载中得到印证。《素问》和《灵枢》中多处提及"癃"，并论及其与膀胱之关联。《素问》卷七"宣明五气篇"第二三在论述五脏气逆而为病时称："膀胱不利为癃，不约为遗溺。"④癃与遗溺相对应，被理解为小便不利的症候，特别与膀胱之胞相关，《素问》卷一〇"气厥论篇"第三七记："胞移热于膀胱，则癃溺血。"⑤《灵枢》卷六"胀论"第三五说："膀胱胀者，少腹满而气癃。"⑥《灵枢》卷九"五味论"第六三："酸走筋，多食之，令人癃。……膀胱之胞薄以懦，得酸则缩绻，约而不通，水道不行，故癃。"⑦其病机又被同三焦关联，《灵枢》卷一"本输"第二言："（下焦）实则闭癃，虚则遗溺；遗溺则补之，闭癃则泻之。"⑧在这些记载中，未再侧重于疼痛，而更为重视小便不利，并将尿血

①　《五十二病方》的释文首先在《文物》1975 年第 9 期刊布，之后的补订和进一步释读，见《五十二病方》，北京：文物出版社，1979 年；山田慶兒《新發現中國科學史資料の研究·譯注篇》，京都大學人文科學研究所，1985 年；马王堆汉墓帛书整理小组编《马王堆汉墓帛书〔肆〕》，北京：文物出版社，1985 年；马继兴《马王堆古医书考释》，北京：文物出版社，1979 年；小曽戸洋、長谷部英一、町泉寿郎《五十二病方》，"馬王堆出土文献訳注叢書"，東京：東方書店，2007 年。

②　《武威汉代医简》，北京：文物出版社，1975 年，2 页。参见赤堀昭《武威漢代醫簡について》，《東方學報》第 50 册，1978 年，77 页。

③　胡颖翀《对宋以前医方的另一种解读——以淋病方为例》，"医书文化与身体经验之间的身份认同：探索中国医学史基本问题的新路径"国际研讨会，北京大学历史学系，2010 年 11 月 20—22 日。胡颖翀先生应允征引未刊文稿，特致谢忱。

④　郭霭春等校注《黄帝内经素问校注》，北京：人民卫生出版社，1992 年，332 页。

⑤　郭霭春等校注《黄帝内经素问校注》，490 页。

⑥　《黄帝内经灵枢》，北京：人民卫生出版社，1963 年，76 页。

⑦　《黄帝内经灵枢》，114 页。

⑧　《黄帝内经灵枢》，7 页。

等症候与之相关联。也就是说,在出土的汉代医学文献和传世的早期医学经典中,"癃"的意涵基本是清晰的,指向小便不利,而与前文所引律文关于"罢癃"的身体特征的规定有所差异。

要如何理解这种差异? 范行准已注意到这个问题,他认为,这种意涵差异的出现,是因为"㿉"和"癃"的混淆。"㿉"的疾病是属于泌尿系统疾病,很可能是因为前列腺疾病引起的,这个名词用来指涉一切排尿困难和尿液变色的疾患是非常恰当的。而"癃"字则从"隆",为脊椎后弯曲而具有突出隆起的样子。"罢癃"则为内分泌疾病和佝偻病。因此问题来自两字的混淆①。范行准关于两字混淆的论述在目前的出土文献中尚未能得到印证,秦汉简牍中的"罢癃",东牌楼东汉简中的"笃癃",马王堆帛书《五十二病方》和武威医简中的"癃"都写作"痊"。范先生之说如果要成立,可能需要到更早时代的出土文献中找寻证据。但是从现有的证据出发,我们似乎可以推论,在秦汉时代,同一个字表达了两种不同的意涵,而这两种意涵都与身体状况相关。也就是说,癃在这个时代产生了歧义。这样的歧义是如何产生的? 又如何在当时的语言实践中延续?

是否能将两者视为独立的知识传统? 即在同一个字之下,其指向的意涵在发生区别或转移,我们需要探寻其原因和过程? 要回答这个问题,首先需要追问在国家的视野之下对身体的描述传统为何? "癃"是否能在这个传统中找到位置。

第二节　王　制　与　方　土
——国家目光下身体的思想渊源

如果将秦汉关于"罢癃"的制度规定,视为国家目光对民众身体的注视的话,是否能在先秦为其找到思想渊源? 这种/这些思想渊源是直接

---

① 范行准《中国病史新义》,北京:中医古籍出版社,1989年,110—114页。

“进入”了秦汉的制度吗？我们可以勾勒这个“进入”的历史过程吗？要先回答的是第一个问题，而这个问题需要从另一段出土文献中的记载说起。上海博物馆藏楚简《容成氏》中有这样一段记载：“于是虖（乎）喑聋执烛，梋戉鼓瑟，跛躃守门，侏儒为矢，长者酥宅，偻者坆䜸，瘿者煮盐宅，𡐦者渔泽，㵀弃不□。凡民俾㪿者，教而诲之，饮而食之，思役百官而月请之。”①其中“俾㪿”的读法，一直有争议。白于蓝读为“罢弊”②、林素清读为“罢羸”③，夏世华读为“罢痡”④。单育辰将其与睡虎地秦简《法律问答》里“罢癃”的论述相联系⑤。如果单育辰的论述成立，是否意味着《容成氏》中的“俾㪿”是“罢癃”相关制度的思想渊源？理解这样的一种思想渊源对我们理解“罢癃”所代表的身体观念有何帮助？

在讨论《容成氏》的这段文字时，李零援引了《国语》卷一〇《晋语四》记录的晋文公和胥臣的一段对话，问题是“使阳处父傅讙”，而胥臣的回答强调关键在于被教诲者，并使用了类比的方式：“蘧蒢不可使俯，戚施不可使仰，僬侥不可使举，侏儒不可使援，矇瞍不可使视，嚚瘖不可使言，聋聩不可使听，僮昏不可使谋。”⑥其中提到了八种身体的状况，不能让他们违背自身身体状况而任事。进而涉及了一个官师之所材或不材的话题：“官师之所材也，戚施植镈，蘧篨蒙璆，侏儒扶卢，矇瞍循声，聋聩司火。僮昏、嚚瘖、僬侥，官师之所不材也，以实裔土。夫教者，因体能质而利之者也。若川然有原，以御浦而后大。”⑦即其中有的身体状况是可以顺应其身体状况而任职，有的不能。在这里异质性的身体先被剥离出来，又根据能否官师而材分为两类，而不能官师而材的身体状况，用来“实裔土”，将一种身体上的等级区分展示为统治空间上的区分。

在《荀子》中，这一个问题展开了更复杂的层次。《荀子・解蔽》中称：

---

① 马承源主编《上海博物馆藏战国楚竹书（二）》，上海古籍出版社，2002年，251—252页。
② 白于蓝《上海博物馆藏竹简〈容成氏〉“凡民俾㪿者”考》，《文物》2005年第11期，88—90、96页。
③ 林素清《读〈容成氏〉札记》，《简帛》第2辑，上海古籍出版社，2007年，243—248页。
④ 夏世华《〈上博二・容成氏〉拼接与编连问题复议》，简帛网2009年6月5日。
⑤ 单育辰《新出楚简〈容成氏〉研究》，北京：中华书局，2016年，65页。
⑥ 徐元诰撰，王树民、沈长云点校《国语集解》，北京：中华书局，2002年，359—360页。
⑦ 徐元诰撰，王树民、沈长云点校《国语集解》，363页。

"经纬天地而材官万物。"①在这里材官不仅是对人,而也涉及万物,身体的差异性是万物的差异性的一部分,而身体与万物一样成为材官的对象。而《荀子·王制》记:"五疾,上收而养之,材而事之,官施而衣食之,兼覆无遗。才行反时者死无赦。"②其中将对待五疾的态度视为一种理想的统治状态的体现。这段论述与《国语》的区别在于,第一,"材而事之"被放在了"收而养之"和"官施而衣食之"之间,意味着材而事之变成了一种统治的德政,重点在于"养之",而官师所材只是养之的途径而已;第二,五疾涵盖了所有的异质性的身体吗? 还是只是官师可材的身体? 如果"五疾"仅是官师可材的部分,那么在这个论述中,官师不可材的异质性身体已经被排除了吗? 如果涵盖了所有异质性的身体,那么是否意味着,官师不可材已经不存在?

要回答这些问题,关键是"五疾"指什么? 之前的研究往往征引其他的文献来回答这个问题。比如《管子》卷一八记:"所谓养疾者,凡国都皆有掌疾,聋盲、喑哑、跛躄、偏枯、握递,不耐自生者,上收而养之。疾,官而衣食之,殊身而后止,此之谓养疾。"③如果将《国语》与《管子》中的身体记载做一个大致的对比:

表 2-1 《国语》与《管子》身体记载对比表

	官师之所材					官师之所不材					
《国语》	戚施	蘧篨	侏儒	蒙瞍	聋聩	童昏	嚚瘖	僬侥			
《管子》				聋盲		喑哑			跛躄	偏枯	握递

其中的身体记载并非能完全对应,但是值得注意的是"蒙瞍"、"聋聩"是属于"官师之所材","嚚瘖"是属于"官师之所不材"。"聋盲"、"喑哑"在《管子》中均是属于五疾。于这一差别相关联,《管子》中虽然也强调"殊身",但是却没有提及"材之",而转换为"衣食之",这是"收而养之"的核心。也

---

① 《荀子新注》,北京:中华书局,1979年,352页。
② 《荀子新注》,114页。
③ 《管子校注》,北京:中华书局,2004年,1034页。

就是，在这里两种不同类型的对待异质性身体的思想出现了，一种区别不同的身体，而区分它们能否"材"；另一种区别不同的身体，目的是"收而养之"，虽然它们的主体都与对于国家的设计和想象密切相关。这种想象就是圣王之政，"养疾"为"九惠之教"之一。在这里给出了具体的五疾的名称，强调身体造成的困境使得他们无法自立生存，而要依靠圣王的力量。《荀子》此段文字的前后语境更为强调王政之道："请问为政？曰：贤能不待次而举，罢不能不待须而废，元恶不待教而诛，中庸民不待政而化。分未定也则有昭缪。虽王公士大夫之子孙，不能属于礼义，则归之庶人。虽庶人之子孙也，积文学，正身行，能属于礼义，而归之卿相士大夫。故奸言、奸说、奸事、奸能、遁逃反侧之民，职而教之，须而待之，勉之以庆赏，惩之以刑罚，安职则畜，不安职而弃。五疾，上收而养之，材而事之，官施而衣食之，兼覆无遗。才行反时者死无赦。夫是之谓天德，王者之政也。"①国家给他们衣食，而使得身体特殊者的困境被终止。但是《荀子》特别强调"材而事之"，"收而养之"是通过根据其身体的差异性让他们任事而实现的。也就是说，在《荀子》中，各种异质性的身体均是可以"事之"的，如果《荀子》的五疾就是《管子》中的"聋盲、喑哑、跛躄、偏枯、握递"，那么《国语》中"官师之所不材"的身体状况也可以"材而事之"。

回到《容成氏》中的记载，在这段叙述中，官师所材和所不材的主题消失了，不同的身体都可以"教而诲之，饮而食之，思役百官而月请之"。而如果观察其中关于异质性身体的记载，也是《国语》和《管子》中五疾的混合物②：

---

① 《荀子新注》，113 页。

② 其中有各种对身体状况的描述，有所争议，前人对于此段文字的解释和争议，艾兰（Sarah Allen）和单育辰已有整理，见 Sarah Allan, *Buried Ideas: Legends of Abdication and Ideal Government in Early Chinese Bamboo-Slip Manuscripts* (Albany: State University of New York Press, 2005, pp.226 - 228)；单育辰《新出楚简〈容成氏〉研究》(北京：中华书局，2016 年，47—65 页)。下文讨论文字相关的身体状况，仅在注释中列举与本书论述相关者，其余的论著请读者查询两书。

表2-2 《国语》、《管子》和《容成氏》的身体记载对比表

《国语》	官师之所材					官师之所不材		
	戚施	蘧蒢	侏儒	蒙瞍	聋聩	童昏	嚚瘖	僬侥
《管子》				聋盲		喑哑		跛躄 偏枯 握递
《容成氏》	偻者①	长者①	侏儒	椯戏	聋	喑	跛躃	癭者② 嚚者

值得注意的是，这段论述是放置在早期圣王的政治状况之中，无论其中对各种疾病身体的描述如何，是放在任官以能的论述之后，其背后的政治思想都是以其各有其业，各有所养，为理想的政治状态。并非单纯的给衣食。即《礼记·王制》所言："瘖聋、跛躃、断者、侏儒、百工各以其器食之。"③《礼记》这段论述是放在养老的叙述之后，表明治理的善政。而在《容成氏》的后文讨论商汤征夏桀时的状况："当是时，强弱不諹，众寡不听讼，天地四时之事不修。汤乃専（溥）为征籍，以征关市。民乃宜怨，虐疾始生，于是乎有喑、聋、跛、眇、癭、窠、偻始起。汤乃戒求贤，乃立伊尹以为佐。伊尹既已受命，乃执兵钦（禁）暴，羕得于民，遂迷而贼盗，夫是以得众而王天下。"④这里直接将政治状况的混乱与各种身体状况的出现相联系⑤，而其解决之道在于伊尹的任命。在这样的一段叙述中，中心议题是

---

① 李零以为，长者与偻者对应，读为"张者"，长者指凸胸仰首的人，偻者指弯腰驼背的人（李零《容成氏释文考释》，马承源主编《上海博物馆藏战国楚竹书（二）》，上海古籍出版社，2002年，252页）。徐在国亦以为是"张者"，但指的是"有某种疾患者从事某种职业"，并不强调上下相对的问题（徐在国《上博竹书（二）文字杂考》，《学术界》2003年第1期，98—103页）。孟蓬生则以为细绎简文，长者与侏儒相对，娄者与癭者相对，因此"长者"应指"身体特长的人"（孟蓬生《上博竹书（二）字词札记》，《上博馆藏战国楚竹书研究续编》，上海书店出版社，2004年，472—477页）。苏建洲认为"长者"的确有可能是"张者"，所指的身体状况是"腹张（胀）"（苏建洲《上博楚简考释三则》，《考古与文物2005增刊·古文字论集（三）》）。
② 《说文解字》："癭，颈瘤也。"北京：中华书局，1963年，154页下一栏。
③ 《礼记正义》，北京大学出版社，1999年，429页。
④ 马承源主编《上海博物馆藏战国楚竹书（二）》，上海古籍出版社，2002年，278—279页。
⑤ 对《容成氏》中对暴政的描述及其在思想上的意义的讨论，请见 Yuri Pines, *The Everlasting Empire: The Political Culture of Ancient China and Its Imperial Legacy* (Princeton University Press, 2012.中译参见孙英刚译、王宇校《展望永恒帝国——战国时代的中国政治思想》，上海古籍出版社，2013年，87—89页)。

如何建立治理的秩序，以及违背乃至挑战秩序的"奸"要如何被重新纳入秩序中。由此说到"五疾"，似乎残缺的身体对于王政而言也是如此，他们是需要被着重考虑如何纳入秩序之中的异质性主体。

无论其思想归属为何，在《容成氏》中用对过去圣王治理时代的描述，指向一种对于未来政治的期待。这种政治理想体现出两个层面，第一，各种身体特征，都并不妨碍这些民众作为国家的子民；第二，这些子民都会在国家中拥有相应的位置，国家的需求和子民的需求在这里得到了同一。不同的文本都将其视为政治理想，并将其与"圣王"的理想相联系，虽然与之相联系的圣王略有不同。也许在荀子那里这代表了一种达到仁政的路径，《荀子·君子》中以"尚贤使能"作为仁政之法①。

但是这里有两个细节需要进一步讨论，第一，《容成氏》中的"凡民俾掑者"实际指向了之前所有的身体状况，而按照前文对于"罢癃"相关法律规定的引述，只有很少的部分被包含在了其中。前文所引睡虎地秦简《法律答问》记载："罢癃守官府，亡而得，得比公癃不得？得比焉。"②这意味着，在其职守方面，这里的"罢癃"只相当于"跛躃守门"的角色。二则，若"俾掑"与"罢癃"等同，那么两者的重点是不是落在"罢"字之上？《周礼》"秋官司寇"第五记："以圜土聚教罢民。"郑注曰："圜土，狱城也。聚罢民其中，困苦以教之为善也。民不愍作劳，有似于罢。"③《国语·齐语》记："政既成，乡不越长，朝不越爵，罢士无伍，罢女无家。"韦昭注曰："罢、病也。无作曰病。"④如果罢为无作之意，那么罢癃的本意是因癃而无作。而从无作转为官师所材，本身就是一个重要的思想转变。

第二则是《容成氏》在论述商汤征夏桀之后的关系，天下的秩序并未直接恢复，特别"汤乃尃（溥）为征籍，以征关市"，出现了"虐疾始生"，以及各种身体状况"始起"，直到伊尹为政。因此在这里身体状况的出现与之前圣王的时代有所差异，在圣王的时代，各种残疾的身体的存在被视为一

---

① 《荀子新注》，408 页。
② 睡虎地秦墓竹简整理小组《睡虎地秦墓竹简》，124 页。
③ 《周礼注疏》，北京大学出版社，1991 年，904 页。
④ 徐元诰撰，王树民、沈长云点校《国语集解》，239 页。

种预设的存在。但是其出现的原因为何？《吕氏春秋》和《淮南子》中均以为身体的情况（包括尰）与方土之"水"或"气"有密切的联系，《吕氏春秋·尽数篇》："形气亦然，形不动则精不流，精不流则气郁。郁处头则为肿为风，处耳则为挶为聋，处目则为眵为盲，处鼻则为鼽为窒，处腹则为张为疛，处足则为痿为蹷。轻水所多秃与瘿人，重水所多尰与躄人，甘水所多好与美人，辛水所多疽与痤人，苦水多尪与伛人。"①《淮南子·地形训》："土地各以其类生，是故山气多男，泽气多女，障气多暗，风气多聋，林气多癃，木气多伛，岸下气多尰，石气多力，险阻气多瘿，暑气多夭，寒气多寿，谷气多痹，丘气多狂，衍气多仁，陵气多贪，轻土多利，重土多迟，清水音小，浊水音大，湍水人轻，迟水人重，中土多圣人。皆象其气，皆应其类。"②如果将两者相联系，似乎不仅是被纳入秩序的问题，身体的差异性本身就是更大的自然秩序的一部分，而政治的秩序则需要学会如何去面对这样的问题。这一点与之前《荀子》的论述相一致。因此，在这里异质性身体的出现有了两种思想背景，一种是将其视为方土差异所造成的，本身就是自然秩序的一部分；另一种，则将其视为政治败坏的结果，但当新的王政重新兴起的时候，需要面对之前的结果，这是一种历史性的解释。而在商汤的时代，身体状况的出现与政治制度的变化，特别是傅籍和征关市相联系。圣王的政治则是为了各种身体状况都是各得其用。而在这里，政治制度造成了各种身体状况的出现。但是这样的观察，其实也暗示了傅籍与各种身体状况登记之间的关系。

此外，我们还需要注意《淮南子》的记载中，癃只是一种方土的疾病，并非所有疾病身体的代名词，它如何变成了一种国家视野下对身体的统计和管理方式？而且我们并不知道这里的癃是指哪种身体状况，是小便不利，还是身体的缺陷。即使癃在当时的语境下，逐渐成为特殊身体状况的总名，但正如前文对"俾倪"和"罢癃"的讨论，这种政治理想的承继和实现显然存在选择性，也就意味着对多样性的承认。这样的政治理念实际

① 陈奇猷《吕氏春秋新校释》，上海古籍出版社，2002年，139页。
② 张双棣撰《淮南子校释》，北京大学出版社，1997年，451页。

是基于各种身体特征各得其"所事",但是秦汉对身体的登记似乎却并非如此,它仅局限在某些身体状况。而这一关键在于"罢",即即使出现各种身体的差异,只有其中一些能被认为可以"不作"。或者说,在前文的文献中体现出的政治理想,转化成实践的时候,有了新的考虑要素。而下一节则将考察这些要素。

表 2 - 3　早期文献中记载的身体状况对比表

《管子》	《容成氏》	《礼记》	《吕氏春秋》	《淮南子》
聋盲	聋、槾戉	聋		聋
喑哑	喑	瘖		喑
跛蹇	跛躃	跛躃	蹇	
偏枯				
握递				
	侏儒	侏儒		
	长			
	偻			
	瘿		瘿	瘿
	疣			
		断者		
			秃	
			尰	尰
			疽	
			痤	
			尪	
			伛	伛
				瘫
				痹
				狂

第三节　帝制中国的建立与
身体状况的纳入

本节将继续回答前一节遗留的问题，即，在阐述了关于残疾身体和国家政治之间关系在先秦的思想渊源之后，似乎残疾身体进入国家的视野是一个理所当然的过程。但是，前文以《容成氏》与"罢癃"的比较已经指出，在"罢癃"成立的时候，其涵盖的身体状况不仅比先秦的论述范围有所缩小，或者说，其侧重之处也有所变化。因此，"罢癃"如何进入秦汉制度的问题显得更为重要①。正如本章一开头的讨论，罢癃的身体状况与"傅"密切相关，所谓"傅"，《史记·孝景本纪》司马贞索隐引荀悦言："傅，正卒也。"②《汉书·高帝纪》颜师古注言："傅，著也，言著名籍，给公家徭役也。"③杜正胜推测户籍的渊源与士卒版籍制度有关④。凌文超以为："注籍服兵役当是傅籍的本义。不过，随着汉帝国的建立，赐爵制的推行，二十等爵制的军事色彩日益淡化，民事管理的职能日益浓厚，傅籍、睆老、免老逐渐与一般赋役征派联系在一起。"⑤也就是说，傅籍的语境，意味着国家将民众变为军事征发或者派役，而其基础可能与一种文书的运作相关，即，民众成为国家文书（名籍）所登记的对象。而户籍的成立，说明这种登记的核心单位是"户"，这种登记本身就意味着一种层次的划分，首先要将所有可选择的对象加以登记，然后在将其中可以服兵役或徭役的加以注明。而罢癃的身体状况的存在，一方面意味着这种登记的过程与国家对

---

① 另外秦国到秦王朝的转化过程中，"秦的特质"对这个历史进程的影响是一个重要的问题。比如阎步克指出："周政'礼'传统的兴衰演变，本是个颇具连续性的过程；但是秦帝国因其特殊历史经历和社会性格，它的政治发展对此进程多少有点儿'插入'的意味儿。"见阎步克《士大夫政治演生史稿》，北京大学出版社，1996年，224页。

② 《史记》卷一一，440页。

③ 《汉书》卷一，38页。

④ 杜正胜《编户齐民——传统政治社会结构之形成》，台北：联经出版事业公司，1990年，1—6页。

⑤ 凌文超《秦汉魏晋"丁中制"之衍生》，30页。

民众身体的观察密切相关,另一方面也意味着,有异质性的身体会被排除出这个派役的过程。

这两点其实隐含着矛盾,即国家要登记所有的身体状况吗? 如果是,是否意味着要先登记罢癃的身体状况,再将其排除出军事征发或者派役? 还是国家一旦遭遇到罢癃的身体状况,就在文书登记的时候将其排除? 也就是国家对民众身体的观察与是否将其变为文本中的记载存在差异。这样说,是因为关于罢癃的身体标准的讨论与另一个争论密切相关,即秦汉时代(特别是秦)傅籍的标准是什么? 是年龄还是身高? 以下将先展开这一争论,再回到本段提出的问题。

傅籍的标准是随着睡虎地秦简的出土而逐渐展开的。高敏根据睡虎地秦简《大事记》中"今元年,喜傅"的记载,推算喜傅是十五岁,因此认为秦傅的年龄是十五岁①。池田温则指出在登记的时候,身长优先于年龄②。栗劲引《仓律》:"隶臣、城旦高不盈六尺五寸,隶妾、舂高不盈六尺二寸,皆为小。"由此推测此为秦时傅籍的法律标准。并且根据《史记·秦本纪》记秦王政十六年(前231)"初令男子书年",认为此后秦政府才掌握了民众的年龄资料③。陈明光详细讨论了秦简中关于身高的记载,认为有两个部分,第一是在量刑讼狱方面,均以盈六尺为可以量刑的标准,第二,对于奴隶和刑徒的规定是以身高为中心的。并指出爰书在刑狱中的作用,所以其登记方式也许与户籍有差异。因此认为秦人对隶臣妾使用身高制度,而民众傅籍依然采取年龄制④。杜正胜指出在政府课役之中,身高的因素重要于年龄⑤。马怡则指出,睡虎地秦简表明,在秦律中,凡涉及傅籍、起役、赎身、论罪、户籍登记时,都使用身高标准,而不是像后世那样使

① 高敏《关于秦时服役者的年龄问题探讨——读云梦秦简札记》,《郑州大学学报》1978 年第 2 期,70—74 页。

② 池田温《中国古代籍帐研究——概观·录文》,東京大学出版会,1979 年,中译见龚泽铣译《中国古代籍帐研究》,北京:中华书局,1984 年,53 页。

③ 栗劲《〈睡虎地秦墓竹简〉译注斠补》,《吉林大学社会科学学报》1984 年第 5 期,90 页;栗劲《秦律通论》,济南:山东人民出版社,1985 年,467—468 页。

④ 陈明光《秦朝傅籍标准蠡测》,《中国社会经济史研究》1987 年第 1 期,21—27 页。

⑤ 杜正胜《编户齐民——传统政治社会结构之形成》,16—19 页。

用年龄标准①。凌文超认为,先秦时期,主要按国家体制之下的地域大小、土地等级和家户等来征派赋役。在秦汉时期,征派赋役的依据比较复杂,与身高、年龄和爵等都有关涉。由于征发赋役的依据年龄比身高更公平、更容易调整,随着二十等爵制的衰亡,爵制对赋役征派的影响逐渐淡化,年龄于是成为赋役征派的主要依据②。朱德贵认为,秦"始傅"年龄确实应为十五岁,十八岁及十八岁以上者不仅须承担完全法律责任,而且还必须服全役③。在这样的一个讨论中,秦汉的傅籍逐渐被视为一个标准变化的过程,同时,其征派赋役的依据也是多样的,在不同的时代,某些要素更为凸显。

为何需要在这里回顾关于秦汉傅籍标准的讨论？我们回到前文已经提及的关于罢癃的身体描述。即《汉书·高帝纪》如淳注引《汉律》:"律,年二十三,傅之畴官,各从其父畴学之,高不满六尺二寸以下为罢癃。"④张家山汉简《二年律令·傅律》云:"当傅,高不盈六尺二寸以下,及天乌,皆以为罢癃。"⑤在这里提到的诸类可视为"罢癃"的情况中,《傅律》首先提到了身高的标准。我们可以将其作为一个线索,将"罢癃"身体状况的出现与傅籍进行关联讨论。

如果我们同意《二年律令》中的汉初制度对秦的制度有很大的继承性,那么《傅律》中的规定,显然可以与秦代的几条记载相对应考察。《二年律令》中称当傅时,如果没有达到六尺二寸,则为"罢癃"。而如淳注引《汉律》将这个年龄标准定为二十三。高敏根据《盐铁论》认为二十三始役是始于汉昭帝初年⑥。那么《二年律令》中所称的当傅应该不是年二十三,但是按照其中的说法,应该是有一个隐含的标准,这个标准可能与年龄相

①　马怡《秦人傅籍标准试探》,《中国史研究》1995 年第 4 期,16—21 页。

②　凌文超《秦汉魏晋"丁中制"之衍生》,《历史研究》2010 年第 2 期,25—45 页。

③　朱德贵《岳麓秦简课役年龄中的几个问题》,《简牍学研究》第 7 辑,兰州:甘肃人民出版社,2018 年,56—73 页。

④　《汉书》卷一,37 页。

⑤　录文见张家山二四七号汉墓竹简整理小组《张家山汉墓竹简(二四七号汉墓)》,37 页;此处文字与标点从周波《〈二年律令〉释文与注释商榷》。

⑥　高敏《关于秦时服役者的年龄问题探讨——读云梦秦简札记》,73 页。

关。达到这个年龄,尚未达到六尺二寸,则为"罢癃"。这也意味着《二年律令》中当傅的首要标准不是身高。而六尺二寸这个身高标准,在秦汉时代的其他记载中也有出现。《秦律十八种·仓律》记:"隶臣、城旦高不盈六尺五寸,隶妾、舂高不盈六尺二寸,皆为小;高五尺二寸,皆作之。"①特别要注意的是,不到六尺二寸是隶妾和舂(女性)为小的标准。也就是说当达到傅的条件时,如果身高与隶妾和舂为小的标准一样,就是"罢癃"。在这里让我们暂时假设两个前提,第一是隶臣、城旦、隶妾、舂高与秦国的普通民众身高差异不大,第二,在正常发育的情况下,身高与年龄有一定程度的对应关系。那么"罢癃"意味着当达到傅的条件时,男性比隶妾和舂(女性)为小的标准一致,与男性的隶臣和城旦为小的标准有所差距。这意味着,傅籍即使考虑了身高标准,也与罢癃的身高标准有一段距离,两者已经被区别开来。但是身高标准的存在,本身就意味着,在傅籍的过程中,本身就呈现出两种不同的倾向。是需要将所有的民众及其身体状况都加以登记,然后注明异质性的身体? 还是从一开始就将其排除? 而这两种倾向显然纠缠在律令的规定之中,这个过程是历史造成的吗?

在前文引用先秦文献对异质性的身体的讨论中,对于"侏儒"的关注,意味着身高的因素确实已经被注意,但需要讨论的是,在傅籍之时,为何身高会被注意到,以及其与年龄之间的关系。杜正胜将此类制度的渊源追溯到《周礼》中的记载,《地官·司徒》记:"以岁时登其夫家之众寡,辨其可任者。国中自七尺以及六十,野自六尺以及六十有五,皆征之。其舍者,国中贵者、贤者、能者、服公事者、老者、疾者,皆舍。"②在这个叙述中,也是有年龄和身高的双重因素。但杜正胜也强调,在《周礼》中是国与野承担不同责任,而在郡县制时代,则是因为身高和年龄而产生的不同劳役和法律责任③。

秦汉的傅籍,按照杜正胜的说法,其核心在于掌握人力资源,使人民

---

① 睡虎地秦墓竹简整理小组《睡虎地秦墓竹简》,32 页。
② 《周礼注疏》,295 页。
③ 杜正胜《编户齐民——传统政治社会结构之形成》,19 页。

提供徭役,同时考虑到体恤人民身体强弱不称①。尤锐(Yuri Pines)进一步发挥了这种看法,他认为公元前4世纪(如果不是更早)铁农具的大规模推广使得战国时代的农业出现了第一次革命,大规模开荒成为可能,而开荒和其他需要大量劳动力的工程,使得农民成为一种重要的经济资产,不仅是军事资产。而这是国家对农民生活进行广泛而紧密的干预和战国思想家反复论说"民"对政权重要性的背景②。

　　杜正胜和尤锐的论述将征役的标准的讨论,转化为了对中国早期国家的想象。如果我们考察他的论述背后假设的相关政治概念,就会发现,从表面上看来,他在讨论国家对于民众的征发是有其思想渊源的,但是这种论述在暗示一种新的国家的诞生,这种国家是一个"会算计"的"理性实体",同时在这种算计之中将民众的劳力视为一种资源。要进行衡量、分配并恰当的使用。但是这样的假设是非历史性的吗? 它随着国家的诞生而诞生? 它的诞生是国家"自然而然"的行为,需要知识的基础吗? 莫里奇奥·维罗里(Maurizio Viroli)强调在16世纪末至17世纪初的欧洲,政治的语言经历了急剧的变化,他甚至将其称为"政治观念的革命"(the revolution of politics)。而其中最为关键的就是国家理性(the reason of state)的诞生,在这里理性有一个工具性的意义,意味着估计盘算(calculate)成为维持国家的最合适的方式③。玛丽·普威(Mary Poovey)强调国家理性的论述诞生于17世纪的欧洲,正因为国家是一个理性的实体,因此商业是国家的重要组成部分,国家的统治不应该是基于抽象的原则,而是对于国家资源的合理运作,以实现自利(self-interested)。在这里的知识基础是基于,抽象的原则应该是价值无涉的,而在经济的意义上自利则是一种带有偏见的知识。更重要的是,她强调这种论述与复式记账

---

① 杜正胜《编户齐民——传统政治社会结构之形成》,22页。
② Yuri Pines, *The Everlasting Empire: The Political Culture of Ancient China and Its Imperial Legacy*.中译参见孙英刚译、王宇校《展望永恒帝国——战国时代的中国政治思想》,254—256页。
③ Maurizio Viroli, *From Politics to Reason of State: The Acquisition and Transformation of the Language of Politics 1250‑1600*, Cambridge University Press, 2005.

所带来的知识变革密切相关①。而就劳动而言,福柯(Michel Foucault)曾分析了亚当·斯密(Adam Smith)如何将劳动的概念引入,从而创立了政治经济学。财富被与劳动的单元相关联,它被劳动单元所生产,也再现着劳动②。当我们在假设中国古代的王朝将编户齐民视为人力资源的时候,显然与这两个现代观念的假设密切相关。只是,当我们假设这种制度设计也可能体现着体恤人民身体强弱不称的"仁"的概念时,这又体现了统治者的德性,这在莫里奇奥·维罗里的分析中,这是与国家理性相对立的政治理念类型。这里分析的重点并非是在追问,中国历史中是否有类似的"政治观念的革命",而是借用这个对立来反思之前论述的逻辑链条。当然,如果将这个对立设定为一组分析工具,会发现秦汉国家在对待民力的问题上,呈现出国家理性和圣王德性的交织。但是这样的分析,将国家对于劳力的思想和政策,视为一种对劳力需求下"自然而然"的产物,因而不需要知识基础,也忽视这个时代的政治思想论述。

如果回到前一节所勾勒的思想背景,观察傅籍制度的实践与之前政治理念论述的关系和差异,会发现其中的问题更为复杂。首先,异质性的身体可能是自然风土的产物也可能是政治状况的混乱,但是它是统治所必须要面对的对象;其次,统治要如何面对这样的对象,意味着要知晓它们,在《容成氏》中曾将傅籍与异质性身体联系起来叙述,进一步强化了政治可能造成身体差异的论点,在这里身体成为判断统治的关键指标之一,好的统治会恰当的面对异质性的身体,而坏的统治会导致出现更多的异质性的身体状况。在秦汉初期,傅籍制度中对于异质性身体的方式,更接近于《国语》中"官师之所不材",即将异质性的身体进行了排除。当然睡虎地秦简中使罢癃守官府的记载,不知是否是一种普遍的制度实践,如果是,那么异质性的身体还是被"材而事之"。在这里有政治空间的变化,因

---

① Mary Poovey, *A History of the Modern Fact: Problems of Knowledge in the Science of Knowledge and Society*, The University of Chicago, 1998.

② Michel Foucault, *Les mots et les choses*, Paris: Gallimard, 1996. 英译本见 *The Order of Things: An Archaeology of the Human Sciences*, Vintage Books, 1994, pp.221-225.中译参见莫伟民译《词与物——人文科学考古学》,上海:三联书店,2002 年,289—294 页。

为异质性的身体不能再被用来"实裔土"。

当然在其背后，是从东周到秦汉"民"作为思想概念和社会群体的变迁。安乐哲在其对《淮南子·主术》的讨论中，将"用众"视为民众对于君主价值的浮现，众的价值是在于选贤与能的个人价值中比较产生的①。用众的过程，国家是一个将民众个体化又使其超越个体(transindividual)的过程，即它强调的是"众"对于君主统治和国家的价值，这意味着它是超越个体的；但是它的实现是要依靠傅籍这一个体化的过程。按照这个逻辑，被傅籍的身体才是众的一部分，而异质性的身体被排除在外。那么异质性身体如何回到国家的视野之中？

本节的讨论提供了一个关键的线索，即在判断身体差异时所使用的知识工具是什么？这种知识工具可能会超越原有的区分，而构成一种共同性的认知基础。比如对身高的测量，构成了对傅籍和异质性身体观察的共同基础。在这时，不同的身体实际被纳入了一个共同性的国家目光之中。在异质性的身体成为"人力资源"被使用之前，它需要先成为知识的对象。但是我们现在缺乏的关键环节是：在秦汉国家建立的早期，中国古代国家对民众身体的凝视的知识基础是什么？这个知识基础是怎么运作的？就需要把重点放在观察在国家对身体观察的实践过程中，有哪些知识以怎样的方式参与其中？

第四节 《封诊式》、令史与
国家对身体的观察

接下来，我们需要讨论"罢癃"的注定，即其如何被国家所承认，并进入到户籍等文书记载之中。目前可见最早的"户籍实物"，是 2005 年 12

---

① Roger T. Ames, *The Art of Rulership: Study of Ancient Chinese Political Thought*, State University of New York Press, 1994.安乐哲，滕复译《中国古代的统治艺术——〈淮南子·主术〉研究》，南京：江苏凤凰文艺出版社，2018 年，231—247 页。

月湖南龙山里耶古城护城壕十一号坑(K11)出土的户籍简牍①。其基本格式可以总结如下:

表 2-4　里耶秦简户籍简基本格式

第一栏	某地户人/爵/姓名
第二栏	配偶:妻/母/妾/名
第三栏	子/爵/名
第四栏	女/名
第五栏	伍长(字体较大)/臣/名

值得注意的是,其中并没有关于身体特征的记载。邢义田已指出:"里耶户籍简内容十分简单。但我认为不可因此以为秦代户籍登记仅止如此。从张家山《二年律令》中出现的簿籍名称如《宅园户籍》、《年细籍》(按:疑指与年龄、生卒登记有关之籍)、《田比地籍》(按:疑为田地四至之籍)、《田租籍》、《田命籍》(按:命者,即任命之命,疑指因授田、继承或买卖而'名有田地'之籍)就可以知道,所谓户籍只是一个总的概念和名称,实际上和户籍相关的有多种不同内容和名称的簿籍。"②而韩树峰认为,户籍作为其他籍簿的基础,产生之初内容相当简洁,而以上的里耶出土秦简就是具体实物③。无论户籍是否分为广义和狭义,里耶出土的户籍简都意味着,身体状况进入户籍的记载并非"自然而然"的过程,国家对于身体的观察也不是"理所当然"地进入户籍文本,很可能随着其意义的凸显,才变为了东牌楼东汉简中的样子。

　　而在理想的状态下,"罢癃"在户籍中的登记与"案比"密切相关。两汉八月案比之制很可能承袭自秦,《后汉书·江革传》:"建武末年,与母归乡里。每至岁时,县当案比,革以母老,不欲摇动,自在辕中挽车,不用牛

---

① 湖南省文物考古研究所等《里耶发掘报告》,长沙:岳麓书社,2006 年,203—310 页。
② 邢义田《龙山里耶秦迁陵县城遗址出土某乡南阳里户籍简试探》,简帛网,2007 年 11 月 3 日。
③ 韩树峰《论秦汉时期的户籍概念与户籍实体的对应关系》,《国学学刊》2015 年第 4 期,88—98 页。

马，由是乡里称之曰'江巨孝'。"李贤注案比曰："案验以比之，犹今貌阅也。"①案比的地点有两说，或以为在县、道，或以为在乡。邢义田详细讨论关键史料，以为从县、乡和户籍的关系、县和乡的大小、行政条件与交通条件等方面，以为案比算民的实态很可能是名义上由县、道负责，实际施行却在更基层的乡里，一县各乡都应有乡户名籍，在乡里行政上有实际的作用，不是仅供呈报。汉代案比可能只限该年赋役义务或优待身份将有改变的县民，而不是所有的人②。但是无论如何，案比显然与"目验"有关，这种目验可以被抽象为国家对身体的观察，但其在实际运作过程中，却需要借助执行者的目光。

一个群体在户籍文本与身体之间扮演着重要的角色。张家山汉简《二年律令·户律》载："恒以八月令乡部啬夫、吏、令史相杂案户籍，副臧（藏）其廷……民宅园户籍，年细籍、田比地籍、田命籍、田租籍，谨副上县廷，皆以箧若匣匮盛，缄闭，以令若丞、官啬夫印封，独别为府，封府户；节（即）有当治为者，令史、吏主者完封奏（凑）令若丞印，啬夫发，即杂治为；臧（藏）已，辄复缄闭封臧（藏），不从律者罚金各四两。其或为諆（诈）伪，有增减也，而弗能得，赎耐。"③秦汉时期的基层官员，他们每年都要参与检查核对户籍和其他相关的籍簿，并要录写副本上交县廷，而且令史负责对各种籍簿副本进行封存。在这个过程中，他们的观察显然是对身体状况判断的关键，而且这种观察是一种在文书和身体之间核查的目光。

在当时的地方行政之中，基层官员会从事多种与身体相关的事务，而睡虎地秦简《封诊式》提供了多个例证，我们先来看一个例子：

告臣　　爰书：某里士五（伍）甲缚诣男子丙，告曰："丙，甲臣，桥（骄）悍，不田作，不听甲令。谒买（卖）公，斩以为城旦，受贾（价）钱。"

① 《后汉书》，北京：中华书局，1965年，1302页。
② 邢义田《汉代案比在县或在乡？》，《中研院历史语言研究所集刊》第60本第2分，1989年，451—485页。
③ 张家山二四七号汉墓竹简整理小组编著《张家山汉墓竹简[二四七号墓]》（释文修订版），54页。

讯丙，辞曰："甲臣，诚悍，不听甲。甲未赏（尝）身免丙。丙毋（无）病
殹（也），毋（无）它坐罪。"令令史某诊丙，不病。令少内某、佐某以市
正贾（价）贾丙丞某前，丙中人，贾（价）若干钱。丞某告某乡主；男子
丙有鞫，辞曰："某里士五（伍）甲臣。"其定名事里，所坐论云可（何），
可（何）罪赦，或覆问毋（无）有，甲赏（尝）身免丙复臣之不□（也）？以
律封守之，到以书言。①

在这个例证里，甲因自己的臣丙不服管束而要求将其卖给官府，其中涉及
丙是否患有疾病，就由令史对丙的身体状况进行"诊"。在这里，为何令史
具有对丙的身体进行观察和判断的知识权威？当然，这个判断的语境与
丙的身分以及要将其卖给官府相关。但是令史参与身体状况的判断并非
限于这样的语境。

　　在其他的例证之中，令史对身体的判断还得到了其他人的协助。比
如在"出子爰书"中提及已怀孕六月的甲与丙斗殴，后甲流产，要求令史检
查胎儿的性别、是否生发和胞的情况②。在这里出现了一个协助者，她的
身份是隶妾，要求她检验甲阴部的血和创伤情况。这里借助隶妾，应该是
因为令史的性别不能够检查甲的隐私部位。之后丞乙在爰书中记录了令
史的描述，特别是他所见到的胎儿情况："已前以布巾裹，如衃（衃）血状，
大如手，不可智（知）子。即置盎水中榣（摇）之，音（衃）血子殹（也）。其
头、身、臂、手指、股以下到足、足指类人，而不可智（知）目、耳、鼻、男女。
出水中有（又）音（衃）血状。"③以及隶妾的描述："皆言甲前旁有干血，今尚
血出而少，非朔事殹五（也）。某赏（尝）怀子而变，其前及血出如甲□。"④
在这里隶妾能够判断是否是流产的依据，与她自身的性别经验相关。如
果回到令史对于胎儿的判断，他先是进行目验，而目验的核心是辨认胎儿
是否已成人形。在目验无法判断之后，令史将胎儿放入水中观察，不知是

① 睡虎地秦墓竹简整理小组《睡虎地秦墓竹简》，北京：文物出版社，1990年，154页。
② 《睡虎地秦墓竹简》，161页。
③ 《睡虎地秦墓竹简》，161—162页。
④ 《睡虎地秦墓竹简》，162页。

否有相关的知识指导,而其描述则以胎儿是否具有人的形状为中心。中国古代各种典籍对胎儿发育变化的记载有不同说法。范行准曾详细讨论《淮南子》、《文子》和《广雅》一系的胎儿发育学说①。李建民将这些记载分为四种类型,他认为:"以时代来看,《胎产书》最早,其说在《诸病源候总论》等书尚得以见,流传最广。其次,是《淮南子·精神》所载之胚胎说,并见《尹文子·九守篇》、《广雅·释亲》、《太素》等书。此外,《耆婆五脏论》、《颅囟经》之胚胎说则受佛教影响较深。"②而不同类型的学说中,可能与这个《封诊式》中的记载有知识关联的有以下三类:

第一类源自马王堆帛书《胎产书》:"一月名曰留(流)刑(形),食饮必精,酸羹必〔熟〕,毋食辛星(腥),是谓才(财,或为哉)贞。二月始膏,毋食辛臊,居处必静,男子勿劳,百节皆病,是胃(谓)始臧(藏)。三月始脂,果隋宵(肖)效,当是之时,未有定义(仪),见物而化,是故君公大人,毋使朱(侏)儒,不观木(沐)候(猴),不食葱姜,不食兔羹;□欲产男,置弧矢,□雄雉,乘牡马,观牡虎;欲产(或为生)女,佩蚕(簪)耳(珥),呻(绅)朱(珠)子,是谓内象成子。〔四月〕而水受(授)之,乃始成血,其食稻、麦、鳝鱼、□□,〔以〕清血而明目。五月而火受(授)之,乃始成气,晏起□沐,厚衣居堂,朝吸天光,辟(避)寒央(殃),〔其食稻〕、麦、其羹牛、羊,和以荣卖(黄),毋食□,〔以〕养气。六月而金受(授)之,乃始成筋,劳□□□,〔出〕游〔于野,数〕观走犬马,必食□□(也),未□□□,是胃(谓)变奏(腠)□筋,□□□□。七〔月而〕木受(授)〔之,乃始成骨〕,居燥处,毋使〔定止〕,□□□□□□□□□,〔饮食〕辟(避)寒,□□□□□□□□□美齿。八月而土受(授)〔之,乃始成肤革〕,□□□□□□□,〔是〕胃(谓)密〔腠〕理。九月而石授之,乃始成〕豪(毫)毛,□□□□□□□□□□□□□□□□□□□□□□□司(伺)之。十月气陈□□,以为

---

① 范行准《中国病史新义》,628—639页。

② 李建民《马王堆汉墓帛书"禹藏埋胞图"笺证》,《中研院历史语言研究所集刊》第65本第4分,1994年,755—757页。此据李建民《生命史学——从医疗看中国历史》,台北:三民书局,2005年,209—323页。另请参见李建民《〈明译天文书〉的妊娠思想》,《大陆杂志》第100卷第3期,2000年,1页。

匚。"①此说后与十二脉逐月养胎的学说相结合,在徐之才的《逐月养胎方》中添加逐月养胎的汤药和补胎汤方。此后为《诸病源候论》、《千金要方》、《外台秘要》和《妇人良方》等所沿袭。

第二类源于《管子》卷一四"水地"第三九:"人,水也。男女精气合而水流形。三月如咀,咀者何? 曰五味。五味者何,曰五藏。酸主脾,咸主肺,辛主肾,苦主肝,甘主心。五藏已具,而后生肉。脾生隔,肺生骨,肾生脑,肝生革,心生肉。五肉已具,而后发为九窍:脾发为鼻,肝发为目,肾发为耳,肺发为窍。五月而成,十月而生。"②

第三类源于《淮南子·精神训》:"一月而膏,二月脉,三月胞,四月胎,五月筋,六月骨,七月成,八月动,九月躁,十月生。"③亦见于《文子》、《广雅》、《医心方》所引《太素经》。后见于《医说》、《类说》之中。

《胎产书》和《淮南子》注重胎儿十月变化的过程,而《管子》则特别关注三月时胎儿的变化。前文所讨论的《封诊式》目验的重点在于胎儿是否成为人形,而特别要求观察其性别、是否生发和胞的状况。而这里的外形显然指的是"头、身、臂、手指、股以下到足",及"目、耳、鼻、男女"。而这些在《胎产书》中并不是描述的重点,在《管子·水地篇》中描述五脏生成五官的过程是在三月之后,而五月而成。《淮南子·精神训》则称七月而成。其中本身就存在着差异。

而就性别的判断,中国古代医学对是否怀孕的检测一般依靠脉诊。性别判断也是如此,其基本的知识原理见于王叔和的《脉经》卷九:"脉平而虚者,乳子法也,经云:阴搏阳别,谓之有子,此是血气和调,阳施阴化也,诊其手少阴脉动甚者,妊子也,少阴,心脉也,心主血脉。又肾名胞门子户,尺中肾脉也,尺中之脉,按之不绝,法妊娠也。三部脉沉浮正等,按之无绝者,有娠也,妊娠初时,寸微小,呼吸五至,三月而尺数也。脉滑疾,重以手按之散者,胎已三月也,脉重手按之不散,但疾不滑者,五月也。妇

---

① 马继兴《马王堆古医书考释》,781—802 页。
② 《管子校注》,815—816 页。
③ 张双棣撰《淮南子校释》,722 页。

人妊娠四月，欲知男女法，左疾为男，右疾为女，俱疾为生二子。又法得太阴脉为男，得太阳脉为女，太阴脉沉，太阳脉浮。又法：左手沉实为男，右手浮大为女，左右手俱沉实，猥生二男，左右手俱浮大，猥生二女。又法：尺脉左偏大为男，右偏大为女，左右俱大产二子，大者如实状。又法：左右尺俱浮，为产二男，不尔则女作男生，左右尺俱沉，为产二女，不尔则男作女生也。"①其中将判断男女之法放在妊娠四月，但是并非意味着目验也可以在妊娠四月时判断出胎儿的性别。

而"胞"在中国古代医籍中有多种意涵。李建民指出，胞至少有三意。其一是胞宫，或称女子胞，大致指女子之子宫。其二是尿胞，大致指膀胱。其三，是胞衣②。这里要求目验的应该是胞衣。《淮南子·精神训》中称三月胞，意味着胞的形成也是胎儿发育的一部分。也就是说，在关于胎儿发育的各种说法中，无论是身体四肢、五官、性别和胞，都是随着胎儿发育逐渐形成的。但是在《封诊式》中要求对其目验时，并未强调胎儿发育所属的月份，而仅以当下的视觉判断为核心。这种视觉的辨识和判断与一套可操作的程序相关，在这个过程中水扮演了关键的"工具"的作用，而血在对母亲和胎儿的判断中都扮演了关键性的作用。而《胎产书》却也强调胎儿的血是在四月乃成。栗山茂久曾强调在古希腊和古代中国，血都被视为与生命力相关联③。而吴章（Bridie Andrews）则强调中国古代对于"血症"的关注点在于血以不正常的方式排出体外④。《封诊式》中的隶妾和令史显然也有类似的关注，但是隶妾的关注并非来自医学经典，而是自身性别的身体经验。重要的在于，在《封诊式》中将血变为了一种可以实践的视觉性证据。

我们并不能说《胎产书》、《管子》和《淮南子》都代表了一种医学的知

---

① 《脉经校注》，北京：人民卫生出版社，1991年，350—353页。
② 李建民《马王堆汉墓帛书"禹藏埋胞图"笺证》，737—738页。
③ Kuriyama Shigehisa, *The Expressiveness of the Body and the Divergence of Greek and Chinese Medicine*, Zone Books, 2001.此据张信宏、张轩辞译《身体的语言——古希腊医学和中医之比较》，上海书店，2009年，183—184页。
④ 吴章《"血症"与中国医学史》，《清以来的疾病、医疗和卫生——以社会文化史为视角的探索》，北京：三联书店，2009年，163页。

识，相反，它们意味着，在这个时代，胎儿的发育作为对人本身的基本关注，衍生出多样的话语。但是在《封诊式》的记载中，在判断是否因为暴力而流产时，呈现出与这些话语都不同的观察重点和操作重点。在其中有隶妾自身的性别经验，而这些经验被纳入了一个可实践的观察链条中，这个链条不关心胎儿在各个月的成长变化，而试图决定他/她是否已成人形，能否用来证明因暴力而流产。

　　而在另一份关于尸体的爰书中给出了进一步的信息，即令史与其协助者的观察并非自发进行，而是有其指南。在《经死爰书》中丙死亡，而令史与其协助者牢隶臣对其进行检查，在令史的爰书中对尸体的状况有详细的描述：

　　　　丙死(尸)县其室东内中北廦权，南乡(向)，以枲索大如大指，旋通系颈，旋终在项。索上终权，再周结索，余末衺二尺。头上去权二尺，足不傅地二寸，头北(背)傅廦，舌出齐唇吻，下遗矢弱(溺)，污两却(脚)。解索，其口鼻气出渭(喟)然。索迹栉(椒)郁，不周项二寸。它度毋(无)兵刃木索迹。权大一围，衺三尺，西去堪二尺，堪上可道终索。地坚，不可智(知)人迹。索衺丈。衣络襌襦、裙各一，践□。①

而这段描述与后文所提供的指导规范完全相吻合：

　　　　诊必先谨审视其迹，当独抵死(尸)所，即视索终，终所党有通迹，乃视舌出不出，头足去终所及地各几可(何)，遗矢弱(溺)不殹(也)？乃解索，视口鼻渭(喟)然不殹(也)。及视索迹郁之状。道索终所试脱头；能脱，乃□其衣，尽视其身、头发中及篡。舌不出，口鼻不渭(喟)然，索迹不郁，索终急不能脱，□死难审殹(也)。节(即)死久，口鼻或不能渭(喟)然者。自杀者必先有故，问其同居，以合(答)其故。②

---

① 《睡虎地秦墓竹简》，158 页。
② 《睡虎地秦墓竹简》，158—159 页。

但是在这个目验尸体及其周边环境的指导规范中,并没有提及要求使用详细而具体的数字描述。在另一个例证中,遭遇到一个"有贼死"的情况,令史同样是在牢隶臣的协助下完成了对尸体体表特征进行详细描述的爰书:

> 男子死(尸)在某室南首,正偃。某头左角刃痏一所,北(背)二所,皆从(纵)头北(背),袤各四寸,相耎,广各一寸,皆臽中类斧,脑角出(顄)皆血出,被(被)污头北(背)及地,皆不可为广袤;它完。衣布襌裙、襦各一。其襦北(背)直痏者,以刃夬(决)二所,瘛(应)痏。襦北(背)及中衽□污血。男子西有鑿秦絭履一两,去男子其一奇六步,一十步;以履履男子,利焉。地坚,不可智(知)贼迹。男子丁壮,析(皙)色,长七尺一寸,发长二尺;其腹有久故瘢二所。男子死(尸)所到某亭百步,到某里士五(伍)丙田舍二百步。令甲以布裙刬狸(埋)男子某所,侍(待)令。以襦、履诣廷。讯甲亭人及丙,智(知)男子可(何)日死,闻滂(号)寇者不殹(也)?①

在《封诊式》此条之后并不如前一条有详细的指导原则,但是若与前一条比较可以发现其观察的原则和记录的顺序基本一致。而在这一条中,用数字记载对应位置等,成为重要的要素。而在汉简之中类似的记载也存在。《居延新简》E. P. T68:20-22记:"夏侯、谭争言、斗,宪以所带剑刃击伤谭匂(胸)一所,广二寸,长六寸,深至骨。宪带剑,持官六石具弩一,稾矢铜鍭十一枚。持大□橐一,盛糒三斗、米五斗,骑马兰越隧南塞天田出。案:宪斗伤。"②在这里对伤口的位置有记录之外,还对伤口进行了测量。这种与数字相关的测量,使得其变得可以记载,即是一种在文本之中的数字呈现。这与福柯所讨论的检验与记录的相关非常相似③。如果将

---

① 《睡虎地秦墓竹简》,157 页。
② 马怡、张荣强主编《居延新简校释》,天津古籍出版社,2013 年,723 页。
③ Michel Foucault, *Surveiller et punir: Naissance de la prison*, Paris: Gallimard, 1975. Alan Sheridan trans., *Discipline and Punish: The Birth of the Prison*, New York: Vintage, 1979, pp.170-194. 中译参见杨远缨、刘北成译《规训与惩罚——监狱的诞生》,北京:三联书店,1999 年。

其与马王堆出土的《五十二病方》中关于诸伤的记载相比较,其中并未关注伤口的形状和测量,也未因为这些要素而区别治疗①。而秦汉简牍中的记载也意味着参与观察的人,需要携带着测量的工具。甘肃放马滩 1 号秦墓中曾出土一支木制度器,全长 90.5 厘米,宽 3.2 厘米,厚 2 厘米,其间刻 26 条线纹,间距为 2.4 厘米。应该是指向寸②。这与前一节讨论对身高的测量相关,在这个对身体观察的过程中,对身体的测量是重要的组成部分。这意味着,测量的工具显然已经成为令史目光构成的一部分。

数字化的测量并非是自然而然的。维托尔德·库拉(Witold Kula)对中世纪到近代欧洲测量的研究中,强调数字化的测量与权威(authority)密切相关,而其演变的历史过程与一个权力博弈的过程密切相关,这个过程中,地方民众、封建制度的地方实践和中央集权都扮演着角色③。对于秦朝度量衡的研究,更重视统一度量衡中"统一"与中央集权的关系。但是数字化的测量及其在不同领域内的推行,本身就具有权力的意义。

但是并非意味着在任何情况下都能只依靠令史的目光,在发现疠的情况时,就出现了医的身份,而医丁的观察也成了是否是疠的关键:"令医丁诊之,丁言曰:'丙毋(无)糜(眉),艮本绝,鼻腔坏。刺其鼻不疐(嚏)。肘郄(膝)□□□到□两足下奇(踦),溃一所。其手毋胈。令澘(号),其音气败。疠(疠)殹(也)。'"④在这里,"医"的介入,似乎明确的展示出史/吏和医的目光的差异,甚至可能是知识的差异。而与之相关,在这里关于疠的身体症候的记载与早期医籍的记载有颇多共通之处。张家山汉简《脉书》中记:"四节疠如目,糜突,为疠。"⑤《黄帝内经素问》卷一二《风论》记:"疠者,有荣气热府,其气不清,故使其鼻柱坏而色败,皮肤疡溃,风寒客于脉而不去,名曰疠风,或名曰寒热。"⑥但是在秦代的记载中,对于疠的处

① 马继兴《马王堆古医书考释》,323—355 页。
② 田建、何双全《甘肃天水放马滩战国秦汉墓群的发掘》,《文物》1989 年第 2 期,7 页。
③ Witold Kula, *Miary i ludzie*, Ksiazka I Wiedza, 1970. R. Szreter trans., *Measures and Men*, Princeton, NJ: Princeton University Press, 1986, pp.18 - 23.
④ 睡虎地秦墓竹简整理小组《睡虎地秦墓竹简》,156 页。
⑤ 高大伦《张家山汉简〈脉书〉校释》,成都出版社,1992 年,33 页。
⑥ 郭霭春等校注《黄帝内经素问校注》,550 页。

理，或者是将其置于病所，或者是所谓"定杀"。林富士认为，这带有祭祀的意味，会使得疠鬼不再作祟①。那么在这里医的参与，可能与之后的处理相关。也就是说，医及其知识在这个行政运作的过程中并非不是知识权威的来源，但是却不是知识权威的唯一来源。同时，医及其知识似乎在特定的情况下才出现，这与之前女性的身体经验一样。更值得注意的是，如果疠被视为一种严重的疾病时，甚至可能带有宗教的意义，那么由令史处理，似乎不仅说明令史有相关的"知识"来处理，是否也说明他可以使用自己的知识避免疾病和病人对他造成的伤害？当秦代国家将基层官员推向处理疠的前台时，代表了国家的什么倾向？

在讨论了以上的例证之后，需要进一步追问的是：这是一种怎样的目光？它显然并不是以一种单一的知识或经验为基础，而是将不同的知识和经验进行重组。在这种重组之后，它确实呈现出"目光"的特质，一是它强调以数字为基础的测量，二是它重视可视化的操作。而数字的测量和可视化的操作，都转化为可以重复的文字记载和指南。按照詹姆斯·斯科特（James Scott）的看法，这是一种国家视角下的知识实践，它既是一种精细的知识，又是一种简单化的知识。它对整体进行概括，又一定在不同的情况下可以重复使用。这种与统治相关的知识会缩小视野，只关注有限的特征，使得处在中心位置的特征更容易被测量和计算②。

虽然有不同的群体参与，但是其中的主体角色还是史和令史。睡虎地秦简显然提供了重要的例证，即令史如何通过阅读《封诊式》中的内容进而阅读民众的身体。根据《睡虎地秦墓竹简·编年纪》，睡虎地秦墓的墓主人喜先任"史"后任"令史"③。如果我们相信随葬的《封诊式》反映了

---

① 林富士《试释睡虎地秦简中的"疠"与"定杀"》，《史原》第 15 辑，1986 年，23 页。参见梁其姿《麻风病概念演变的历史》，《历史语言研究所集刊》第七十本第二分，1999 年，399—438 页。

② James Scott, *Seeing Like a State: How Certain Schemes to Improve the Human Condition Have Failed*, Yale University Press, 1998.中译可参考王晓毅译《国家的视角——那些试图改善人类状况的项目是如何失败的》，北京：社会科学文献出版社，2004 年，3—65 页。

③ 睡虎地秦墓竹简整理小组《睡虎地秦墓竹简》，156 页。

墓主人喜的阅读世界①,或者说,它反映了负责葬送仪式者认为墓主人应有的阅读世界。那么随葬于喜的墓葬中的《封诊史》可能展示了基层官员如何通过阅读《封诊式》等的文本习得一种阅读民众身体的目光的过程。阎步克曾强调"史"等身分在秦帝国中的重要性:"结合文献及秦简所见,称'史'之官在秦地位重要。秦简之中,史、令史等是基本的执法行政者,在各级官署中从事书记、刑案、文档等等工作。……在秦简律文中,我们看到令史在县之司法行政中分外活跃,这在使县真正成为专制君主能以行政方式来控制社区的单位之上,肯定是发挥了重要作用。"②而也正因为如此,基层官员的目光意味着国家的凝视如何在个体的身上实现,而他们的目光背后的塑造过程也是国家关于个体的知识如何形成与运作的过程。

第五节 文本和算术的运作

在"眼见"的确认之后,被登记的身体状况进入了文书的系统,之后出现一系列文书运作的过程。松柏汉墓所出的一块木牍,其正反面书写《罢癃簿》、《新傅簿》和《免老簿》,其中《罢癃簿》的内容如下:

背面第一栏:

南郡罢簿

巫罢百一十六人,其七十四人可事

秭归罢百六十人,其百卅三人可事

夷道罢卅八人,其卅人可事

---

① 比如葛兆光曾根据马王堆帛书指出:"一个墓葬中所收藏的读物,往往是墓主所涉猎的书籍,而一个墓主所涉猎的范围,可能代表他这一阅读群体,在一个阅读群体所涉猎的书籍中,大体可以测定当时普遍的阅读范围,而这个普遍的阅读范围大体上就透露了这一时代的知识水平和思想兴趣。"见葛兆光《中国思想史》第 1 卷,上海:复旦大学出版社,2001 年,218 页。

② 阎步克《士大夫政治演生史稿》,236 页。

夷陵罢廿二人，其十七人可事

醴阳罢廿六人，其十五人可事

孱陵罢七十六人，其六十二人可事

州陵罢六十一人，其卅八人可是事

沙羡罢五十一人，其卅人可事

安陆罢廿八人，其廿四人可事

宜成罢六百卅三人，其五百七十人可事

背面第二栏：

临沮罢百九十九人，其百卅四人可事

显陵罢卅五人，其卅人可事

江陵罢三百六十三人，其三百一十六人可事

襄平侯中庐罢二百一十八人，其百六十九人可事

邔矦国罢二百七十五人，二百廿三人可事

便矦国罢三百七人，其二百六十四人可事

轪矦国罢七十人，其五十九人可事

·凡罢二千七百八人，其二千二百廿八人可事

四百八十人不可事①

这里虽然是南郡的统计，但是其下首先有各个县和侯国的统计，显然是抄写自县和侯国的文书，意味着在县和侯国的层面已有统计。那么在国家的层面，可能也有进一步的统计。同时，其中虽然判断了是否为"罢癃"，之后还判断是否"可事"，那么"可事"与否凸显的关注点在徭役。但是"罢癃"不仅是一种是否征役的标准，也开始有相应的救助。显然这是之前《荀子》等文献中救济思想的重彰。张家山汉简《二年律令·户律》中有救

---

① 《湖北荆州纪南松柏汉墓发掘简报》，《文物》2008 年第 4 期。对《罢癃簿》的讨论见袁延胜《荆州松柏木牍及相关问题》，《江汉考古》2009 年第 3 期，114—119 页；杨振红《松柏西汉墓簿籍牍考释》，《南都学刊》2010 年第 5 期，1—8 页。

助"癃病"的条文："夫妻皆（癃）病，及老年七十以上，毋异（分异）其子；今毋它子，欲令归户人养，许之。"①《徭律》中也有救助罢癃的内容："诸当行粟（运粮），独与若父母居老（免老）如睆老，若其父母罢（癃）者，皆勿行。金痍（兵器创伤）、有□病，皆以为罢（癃），可事如睆老。"②这也意味着除了是否可事之外，可能还有其他的统计方式。在这里"罢癃"不仅成为了一种文书上的身份，同时也成为一系列的数字。这与文书国家（paper state）的算数情节（arithmetical mentality）相关③。彼得·伯克指出"文书国家"的出现和兴起是近代早期欧洲的一种普遍现象④。这意味着，秦汉国家也有算术情节，并是文书国家吗？它们在古代中国的知识基础是什么？

在这里，我们不再讨论从户籍和各种簿书中提取数字进行统计的过程，而尝试讨论在获得统计数字之后，如何应用这些数字。在岳麓秦简《数》中有这样一段记载：

> 凡三卿（乡），其一卿（乡）卒千人，一卿（乡）七百人，一卿（乡）五百人，今上归千人，欲以人数衰之，问几可（何）归几可（何）？曰：千者归四〔百〕。　　0943
>
> 五十四人有（又）二千二百分人千二百·七百者归三百一十八人有（又）二千二百分人四百·五百归二百廿七人有（又）二千二百分人六百。　　0856

---

① 《张家山汉墓竹简·二四七号墓》，55 页。
② 《张家山汉墓竹简·二四七号墓》，64 页。
③ 在这里 paper state 和 arithmetical mentality 两个术语都来自 Peter Burke，见 Peter Burke, *A Social History of Knowledge: From Gutenberg to Diderot*, Cambridge：Polity, 2000.中译见陈志宏、王婉旎译《知识社会史》（上卷），杭州：浙江大学出版社，2016 年，128、147 页。对近代欧洲国家数字情节的讨论可见 A. Desrosières, *La politique des grands nombres. Histoire de la raison statistique* (Paris, 1993)；S. Patriarca, *Numbers and Nationhood: Writing Statistics in Nineteenth-Century Italy* (Cambridge：Cambridge University Press, 1996)；J. Adam Tooze, *Statistics and the German State, 1900 - 1945: The Making of Modern Economic Knowledge* (Cambridge：Cambridge University Press, 2003)。近来也出现了对现代中国数字情节的研究，见 Arunabh Ghosh, *Making It Count: Statistics and Statecraft in the Early People's Republic of China* (Princeton, NJ：Princeton University Press, 2020)。
④ 彼得·伯克著，陈志宏、王婉旎译《知识社会史》（上卷），147 页。

> 其述(术)曰:同三卿(乡)卒,以为灋(法),各以卿(乡)卒乘千人
> 为蕢(实)＝,(实)如灋(法)一人。　　0897①

所谓"衰",是按照一定的标准递减之意。刘徽注《九章算术》时解释说:
"衰分,差也。"②即渐差而递减的意思。这道题是关于让士兵归乡,肖灿认
为,有可能是发生在无战事或少战事时期的裁军,也有可能是服役期满后
的遣归③。而其中提供的最重要的数字,是各乡担任士兵的人数差异,也
就意味着归乡的人数需要由各乡人数的渐差来决定。这个问题的设计本
身就与之前讨论的傅籍以及各种簿书的人数统计密切相关,也意味着,对
士兵的征发以及服役之后的归乡等,都以这些统计数字为运算的依据。
而《九章算数》中有与之相关的题目:

> 今有北乡算八千七百五十八,西乡算七千二百三十六,南乡算八
> 千三百五十六,凡三乡,发徭三百七十八人。欲以算数多少衰出之,
> 问各几何? 答曰:北乡遣一百三十五人、一万二千一百七十五分人之
> 一万一千六百三十七。西乡遣一百一十二人、一万二千一百七十五
> 分人之四千四。南乡遣一百二十九人、一万二千一百七十五分人之
> 八千七百九。术曰:各置算数为列衰,副并为法,以所发徭人数乘未
> 并者,各自为实,实如法得一人。④

此题在《九章算数》归于"衰"之类。这道题的中心议题,是从三个乡征发
徭役,给出了三个乡的人口和需要征发的人数,其中暗含的假设是,各乡
征发人数的标准是根据其总人数,人多之乡多出,人少之乡少出。然后给
出了答案。而"术"的部分解答,如何将各乡的人数作为列衰,用总人数乘
以各自对应的衰,作为被除数,就可以得到结果。

---

① 朱汉民、陈松长主编《岳麓书院藏秦简(贰)》,上海辞书出版社,2011 年,19 页。
② 郭书春《〈九章算术〉新校》,北京:中国科学技术大学出版社,2013 年。
③ 肖灿《岳麓书院藏秦简〈数〉研究》,湖南大学博士论文,2010 年,70 页。
④ 郭书春《〈九章算术〉新校》,100 页。

　　之前的研究者并未将《九章算术》中的这类题目视为纯粹的数学演算，而是认为这些题目的设计与当时的社会语境密切相关①。如果将这个题目与具体的社会背景相联系，其中所隐含的假设就是国家已经对民众傅籍，并对每个地区可算的人口进行了统计，然后据此来征发徭役。而此题的主题就是根据此统计的基础对劳动力进行分配。而这一个题目中设定的计算要素是各乡的人口数，而在《九章算术》的其他的题目里，相关的要素，还包括身分和距离。所谓的身分，是在二十等爵制中的爵等②。在本章中将集中关注距离，特别是距离与运输劳力之间的关系，而距离的要素则集中体现在《九章算术》"均输"章，其中记：

　　　　今有均输粟：甲县一万户，行道八日；乙县九千五百户，行道十日；丙县一万二千三百五十户，行道十三日；丁县一万二千二百户，行道二十日，各到输所。凡四县赋，当输二十五万斛，用车一万乘。欲以道里远近，户数多少，衰出之。问粟、车各几何？

　　　　答曰：甲县粟八万三千一百斛，车三千三百二十四乘。乙县粟六万三千一百七十五斛，车二千五百二十七乘。丙县粟六万三千一百七十五斛，车二千五百二十七乘。丁县粟四万五百五十斛，车一千六百二十二乘。

　　　　术曰：令县户数，各如其本行道日数而一，以为衰。甲衰一百二十五，乙、丙衰各九十五，丁衰六十一，副并为法。以赋粟、车数乘未并者，各自为实。实如法得一车。有分者，上下辈之。以二十五斛乘

---

① 宋杰认为此题反映的是西汉后期到东汉初期的情况，见宋杰《〈九章算数〉与汉代社会经济》，北京：首都师范大学出版社，1993年，97页。
② 用爵等来列衰的两题的内容分别为：其一："今有大夫、不更、簪裹、上造、公士，凡五人，共猎得五鹿。欲以爵次分之，问各得几何？答曰：大夫得一鹿、三分鹿之二。不更得一鹿、三分鹿之一。簪裹得一鹿。上造得三分鹿之二。公士得三分鹿之一。术曰：列置爵数，各自为衰，副并为法。以五鹿乘未并者，各自为实。实如法得一鹿。"其二："今有禀粟，大夫、不更、簪裹、上造、公士，凡五人，一十五斗。今有大夫一人后来，亦当禀五斗。仓无粟，欲以衰出之，问各几何？答曰：大夫出一斗、四分斗之一。不更出一斗。簪裹出四分斗之三。上造出四分斗之二。公士出四分斗之一。术曰：各置所禀粟斛斗数，爵次均之，以为列衰，副并而加后来大夫亦五斗，得二十以为法。以五斗乘未并者各自为实。实如法得一斗。"

车数,即粟数。①

这一道题,给出了每个县的人数和具体,求问每县的赋粟和车数。宋杰认为此题是指为调拨粮食而进行的单纯的劳役,而不是缴纳实物赋税时的附加劳役②。而接下来一题记:

> 今有均输卒:甲县一千二百人,薄塞;乙县一千五百五十人,行道一日;丙县一千二百八十人,行道二日;丁县九百九十人,行道三日;戊县一千七百五十人,行道五日。凡五县,赋输卒一月一千二百人。欲以远近、户率,多少衰出之。问县各几何?
>
> 答曰:甲县二百二十九人。乙县二百八十六人。丙县二百二十八人。丁县一百七十一人。戊县二百八十六人。
>
> 术曰:令县卒,各如其居所及行道日数而一,以为衰。甲衰四,乙衰五,丙衰四,丁衰三,戊衰五,副并为法。以人数乘未并者各自为实。实如法而一。有分者,上下辈之。③

在这一道题中,卒替代了粟,成为均输的对象,给出了各县的户数和距离,欲求每县的人数。这一题与前文所引的发徭的题目相比,增加了距离远近这一要素。这一要素的增加,并且视为列衰的一部分,意味着,运送的过程(不论运送的是粟还是人)被纳入考虑。而之后的两道题则记:

> 今有均赋粟:甲县二万五百二十户,粟一斛二十钱,自输其县;乙县一万二千三百一十二户,粟一斛一十钱,至输所二百里;丙县七千一百八十二户,粟一斛一十二钱,至输所一百五十里;丁县一万三千三百三十八户,粟一斛一十七钱,至输所二百五十里;戊县五千一百

---

① 郭书春《〈九章算术〉新校》,217—218 页。
② 宋杰《〈九章算数〉与汉代社会经济》,134 页。
③ 郭书春《〈九章算术〉新校》,218—220 页。

三十户，粟一斛一十三钱，至输所一百五十里。凡五县赋，输粟一万斛。一车载二十五斛，与僦一里一钱。欲以县户输粟，令费劳等。问县各粟几何？

答曰：甲县三千五百七十一斛、二千八百七十三分斛之五百一十七。乙县二千三百八十斛、二千八百七十三分斛之二千二百六十。丙县一千三百八十八斛、二千八百七十三分斛之二千二百七十六。丁县一千七百一十九斛、二千八百七十三分斛之一千三百一十三。戊县九百三十九斛、二千八百七十三分斛之二千二百五十三。

术曰：以一里僦价，乘至输所里，以一车二十五斛除之，加一斛粟价，则致一斛之费。各以约其户数，为衰。甲衰一千二十六，乙衰六百八十四，丙衰三百九十九，丁衰四百九十四，戊衰二百七十，副并为法。所赋粟乘未并者，各自为实。实如法得一。

今有均赋粟，甲县四万二千算，粟一斛二十，自输其县；乙县三万四千二百七十二算，粟一斛一十八，佣价一日一十钱，到输所七十里；丙县一万九千三百二十八算，粟一斛一十六，佣价一日五钱，到输所一百四十里；丁县一万七千七百算，粟一斛一十四，佣价一日五钱，到输所一百七十五里；戊县二万三千四十算，粟一斛一十二，佣价一日五钱，到输所二百一十里；己县一万九千一百三十六算，粟一斛一十，佣价一日五钱，到输所二百八十里。凡六县赋粟六万斛，皆输甲县。六人共车，车载二十五斛，重车日行五十里，空车日行七十里，载输之间各一日。粟有贵贱，佣各别价，以算出钱，令费劳等。问县各粟几何？

答曰：甲县一万八千九百四十七斛、一百三十三分斛之四十九。乙县一万八百二十七斛、一百三十三分斛之九。丙县七千二百一十八斛、一百三十三分斛之六。丁县六千七百六十六斛、一百三十三分斛之一百二十二。戊县九千二十二斛、一百三十三分斛之七十四。己县七千二百一十八斛、一百三十三分斛之六。

术曰：以车程行空、重相乘为法，并空、重以乘道里，各自为实，实如法得一日。加载输各一日，而以六人乘之，又以佣价乘之，以二十五斗除之,加一斗粟价,即致一斗之费。各以约其算数为衰,副并为法,以所赋粟乘未并者,各自为实。实如法得一斗。①

这两道题回到了输粟的问题,前一题考虑的要素包括各县户数、粟的价格和至输所的距离远近。后一题考虑的包括各县的算数、粟的价格、至输所的距离和佣人的日价。在这个要素叠加的过程②,有三个层次需要注意:第一,是距离的存在使得运送粟和运送人(徭役、兵役)中运送的对象可以被等同;第二,则是距离的存在使得缴纳实物赋税时的附加劳役可能被认可。宋杰认为这显示了均输法有一个演变的过程,逐渐将赋税缴纳过程中劳力考虑到其中③;第三,佣人运送的费用被纳入计算的要素,同时这种费用是按照"日"为单位计算,即劳力是按照距离/时间的相应比值计算的,意味着劳力不仅被认可,同时可以视为有价值的。这个将劳力被考虑,进而被视为有价值的过程,又意味着什么?

值得注意的是,这些计算成立的背景都是"均输"。所谓"均输",《史记》卷三〇《平准书》记:"而桑弘羊为大农丞,筦诸会计事,稍稍置均输以通货物矣。"④又记:"其明年,元封元年,卜式贬秩为太子太傅。而桑弘羊为治粟都尉,领大农,尽代仅筦天下盐铁。弘羊以诸官各自市,相与争,物故腾跃,而天下赋输或不偿其僦费,乃请置大农部丞数十人,分部主郡国,各往往县置均输盐铁官,令远方各以其物贵时商贾所转贩者为赋,而相灌输。置平准于京师,都受天下委输。召工官治车诸器,皆仰给大农。大农之诸官尽笼天下之货物,贵即卖之,贱则买之。如此,富商大贾无所牟大利,则反本,而万物不得腾踊。故抑天下物,名曰'平准'。"⑤其中与前文讨论关联密切的一点是:"而天下赋输或不偿其僦费。"《索隐》引服虔云:"雇

① 郭书春《〈九章算术〉新校》,220—224 页。
② 对《九章算数》中"衰"的部分题目之间计算要素的讨论可以参考周霄汉《〈数〉〈算数书〉与〈九章算术〉的比较研究》,上海交通大学硕士论文,2014 年,58—75 页。
③ 宋杰《〈九章算数〉与汉代社会经济》。
④ 《史记》,1432 页。
⑤ 《史记》,1441 页。

载云僦,言所输物不足偿其雇载之费也。僦音子就反。"①在服虔的解释中值得注意的是,输赋已经在使用雇载的方式。如果这一点成立,意味着对劳动力价值的关注是出现在输赋的过程中,因为运输的劳力需要依靠雇佣的方式获得。在《盐铁论》中记载的关于均输的讨论中,这样讲到:

> 大夫曰:"往者,郡国诸侯各以其方物贡输,往来烦杂,物多苦恶,或不偿其费。故郡国置输官以相给运,而便远方之贡,故曰均输。开委府于京师,以笼货物。贱即买,贵则卖。是以县官不失实,商贾无所贸利,故曰平准。平准则民不失职,均输则民齐劳逸。故平准、均输,所以平万物而便百姓,非开利孔而为民罪梯者也。"②

在这里强调均输的关键是"齐劳逸",这意味编户齐民的基础上,"劳逸"也须齐平。而"劳"要作为"齐"对象,一方面意味着要对"劳"进行测量,另一方面意味着劳的价值被承认。也就意味着输赋的过程中的劳役被认为是有价值的,而对其测量的单位与距离有关。而之后《盐铁论》又记:"文学曰:'古者之赋税于民也,因其所工,不求所拙。农人纳其获,女工效其功。今释其所有,责其所无。百姓贱卖货物,以便上求。间者,郡国或令民作布絮,吏恣留难,与之为市。吏之所入,非独齐、阿之缣,蜀、汉之布也,亦民间之所耳。行奸卖平,农民重苦,女工再税,未见输之均也。县官猥发,阖门擅市,则万物并收。万物并收,则物腾跃。腾跃,则商贾侔利。自市,则吏容奸。豪吏富商积货储物以待其急,轻贾奸吏收贱以取贵,未见准之平也。盖古之均输,所以齐劳逸而便贡输,非以为利而贾万物也。'"③在这里,文学与大夫在"齐劳逸"的问题上并无分歧,但是如果我们将其与之前对劳力如何在算术书中浮现的过程相联系,会发现在"齐老逸"的知识论基础上开始出现了分歧,即对民众劳力的关心,究竟是一种国家的德

---

① 《史记》,1441 页。
② 王利器《盐铁论校注》,北京:中华书局,1992 年,4 页。
③ 王利器《盐铁论校注》,4—5 页。

性,还是国家赋予劳动以价值。而后一个过程与输赋的附加劳役和雇工输送密切相关。同时,国家的数学情节也在创造对象,在前文对《九章算术》的讨论中,计算的核心是将不同的要素加入计算当中。而这个计算的过程承认了运送过程中的附加劳役,使得它被剥离出来,称为可以被计算的要素。而均输则意味着,国家不仅承认了这样一种劳役的意义,同时试图对其进行整体的计算和分配。这样的分配,诞生于傅籍和派役的基础之上,但是却对其有进一步的剥离。

凌文超曾指出:"在先秦很长一段时期内,曾按国家体制之下的地域大小、土地等级和家户等作为依据来征派赋役,至春秋战国之际,'人'才逐渐成为赋役征派的主要对象。"①如果将赋役征派视为国家与民众之间的政治经济与劳力关系,那么这意味着国家将"谁"视为这种关系建立的基本单位。编户齐民并非意味着国家对民众的个体化是同质性的,相反,国家是承认差异的。而前文所讨论的计算过程,实际是建立这种差异性的个体化的数学过程,也就是意味着,人是经由不同要素的计算而建立的对象。而"齐劳逸"意味着人的劳力根据其的地域距离等要素也被视为计算的要素之一。但是并非所有的差异都被纳入,"罢癃"的身体被排除出了这个计算的过程,而统计在这个排除的过程中扮演了重要的角色。

如果回到知识的运用者,彭浩曾推测张家山汉简《算数书》是"秦汉官吏学习数学知识的必读之书,也是负责经济管理工作的官员经常使用的工具书。"②睡虎地秦简《效律》记:"计用律不审而赢、不备,以效赢、不备之律赀之,而勿令赏(偿)。官啬夫赀二甲,令、丞赀一甲;官啬夫赀一甲,令、丞赀一盾。其吏主者坐以赀、谇如官啬夫。其它冗吏、令史掾计者,及都仓、库、田、亭啬夫坐其离官,属于乡者,如令、丞。"③又记:"尉计及尉官吏节(即)有劾,其令、丞坐之,如它官然。司马令史掾苑计,计有劾,司马令史坐之,如令史坐官计劾然。计校相缪(谬)殹(也),自二百廿钱以下,谇

① 凌文超《秦汉魏晋"丁中制"之衍生》,26 页。
② 彭浩《中国最早的数学著作〈算数书〉》,《文物》2000 年第 9 期,87 页。
③ 睡虎地秦墓竹简整理小组《睡虎地秦墓竹简》,75 页。

官啬夫;过二百廿钱以到二千二百钱,赀一盾;过二千二百钱以上,赀一甲。人户、马牛一,赀一盾;自二以上,赀一甲。计脱实及出实多于律程,及不当出而出之,直(值)其贾(价),不盈廿二钱,除;廿二钱以到六百六十钱,赀官啬夫一盾;过六百六十钱以上,赀官啬夫一甲,而复责其出五(也)。人户、马牛一以上为大误。误自重殴(也),罪一等。"①算学显然是相关官员的知识的重要组成部分。《刘徽九章算术注原序》记:"昔在包牺氏始画八卦,以通神明之德,以类万物之情,作九九之术以合六爻之变。暨于黄帝神而化之,引而伸之,于是建历纪,协律吕,用稽道原,然后两仪四象精微之气可得而效焉。记称隶首作数,其详未之闻也。按周公制礼而有九数,九数之流,则九章是矣。往者暴秦焚书,经术散坏。自时厥后,汉北平侯张苍、大司农中丞耿寿昌皆以善算命世。苍等因旧文之遗残,各称删补。故校其目则与古或异,而所论者多近语也。"②其中认为《九章算术》是张苍、耿寿昌整理之前算学的旧文,删补所成,体现处汉代官员与算学之间的关系。因此,宋杰将《九章算术》中的这类题目视为纯粹的数学演算,而是认为这些题目的设计与当时的社会语境密切相关,特别是反映了国家的具体运作中所使用的算学方法③。本书并非认为《九章算术》中的计算方法就是秦汉国家在实际政务运行中采用的所有方法,或者说,在秦汉国家中,不同层级和等级的官吏显然有可能在计算的具体方法上有所差异,而无论是出土文献中的算学著作还是《九章算术》,都不可能展示此时代与国家相关的算学知识的全貌。但是我们可以尝试从中观察基本的知识论假设,以及这样的假设可能如何塑造了知识的对象和实践者,特别是算术如何赋予了这些知识的实践者权威④。

---

① 睡虎地秦墓竹简整理小组《睡虎地秦墓竹简》,125 页。

② 郭书春《〈九章算术〉新校》,合肥:中国科学技术大学出版社,2013 年,3 页。

③ 宋杰认为此题反映的是西汉后期到东汉初期的情况,见宋杰《〈九章算数〉与汉代社会经济》,北京:首都师范大学出版社,1993 年,97 页。

④ Theodore Porter 曾指出,在现代的政治制度中,量化是一种似乎不用做决定的决定方式,而其带来的客观性将权威借给(lend)了本身没有多少权威的官员。见 Theodore Porter, *Trust in Numbers: The Pursuit of Objectivity in Science and Public Life* (Princeton, NJ: Princeton University Press, 1995, p.8)。

第六节 "癃"与"淋"
——漫长的替换

前文所引的文献已说明在秦汉之间"罢癃"如何在国家的话语和行政实践中成为一种"身体"的对象,而在东汉晚期的文献之中出现了一种疾病名称凸显出来,"淋"。此病名见于《释名·释疾病》①。而对于其症候详细的描述,见于《金匮要略·消渴小便利淋病脉证并治》:"淋之为病,小便如粟状,小腹弦急,痛引脐中。淋家不可发汗,发汗则必便血。"②而其病因也与下焦之热相关,《金匮要略·五藏风寒积聚病脉证并治》记:"热在下焦者则尿血,亦令淋秘不通。"③《内经》注释者就已经将淋与癃联系起来。《黄帝内经太素》杨上善注:"癃,淋也。"④莫枚士在《研经言》"释淋"中称:"《灵》、《素》、《本草》有五癃、癃闭之名,而仲景以下诸书并无之。考杨上善《太素》注:癃,淋也。因知淋、癃乃一声之转。"⑤丹波元简《素问识》卷三记:"简按《三因方》云:淋,古谓之癃,名称不同也。癃者,罢也。淋者,滴也。今名虽俗,于义为得。简按:淋为小便病,始见《六元正纪大论》。癃,乃溺闭之通称。"⑥森立之《伤寒论考注》记:"淋病之字古作癃。《灵枢》有《五癃津液别论》《素问》中亦皆作'癃',无淋字。避后汉殇帝讳隆,尔来改'癃'字为'林'字、'临'字,说见《史记·孝景本纪》索隐及《淮南子·俶真训》庄达吉说。据此,则'淋'字,后汉殇帝已后所书,则仲景在后汉末,宜作'淋'也。盖'癃、淋'二字与'溜、力、烈、劣、连、零、历'等字同音(今按:当为声母相同),则其淋沥之义自在音中,宜考也。"⑦范行准亦认为淋

---

① 《释名汇校》,济南:齐鲁书社,2006年。
② 何任主编《金匮要略校注》,北京:人民卫生出版社,1990年,139页。
③ 何任主编《金匮要略校注》,118页。
④ 钱超尘、李云校正《黄帝内经太素新校正》,北京:学苑出版社,2006年。
⑤ 莫枚士《研经言》,南京:江苏科学技术出版社,1983年,58页。
⑥ 丹波元简《素问识》,"皇汉医学丛书",北京:人民卫生出版社,1957年,118页。
⑦ 森立之《伤寒论考注 附金匮要略考注残卷》,北京:学苑出版社,2001年。

字在汉殇帝之后已有,不会是六朝人所改,因此《释名》为记录当时之病名①。当这些叙述将淋病与癃相关联,并且强调"古作癃"的时候,强调一种替代性的关系。即淋作为病名的出现是对癃的取代,随之而来的,就是要解释这种替代的原因。如果观察《伤寒论》和《金匮要略》中关于淋的记载的话,前文所引《金匮要略·利淋病脉证并治》强调"淋病",描述的是小便不利,而随之有小腹疼痛的症状。而《金匮要略·疮痈肠痈浸淫病脉证并治》中记:"肠痈者,少腹肿痞,按之即痛如淋。"②也旁证了这一点。甚至会出现便血的症状,《伤寒论》卷三"辨太阳病脉证并治(中)"记:"淋家不可发汗,发汗必便血。"③"淋"和"癃"之间的联系确实是以小便不利的症候为中心的。如果单纯的将两个文本加以比较,可以认为"淋"取代了"癃"④,这是否可以被视为一次病名的替换,而背后的疾病实体没有变化?

如果只是病名的替换,特别是因为避讳的病名替换,那么意味着,在特定时代,医学文本中字的替换。而替换也意味着,在某个时间分界点之前的文本中不会出现"淋",在某个时间分界点之后的文本中不会出现"癃"。但是现有文本中的情况却更为复杂。现存的《黄帝内经》文本中并非没有淋,《黄帝内经素问·六元正纪大论》中记:"其病中热胀,面目浮肿,善眠衄衊,嚏欠呕,小便黄赤,甚则淋。"⑤不过《六元正纪大论》是否是《黄帝内经》"原本"的一部分,却有争论。宋代校正医书局注《素问》时则认为:"全元起隋人所注本乃无第七,王冰唐宝应中人,上至晋皇甫谧甘露中,已六百余年,而冰自为得旧藏之卷,今窃疑之,仍观《天元纪大论》、《五运行论》、《六微旨论》、《气交变论》、《五常政论》、《六元正纪论》、《至真要论七篇》,居今《素问》四卷,篇卷浩大,不与素问前后篇卷等,又且所载之事与素问余篇略不相通,窃疑此七篇乃阴阳大论之文,王氏取以补所亡之

---

① 《中国病史新义》,116—117 页。
② 何任主编《金匮要略校注》,193 页。
③ 刘渡舟主编《伤寒论校注》,北京:人民卫生出版社,1991 年,95 页。
④ 淋对癃的替换可见郭秀梅等《"癃""淋"音义考》,《医古文知识》2000 年第 1 期,34—37 页。
⑤ 郭霭春等校注《黄帝内经素问校注》,970 页。

卷,犹周官亡冬官以考功记补之之类也。又按汉张仲景《伤寒论序》云:
'撰用《素问》、《九卷》、《八十一难经》、《阴阳大论》。'是《素问》与《阴阳大论》两书甚明,乃王氏并《阴阳大论》于《素问》中也,要之《阴阳大论》亦古医经,终非《素问》第七矣。"①其中以为《天元纪大论》、《五运行论》、《六微旨论》、《气交变论》、《五常政论》、《六元正纪论》、《至真要论七篇》七篇为《阴阳大论》之文,而非《素问》之文。现代学者,比如陶广正甚至认为《阴阳应象大论》与《四气调神大论》也是《阴阳大论》之文②。不过,即使《六元正纪大论》是《阴阳大论》的一部分,按照《伤寒论序》的看法,《阴阳大论》是与《素问》、《九卷》、《难经》一样的古医书,时代应该在张仲景的著作之前。也就意味着,在之前的医书中已经出现了"淋"。不过在这里,"淋"应该是一种病状的描述,而非病名。如果回到出土文献,前文曾引《武威医简》中有"五癃"的病名,武威医简中记:"六曰茎中痛,如林(淋)状。"③"癃"和"淋"作为病状其实各有侧重,前者指向小便不利,而后者则是小便不净。在马王堆《五十二病方》中癃已经是病名。而在《金匮要略》中称"淋之为病"时,淋已经从病状向一种病名转化。

最值得注意的文本是《神农本草经》,其中"石龙子"条记:"石龙子,味咸,寒。主治五癃,邪结气,破石淋,下血,利小便水道。"④"石蚕"条言:"石蚕,味咸,寒。主治五癃,破石淋,堕胎。肉:解结气,利水道,除热。"⑤其中五癃与石淋并列,应该都是病名。正如前文所指出,马王堆出土的《五十二病方》中有"石癃"的病名,石淋是对石癃的替代吗?什么是石淋,在隋代的《诸病源候论》"淋病诸候"中"石淋候"条记:"石淋者,淋而出石也。肾主水,水结则化为石,故肾客沙石。肾虚为热所乘,热则成淋。其病之状,小便则茎里痛,尿不能卒出,痛引少腹,膀胱里急,沙石从小便道出。

---

① 郭霭春主编《黄帝内经素问校注》,136 页。
② 陶广正《〈阴阳大论〉今何在》,《中医文献杂志》2016 年第 5 期,37—40 页。
③ 《武威汉代医简》,16 页。老官山汉简《六十病方》中也有"前后溲难如癃状"的说法,见和中浚等《老官山汉墓〈六十病方〉与马王堆〈五十二病方〉比较研究》,《中医药文化》2015 年第 4 期,24 页。
④ 尚志均校注《神农本草经校注》,北京:学苑出版社,2008 年,165 页。
⑤ 尚志均校注《神农本草经校注》,248 页。

甚者塞痛,令闷绝。"①石淋的得名显然与沙石从小便道出有关。但是在石龙子的条目中,即使出现了石淋,但是五癃的名称依然存在。所谓五癃,武威医简记:"治诸癃:石癃出石,血癃出血,膏癃出膏,泔癃出泔。此五癃皆同药治之。"②按照这个说法,石癃是五癃中的一种,如果石淋与石癃是同一疾病的不同病名,那么《神农本草经》中将五癃和石淋的并列,本身就似乎是一种文本错置。只是在《本草经集注》中已出现了"五淋",比如"芒消"条记:"味辛、苦,大寒。主治五脏积聚,久热、胃闭,除邪气,破留血,腹中痰实结搏,通经脉,利大小便及月水,破五淋,推陈致新。生于朴消。"③《诸病源候论》"淋病诸候"中"诸淋候"记:"又有石淋、劳淋、血淋、气淋、膏淋。"④可能就是五淋之名,与武威医简中记载的五癃确实有相似之处。而其中的"气淋"所对应的气癃不见于武威医简,但是《诸病源候论》"淋病诸候"中"气淋候"是唯一将淋和癃明确对应的:

> 气淋者,肾虚膀胱热,气胀所为也。膀胱与肾为表里,膀胱热,热气流入于胞,热则生实,令胞纳气胀,则小腹满,肾虚不能制其小便,故成淋。其状:膀胱小腹皆满,尿涩,常有余沥是也。亦曰气癃。诊其少阴脉数者,男子则气淋。其汤熨针石,别有正方,补养宣导,今附于后。
>
> 《养生方·导引法》云:以两足踵布膝,除癃。
>
> 又云:偃卧,以两手布膝头,取踵置尻下,以口纳气,腹胀自极,以鼻出气七息,除气癃,数小便,茎中痛,阴以下湿,小腹痛,膝不随也。⑤

气癃见于前引《黄帝内经》中"膀胱胀者,少腹满而气癃"的说法。在《诸病源候论》这段文字中,除了强调气淋亦曰气癃之外,在引用的《养生方·导

① 丁光迪主编《诸病源候论校注》,北京:人民卫生出版社,1991年,441页。
② 《汉代武威医简》,16页。
③ 尚志钧、尚元胜辑校《本草经集注》(辑校本),北京:人民卫生出版社,1994年,139页。
④ 丁光迪主编《诸病源候论校注》,439页。
⑤ 丁光迪主编《诸病源候论校注》,442页。

引法》中也使用了癃和气癃的名称。《诸病源候论》中的导引法大多引用自《养生方》、《养生经要集》、《养生方导引法》，但引述方式并非大段引述，而是以"又云"截取。对这些著作的考证已有相当多的成果积累①，《养生方》中的文本大约在隋代之前。也就意味着，癃与淋交叉使用的时间相当之长。同时也意味着在不同类型的知识中，淋和癃可能扮演着不同的角色。比如《医心方》卷二四"相子女生日法"第九引《产经》记："戌日生女，二日五月不死，当九嫁，年至六十七死，属杜析木。一云：喜游，病癃。"②

这些证据说明，即使在癃和淋作为病名，它们之间有替代关系，这个替代的过程并非在东汉晚期就完成，而可能一直延续到隋唐时代。而到了唐宋时代，对于《黄帝内经》的解读中才明确通过训诂的方式建立了两者之间的等同性，并且建立了一种历史的顺序，即癃是古代对淋的称呼，在这个时候，一种严格意义上的"替代"才真正完成了，而这种替代并非是基于同一疾病实体所指向的不同名义的整合，而是基于对经典的解释以及相关的文本整合。但是其背后更重要的问题是，这样一个过程会如何挑战我们对于疾病实体和疾病名义的假设？在同一文本中，两种病名的并存，本身就展示着医学文本的层累造成的过程。

余 论 歧 义 的 意 义

现在并没有足够的证据说明"癃"早期字义的分化。我们现在所知道的是，在秦汉时期，"癃"有两种不同的意义，一种指向国家视野下的身体，一种则在医学典籍中出现。在同一个时代，同一个字可以指向两种不同的身体状况吗？这种歧义产生的语境和知识基础是什么？

如果我们同意"罢癃"与先秦的文献之间有联系的话，在先秦的论述

① 对相关研究的讨论请参考陈昊《身分叙事与知识表述之间的医者之意——6—8世纪中国的书籍秩序、为医之体与医学身分的浮现》，上海古籍出版社，2019年，216—217页。
② 《医心方》，北京：华夏出版社，1996年。

中，其实呈现着对异质化的身体复杂而多样的态度，包括对这样的身体是否全部都可以"材之"，还是有一些身体会被排斥；对于异质化的身体是养之，还是根据其身体的特征给予其适合的位置。但是当罢癃最初进入秦和汉初期的语境时，是在傅籍的场合，而且其所涵盖的身体特征大大缩小了，同时测量成了应对身体特征的一种方法。而傅籍也就意味着"目验"的眼光、文书的登记以及数字的统计乃至运算，这个国家赋役分派的基本单位诞生的过程中，劳力变成了可以被计算的要素之一。而在这里"罢癃"被排除出了运算的过程。这个过程不仅创造了承担赋役的对象及其身体，也创造了基层官员的知识及其身体，同时，也重新界定了秦汉国家的形态。

　　但是"罢癃"的身份在东汉并非没有变化，前文提及长沙东牌楼新出的东汉户籍简中可以见到"笃夆"的记载。王素也指出，指出，《后汉书》光武至孝桓诸帝本纪，屡见赐"鳏、寡、孤、独、笃癃、贫不能自存者"粟、帛等记载。笃癃与鳏寡孤独以及不能自存构成了并列的身份①。"笃"显然是在表达程度，之后在晋简中出现了"微癃"和"笃癃"的差异。这个表达上的差异，其实造成了变化，前文分析"罢癃"时，曾指出"罢"中"不作"的意涵在其中扮演的角色，但是在笃癃成为行政术语之后，"癃"似乎成了残疾身体的总称。如果前文对于"罢癃"的分析成立，此名称最早的意义，重点在"罢"之上，而在东汉，显然重点转化到了"癃"之上，成为一个有等级划分的残疾身体的总称，其中所包括的身体状况可能也在扩展之中。在这样的语境，癃其实很难再指向单一的身体状况，这是否可能是"癃"在医书中也不再指向小便不利症候的"语境"？但是这样的语境也未能造成一种直接的替代。在前文的讨论中指出，淋和癃并用的时代可能从东汉一直延续到隋，而且在不同的知识文本中可能呈现不同的状况。而也是在隋与唐初期，癃与淋的等同，以及一种淋"替代"癃的叙述，才最终建立起来。

　　这样的现象本身标识着两个有所区别的知识领域，它们可能在社会场域中相遇，并且可能会有相互影响，但是各自却可能有完全不同的知识

① 　见王文涛《"癃"病与汉代社会救助》，《河北师范大学学报》2012 年第 1 期，125—130 页。

基础及知识运作的方式。而更重要的是，如果将国家的傅籍及其之后文本和算数运作，视为将民众个体化的过程。那么异质化的身体似乎被排除出了这个过程，虽然它在目验、文本和统计等多个方面共享着同样的知识和技术。但是"罢癃"是否构成了一种个体化呢？我们也许可将其视为一个尚未完成的个体化过程，而其最终的完成将在下一章展开。

第三章 制 造 三 疾
——从走马楼吴简中的身体 记载到唐代《三疾令》

引　言

在导论里已经提及了走马楼吴简出土之后,研究吴简中的"踵/肿足"记载的学术史。走马楼吴简中的身体记载,并非局限于踵/肿足,涉及多样的身体状况。其中一些意涵较为清楚的,包括"闇"(即瘖)、聋、盲等,在研究中也争议较少。也有部分的身体记载,与"踵/肿足"一样,依然在争议之中。导论中也提及了对"踵/肿足"的"回溯诊断",及其与社会性因果论探究之间的边界模糊。而在这里还可以举另外一个例证,即"刑"[①]。

关于"刑"的研究从一开始就与"踵/肿足"有所差异,"刑"并不被认为是一种疾病,因此对其的研究并不能被视为"回溯诊断",但是与"踵/肿

---

① 对"刑"讨论可见王素、宋少华、罗新《长沙走马楼简牍整理的新收获》,《文物》1999 年第 5 期,34 页;徐世虹《走马楼吴简户籍所见刑事制裁记录》,《简帛研究 2001》下册,桂林:广西师范大学出版社,2001 年,523—529 页;胡平生《从走马楼吴简"(创)"字的释读谈到户籍的认定》,《中国历史文物》2002 年第 2 期,33—37 页;于振波《浅析走马楼吴简中"刑"的含义》,《船山学刊》2004 年第 1 期,41—45 页;福原启郎《長沙吳簡に見える「刑」に関する初步的な考察》,《長沙吳簡研究報告》第 2 集,東京:長沙吳簡研究會,2004 年,69—84 页;张荣强《说"罚估"——吴简所见免役资料试释》,《文物》2004 年第 12 期,57—65 页;杨小亮《从走马楼吴简"刑(创)"字性质与成因简析》,《出土文献研究》第 7 辑,上海古籍出版社,2005 年,146—151 页;曹旅宁《长沙走马楼三国吴简"刑手"、"刑足"考释》,《广东社会科学》2006 年第 1 期,122—125 页;邢义田《"雀"手足与"刑"手足——长沙走马楼三国吴简读记》,简帛网,2011 年 6 月 10 日发表。

足"的研究一样,这些讨论都将两个问题联系起来讨论,一是,"刑"指向怎样的身体状况? 二是,造成这种身体状况的原因是什么? 徐世虹将走马楼三国吴简中"刑手"、"刑足"解释为肉刑的结果①。胡平生认为是作战致残②。于振波认为,吴简中的刑手、刑足是吴国苛政所造成的恶果,是贫苦百姓为逃避苛政的自残行为③。不过之后曹旅宁的研究对这些说法提出了质疑,他指出吴简中有五例刑手、刑足者的年龄都是未成年或极其年幼者,显然有可能是先天残疾④。郭聪敏进一步指出吴简所见刑(或)手、刑(或)足、断足(仅一例断足简)、踵(肿)足、雀(截)手、雀(截)足皆为肉刑,其中涉及儿童、妇女受刑现象⑤。也就是说,这些研究都试图将"刑"这一名称视为一种线索,借由它可以探索造成此类身体状况的原因,探索的重点都是一种社会性的因果论。也就是,吴简中的记载既指向身体状况,也指向身体状况造成的原因。而在"刑"的例证中,它似乎先指向了原因,而身体状况只是其后果。这一点与肿足的研究类似。

而王素认为:"吴简户籍所见的'刑'应是一种特指的'残疾病症'。这种特指的'残疾病症'的'刑',应类似《三疾令》中的'一目盲'、'二目盲'的'盲','一肢废'、'两肢废'的'废',有着可以查验和界定的专门含义。"⑥这段论述有两点值得重视,其一,"刑"应该是一种身体状况的描述,而非造成原因的描述;其二,他将走马楼吴简中的记载与唐代三疾令进行比较,建立起了另一种历史的连续性。

只是《唐令》的相关部分已佚,见于其他文献的征引。对于三疾最为详细的描述见于《白氏六帖》卷三三"三疾令"条云:"户令:诸一目盲、两耳

① 徐世虹《走马楼吴简户籍所见刑事制裁记录》,《简帛研究2001》下册,桂林:广西师范大学出版社,2001年,523—529页。
② 胡平生《从走马楼简"(创)"字的释读谈到户籍的认定》,《中国历史文物》2002年第2期。
③ 于振波《走马楼三国吴简"刑手""刑足"考——兼论历史上禁止自残的法律》,"简帛研究"2003年10月11日。
④ 曹旅宁《长沙走马楼三国吴简"刑手""刑足"考释》,《广东社会科学》2006年第1期,122—125页。
⑤ 郭聪敏《对长沙走马楼三国吴简所见刑手、刑足、断足、踵足、雀手、雀足的思考》,简帛网,2014年3月23日发表。
⑥ 王素《关于长沙吴简"刑"字解读的意见——〈长沙走马楼三国吴简〉释文探讨之一》,《简帛研究2006》,桂林:广西师范大学出版社,2008年,274—281页。

聋、手无二指、足无大拇指、秃疮无发、久漏、下重、大瘘肿之类，皆为残疾。痴、哑、侏儒、腰折、一肢废，如此之类，皆为废疾。癫狂、两肢废、两目盲，如此之类，皆为笃疾。"①

如果以身体的状况及其相关的部位为线索，将走马楼吴简与《三疾令》中的身体记载做一个大致的对比：

表 3-1　走马楼吴简与唐代《三疾令》身体记载对比表

走马楼吴简	《三疾令》
闇	哑
聋	两耳聋
盲	一目盲、两目盲
雀手足、刑手足、屈两足、断	手无二指、足无大拇指、一肢废、两肢废
碓	秃疮无发
狂、瘨	癫狂
痈、瘰	大瘘肿
肿足	下重
欧/欧背/躯	
腹心病	
风病、风失病	
	侏儒
	腰折

在这样的比较中，身体的部位或者描述的身体状况之间似乎确实有相似性，但是这种相似性要放在怎样的脉络里讨论？延续前一章的讨论，这些身体的记载应该被放在"国家"的目光之下。而王素将其与唐代的三疾令相关联，意味着这些身体状况的登记，具有历史的延续性，它不一定是政权的所在时代和区域造成的，而可能是对之前政策的延续。但是走马楼

---

① 《白孔六帖》，上海古籍出版社，1992 年，514 页。其他零散的记载见于《唐律疏议》中零散的征引，后文将详细的讨论这些记载。

吴简与前一章讨论的罢癃的身体状况相比,其登记的范围显然大大的扩大了。这很可能并不是吴开始的变化,而有其更早的渊源。这样的记载依然要在前一章所谓"国家的凝视"的知识背景下理解,如果将走马楼吴简和唐代三疾令的记载与东牌楼东汉简相比较,值得注意的是,第一,注定的身体状况的类型大量增加,虽然这些身体状况在之前的记载中已有思想渊源;第二,则是注定似乎更为"具体",而不是以"癃"为一个整体的范畴。要理解这两点,依然需要回到注定的过程中。

第一节 户籍制度与身体的注定

解读吴简中的身体特征记载,从回溯诊断逐渐进入行政或法律历史的思路之中,但是问题依然存在,这些记载究竟只是身体状况的说明,还是能指向造成这种身体状况的原因? 同时,另外一个重要的问题是,这些身体特征记载,彼此之间都是排他性的吗? 要回答这些问题,似乎要先回到记载的性质。为何要在户籍中如此详细的登记身体病症? 在前一章已经详细讨论国家将对身体的关注纳入户籍的文本和制度运作当中,作为是否征发和免除相关责任的基础,而在汉唐之间这样的关注及其制度基础又是如何演变的?

三国时期应该是沿袭汉代以后的八月案比的制度①,走马楼同井所出的木牍则反映了户籍检核中如何确认身体状况,现一共有六块木牍。其中有三块木牍都来自一位叫区光的官员,有两块是他在担任广成乡劝农掾所书,一块是担任平乡劝农掾所书:

> 广成乡劝农掾区光言:被书,条列州吏父兄子弟状、处、人名、年纪为簿。辄隐核乡界,州吏七人,父兄子弟合廿三人。其四人刑、踵、聋、欧病,一人被病物故,四人真身已送及,随本主在官,十二人细小,

---

① 李均明《关于八月案比》,《出土文献研究》第 6 辑,2004 年,132 页。

一人限佃，一人先出给县吏。隐核人名、年纪相应，无有遗脱。代。若有他官所觉，光自坐。嘉（禾）四年八月廿六日破菥保据。①

　　广成乡劝农掾区光言：被书，条列军吏父兄子弟状、处、人名、年纪为簿。辄料核乡界，军吏五人，父兄子弟合十七人。其四人老钝、刑、盲、踵病，一人宫限佃客，一人为禽兽所害杀，一人给郡吏，九人细小，一人给限佃客、下户民代。隐核人名、年〔纪〕相应，无有遗脱。代。若有他官所觉，光自坐。嘉（禾）四年八月廿六日破菥保据。②

　　平乡劝农掾区光言：被书，条列军吏父兄子弟状、处、人名、年纪为簿。辄隐核乡界，军吏十八人，父兄子弟合七十八人。其一十八人老、钝、刑、盲、踵病，一十四 人被病物故，十一人各前后叛走，一人先给郡吏，四人随本吏在官，三人给子弟佃帅，为官限佃，五人任给吏，三人吏父，老钝， 十 九人细小。隐核人名、年纪、死、叛相应，无有遗脱。若后为他官 所 觉，光自坐。嘉禾四年八月廿六日破菥保据。③

另外三块则来自三位不同的官员，其中 J22－2543 记：

　　东乡劝农掾殷连〔言〕：被书，条列州吏父兄人名、年纪为簿。辄科（料）核乡界，州吏二人，父兄二人，刑、踵、叛走，以下户民自代。谨列年纪以（已）审实，无有遗脱。若有他官所觉，连自坐。嘉（禾）四年八月廿六日破菥保据。④

另一件木牍记：

① 录文见凌文超《吴简与吴制》，北京大学出版社，2019 年，106 页。
② 图版和录文见《长沙东吴简牍书法特辑（续）》，《中国书法》2014 年第 10 期，91 页。录文参见凌文超《吴简与吴制》，107 页。
③ 录文见凌文超《吴简与吴制》，107 页。
④ 录文见凌文超《走马楼吴简采集簿书整理与研究》，桂林：广西师范大学出版社，2015 年，162 页；凌文超《吴简与吴制》，106 页。

都乡劝 农 掾郭宋言：被书，条列军吏父兄人名、年纪为簿。辄隐核乡界，军吏八人，父兄 子 弟合十一人。其一人被病物故，四人叛走，定见六人。其三人跛、踵，三人守业，已(以)下民户自代，一人给吏。隐核人名、年纪、死、叛相应，无有遗脱。若为他官所觉，宋自坐。嘉禾四年八月廿六日破莂。①

第三块记：

南乡劝农掾谢韶〔言〕：被书，条列乡界州吏父兄子弟 年 一以上状、处为簿。辄部岁伍潘祇、谢黄、巨力、谢琫、陈鲁等条乡领州吏父兄子弟合十二人。其二人被病物故，一人先给郡吏，一人老钝刑盲踵病，七人细小。谨破莂保据，无有遗脱，年纪虚欺，为他官所觉，韶自坐。嘉(禾)四年八月廿六日破莂保据。②

谢桂华认为，这是劝农掾对居住在其管辖乡界内州吏父兄子弟伙处的人名、年纪进行核查，审核乡里上报的户籍情况并重新登记造册。木牍作为上呈报告的主件，还当有经过核实后制作的人名、年纪簿作为附件③。黎石生认为附件中应有登录木牍中提到的刑、肿、叛走等"条列"之文④。而凌文超则进一步将木牍与相关木简编连为各乡"隐核州、军吏父子兄子弟簿"。⑤ 而这些木牍和竹简也反映了对民众身体状况的观察，因此刑、踵、跛的身体状况成为核查的要素，进而登记在簿书之中。凌文超整理与之相关的简文指出，对州、军吏父兄子弟进行核查，之后制作两份簿书，由此形成三份簿书，新制作的簿书需要提交一份，而临湘侯国掌握的应该是新、旧两份簿书。他举出一系列对应而书写笔迹、格式有差异的简文，比如：

① 录文见凌文超《吴简与吴制》，106—107 页。
② 录文见凌文超《吴简与吴制》，107 页。
③ 谢桂华《中国出土魏晋以后汉文简纸文书概述》，《简帛研究 2001(下册)》，558 页。
④ 黎石生《长沙走马楼简牍所见户籍检核制度及其相关问题》，《东南文化》2002 年第 9 期，60 页。
⑤ 凌文超《走马楼吴简采集簿书整理与研究》，165 页。

兰男弟鹿年册六苦欧病(参　1455/24)

兰 男 弟 鹿 年 册六　苦　躯　病(参　2979/27)①

以这样的簿书对比来理解检核时对身体的观察,意味着是以簿书上记载的身体状况为标准,来观察州、军吏父兄子弟的身体,然后再将身体状况登记到新的簿书之上。也就是意味着这样的身体观察是与簿书对照的过程。但是在对照之后,并未抄录原簿书,而是选择登记者自己所使用的写法。但是这意味着,在簿书中登记"具体"的身体状况,是为了再次目验的可能。但是若将其与三疾对比,在走马楼吴简中是否将不同的身体状况归结为分类和分等的身体范畴呢? 959 简云:"……八户罚估不注役",张荣强考"罚估"为"废痼",并在汉唐制度中说明其作为免役身份的源流②。但是前章指出东汉时代将身体而造成的免役身份称为"笃癃",而晋简中将其区分为"微癃"和"笃癃",这意味着汉晋之间"癃"的称谓在制度中依然存在,东吴可能依然用这样的分类范畴。如果是这样,就意味着,在簿书中记载的各种身体状况会在某一个层级的文书运作中被归入类似的分类范畴。走马楼吴简的记载提供的是户籍中对身体的记载以及户籍检核的相关文书运作,而现有唐代的出土和传世文献提供了更多层次上的记载和文书运作。

唐代注定三疾的过程,不仅有详细的制度记载,也有不同层次的实物出土。三疾的注定是县令的职责,《唐六典》卷三〇"京畿及天下诸县令之职"条:"京畿及天下诸县令之职,皆掌导扬风化,抚字黎氓,敦四人之业,崇五土之利,养鳏寡,恤孤穷,审察冤屈,躬亲狱讼,务知百姓之疾苦。所管之户,量其资产,类其强弱,定为九等。其户皆三年一定,以入籍帐。若五九(谓十九、四十九、五十九、七十九、八十九)三疾(谓残疾、废疾、笃疾)及中、丁多少,贫富强弱,虫霜旱涝,年收耗实,过貌形状及差科簿;皆亲自注定。"③《唐会要》卷八五"团貌"载武周延载元年(694)八月敕:"诸户口计年将入丁、老、疾应免课役及给侍者,皆县亲貌形状。以为定簿。一定以

①　凌文超《吴简与吴制》,北京大学出版社,2019 年,122 页。
②　张荣强《说"罚估"——吴简所见免役资料试释》,57—65 页。
③　《大唐六典》,西安:三秦出版社,1991 年,531 页。

后,不得更貌。疑有奸欺者,听随事貌定,以付手实。"①朱雷指出:"因而在'加减'之中,法律尤重'免课役'这条,所以县令在定'五九'、'三疾'时,就要亲自出马,以貌形状了。"②县令过貌后制成"貌定簿",作为制定"手实"的依据,"手实"又是制定户籍的依据。吐鲁番出土的《武周载初元年(690)高昌县宁和才等户手实》记:"户主王隆海 (年)伍拾壹岁 笃疾。"③在手实中的记录已是"三疾"的等级分类,也有将具体的身体特征附注于后的。敦煌文书 S.514《沙州敦煌县悬泉乡宜禾里大历四年(749)手实》中记:"亡叔男海宾年肆拾岁 废疾(广德二年帐后逃还附,患左眼瞎并风痴)。"在这里,记载了貌阅的具体结果,而且记载的语言并不完全与《三疾令》中的规定一致,此人在逃后还附,重新貌阅注定,而记录时可能不仅仅是根据之前的文书抄录。书道博物馆藏吐鲁番文书《唐开元四年(619)西州柳中县高宁乡籍》中记:"叔母姐渠年伍拾柒岁丁寡笃疾两目盲。"除了记载"三疾"的等级分类,还记录了具体的身体特征,其上有"柳中县之印"④。但同年的敦煌文书 P.3877《唐开元四年沙州敦煌县慈惠乡籍》中只登记"三疾"的分类,未见身体特征⑤。但是其中反映了貌阅之后,重新注定的过程:

1　户主董思　年贰拾贰岁　白丁残疾　转前籍下上户(年廿,
　　开元二年帐后,貌加就实),课户见输
2　父回通　年柒拾五岁　　老男(开元二年帐后死)
3　母张　　年伍拾陆岁　　寡
4　　　　　　　　计租二石
5　　　　　贰拾捌亩已受　八亩口分
6　　　合应受田壹顷叁拾一亩

---

① 《唐会要》,上海古籍出版社,1991 年,1843 页;《册府元龟》卷四八六《邦计部》亦记。
② 朱雷《敦煌吐鲁番文书论丛》,兰州:甘肃人民出版社,2000 年,106 页。
③ 《吐鲁番出土文书》(叁),北京:文物出版社,1996 年,498—516 页。
④ 图版和录文见池田温《中国古代籍帐研究——概观·录文》,东京大学东洋文化研究所报告,1979 年,243 页。
⑤ 图版和录文见池田温《中国古代籍帐研究——概观·录文》,173—178 页。

《唐律疏议》卷一二《户婚》"脱户"条："脱口及增减年状（谓疾、老、中、小之类）以免课役者，一口徒一年，二口加一等，罪止徒三年。"议曰："谓脱口及增年入老，减年入中、小及增状入疾，其从残疾入废疾，从废疾入笃疾，废疾虽免课役，若入笃疾即得侍人，故云'之类'，罪止徒三年。"[1]所谓"增状入疾"应与"增减年"一样，是在文本上的修改，那么在手实之前的"貌定簿"中应该是记载如"一目盲"等《三疾令》内规定的身体特征。在唐长孺先生名为"简式"乡帐的文书里，记载三疾的格式为："若干杂任卫士及职资侍丁老小三疾等"。"繁式乡帐"中则按照各种名色区别统计，记录为："户若干笃疾/废疾/残疾"[2]。吐鲁番文书《唐垂拱三年(687)帐后西州交河县亲侍、废疾等簿帐》(72TAM187：180〈a〉)反映了这种统计的过程：

1　　　　　　　一人新貌入丁入废疾

　　　　　　　　　同行

2　　　　　　　康秃守

　　　　　并同数行

3 都合新旧废疾廿二人在　主簿王待诏　尉高玄逸[3]

由此可知，唐代貌阅只有赋役义务或优待身分将有改变的县民才需县令亲自注定。

　　由此可见，唐代对民众身体状况的纪录和统计可分为三个层次，第一，是"过貌"与"貌定簿"，即将民众身体状况归入"三疾"中规定的身体残疾特征分类中去，是民众为避役诈称疾病、国家规定的疾病特征分类与基层官府的实践运作三者互动展开的场域，但这个过程的结果是记录为文本"貌定簿"，同时也是国家官僚体系内文书运作的开始。第二，是从"貌定簿"到"手实"，将"三疾"中规定的身体残疾特征分类简化为"三疾"。第

---

[1]　刘俊文《唐律疏议笺解》，北京：中华书局，1996年，915页。
[2]　唐长孺《唐西州诸乡户口帐试释》，唐长孺主编《敦煌吐鲁番文书初探》，武汉大学出版社，1983年。
[3]　《吐鲁番出土文书》(肆)，202页。

三,乡帐的对"三疾"的记载,实际已经是国家计帐制度中对某个因素的统计记录,乡帐文本中的记录、抄写和计算,应经完全是文书运作的过程。

在以上的讨论中有几个要点值得进一步讨论,第一,前文提及的敦煌文书 S.514《沙州敦煌县悬泉乡宜禾里大历四年(749)手实》:"亡叔男海宾年肆拾岁　废疾(广德二年帐后逃还附,患左眼瞎并风、痴)。"是一个很好的例证,可以将其与走马楼吴简比较,即在重新貌阅注定过程中使用的语言,并非完全与三疾令规定的相一致。同时,其中也出现了溢出三疾令规定的病因记载,比如"风"。那么这意味着,在貌阅的过程中可能会记载超过规定的身体特征。但是,如果从走马楼吴简和唐代三疾令的连续性来看,"风"其实早已进入走马楼吴简的注定过程中。是否可以理解为,在实际貌阅和注定的过程中,注定的内容要溢出律令规定的范围。

第二,如果我们把走马楼吴简和三疾令中的身体记载与秦及汉初期的傅籍的规定相比,会发现其中记载的类别大大增加了。

表 3-2　走马楼吴简、《三疾令》与早期文献身体记载的对比表

上博楚简《容成氏》	《荀子·王制》中的五疾	《管子·入国》	《汉律》"罢癃"	居延汉简①	走马楼吴简	唐代《三疾令》	
喑	喑	喑哑			闇	痴哑	
聋	聋	聋			聋	两耳聋	
（楣戎）		盲			盲	一目盲	两目盲
跛躄	跛躄	跛躄	足胫雍/肿/足癃（272·35、EPT53：14、EPT56：339）		肿足/踵	手无二指、足无大拇指、下重	一肢废	两肢废

① 参见高大伦《居延汉简中所见疾病和疾病文书考释》,《简牍学研究》第 2 辑,兰州:甘肃人民出版社,1998 年,94 页。

（续　表）

上博楚简《容成氏》	《荀子·王制》中的五疾	《管子·入国》	《汉律》"罢癃"	居延汉简	走马楼吴简	唐代《三疾令》	
侏儒	侏儒		高不盈六尺二寸以下			侏儒	
长							
偻			天乌				
瘿							
亶					碓①	秃疮无发	
	断者					腰折	
	偏枯						
	握递				雀手足		
			病心腹(275·8)		腹心病		
					刑手足		
					风病、风失病		
					狂	癫狂	
					痈	大瘘肿	
					久漏		

但是如果将先秦典籍中关于身体的描述与走马楼吴简进行比较，却会发现走马楼吴简身体注定的思想渊源，也就是说先秦典籍中关于身体差异性的描述逐渐进入了户籍登记时的身体特征注定，这一过程显然不是在三国时期突然出现的，而是在两汉时期逐渐完成的。

现在并不能确定并非所有的身体病症都能获得免役等待遇，在目前

---

① 碓病，即"鬌"，《说文解字》："鬌，发隋也。"桂馥《说文解字义证》引《匡谬正俗》云："问曰：'关中俗谓发落头秃为椎，何也？'答曰：'按许氏《说文解字》云：鬌，发隋也。吕氏《字林》、《玉篇》、《唐韵》，并直垂反，今俗呼鬌音讹，故为椎耳。"

的身体特征后，有一部分注有"复"，有一部分没有"复"，是漏注？是有的身体状况不能免役？还是表明一种制度运作的过程，即对免除的确认，需要通过目视确认，统计，上报，再最终在户籍文本上注定。邢义田指出："有些户人注明残疾，但同时注明'筭一或若干'，筭的数字常和无残疾者相同。可见残疾或可减免其它徭役，但不能减或免筭。户籍中残手足者或注明'复'，也有很多没有注明'复'，甚至注明所服之徭役。"①在东汉的记载中关于是否为笃癃，已经逐渐表明可事或不事的判断。但是即使依然可事，却将身体状况标注于户籍，又意味着什么？如果将其视为将异质性的身体纳入户籍的文本，那么是否可以认为在这个过程中，异质性的身体也在国家的目光下被个体化？这个个体化的过程是否与更多异质性的身体进入国家目光相伴随？而要回答这个问题之前，我们依然需要重新检讨这种目光的知识基础。

第二节　国家目光与医学目光的
相遇与歧路

——尰、肿足和脚气的历史

在这一节，我们要进一步讨论的问题，是这些记载的身体属性，即我们要如何从这些记载获得怎样的信息。让我们回到肿足的例证。在吴简中，写作"腫"或"踵"，有时明确的指向患病之处，比如足或手。关于"肿"，《说文解字》："肿，痈也。"②而"踵"，《说文解字》称："追也。从足重声。"③在这里，此字被认为是足患肿病。在此之外还有，一个字，即"尰"。《尔雅·释训》中记："既微且尰，骭疡为微，肿足为尰。"④"尰"出现在更早的文献记载中，并与方土有密切的联系。《吕氏春秋》和《淮南子》中均以为身

---

① 邢义田《"雀"手足与"刑"手足》，"简帛网"2011 年 6 月 9 日发表。
② 《说文解字》，北京：中华书局，1963 年，88 页下一栏。
③ 《说文解字》，46 页下一栏。
④ 《尔雅》，周祖谟校笺《尔雅校笺》，昆明：云南人民出版社，2004 年，42—43 页。

体的情况（包括膇）与方土之"水"或"气"有密切的联系，《吕氏春秋·尽数篇》："轻水所多秃与瘿人，重水所多膇与躄人，甘水所多好与美人，辛水所多疽与痤人，苦水多尪与伛人。"①《淮南子·地形训》："土地各以其类生，是故山气多男，泽气多女，障气多暗，风气多聋，林气多癃，木气多伛，岸下气多膇，石气多力，险阻气多瘿，暑气多夭，寒气多寿，谷气多痹，丘气多狂，衍气多仁，陵气多贪，轻土多利，重土多迟，清水音小，浊水音大，湍水人轻，迟水人重，中土多圣人。皆象其气，皆应其类。"②前一节在讨论癃时，曾引述这段材料，并讨论其思想背景③。但是什么是"膇"，与"癃"一样，其实并没有清晰的身体特征说明。

　　而对于"膇"症候的具体描述，出现在隋代的《诸病源候论》，其中将膇分入卷三十"四肢病诸候"，其中"足膇候"记："膇病者，自膝已下至踝及趾，俱肿直是也。皆由血气虚弱，风邪伤之，经络否涩而成也。亦言江东诸山县人多病膇，云彼土有草名膇草，人行误践触之，则令病膇。"④其中界定了"膇"的病候是"自膝已下至踝及趾，俱肿直"，不过在病因方面则辑录了两种说法，一种以为膇病是因血气虚弱而风邪伤之；另一种又认为是膇草所造成的。所谓的"膇草"，陶弘景《本草经集注》记："知母，味苦，寒，无毒。主治消渴，热中，除邪气，肢体浮肿，下水，补不足，益气。治伤寒久疟烦热，胁下邪气，膈中恶，及风汗内疸。多服令人泄。一名蚳母，一名连母，一名野蓼，一名地参，一名水参，一名水浚，一名货母，一名蝭母，一名女雷，一名女理，一名儿草，一名鹿列，一名韭逢，一名儿踵草，一名东根，一名水须，一名沉燔。一名薅，一名昌支。生河内川谷。二月、八月采根，暴干。"⑤知母别名儿踵草，但其功能是治疗肢体浮肿，而非使人病膇。《一切经音义》卷六五《佛阿毗昙论》卷下，玄应云："《尔雅》肿足为膇。今巴蜀

① 陈奇猷《吕氏春秋新校释》，上海古籍出版社，2002 年，139 页。
② 张双棣撰《淮南子校释》，北京大学出版社，1997 年，451 页。
③ 比如李建民就认为《黄帝内经》中有关疾病的缘起与方土之间的关系的论述，是一个模式化的术数归纳。李建民《死生之域——周秦汉脉学之源流》，台北：中研院，2000 年；此据李建民《发现古脉——中国古典医学与数术身体观》，北京：社会科学文献出版社，2007 年，78—80 页。
④ 巢元方撰，丁光迪主编《诸病源候论校注》，北京：人民卫生出版社，1992 年，853 页。
⑤ 尚志钧、尚元胜辑校《本草经集注》，北京：人民卫生出版社，1994 年，272—273 页。

极多此疾。手臂有者,亦呼为尰也。"①玄应则以巴蜀为此病的方土,并添加手肿病候。这些记载相互之间的关联并不明确,甚至有相互抵牾之处,很难将其整合为同一的叙事。

而《诸病源候论》的记载要从其整体的文本结构中理解。就其内容结构而言,在表面上《诸病源候论》是病、候的两层分类结构。之前的研究指出,《诸病源候论》一书的内容编排,其顺序大致是按照内外妇儿四大科别进行分类,当然这样的看法有从后代分科回溯分类的嫌疑。如果注意"四肢病诸候"的位置,是在血病诸候、毛发病诸候、面体病诸候、目病诸候、鼻病诸候、耳病诸候、牙齿病诸候、唇口病诸候、咽喉心胸病诸候之后,而其之后就是瘿瘤等病诸候。也就是说,这是按照身体部位为中心的病候的文本结构的最后一部分,而之后是以身体外部的病征为中心的文本结构了。而在"四肢病诸候"内的诸候之间并没有明确的内在关联。而在之后,《诸病源候论》又有"肿病诸候",其第一"诸肿候"记:"肿之生也,皆由风邪寒热毒气,客于经络,使血涩不通,壅结皆成肿也。其风邪所作者,肿无头无根,浮在皮上,如吹之状也。不赤不痛,或肿或散,不常肿。其寒气与血相搏作者,有头有根,色赤肿痛。其热毒作者,亦无正头,但急肿,久不消,热气结盛,壅则为脓。其候非一,故谓之诸肿。"②如果将其与"足尰候"比较:"尰病者,自膝已下至踝及趾,俱肿直是也。皆由血气虚弱,风邪伤之,经络否涩而成也。"③足尰候与诸肿候并非完全没有关联,因此理解其关键,在于《诸病源候论》的文本组织结构。《诸病源候论》试图建立一个以病候为中心的分类系统,重新整理之前的医学文本知识,它以"候"为整合医学经典和中古时代方书的文本单位,然后再根据一定的逻辑将其整合为"病"。而由此建立的分类,基础不在于区分,而在于关联,因此书中的分类并非排他性的④。

---

①　玄应《一切经音义》,丛书集成初编,北京:中华书局,1991 年,216 页。

②　巢元方撰,丁光迪主编《诸病源候论校注》,北京:人民卫生出版社,1991 年,875 页。

③　巢元方撰,丁光迪主编《诸病源候论校注》,853 页。

④　对《诸病源候论》文本结构的讨论请参见陈昊《身分叙事与知识表述之间的医者之意——6—8 世纪中国的书籍秩序、为医之体与医学身分的浮现》,上海古籍出版社,2019 年,205—215 页。

　　而除此之外还有一个分类是"脚气病",前文指出有关走马楼吴简的回溯诊断研究,其中有部分研究将肿足与脚气病联系起来。当然这里所谓的"脚气病"是维生素 B 缺乏症的 beriberi。但是这个连接的中间环节,依然是"脚气"这一历史中的疾病名称①。但是"肿足—脚气—beriberi"这一链条成立有两个重要的要素,第一是脚气这一历史性的疾病名称变成了一个非历史性的实体,即这一名称不再随着时代的变化而产生意义和内涵的变化;第二,则是足肿成了指示性的关键症候。在这里先讨论第二个要素,脚气也有脚肿,但是它的分类则在四肢疾病症候之前,即现在研究者视为"内科"的范围之内。

　　《诸病源候论》的修撰者依然在争议之中,但是它的修撰肯定与隋代的医学官署有密切的关系。同时,对其修撰方式和文本结构的理解,需要放在隋炀帝时代的图书修撰的整体文化中理解。也即是说,可以将《诸病源候论》视为隋代国家整理医学知识的目光。要进一步理解这种国家整理医学的目光,依然可以用脚气作为例证。在医籍中并非认为脚气一定会出现足肿的症状,《千金方》中记:"凡有人久患脚气,不自知别,于后因他病发动,疗之得瘥。后直患呕吐,而复脚弱,余为诊之,乃告脚气。病者曰:我平生不患脚肿,何因名脚气? 不肯服汤。"②在这段对话中,求诊者显然认为脚肿是脚气最重要的指示性症候,而孙思邈的论述则试图指出脚气不一定有脚肿的症候。

　　至于第一个问题,北宋董汲的《脚气治法总要》在卷上的一开头叙述了他所理解的脚气的知识谱系:"汲尝考诸经脚气之疾,其来久矣,在黄帝时名为厥,两汉之间多为缓风,宋齐之后,谓为脚弱,至于大唐,始名脚气,其号虽殊,其实一也。"③在这个叙述之中,通过疾病的历史谱系,将脚气与之前的脚弱、缓风乃至厥变成了"号殊实一"的存在。按照这个说法,脚气是

———————————————

① 对于这个时代脚气的讨论可参考范家伟《东晋至宋代脚气病的探讨》,《新史学》第 6 卷第 1 期,1995 年,155—178 页;Hilary Smith, *Forgotten Disease: Illnesses Transformed in Chinese Medicine*, Stanford University Press, 2017, pp.43 - 66.

② 李景荣等《备急千金要方校释》,北京:人民卫生出版社,1997 年,271 页。

③ 《董汲医学论著三种》,北京:商务印书馆,1958 年,2 页。

入唐之后才产生的名称。但是也有不同的论述。张仲景的《金匮要略》中乌头汤、矾石汤方说"治脚气疼痛"、"治脚气冲心"等。后世医家或怀疑脚气文句的真实性，如丹波元简引《千金》、苏敬文本，论断云："是宋以前人所附，非仲景原方明矣"①。范行准则以为，张仲景书中实已两见"脚气"之名，张仲景活动于荆楚食稻地区，宜有发生此病之事，遂依当时可得的文献加以记载。而学者犹以为王叔和诸人所窜入②。但无论如何，在董汲描述的谱系中，张仲景的名词并未占有谱系上的一席之地。正因为以上的分析，在讨论肿足与脚气的关系的时候，需要历史性的观察，脚气这一疾病实体是如何历史形成的？同时，"肿"的这一症候在其中扮演了怎样的角色？

董汲声称脚气之名始于唐，其实忽视了隋。在《诸病源候论》"脚气缓弱候"中言："凡脚气病，皆由感风毒所致。得此病，多不即觉，或先无他疾，而忽得之；或因众病后得之。初甚微，饮食嬉戏，气力如故，当熟察之。其状：自膝至脚有不仁，或若痹，或淫淫如虫所缘，或脚指及膝胫洒洒尔，或脚屈弱不能行，或微肿，或酷冷，或痛疼，或缓纵不随，或挛急；或至困能饮食者，或有不能者，或见饮食而呕吐，恶闻食臭；或有物如指，发于腨肠，迳上冲心，气上者；或举体转筋，或壮热、头痛；或胸头冲悸，寝处不欲见明；或腹内苦痛而兼下者；或言语错乱，有善忘误者；或眼浊，精神昏愦者。此皆病之证也，若治之缓，便上入腹。入腹或肿，或不肿，胸胁满，气上便杀人。急者不全日，缓者或一、二、三日。初得此病，便宜速治之，不同常病。"③就本文关心的议题，这里有两个关键要点，其一是，在这里风毒之说已经成为脚气病的核心病因。其二，出现脚肿有两个阶段，第一阶段是脚的症状的早期，可能会出现微肿；第二个阶段，而特别强调是在治疗不及，会上而入腹，才会出现肿或不肿的状况。但是肿都不是必然出现的症状。风毒之说源自魏晋以来的医籍，葛洪的《肘后备急方》卷三"治风毒脚弱痹满上气方"第二十一记："脚气之病，先起岭南，稍来江东，得之无渐，或微觉疼痹，或两胫小满，或行起忽弱，或小腹不仁，或时冷时热，皆其候也。

---

① 丹波元简编《金匮玉函要略辑义》卷一，北京：人民卫生出版社，1983年，65页。

② 范行准《中国病史新义》，247页。

③ 丁光迪主编《诸病源候论校注》，413—414页。

不即治，转上入腹，便发气，则杀人。"①其中称"两胫小满"，但未称其为"肿"。《小品方》卷二记："风毒中人，多不即觉，或因众病乃觉也。其状或有见食呕吐、憎闻食臭，或有腹内痛兼下，或胸中冲悸，不欲见光明，或精神昏愦，或喜妄语错乱，或壮热头痛，或身酷冷、疼，或治转筋方。"②这里则提到两脚微肿。《诸病源候论》将《肘后备急方》和《小品方》中的症候结合在一起。

表 3-3　《诸病源候论》中脚气病诸候

脚气上气候	此由风湿毒气，初从脚上，后转入腹，而乘于气，故上气也。③
脚气痹弱候	此由血气虚弱，若受风寒湿毒，与血并行肤腠，邪气盛，正气少，故血气涩，涩则痹，虚则弱，故令痹弱也。④
脚气疼不仁候	此由风湿毒气，与血气相搏，正气与邪气交击，而正气不宣散，故疼痛。邪在肤腠，血气则涩，涩则皮肤厚，搔之如隔衣不觉知，是名为痹不仁也。⑤
脚气痹挛候	脚气之病，有挟风毒，风毒则搏于筋，筋为挛。风湿乘于血，则痹，故令痹挛也。⑥
脚气心腹胀急候	此由风湿毒气，从脚上入于内，与脏气相搏，结聚不散，故心腹胀急也。⑦
脚气肿满候	此由风湿毒气，搏于肾经。肾主于水，今为邪所搏，则肾气不能宣通水液，水液不传于小肠，致壅溢腑脏，腑脏既浸渍，溢于皮肤之间，故肿满也。⑧
脚气风经五脏惊悸候	夫温湿成脚气，而挟风毒，毒少风多，则风证偏见。风邪之来，初客肤腠，后经腑脏，脏虚，乘虚而入，经游五脏，与神气相搏，神气为邪所乘，则心惊悸也。⑨

① 《肘后备急方》，"东洋医学善本丛书"本，大阪：オリニント出版社，1992 年，224 页。
② 《小品方新辑》，上海中医药大学出版社，1993 年，19 页。
③ 丁光迪主编《诸病源候论校注》，420 页。
④ 丁光迪主编《诸病源候论校注》，420 页。
⑤ 丁光迪主编《诸病源候论校注》，421 页。
⑥ 丁光迪主编《诸病源候论校注》，421 页。
⑦ 丁光迪主编《诸病源候论校注》，421 页。
⑧ 丁光迪主编《诸病源候论校注》，422 页。
⑨ 丁光迪主编《诸病源候论校注》，422—423 页。

《诸病源候论》中脚气候以脚弱为总论,其中所涉及的症候,与之后诸候大致相似。但是在总论之中,将脚部的症候与其他部位的症候分条叙述,而以下的诸候则几乎都涉及脚部。也就意味着,脚肿并非最初出现的症状。而在脚气候下的排列,脚气肿满也排在脚气上气候、脚气痹弱候、脚气疼不仁候、脚气痹挛候和脚气心腹胀急候之后。《诸病源候论》中将足肿看作脚气的诸种病候之一,其中记脚气肿满的原因为:"此由风湿毒气,博于肾经。肾主于水,今为邪所搏,则肾气不能宣通水液,水液不传于小肠,致壅溢腑脏,腑脏既浸渍,溢于皮肤之间,故肿满也。"①

在孙思邈的时代,开始强调脚气不一定与肿相关联,《千金要方》云:"故脚气不得一向以肿为候者,有肿者,亦有不肿者。其以小腹顽痹不仁者,脚多不肿。"②《医心方》卷八引《极要方》云:"脚气皆令人脚胫大肿,跌肿重闷。甚者上冲心,肿满闷,气短。中间有干湿者二脚气;湿者脚肿;干者脚不肿,渐觉枯燥,皮肤甲错。须细察之。"③将脚肿与否看作区别干湿脚气的关键症候。这种以肿/不肿,干/湿为特征的脚气疾病分类方式,又逐渐被看成脚气病南北不同的特征④。在这些唐代的论述中,特别是《千金要方》中,隐含着一个叙述,即一般的病人将脚肿视为脚气的关键症候,而唐代的医者逐渐将其观念改变,而区分出肿与不肿的脚气。

因此,如果我们回到孙思邈的记载,其中以病人对于肿或不肿的争论,似乎使得脚气病的症候聚焦在肿的问题之上。但是如果仔细观察其中的论述,《千金要方》也强调此病初发是源自脚:"然此病发初得先从脚起,因即胫肿,时人号为脚气。"⑤并给予了解释:"问曰:风毒中人,随处皆得作病,何偏着于脚也? 答曰:夫人有五脏,心肺两脏经络所起在手十指;肝、肾与脾三脏经络所起在足十趾。夫风毒之气,皆起于地。地之寒暑风

---

① 《诸病源候论校注》,422 页。
② 李景荣等《备急千金要方校释》,271 页。
③ 《医心方》,144 页。
④ 梁其姿《疾病与方土之关系:元至清间医界的看法》,《第三届国际汉学会议论文集》,台北:历史语言研究所,2002 年;此据李建民主编《生命与医疗》,北京:中国大百科全书出版社,2005 年,366—368 页。
⑤ 李景荣等《备急千金要方校释》,163 页。

湿皆作蒸气,足当(常)履之,所以风毒之中人也,必先中脚,久而不瘥,遍及四肢腹背头项也;微时不觉,痼滞乃知。"①这段试图解释脚气为何先从脚起,指出其关键在于肝、肾、脾三脏相关的经络自足十趾起,而风毒自地而起,随着人足履地,而侵入人体。这样的说法应该不完全是孙思邈的创造,因为前文引述《诸病源候论》的时候,其中关于脚肿的论述已有风湿毒气搏于肾经的说法:"此由风湿毒气,搏于肾经。肾主于水,今为邪所搏,则肾气不能宣通水液,水液不传于小肠,致壅溢腑脏,腑脏既浸渍,溢于皮肤之间,故肿满也。"②如果肿与风湿毒气搏于肾经相关,而除了肾经之外,肝经和脾经也都起于足,那么肿并非唯一的症候,就在医理上变得可以理解。

而孙思邈的论述依然集中在脚气、脚与地之风湿毒气的关系。患病的关键也与久立、久坐湿冷之地相关:"凡四时之中,皆不得久立久坐湿冷之地,亦不得因酒醉汗出,脱衣、靴、袜,当风取凉,皆成脚气。若暑月久坐久立湿地者,则湿热之气蒸人经络,病发必热,四肢酸痛烦闷;若寒月久坐久立湿冷地者,则冷湿之气上入经络,病发则四体酷冷转筋;若当风取凉得之者,病发则皮肉顽痹,诸处瞤动,渐渐向头。凡常之日忽然暴热,人皆不能忍得者,当于此时,必不得顿取于寒以快意也,卒有暴寒复不得受之,皆生病也。世有勤功力学之士,一心注意于事,久坐行立于湿地,不时动转,冷风来击,入于经络,不觉成病也。"③但是脚的症状很容易被忽视:"夫有脚未觉异,而头项臂膊已有所苦,有诸处皆悉未知,而心腹五内已有所困。"④接着开始描述脚之外的症候:"又风毒之中人也,或见食呕吐,憎闻食臭,或有腹痛下痢,或大小便秘涩不通,或胸中冲悸、不欲见光明,或精神昏愦,或喜迷忘,语言错乱,或壮热头痛,或身体酷冷疼烦,或觉转筋,或肿不肿,或髀腿顽痹,或时缓纵不随,或复百节挛急,或小腹不仁,此皆脚气状貌也,亦云风毒脚气之候也。其候难知,当须细意察之,不尔必失其机要。一朝病成,难可以理,妇人亦尔。又有妇人产后,春夏取凉,多中此

①　李景荣等《备急千金要方校释》,163 页。
②　《诸病源候论校注》,422 页。
③　李景荣等《备急千金要方校释》,164 页。
④　李景荣等《备急千金要方校释》,163 页。

毒,宜深慎之。其闷热挛疭、惊悸心烦,呕吐气上,皆其候也。又但觉脐下冷痹,惝惝然不快,兼小便淋沥,不同生平,即是脚气之候。顽弱名缓风,疼痛为湿痹。"①脚气被称为缓风或湿痹,则与其凸显的症候相关。而肿与不肿的重要性,则在于此时病已入腹:"凡小觉病候有异,即须大怖畏,决意急治之。伤缓气上入腹,或肿或不肿,胸胁逆满,气上肩息,急者死不旋踵,宽者数日必死,不可不急治也。但看心下急,气喘不停,或自汗数出,或乍寒乍热,其脉促短而数,呕吐不止者,皆死。"②也就是说,到了判断肿与不肿时,已到必须急治的关键阶段。孙思邈的论述源自何处,肖荣曾有一个仔细的研究,他以为:"葛洪、《小品》、支法存—僧师三种文本相互因承的迹象并不明显,但文本类似,观点相去不远,不免让人推想到他们所依的祖本。葛洪、《小品》的自序都说曾参考《黄素方》,孙思邈的叙述也证实支法存曾引用该书。或许正因为有着共同的祖本,三者各自成书,文本却会出现重迭之处。"③无论如何,孙思邈的论述与《诸病源候论》中整合后的脚气病候基本是一致的,而在这样一个症候体系中,脚的角色被突出,但是是否有肿的症候,却不完全是关键性的症候,那么孙思邈为何要在其论述中,重提肿与不肿的话题呢? 其争论的对象是谁?

在孙思邈的时代,也有其他关于脚气的论述,而这些写作者大部分既是士人,也读医书。《外台秘要》卷一八引苏敬言:"晋宋以前,名为缓风。古来无脚气名,后以病从脚起,初发因肿满,故名脚气。"④苏敬以为脚气之得名,与脚的肿满的症候有密切的联系,而且应该是其最初的症状。也就是他依然坚持脚肿作为脚气症候的核心,而这一论述与他的病因论述相关联。《外台秘要》又引苏敬言:"苏长史论曰:脚气之为病,本因肾虚,多中肥溢肌肤者,无问男女,若瘦而劳苦,肌肤薄实,皮肤厚紧者,纵患亦无死忧。一瘥已后,又不可久立蒸湿等地,多饮酒食面,心情忧愦,亦使发

① 李景荣等《备急千金要方校释》,163—164 页。
② 李景荣等《备急千金要方校释》,165 页。
③ 肖荣《中古时期脚气学术的发展历程:从张仲景到吴昇》,"中古方书:医学史、书籍史和社会史的解读"研讨会会议论文,2011 年 9 月 18 日。感谢肖荣老师允许引用会议论文。
④ 王焘撰,高文铸校注《外台秘要方》,北京:华夏出版社,1993 年,336 页。

动。……又有不肿而缓弱,行卒屈倒,渐至不仁,毒气上阴,攻心便死。急不旋踵,宽延岁月耳。然则缓风毒气,得其总称矣。"①在这个论述之中,将肾虚列于前,而外因,即风湿毒气列于后,与孙思邈的论述恰好颠倒过来。同时,他并未将其他脏器相关经脉受地气所影响列入其中,而依然坚持肾经的问题。

但是这并非意味着他不认同这个时代脚气症候的多样性,苏敬接着叙述他所理解的脚气知识的谱系、症候的复杂性和他撰著的因缘:"近来诸医,多宗《小品》所说,粗为详悉,《肘后》单略,时有可依。《集验》亦遵《小品》,胡洽、陶公,微在梗概,并非身以今略述病有数种,形证不同,一人经病,三十年中便数发,每发差异,为疗亦殊。前用经效,后用便增,一旬之内,变候不等,未能深达,往往致毙,固不可先方救后发也。鄙年二十许时,因丁忧得此病,三十年中,已经六、七度发,每发几死,后发时大况虽同,三分论之二分有异,依旧用瘥方疗。不复有效,更张乃瘥耳,一分同者,毒气定后,手足缓弱,顽痹不仁,服侧子金牙酒,往往得瘥。此酒脚气之要也,余无以加,痿蹶不能动者,服之指期。取起二分异者,毒气入腹,冷热不同,已经投药,虚实亦异,或补或泻,须临时变革也。按《小品》、《集验》,脚气脉三种,以缓脉为轻,沉紧为次,洪数者为下。自三十者年,凡见得此病者数百,脉沉紧者多死,洪数者并生,缓者不疗自瘥,大况如此。疗之违法,虽轻亦殆;疗之得理,虽重可生也。凡脚气为疾,不同余病,风毒不退,未宜停药,比见病者皆以轻疾致毙,或以病小则言疾自愈,废药不服,或已服药而患末退,诸药病相连,乃改为它疗,略皆自取危殆。如之何? 述所知,以示同病者。"②其中则是强调虽是同病,但是形症不同,也造成在将既有的药方用于治疗时,产生种种不确定性,而这些不确定使得治疗脚气时,在原有的知识谱系之外,还需要自身罹患疾病的病者"略述所知,以示同病者"。但是,这里一个更重要的问题出现了,一个症候变化如此复杂冰充满种种不确定性的"疾病",是什么使得当时的医者认为它有

---

① 高文铸校注《外台秘要方》,336 页。
② 高文铸校注《外台秘要方》,336 页。

"内在的一致性"，而构成一个疾病实体？

　　而这样的讨论不仅需要放在对话的语境下，更需要在当时医学与政治话语的联系中理解。孙思邈在讨论脚气与肿的关系之前，曾提出关于脚气病冲突的说法。这段论述讨论了脚气的历史，"古人少有此疾"，但是从永嘉南渡之后，才开始罹患此疾病，脚气被视为南渡士人与南方之风土遭遇之后所产生的结果，而其根源在于"三方鼎峙，风教未一，霜露不均，寒暑不等"。疾病与分裂的政治状况相关联，之后对唐代脚气病的讨论，先是说明唐统一之后，前往南方之人会因不习水土会遭遇此疾。但是唐代有士大夫不涉及江表，却罹患此疾病。他的解释是"天下风气混同，物类齐等"。在这个叙述中，孙思邈将风土之疾、医学知识和医学群体都与分裂/统一的政治状况联系，将医学叙述与当时的政治话语结合，也创造出一个单一的疾病实体。

　　而苏敬则在《新修本草》的论述中扮演了重要的角色。《旧唐书》卷七九《吕才传》记："时右监门长史苏敬上言，陶弘景所撰《本草》，事多舛谬。诏中书令许敬宗与〔吕〕才及李淳风、礼部郎中孔志约，并诸名医，增损旧本，仍令司空李绩总监定之，并图合成五十四卷，大行于代。"①而在之后《新修本草》编撰的列位名表中列在最前。《新修本草》的序言在阐述重新修撰本草书的原因时，特别强调陶弘景在整理《神农本草经》时所犯下的错误，但错误的原因却被归结于"时钟鼎峙，闻见阙于殊方；事非金议，诠释拘于独学。"独学与鼎峙的关联，也将本草知识的正误与分裂/统一的政治状况相关联。也就是说，在孙思邈和苏敬的论述中，将医学知识与当时的王朝统一的政治话语相联系，这是他们共同的特点。如果观察汉唐之间的方书中，一方面是腫和脚气作为病候的区分，另一方面则是脚肿不再作为脚气的核心症候。在此过程中，脚气的理论逐渐体系化，而腫却依然如知识的碎片。而脚气知识与政治话语的关联显然在其中扮演了角色。

　　有关脚气的论述与隋唐官方医学的知识生成密切相关，而这种论述会影响傅籍时对于民众身体的目光吗？唐代地方官方医学最重要的机构

---

① 《旧唐书》，北京：中华书局，1975 年，2726 页。

是州医学的建立。《唐会要》卷八二"医术"记："贞观三年九月十六日,设诸州治医学。"①《新唐书·百官志》记："贞观三年,置医学,有医药博士及学生。"②敦煌文书也证明了此制度在地方的存在,P.2005《沙州都督府图经》记沙州设有医学："医学,右在州学院内,于北墙别构房宇安置。"③P.2657《唐天宝年代(约750年)敦煌郡敦煌县差科簿》载："令狐思珣,载五十一,翊卫,医学博士。"④《新唐书》卷四九《百官志》记之后的制度变化:"开元元年,改医药博士为医学博士,诸州置助教……未几,医学博士、学生皆省,僻州少医药者如故。二十七年(739),复置医学生,掌州境巡疗。永泰元年(765),复置医学博士。"⑤唐代地方医学机构难以一直维系,能否满足地方应对疾疫的需求,也屡遭现代学者质疑⑥。但在这样的建立和省废过程中,前文提到的长安的医学书籍和知识显然曾到达过地方,但它们是否能够进入到地方貌阅的运作中,却依然是问题。而证据就是,当官方医学关于肿的话语变成日益复杂的医学图景时,在三疾令中,它却变成了"下重(肿)"。从走马楼吴简中的"肿足",到唐代三疾令中的"下重(肿)"。在这里肿依然被视为核心,而身体的具体位置也被模糊化。身体的外在特征依然是户籍对身体关键的核心,与医籍中的知识相比,它显然转向了另一种方向。

第三节　从身体到身分

这种国家的目光究竟走向了怎样一种方向? 在前文提到从走马吴

---

① 《唐会要》,上海古籍出版社,1991年,1802页。
② 《新唐书》卷四九《百官志》,北京:中华书局,1975年,1314页。
③ 录文见唐耕耦、陆宏基编《敦煌社会经济文献真迹释录》第一辑,北京:书目文献出版社,1986年,12页。
④ 录文参看池田温《中国古代籍帐研究》,东京大学东洋文化研究所,1979年,276页。
⑤ 《新唐书》,1314页。
⑥ 见沈柏宏《唐代医疗设施及其效益评估》,《社会/文化史集刊》第4集,2010年,37—90页;于赓哲《〈天圣令〉复原唐〈医疾令〉所见官民医学之分野》,《历史研究》2011年第1期,36—50页。

简到唐代的三疾令,国家对于身体的观察变成了一种分类分等的系统:

表3－4　三疾令中身体状况的分等分类

	残　疾	废　疾	笃　疾
盲	一目盲		两目盲
聋	两耳聋		
哑		哑	
手足	手无二指、足无大拇指	一肢废	两肢废
痴狂		痴	癫狂
	秃疮无发		
	久漏、下重、大癃肿之类		
		侏儒	
		腰折	

在这里,对于身体的描述不再仅仅以患病的外观和位置为中心,而是以一种分等和分类的方式重组,而在此分等和分类之下,分类的基础可能依然是患病的位置,而分等的基础则是身体状况的"严重程度"。但是这个严重程度是怎么衡量? 单纯是有异状的器官/身体部位的数量吗,比如一目盲还是两目盲? 而其背后的判断标准,是身体是否能够服役吗?

但是三疾的身体状况在唐代律令的规定中不仅是免役。《唐律疏议》卷三《名例律》"犯徒应役家无兼丁"条疏议记:"其残疾既免丁役,亦非兼丁之限。"[1]又卷一一《职制律》"役使所监临"条疏议曰:"其十五以下、七十以上及废疾,既不任徒役,庸力合减正丁,宜准当乡庸作之价。"[2]又卷一二《户婚律》"脱漏户口增减年状"条疏议言:"脱口及增减年状,谓疾、老、中、小之类。以免课役者,一口徒一年,二口加一等,罪止徒三年。"疏议曰:"谓脱口及增年入老,减年入中、小及增状入疾,其从残疾入废疾,从废疾

---

① 刘俊文《唐律疏议笺解》,277页。
② 刘俊文《唐律疏议笺解》,884页。

入笃疾,废疾虽免课役,若入笃疾即得侍人,故云'之类',罪止徒三年。"①
朱雷根据唐代史籍总结,三疾与"免役"之对应关系为,残疾免役,但要交
纳租调和服杂徭、差科;废疾、笃疾课役全免;笃疾还享有给侍一人的待
遇②。而三疾的分等显然与相应的待遇有关。

　　而笃疾的给侍的待遇是一个重要的指标,它意味着,国家认为笃疾的人
需要日常的生活协助。给侍并不始自唐代。《隋书》卷三《炀帝纪上》中引大
业元年的诏书言:"笃疾之徒给侍丁者,虽有侍养之名,曾无周赡之实,明加
检校,使得存养。"③《唐六典》卷三"户部尚书"条记:"凡庶人年八十及笃
疾,给侍丁一人;九十,给二人;百岁,三人。"④《唐令拾遗·户令第九》复原
的唐令记:"诸年八十及笃疾,给侍丁一人,九十二人,百岁三人,皆先尽子
孙,次取亲邻,皆先轻色。无近亲外取白丁者,人取家内中男者,并听。"⑤吐
鲁番文书中有一件《唐龙朔三年西州高昌县下宁昌乡符为当乡白丁侯□隆充
侍事》记:

1　]□张　 长善里正[　　　 张甚

2　]笃疾,请宁昌乡白丁□□隆侍归本(?)里正[

3　　]辞称去永徽二年貌入笃疾。即

4　]李智[　　]其人去正月内身亡,今

5　　]人者。又依状问宁昌乡里正王守护,

6　]奴[　　　]身亡有实者。又问康

7　　　]得□充侍,得款愿取宁昌乡侯

8　]侍者。又问乡得里正王守护

9　]隆见是白丁,[　　　　]下者

---

① 刘俊文《唐律疏议笺解》,915 页。
② 朱雷《唐代"手实"制度初探》,《魏晋南北朝隋唐史资料》第 5 期,1983 年。此据朱雷《敦
　 煌吐鲁番文书论丛》,兰州:甘肃人民出版社,2000 年,106 页。
③ 《隋书》,北京:中华书局,1973 年,62 页。
④ 陈仲夫点校《唐六典》,北京:中华书局,1992 年,79 页。
⑤ 仁井田陞《唐令拾遗》,东京大学出版会,1983 年,231 页。中译可参考见粟劲、王占通译
　 《唐令拾遗》,长春出版社,1989 年。

```
10              ]乡[
        (中缺)
11      ]得[
12  ]替讫[        ]准状□牒
13  录事沙相十龙朔三年三月[
14  □□□
15  尉  □□[①
```

李锦绣曾根据此文书讨论了给侍的程序②。而相关的程序依然是在乡与县之间完成。特别值得关注的是,在免役和得侍人之间的连续性如何建立? 更值得注意的是,李锦绣根据出土户籍和差课簿的记载,将侍丁视为一种身分,而这种身分也会记录入官文书。在《唐开元四年西州柳中县高宁乡籍》记:

```
3 户主江义宣年贰拾岁   白丁亲侍   下中户
4    母张年肆拾壹岁    丁寡
5    弟抱义年拾伍岁    小男   开元二年帐后死
6    弟义珍年拾伍岁    小男
8    叔母沮渠年伍拾柒岁丁寡笃疾两目盲③
```

《天圣令·赋役令》附抄唐令第 10 条记载了给侍之人死亡的登记程序:"诸户口中男以上及给侍老疾人死者,限十日内,里正与死家注死时日月,连署,经县申记,应附除课役者,即依例程。"④单就表面而言,可以将其视

---

① 《吐鲁番出土文书》(叁),100—106 页。
② 李锦绣《唐代制度史略论稿》,北京:中国政法大学出版社,1998 年,368 页。参见盛会莲《论唐五代的三疾救恤》,《中国经济史研究》2007 年第 3 期,142—153 页。
③ 池田温《中国古代籍帐研究——概观·録文》,龚泽铣译《中国古代籍帐研究》,北京:中华书局,2007 年,100 页。
④ 中国社会科学院历史研究所天圣令整理课题组、天一阁博物馆《天一阁藏明钞本天圣令校证 附唐令复原研究》,北京:中华书局,2006 年。

为一种国家与人民之间的赋税劳役关系，即从赋税劳役的减免到给予劳役的支持。但是给侍与三疾等一样被记录入户籍和差课簿，本身意味着一种制度衍生的身分如何进入文本。但是从其侍疾的人选先取家内和亲邻，也就意味着，其将原本家内和亲邻的照顾给予国家的承认。李锦绣认为，外侍的思想基础是儒家学说的社会理想，因此她认为唐代的给侍制度，是儒家学说中养老与孝道的实现，也是将儒家的社会理想贯诸制度①。李锦绣所援引的思想资源来自陈寅恪，其实类似的观点，也见于瞿同祖，即"法律的儒家化。"②但是仅将其观察为社会理想对制度的影响，是否回答了所有的问题？我们需要继续观察。

如果我们承认罢癃到三疾之间的谱系，那么罢癃的身体状况是否造成了其之外的身份变化呢？在岳麓秦简中记载：

> 徭律：发徭，兴有爵以下到人子弟、复子，必先请属所执法，郡各请其守，皆言所为及用积（简156/1295）徒数，勿敢擅兴，及勿敢擅使敖童、私属、奴及不从车牛。凡免老及敖童未傅者，县勿敢使，节（简157/1294）载粟，乃发敖童年十五岁以上。史子未傅先觉（学）觉（学）室，令与粟事。敖童当行粟而寡子独与老（简158/1236）父老母居，老如免老，若独与癃病母居者，皆勿行。③

这一条中涉及行粟的部分，如果独与癃母居，是不用被征发行粟的。而这一条也为汉初《二年律令》所继承，其中记："诸当行粟，独与若父母居老如皖老，若其父母罢癃者，皆勿行。"④在这里将母亲的癃病扩大到父母。另一条则记："寡夫、寡妇毋子及其同居，若有子，子年未盈十四，及寡子年未盈十八，及夫妻皆癃病，及老年七十以上，勿异其子；今无它子，欲令归户

---

① 李锦绣《唐代制度史略论稿》，374页。
② 瞿同祖《中国法律与中国社会》，北京：中华书局，1981年。
③ 陈松长主编《岳麓书院藏秦简（肆）》，上海辞书出版社，2015年，119—120页。
④ 录文见张家山二四七号汉墓竹简整理小组《张家山汉墓竹简（二四七号汉墓）》，北京：文物出版社，2001年，64页。

入养,许之。"①在这里,不令其子分异的条件,包括夫妻双方皆为癃病。也就是说,癃病在这里既可以使得成年的儿子不分异,也可以免除其行粟的徭役,其中暗含的条件是儿子对有疾病的父母的照顾。

如果我们在对罢癃的优待和三疾的优待之间建立起关联,同时观察三疾内部的优待演进。在这里呈现出了两种演进的关系,第一是从个体的免役到为他提供人力的协助;第二则是从个体的优待进一步演进到对他的家庭的优待。在这里一个超越个体的过程出现了,即被创造出来的个体,开始超越它自身而创造出其他实体。而在这里的关键是,什么是国家目光下的基本单位,是个人还是家庭/家族。而当家庭/家族是国家目光的下的基本单位时,怎样规模的家庭才是合适的? 这个将家庭分割为国家认为"合适"的规模的过程也是一种个体化的过程。但是一旦将家庭视为个体化的单位,其中的家庭成员之间本身就是处在关系中的个体②。当这样一种关系中的个体进入到国家法律中,它被转化为一种身分范畴,而这是三疾与老、幼一样成为身分的关键。

但是这种身分并不局限于此,首先是在刑罚和犯罪方面,《唐律疏议》卷四《名例律》"老小及疾有犯"条言:"诸年七十以上、十五以下及废疾,犯流罪以下,收赎。"疏议曰:"依《周礼》:'年七十以上及未龀者,并不为奴。'今律:年七十以上、七十九以下,十五以下、十一以上及废疾,为矜老小及疾,故流罪以下收赎。"③废疾在流罪以下,可以收赎。即使在流罪之上也有减免刑罚的机会,同卷同条又记:"八十以上、十岁以下及笃疾,犯反、逆、杀人应死者,上请。"疏议曰:"《周礼》'三赦'之法:一曰幼弱,二曰老耄,三曰惷愚。今十岁合于'幼弱',八十是为'老耄',笃疾'惷愚'之类并合'三赦'之法。有不可赦者,年虽老小,情状难原,故反、逆及杀人,准律应合死者,曹司不断,依上请之式,奏听敕裁。"④刘俊文曾根据《唐律疏议》此条整理相关责任能力:

①　录文见张家山二四七号汉墓竹简整理小组《张家山汉墓竹简(二四七号汉墓)》,55 页。
②　可见瞿同祖《中国法律与中国社会》,270—285 页。
③　刘俊文《唐律疏议笺解》,298 页。
④　刘俊文《唐律疏议笺解》,299 页。

**表 3-5 唐代法律中责任能力一览表(引自刘俊文
《唐律疏议笺解》,310—311 页)**

主 体 状 况	应 负 责 任	限 制
十五以上七十以下 无疾或残疾	全负	
七十以上 十五以下 废疾	犯流罪以下收赎	犯加役流、反逆缘坐流、会赦犹流者除外
八十以上 十岁以下 笃疾	犯反、逆、杀人应死者,上请。 犯盗及伤人者收赎。 余罪勿论。	
九十以上 七岁以下	全不负	缘坐应配没者除外。 有赃应备者乃备。

P.3813 号背《唐(公元 7 世纪后期)判集》中有这样一个案例:"奉判,豆其谷遂本自风牛,同宿主人,遂邀其饮,加药令其闷乱,困后遂窃其资。所得之财,计当十匹。事发推勘,初拒不承。官司苦加考谇,遂乃挛其双脚,后便吐实。乃承盗药不虚。未知盗药之人,若为科断? 计理虽合死刑,挛脚还成笃疾,笃疾法当收赎,虽死只合输铜。正赃与倍赃,并合征还财主。案律云,犯时幼小,即从幼小之法;事发老疾,听依老疾之条。"[1]在此案例中,因刑讯造成犯人笃疾,也依然按照三疾的相关规定进行减免。值得注意的是,其所引的典故来自《周礼》的三赦,《周礼·秋官司寇》记:"司刺:掌三刺、三宥、三赦之法,以赞司寇听狱讼。壹刺曰讯群臣,再刺曰讯群吏,三刺曰讯万民。壹宥曰不识,再宥曰过失,三宥曰遗忘。壹赦曰幼弱,再赦曰老旄,三赦曰蠢愚。以此三法者求民情,断民中,而施上服、下服之罪,然后刑杀。"[2]但《白氏六帖》卷三三"三疾令"条云:"户令:诸一目盲、两耳聋、手无二指、足无大拇指、秃疮无发、久漏、下重、大瘿肿之类,

---

[1] 刘俊文《敦煌吐鲁番唐代法制文书考释》,北京:中华书局,1989 年,436—463 页;唐耕耦、陆宏基编《敦煌社会经济文献真迹释录》,北京,全国图书馆文献缩微复制中心出版,1990 年,599—609 页。

[2] 《周礼注疏》,北京大学出版社,1991 年,946—947 页。

皆为残疾。痴、哑、侏儒、腰折、一肢废，如此之类，皆为废疾。癫狂、两肢废、两目盲，如此之类，皆为笃疾。"①将笃疾归为"蠢愚"似乎并不完全贴切。但是典故引用表明一种对于权威的援引。

与之相对应，对他人的伤害，也会按照身体伤害的程度区分刑罚的程度。《唐律疏议》卷二一《斗讼律》"殴人折跌支体瞎目"条记："诸斗殴折跌人支体及瞎其一目者，徒三年；（折支者，折骨；跌体者，骨差跌，失其常处。）辜内平复者，各减二等。（余条折跌平复，准此。）"②又记："即损二事以上，及因旧患令至笃疾，若断舌及毁败人阴阳者，流三千里。"疏议中特别解释"及因旧患令至笃疾"曰："假有旧瞎一目为残疾，更瞎一目为笃疾，或先折一脚为废疾，更折一脚为笃疾。"③卷二二《斗讼律》"妻妾殴詈夫父母"条记："即殴子孙妇，令废疾者，杖一百；笃疾者，加一等；死者，徒三年"。疏议曰："祖父母、父母殴子孙之妇，令废疾者，依《户令》'腰脊折，一支废，为废疾'，合杖一百。笃疾者，'两目盲，二支废'，加一等合徒一年。"④这种身体的分类和分等在刑罚中成了一种尺度。

而不仅在刑罚的范围内，在民事的范围内，三疾也成为了一种身分，最重要的内容就法律规定，身有疾、残者需要在婚约中先约定。《唐律疏议》卷一三《户婚律》"许嫁女辄悔"条记："诸许嫁女，已报婚书及有私约（约，谓先知夫身老、幼、疾残、养、庶之类）。而辄悔者，杖六十。男家自悔者，不坐，不追娉财。"疏议中对于疾残的解释为："疾残，谓状当三疾，支体不完。"⑤在这里提到的有婚书和私约。邓奕琦《北朝法制研究》中指出，北朝缔结婚姻，"下聘为正"和私约有效并存⑥。所谓婚书，赵守俨认为，它并非是议婚，而是婚事既定之后的礼节⑦。而所谓私约，姚平认为唐代婚约最基本的条件是聘礼⑧。那么在这里似乎出现了约定时间的差异，是在下

① 《白孔六帖》，514 页。
② 刘俊文《唐律疏议笺解》，1475—1476 页。
③ 刘俊文《唐律疏议笺解》，1476 页。
④ 刘俊文《唐律疏议笺解》，1565 页。
⑤ 刘俊文《唐律疏议笺解》，1009 页。
⑥ 邓奕琦《北朝法制研究》，北京：中华书局，2005 年，28 页。
⑦ 赵守俨《唐代婚姻礼俗考略》，《赵守俨文存》，北京：中华书局，1988 年，13 页。
⑧ 姚平《唐代妇女的生命历程》，上海古籍出版社，2004 年，60 页。

聘之前,还是在婚事既定之后。

　　这一条的规定,表面看来是国家法律对婚姻双方的约定的尊重与承认。但是,在涉及"疾残",又强调要"状当三疾",也就是说,希望缔结婚姻的双方使用"三疾"这一目光来观察和约定双方的身体状况。这是否意味着,国家法律期待"三疾"进入了婚姻私约的运作之中?"三疾"的身分超越到了国家制度的规定之外?

余论　制造三疾

　　伊恩·哈金(Ian Hacking)在讨论 19 世纪欧洲的官方数据时,曾观察到一个他称为"人的制造"(making people)的现象。他指出 19 世纪 20 年代开始,国家开始执着于偏差的统计学,它是对自杀、卖淫、醉酒、流浪、疯狂、犯罪等等进行统计,通过计算产生了种种次级区分。比如,其中不同的谋杀动机的分类和不同的个体自杀方式的分类。伊恩·哈金声称,这些类型的动机或者自杀在统计它们的实践存在之前并不存在。这意味着,社会改变创造出新的人的范畴,这些范畴是新的位置,而人们被放置和罗列其中,而统计成为"人的制造"的新的方式①。正如在导论中所言,这同时也是伊恩·哈金所谓的范畴与范畴所指向的实体携手诞生的例证,而这一过程的知识论基础与统计密切相关。伊恩·哈金以为,大量印刷数据的出现及对其的统计,使得偶然定律颠覆了决定论,人们需要在大范围的统计之中发现定律,而最早发现的定律都与异常现象有关:自杀、犯罪、癫狂等等②。更重要的是,伊恩·哈金做出了一个比较,他强调在 19 世纪的西方社会,虽然充斥着个人与国家的自由主义,个人主义和原子主义等各种观念,但人们却在社会数据中发现了统计定律,但是在盛行整

① Ian Hacking, *Historical Onthology*, London:Harper University Press, 2002, pp.99 - 114.
② Ian Hacking, *The Taming of Chance*, Cambridge:Cambridge University Press, 1990. 中译可参考刘钢译《驯服偶然》,北京:商务印书馆,2015 年,5 页。

体主义和集体主义的东方，这却未能发生。他认为，这会帮助我们理解个体是什么，社会是什么①。

如果与之相比较，三疾也可以视为一种新的人的范畴的诞生，如果将三疾与可以服役的身体相比较，也是一种异质性的身体。如果同意前文所说，将国家建立赋税征收和劳役征派的基本单位的过程，视为一个国家建立"个体"的过程，那么这个过程也能帮我们理解国家是什么和"国家视野下的个体"是什么。如前一章所讨论的，在秦汉王朝对身体的目光之中，异质性的身体实际上很大程度被排除在国家建立"个体"的过程中。本章的讨论试图展示的是，在汉唐之间，异质性的身体如何被纳回到这个创造"个体"的过程中，并成为一种身分。从制度的表面运作来看，这种与身分相关的身体，是从国家的凝视下诞生，被分类与分等，在国家对民众身体的管理中，获得意义。然后，这种意义进一步进入到刑罚和婚姻的缔结中，使得一种身分最终得以出现。而且这种身分并非限于自身，它还在创造与之相关的身分。

异质性身体进入到国家的目光之中，可以视为更早的思想渊源的回归。在前一章讨论先秦的思想渊源时，其实可以区别出不同的可能。第一，是将异质性的身体驱除的思想传统；第二，则是根据不同的身体状况使其扮演不同的角色；第三，则是对特定的身体与身分，进行照顾的思想。在这三种思想背景中，第一种和第三种都只需对特定的身体进行关注。而第二种则需要对更多的身体状况进行关注。如果说，从秦朝开始的身体思想是第一种和第二种的混合。而之后的历史过程，似乎是第一种的隐退，与第三种影响的逐渐加深。那么前一章的讨论，关注的是第一种和第二种思想的混合物，如何通过国家对于身体的目光、文书的运作、计算，成为了身体的政治。而这一章的讨论，则是关注在第三种思想介入之后，发生的进一步变化。第一，是从户籍中的身分，扩展到刑罚乃至婚姻的各个层面；第二，则是这种身分"三疾"创造出一种新的身分"给侍"。这个过程在之前的研究者眼中，是儒家礼仪和伦理影响制度的过程。但本书更

---

①　Ian Hacking, *The Taming of Chance*.中译可参考刘钢译《驯服偶然》，62—64 页。

关注的是，它意味着国家视野下两种个体化过程的互动，而在这个互动过程中，家族中的身分关系在国家的法律中转化为了身分范畴。

与前一章的讨论一致，从走马楼吴简到三疾令中的身体记载，依然是国家对身体的观察与分类，它背后不必然与一套病因的叙述相关联。但是与前一章比较，在走马楼吴简中，更多的身体特征进入了户籍的记载；而在《三疾令》中，则出现了分类和分等的情况。它并不意味着，国家的视野不再关注特定的特征，相反，它意味着，关注特定特征的认知模式可以扩展到更多的对象，将其都变为单面向的。只是，这个演进过程背后的知识动力是什么？要追问其知识基础，依然困难。但是我们可以追问它的知识基础不是什么。在这个时代的医学典籍中，我们见证了一种与下半身"肿"关联密切的疾病实体的"诞生"，这就是脚气。在隋唐的医学典籍中，它建立起了自己的知识谱系，风土与历史的叙述，医理和症候，而其与脚肿的关系却不再清晰。而原有的其他与足肿相关的症候却依然碎片化。这可以视为国家目光的进一步分化，官方医学官署及与之相关的医学书籍的修撰在创造一种国家的医学知识，这种知识在一种理想的状态下也会逐级下颁；而傅籍和创造异质性身体的目光却不完全与之相同，它依然只关注特定的特征。

如果回到伊恩·哈金的问题，我们很难将某个社会简单的标签为个体主义的，或者是集体主义的，以凸显其差异，但是却可以观察不同的社会个体化的方式，以及这些个体如何建立关系。前一章将国家的傅籍及其之后文本和算数运作，视为将民众个体化的过程，而异质化的身体似乎被排除出了这个过程。本章讨论的异质化的身体被重新纳入，也在建立个体之间的联系，而这个联系的关键是个体化之前的社会关系。在这个意义上，国家塑造个体的过程，同样成了国家塑造个体之间关系的社会过程，在这个过程中，民众不同的身体都被纳入国家的目光之下，并成为身分范畴的知识基础。

安静的「恐慌年代」？

两点左右，城中逐渐变得空荡荡的，这是宁静、尘埃、阳光和鼠疫在街上会集的时刻。沿着一幢幢灰色大房子的整条街上，热浪还是不断地涌来，漫长的囚禁时间要到火热的夜晚压到了这座人群熙攘、声音嘈杂的城上时才告结束。天气开始转热的头几天，不知道为什么缘故，晚间有时见不到人群。但是现在凉意初返，给人们带来了不说是一种希望，也是一种轻松的感觉。大家走上街头，忘乎所以地互诉衷肠，互相争吵，彼此羡慕。在七月的漫天晚霞的映照下，充满一对一对情侣和热闹的喧嚣声的城市，投入微风阵阵的夏夜的怀抱。每晚在林荫道上有一个戴着毡帽、打着大领结的悟道的老人穿过人群空费唇舌地反复喊道：'天主是伟大的，皈依他吧！'而大家却相反地热衷他们搞不清楚的事物或者比天主更紧要的东西。开始时大家认为这场疫病不过是一般的疾病，因此宗教仍不失其原有的地位；如今他们看到这事的严重性，他们就想到寻欢作乐上来了。白昼刻划在他们脸上的苦闷，一到热气腾腾、尘土飞扬的黄昏就一变而为疯狂的兴奋和笨拙的放荡，使全体市民头脑发热起来。

　　"我也同他们一样。对我这样的人说来，死又算得了什么？反正要死，人们这样做也没有什么错。"

Albert Camus, *La Peste*

柳鸣九译《鼠疫》

第四章　模糊的"注"
——汉唐之间的墓葬文书与注连出现的仪式语境

第一节　语境与仪式
——汉魏解除镇墓文与模糊的意义

1927 年，中村不折刊行了《禹域出土书法墨宝源流考》。罗振玉曾亲见中村氏藏物并进行录文，也从中村氏那里购得部分器物。罗振玉将其中一部分随葬器物上的文字定名为"镇墓文"："东汉末叶，死者每用镇墓文，乃方术家言。皆有天帝及如律令字，以朱墨书于陶者为多，亦有石刻者，尤唐之女青文也。"①而在此类文字中出现了导论所提到的"注"，罗振

---

① 罗振玉《贞松堂集古遗文》卷一五，此据《罗雪堂先生全集》（初编）第 13，台北：文华出版公司，1968 年，5232 页。罗振玉所见器物的相关的摹图和录文见罗振玉《贞松堂集古遗文》卷一五杂器类，《石交录》（此据《贞松堂老人遗稿》（甲集），北京：燕京大学刊行，1941 年），《古器物识小录》"镇墓文"条（《罗雪堂先生全集》（初编）第 7，2885—2889页）。彩色图版见郑州市考古文物研究所编《中国古代镇墓神物》，北京：文物出版社，2003 年，8—11 页。罗振玉之后对于汉魏解除镇墓文的整理、录文和研究请参考原田正己《民俗資料としての墓券——上代中国人の死霊観の一面》，《フィロソフィア》第 45号，1963 年，1—26 页；又《墓券文に見られる冥界の神とその祭祀》，《東方宗教》第 39号，1967 年，17—35 页；又《中国人の土地信仰についての一考察》，白初洪淳昶博士還暦紀念史学論叢刊行委員会編《白初洪淳昶博士還暦紀念史學論叢》，蛍雪出版社，1977 年，39—72 页；池田温《中国歴代墓券略考》，《東洋文化研究所紀要》第 86 卷，1981 年，193—278 页；吴荣曾《镇墓文中所见到的东汉道巫关系》，《文物》1981 年第 3期，此据吴荣曾《先秦两汉史研究》，北京：中华书局，1995 年，362—378 页；（转下页）

玉在《古器物识小录》中录文的永建三年镇墓文记："绝□□注□□□□□（等）□□□□□□□死人精注。"①在导论中已经叙述了关于"注"的讨论的学术史，也指出关于"注"的意涵一直在争议中。目前发现的汉魏解除镇墓文中，与"注"相关的有五件。罗振玉在《古器物识小录》中录文的永建三年镇墓文记："绝□□注□□□□□（等）□□□□□□□死人精注。"②其在《贞松堂集古遗文》中收录的刘伯平镇墓铅券记："魅鬼尸注，皆归墓父。"③洛阳唐门寺汉墓永康元年（167）镇

（接上页）Anna Seidel, "Traces of Han Religion in Funerary Texts Found in Tombs"，秋月観暎编《道教と宗教文化》，東京：平河出版社，1987 年，21—57 頁；此据赵宏勃译《从墓葬的葬仪文书看汉代宗教的轨迹》，《法国汉学》第 7 辑，北京：中华书局，2002 年，126—130 页；原田正己《墓券についての二三の問題》，*Museum yushu* 第 29 号，1988 年，36—37 頁；又《中國古代死生觀散論——「解適」という語のことなど》，《東洋の思想と宗教》第 7 号，1990 年，1—23 頁；刘昭瑞《汉魏石刻文字系年》，台北：新文丰出版公司，2001 年；刘屹《敬天与崇道——中古经教道教形成的思想史背景之一》，首都师范大学历史系博士论文，2000 年；此据刘屹《敬天与崇道——中古经教道教形成的思想史背景》，北京：中华书局，2005 年，18—42 页；江優子《漢墓出土鎮墓瓶について——銘文と墓内配置にみえる死生観》，《鷹陵史学》第 29 號，2003 年，1—45 頁；又《後漢時代の鎮墓瓶における発信者について》，《仏教大学大学院紀要》第 32 號，2004 年，71—82 頁；黄景春《早期买地券、镇墓文整理与研究》，华东师范大学博士论文，2004 年；此据黄景春《中国宗教性随葬文书研究——以买地券、镇墓文、衣物疏为主》，上海人民出版社，2017 年；江優子《後漢時代の墓券に関する一考察——特に墓券の分類について》，《仏教大学大学院紀要》第 33 号，2005 年，65—78 頁；陈亮《汉代墓葬门区符箓与阴阳别气观念研究》，北京大学艺术学系硕士学位论文，2005 年；张勋燎、白彬《中国道教考古》，北京：线装书局，2006 年；吕志峰《东汉镇墓文考述》，《东南文化》2006 年第 6 期，73—77 页；刘昭瑞《考古发现与早期道教研究》，北京：文物出版社，2007 年；江優子《墓券再考——後漢時代の墓券を中心に》，《人文学論集（中江彬教授退職記念号）》第 25 号，2007 年，177—198 頁；鈴木雅隆《後漢鎮墓瓶集成》，《長江流域文化研究所年報》第 5 号，2007 年，196—288 頁；池澤優《漢代墓葬文書における「鎮墓」の概念》，《宗教研究》第 81 卷第 4 号，2008 年，1046—1047 頁；許飛《漢代の告知文・鎮墓文・買地券に見られる冥界（上）》，《中國學研究論集》第 26 号，2011 年，103—147 頁；又《漢代の告地文・鎮墓文・買地券に見られる冥界（下）》，《中國學研究論集》第 27 号，2011 年，67—109 頁；李虹《死与重生——汉代墓葬信仰研究》，山东大学博士学位论文，2011 年；許飛《「泰山治鬼」の形成年代考——漢代の鎮墓文を中心に》，《中國中世文學研究》第 60 号，2012 年，1—11 頁；罗操《东汉至南北朝墓券研究》，华东师范大学博士论文，2015 年。
①　《罗雪堂先生全集》（初编）第 7，2886 页。
②　《罗雪堂先生全集》（初编）第 7，2886 页。
③　《罗雪堂先生全集》（初编）第 13，5230 页。

墓文记:"神药□绝钩注重□君央(殃)。"①洛阳西郊镇墓文记:"解注瓶,百解去,如律令。"②2009年,咸阳市渭城区东乡一汉代墓葬中出土陶瓶上记:"天李(理)子解尸注"③。导论已经提及,孙机1990年在《汉代物质资料文化图说》中提到洛阳西郊出土的解注瓶,并引《释名·释疾病》认为注是一种传染性疾病,也指疾病相互传染④。注病在传世文献中的记载,最早见于东汉时代,《周礼·天官·疡医》:"掌肿疡、溃疡、金疡、折疡之祝药劀杀之齐。"郑玄注:"祝当为注,读如注病之注,声之误也。"⑤刘熙《释名》中对其详加解释。导论所引用的论文实际对汉唐之间医籍中的注病记载都有详细的分析,这里将进一步分析他们是如何理解解除镇墓文中的"注",这里的注与《释名》以及后代医籍中的记载意涵相同吗?

在两件解除镇墓文中都提到了"尸注",《贞松堂集古遗文》中收录刘伯平镇墓铅券,其中称:"魅鬼尸注,皆归墓父。"⑥咸阳市渭城区东乡解除镇墓文记:"天李(理)子解尸注"⑦。而后代的医学文献中都对尸注有较为详细的记载,成为帮助理解解除镇墓文的证据。比如《外台秘要》卷一三引《肘后备急方》这样描述尸注鬼注病:

> 尸注鬼注病者,葛云,即是五尸之中尸注又挟鬼邪为害也。其病变动,乃有三十六种,至九十九种,大略使人寒热、沉沉默默,不知其所苦,而无处不恶,累年积月,渐沉顿滞,以至于死,死后复注易旁人,乃至灭门。觉知此候者,便宜急治之。⑧

① 洛阳市文物工作队《洛阳唐寺门两座汉墓发掘简报》,《中原文物》1984年第3期,38—39页。
② 郭宝钧《一九五四年春洛阳西郊发掘报告》,24页。
③ 李朝阳《咸阳市东郊出土东汉镇墓瓶》,《考古与文物》2012年第1期,48—51页。
④ 孙机《汉代物质文化资料图说》,北京:文物出版社,1990年,404—406页。
⑤ 《周礼注疏》,北京大学出版社,1991年,115页。
⑥ 《罗雪堂先生全集》(初编)第13,5230页。
⑦ 李朝阳《咸阳市东郊出土东汉镇墓瓶》,《考古与文物》2012年第1期,48—51页。
⑧ 高文铸校注《外台秘要方》,北京:华夏出版社,1993年,243页;《医心方》卷一四所引、今本《肘后备急方》文字略异,见丹波康赖撰、翟双庆、张瑞贤点校《医心方》,北京:华夏出版社,1993年,232页;葛洪撰,陶弘景增补《葛洪肘后备急方》,北京:人民卫生出版社,1963年,14页。

其中提到的"五尸"指的是飞尸、遁尸、风尸、沉尸、尸注,方中记载其病因在于"身中尸鬼接引也,共为病害"①,即尸注与身中尸鬼相关。那么什么是身中的尸鬼呢？刘宝玲认为这里的"尸鬼"即指"三尸"②,《诸病源候论》记:"人身内自有三尸诸虫,与人俱生,而此虫忌恶,能与鬼灵相通,常接引外邪,为人患害。"③《抱朴子内篇》中著录《三尸集》一书,并且援引《易内戒》、《赤松子经》、《河图记命符》对三尸有如下说明:"又言身中有三尸,三尸之为物,虽无形而实魂灵鬼神之属也。欲使人早死,此尸当得作鬼,自放纵游行,享人祭酹。是以每到庚申之日,辄上天白司命,道人所为过失。"④《列仙传》中也记载了朱璜遇到道人教其除三尸之法的故事⑤。《四库全书总目提要》推测《列仙传》为"魏晋间方士为之。"⑥但是其中的故事可能有更早的来源,比如康德谟(Max Kaltenmark)认为《列仙传》在东汉就已经流传⑦,刘屹对其内容的分析认为《列仙传》反映的是不早于东汉的神仙信仰⑧。如果这些说法成立,《列仙传》中的故事似乎可以旁证三尸观念在东汉到魏晋间的存在。在后来的道经,比如《太上除三尸九虫保生经》、《大清经》中开始记载"三尸"的名称、导致的疾病并出现其图像,《太上除三尸九虫保生经》中提到三尸分别在人身上、中、下三个部分,分别叫做彭琚、彭瓒、彭矫,内田秀实认为这与道教身神的观念和存思的修炼方法有关⑨。

---

① 《葛洪肘后备急方》,11页。
② 刘宝玲《以虫为象——汉唐时期医籍中的虫》,台湾清华大学历史研究所硕士论文,2004年,63页。
③ 巢元方撰、丁光迪主编《诸病源候论校注》,北京:人民卫生出版社,1992年,704页。
④ 王明校释《抱朴子内篇校释》(增订本),北京:中华书局,1985年,125页。
⑤ 刘向撰,葛洪撰、邱鹤亭注译《列仙传注译·神仙传注译》,北京:中国社会科学出版社,2004年,77—78页。
⑥ 《四库全书总目提要》,上海:商务印书馆,1933年,3045页。
⑦ 康德谟《列仙传译著导论》,侯郎锦中译文,《中国学志》第5本,东京:泰山文物社,1964年,63—77页。
⑧ 刘屹《敬天与崇道——中古经教道教形成的思想史背景》,470页。
⑨ 内田秀实《こころとからだ——中国古代にぉける身体の思想》,中国书店,1995年,143页。道教中"三尸"观念的研究请参考 Henri Maspero, *Taoism and Chinese Religion*, translated by Frank A. Kierman, Jr. Amherst: University of Massachusetts Press, 1981, pp.331‐339；Levy, "Vers des cereals et dieux du corps dans le（转下页）

但是这些后代的文献在多大程度上可以用来帮助理解镇墓文？王育成通过对解除镇墓文道符的解读,试图证明三尸在汉魏解除镇墓文中的存在。他考证陕西省长安县三里村汉墓解除镇墓文①中的道符时,认为该组合符的大意是:"主关四咎鬼的北斗君,镇解墓门,防三尸出为鬼……"②王先生还认为河南省洛阳邙山延光元年解除镇墓文的道符提到"八尸虫",与三尸相类③。即使王育成的解读成立,在这里的三尸似乎是在死者的身上,而尸注是死者的三尸出而造成的。如果注与前文所引《释名·释疾病》的意思一样,即"注病,一人死,一人复得。"那么在解除镇墓文中的尸注应该是死者的三尸出,而使得他人复得。但是从后代道教文献或者医药文献中的叙述来复原解除镇墓文中"尸注"的意涵,很容易陷入时代错置的陷阱。因此,需要在解除镇墓文的文本及其所使用的仪式的背景下理解"注"的意涵。

(接上页)Taoïsme", *Le temps de la réflecxion*, 7, 1986, pp. 99 – 119; Miyakawa Hisayuki, "Medical Aspect of the Daoist Doctrine of the Three Cadavers (*Sanshi*)", Hashimoto Keizo, Catherine Jami, and Lowell Skar eds., *East Asian Science: Tradition and Beyond* Osaka: Kansai University Press, 1995, pp.345 – 349; Toshiaki Yamada, "Longevity Techniques and the Compilation of the *Lingbao wufuxu*", Livia Kohn eds., *Taoist Meditation and Longevity Techniques*, Ann Arbor: Center for Chinese Studies, The University of Michigan, 1989, pp. 107 – 112; Stephen Eskildsen, *Asceticism in Early Taoist Religion*, State University of New York Press, 1998, pp.46, 49;林祯祥《三尸信仰初探》,《东吴中文研究集刊》第 11 期,2004 年,81—98 页。

① 这座东汉墓葬是农民在取土时发现的,经考古发掘后发现的陶器中七个陶瓶写有朱书文字,发掘简报中只公布了其中四个字迹比较清晰的陶瓶的照片和释文。王育成在1996 年又公布了另一件的残文摹本,即是这件镇墓文。

② 王育成《文物所见中国古代道符述论》,《道家文化研究》第 9 辑,上海古籍出版社,1996 年,267—301 页。Monika Drexler 也有近似的看法,见"On Talisman *fu*（符）of the Later Han Dynasty",陈鼓应、冯达文主编《道家与道教：第二届国际学术研讨会论文集》,广州：广东人民出版社,2000 年,57 页。

③ 中国社会科学院考古研究所洛阳唐城队《一九八四至一九八六年洛阳市区汉晋墓发掘简报》,《考古学集刊》第 7 辑,北京：科学出版社,1991 年,51—78 页;王育成《洛阳延光元年朱书陶罐考释》,《中原文物》1993 年第 1 期,71—76、81 页;连劭名《洛阳延光元年神瓶朱书解除文考述》,《中原文物》1996 年第 4 期,74—75 页。王育成《文物所见中国古代道符述论》,275 页。

第二节　汉魏解除镇墓文的
文本与仪式语境

一　汉魏解除镇墓文中的词汇与身分

如果我们将视野放到刘伯平镇墓铅券的全文,值得注意的是,在其开头叙述了时间之后,记"天帝下令移",而最后记"有天帝教如律令。"索安(Anna Seidel,现译何安娜)认为这些镇墓文"被置于棺木旁、封存于坟墓以后,已不具有证明其在现实世界的所有权这样的世俗功能。这些资料被指定属于土地之神和阴间世界,从而在本质上具有宗教性"[1],因此她将文书的解读放在官僚化的"天帝教"的背景中:由天帝统治的结构庞大而有序的官僚机构认定和控制着阳世和阴间,这些文书是这个王国内部进行交流的书面文件,其使用的语言和格式不是通俗(世俗)的,而是模仿官方法令、契约和命令。按照现有的汉魏解除镇墓文中,可见"天帝"与"黄帝"、"黄神"三类。"天帝"类中可见"天帝"、"天帝白止"、"天帝使者"、"天帝神师"、"天帝神师使者"等称号,"黄帝"、"黄神"两系列中可见的称号有"黄帝"、"黄(皇)帝使者"、"黄帝青鸟"及"黄神使者"、"黄神北斗"等,其中最为常见的就是"天帝使者"。从这些用词上似乎有等级和分类的差异,但是在实际语境中的使用却又显得模糊和不清晰。而之前对其的研究路径可大致分为三类。

一类是试图将这些称呼与图像比定,这个研究传统是由林巳奈夫开创,他的关键证据是刘体智《小校经阁金文拓本》中所存的汉代青铜带钩拓本,背后有"天帝使者"的铭文。由此他将在河北石家庄东岗头汉墓所出的另一件青铜带钩(此件没有铭文)[2],以及山东沂南汉画像砖墓前室北

---

[1]　Anna Seidel,"Traces of Han Religion in Funerary Texts Found in Tombs",此据赵宏勃译《从墓葬的葬仪文书看汉代宗教的轨迹》,19 页。

[2]　王海航《石家庄市东岗头村发现汉墓》,《考古》1965 年第 12 期,656 页。

壁的图像①联系起来,认为都是"天帝使者"的图像,他也注意到镇墓文与江苏高邮所出的"天帝使者"铜印,认为"天帝使者"是与死亡信仰有关的神名②。但是这件青铜带钩并不是科学考古发掘的,有学者认为铭文是伪造的③。但伪造说并未提出有力的证据,索安④、小南一郎⑤、巫鸿⑥、唐琪(Lydia Thompson)⑦等都接受了林巳奈夫的意见,索安还补充了一件新疆吐鲁番阿斯塔那 303 号墓出土的符纸⑧,其上有左手持刀、右手持叉的武神图像,在符咒中提到"黄天帝神",并且推测作为方相氏原型的蚩尤可能同天帝使者被混在一起。赵超将山东滕州官桥镇车站村出土的画像石《持幡图》与解除仪式联系了起来⑨。唐琪则补充了其他汉墓画像石中的"天帝使者"图像。以上这些图像为核心的研究,关注的是"天帝使者"或者"天帝神师"神性的层面。陈亮指出镇墓文所记载的解除活动是为了达到生死异路的目的,其放置位置通常在门区或者墓顶,与之相对应的墓葬图像是门区执器守卫形象,这些图像具有符箓功能,可以阴阳别气⑩。陈亮的研究提示我们,无论汉墓门区的执武器图像是人形还是非人形(所谓神形),都与镇墓文中的仪式有密切的联系,因此即使是作为人形只要

---

① 对该处画像砖所表达的意义也有很多争论,代表性的意见有:孙作云先生认为这是"大傩"中的方相氏,也是蚩尤的形象,见孙作云《评沂南古画像石墓发掘报告——兼论汉人的主要迷信》,《考古通讯》1957 年第 6 期,77—87 页。

② 林巳奈夫《漢代鬼神の世界》,《東方學報》第 46 册,1974 年,225—228 页。

③ 郑德坤认为青铜带钩中是蚩尤的图像,见"Ch'ih-yu, the God of War in Han Art",*Oriental Art*,1958,Vol.4‑2,p.45‑54。

④ Anna Seidel, "Traces of Han Religion in Funerary Texts Found in Tombs",此据赵宏勃译《从墓葬的葬仪文书看汉代宗教的轨迹》,126—130 页。

⑤ 小南一郎《漢代の祖靈觀念》,《東方學報》第 66 册,1994 年,51—54 页。

⑥ 巫鸿《地域考古与对"五斗米道"美术传统的重构》,巫鸿主编《汉唐之间的宗教艺术与考古》,北京:文物出版社,2000 年,448 页。

⑦ Lydia Thompson, "Demon Devours and Hybrid Creatures: Trances of *Chu* Visual Culture in the Eastern Han Period",《艺术史研究》第 3 辑,2001 年,261—293 页。

⑧ 新疆博物馆《新疆吐鲁番阿斯塔那北区墓葬发掘简报》,《文物》1960 年第 6 期,18—19 页,图 10;黄烈《略论吐鲁番出土的道教符箓》,《文物》1981 年第 1 期,51—55 页;陈国灿《从葬仪看道教"天神观"在高昌国的流行》,《魏晋南北朝隋唐史资料》第 9、10 期合刊,武汉大学出版社,1988 年,13—19 页;马啸《吐鲁番 59TAM303 墓所出道教符箓考释》,《西域研究》2004 年第 4 期,58—66 页。

⑨ 赵超《滕州汉画像石中的持幡图与墓中解除习俗》,《中原文物》1999 年第 3 期,33—37 页。

⑩ 陈亮《汉代墓葬门区符箓与阴阳别气观念研究》,12—23、38—54、66—67 页。

是执某些特殊武器的图像也具有厌劾的意义[1]。

另一种研究取向则更重视这些称呼所指向的社会身分,陈直认为,熹平二年(173)陈叔敬镇墓文中的天帝使者,"为两汉方士所用之术语"[2]。小南一郎根据望都二号汉墓所出买地券提到的"大□士",也指出方士在进行与"天帝使者"有关的仪式[3]。张勋燎和王育成都将"天帝使者"当作道人的自称,是这类解除仪式的主持者,王育成列举了汉代遗址和传世文物中保存的"天帝使者"印章以及镇墓文中的"天帝使者",推测:"(这些人)创立了最早的道教法术、法物、仪式和崇拜对象,以师徒传授的形式组成多个分散的小型道教团体,……在一个广阔的地区内从事着传道布教的活动。"[4]刘屹在仔细分析了两种歧见之后,将"天帝使者"与"天帝神师"区别看待,前者是自先汉以来具有神性的"非人神物",而"天帝神师"是以天帝为最高信仰的民间巫师,但是两者都是汉代模仿其语气借用天帝的名义进行丧事中的驱鬼逐邪活动的巫师[5]。鲁西奇则认为:"买地券、镇墓文乃至告地策的书写者也应当大都是巫觋。因此,决定书写内容的也主要是巫觋(特别当亡人为平民时,情况更是如此),其书写规则与书写内容主要取决于巫觋方术的准则。"[6]池泽优认为"天帝使者"作为神祇的名称与施术者的自称两种可能均存在[7]。江优子的论文中对主要的论点作了归纳并分析了其出土的地域,认为不同的称法间存在地域上的差别[8]。总的来说,"天帝"及"天帝使者"等称法在镇墓文分布区域内各地都有发现,地域性并不明显,而"黄帝"一系的称法主要见于河南地区,"黄神"一系的称法则见于长安以西的宝鸡地区。刘屹注意到"天帝使者"的实物或图像,目前只出土在山东周边地区,有其称号的墓券则出现在关中、河南和

---

[1]　陈亮《汉代墓葬门区符箓与阴阳别气观念研究》,40—55 页。
[2]　陈直《汉初平四年王氏朱书陶瓶考释》,《考古与文物》1981 年第 4 期,115 页。
[3]　小南一郎《漢代の祖靈觀念》,54 页。
[4]　王育成《东汉天帝使者类道人与道教起源》,192—203 页。
[5]　刘屹《敬天与崇道——中古经教道教形成的思想史背景》,259—266 页。
[6]　鲁西奇《汉代买地券的实质、渊源与意义》,《中国史研究》2006 年第 2 期,67 页。
[7]　池沢優《後漢時代の鎮墓文と道教の上奏文の文章構成——〈中國道教考古〉の檢討を中心に》,渡邊義浩編《兩漢儒教の新研究》,東京:汲古書院,2008 年。
[8]　江優子《後漢時代における發信者について》。

山西地区,并以地域文化不同来理解这个问题①。张勋燎对镇墓陶器的器形分析也表明,在镇墓文分布的地域内,以河南为代表的东部地区与以关中为代表的西部地区在器形上是不同的,前者以罐形陶器(张勋燎所划分之 B 型)为主,而后者以瓶形陶器(张勋燎所划分之 D 型)为主。

第三种路径则关注这些身分在文本中的角色,这种通告的主体,江优子称其为"发信者"②。不过,这些名称并非仅仅扮演"发信者"的角色,洛阳唐门寺汉墓永康元年镇墓文中提到"告天上使者"。在这里,并非简单的"发信者"和"收信者"的关系,文本中使用的动词也有重要的意义。刘屹认为:"'告'、'敢告'、'移'、'传到'、'如律令'等,都是汉代官文书常见的用词。本来,在汉代官文书中,'告'是上级对下级的下行文书。"③睡虎地秦简《日书》甲种《诘咎》篇:"诘咎,鬼害民罔(妄)行,为民不羊(详),告如诘之,召道(导)令民毋丽凶央(殃)。"④饶宗颐、曾宪通指出"告如诘之"与《数术略》中的《变怪诰咎》一书名可以互相发明,"诰"是告神之义⑤。李零指出"告如诘之"是告神以除凶的意思⑥。此处的"告"也带有告神镇鬼的意思。因此其所告的对象,无论名称为何都带有以神性厌劾的意思。

如果将第一点和第三点结合,这意味着无论这些作为"天帝使者"、"天帝神师"、"皇(黄)帝使者"、"天上使者"的名称有何区别,它们的名称在解除镇墓文中被书写时,与其图像一样具有厌劾的意义⑦。但是当观察

---

① 刘屹《敬天与崇道——中古经教道教形成的思想史背景》,224—225 页。

② 江優子《後漢時代における發信者について》。

③ 刘屹《敬天与崇道——中古经教道教形成的思想史背景》,262 页。

④ 王子今《睡虎地秦简〈日书〉甲种疏证》,武汉:湖北教育出版社,2003 年,339 页。

⑤ 饶宗颐、曾宪通《云梦秦简日书研究》,香港中文大学出版社,1982 年,26—27 页。

⑥ 李零《中国方术正考》,北京:中华书局,2006 年,55 页。

⑦ 在敦煌《发病书》中,P.2856"推得病日法"记:"酉者从天魁,天帝使者,主人命,故知困厄。"参见 Donald Harper, "Iatromancie", in Marc Kalinowski ed., *Divination et Société dans la Chine Médiévale: Étude des Manuscrits de Dunhuang de la Bibliothèque National de France et de la British Library*, Bibliothèque nationale de France, Paris, 2003, pp. 471 - 512; idem., "Dunhuang iatromantic manuscripts: P. 2856r and P.2675v", Vivienne Lo and Christopher Cullen eds., *Medieval Chinese Medicine: The Dunhuang medical manuscript*s, London and New York: Routledge Curzon, 2005, pp.134 - 163;刘永明《敦煌道教的世俗化之路——敦煌〈发病书〉研究》,《敦煌学辑刊》2006 年第 1 期,69—86 页。在后文会对此问题进行进一步的讨论。

这些名称和书写者的关系时,它并不完全指向一种社会身分,而是在一种书写仪式中建立的身分。解除镇墓文的写作者,在使用这些名称时,意味着他们在仪式中使用神或者神的使者的身分来书写。在这个书写的仪式中,解除镇墓文的写作者通过仪式性的写作实现了与神或者神的使者的神圣连接。但是我们并不清楚这个连接是通过怎样的形式建立的,是否还有其他的仪式过程。

当然,这并非意味着这种仪式中的身分不会转化为一种社会身分,解除镇墓文的存在本身意味着,人们在需要解除镇墓时会转向特定的宗教人士求助,但是在解除镇墓文中并未展现他们在社会生活中使用的身分是什么,无论方士还是巫的说法,都是推测。同时,也很难知晓,仪式中的身分是否也在社会生活中使用。但是前文所引的研究大都跳过了这样一个缓解,开始关注解除镇墓文的写作者是否已经有一种共同的身分认同,进而可以推断职业宗教共同体的形成。因此,在这里需要关注的是差异而不是共同性,在墓葬仪式中阴阳别气、对天帝、黄帝的信仰在这个时代都是具有共同思想史/心态史意义的问题,不同地域使用不同的方式来表达相同的问题,说明了个体在共同的信仰背景下表达的差异。回到解除镇墓文的写作上,其中虽然有很多共同的因素,但并没有出现类型化的书写,恰好可以说明汉魏间镇墓仪式的实践者是在一个共同的信仰背景下选择书写的文化语库(cultural repertoire),"天帝使者"、"天帝神师"、"天上使者"是一种在仪式中出现并存在的宗教身分,这种身分并不是必然指向职业宗教团体。

二 汉魏解除镇墓文中的词汇与仪式的留存

在讨论了写作者的身分之后,需要进一步分析如何用解除镇墓文分析相关的仪式。前文曾提及有解除镇墓文称:"神药□绝钩注重□君央(殃)。"在这里绝"钩"、"注"、"重"的神药是什么?它在仪式中扮演着怎样的角色?

之前讨论神药的研究者,都注重将墓葬中所出的其他实物,并试图将这些实物作为解除镇墓仪式的一部分。而一些出土实物也确实与之密切关联,河南省洛阳史家湾村永寿二年(156)镇墓瓶包含有药丸①,但并没有进一步的化验报告可以提供。王育成援引《太平经》和《抱朴子》说明神药是后来"道教施术之仰仗"②。刘昭瑞列举与"神药"和"五石"相关的所有镇墓文,认为"神药"即是"五石",其思想与汉代的五行观念联系,是后来道教外丹术的渊源,而其作用在于镇墓和消灾祈福③。

五石指丹砂、雄黄、曾青、磁石、礜石五种④,在后来道教外丹术的实践中,五石是重要的材料⑤。在解除镇墓文中不但有提到"五石"的总称,也有单独提到其中的特定几种的情况。刘卫鹏指出,在陕西省咸阳市教育学院 2 号汉墓永平三年镇墓瓶中所出土的矿石,化验确认为雄黄、曾青和礜石,另外在其他汉墓中也有丹砂和雄黄的遗迹被发现。刘卫鹏按照"五色五方之制"将墓葬中五石位置复原为:"曾青镇东(南)方,礜石镇西方,丹砂镇南方,磁石镇北方,雄黄居中央。"并认为青海上孙家寨汉墓所出的朱书"中央"、"南方"的镇墓瓶与五石有相同的功能⑥。但墓葬中遗迹的情况可能更为复杂:前面已经提到上书"中央雄黄"的镇墓瓶位置在墓葬券顶的封土内;上孙家寨 4 号汉墓由于被盗,上书有"南方"的镇墓瓶在墓室的西壁处,而上书"中央"的镇墓瓶在墓室中部。由于五石所在的器物在墓葬中的实际位置需要更多考古材料的证明,五石所代表的象征性空间也需要更清晰的镇墓文材料来佐证,所以两者之间是否完全对应还不能回答。使用五石在后代仍然延续,在唐宋墓葬中也能找到五石的痕迹⑦。

"神药"与"五石"所指的范围并不完全一致,咸阳永平三年(60)镇墓文称:"建立大镇,慈、礜、雄黄、曾青、丹沙(砂),五石会精,众(?)药辅神,

---

① 蔡运章《东汉永寿二年镇墓瓶陶文考略》,《考古》1989 年第 7 期,649—652 页。

② 王育成《东汉天帝使者类道人与道教起源》,183—184 页。

③ 刘昭瑞《东汉镇墓文中所见的"神药"及其用途》,191—202 页。

④ 五石的问题请参考李零《中国方术续考》,北京:东方出版社,2000 年,341—349 页。

⑤ 萧进铭《从外丹到内丹——两种形上学的转移》,《清华学报》第 36 卷第 1 期,2006 年,32—38 页。

⑥ 刘卫鹏《"五石"镇墓说》,《文博》2001 年第 3 期,24—26 页。

⑦ Carole Morgan, "Inscribed stones, a note on a Tang and Song Dynasty burial", *T'oung Pao*, LXXXII, 1996, pp.317 - 348.此据杨民译《论唐宋的墓葬刻石》,《法国汉学》第 5 辑,北京:中华书局,2000 年,150—186 页。

冢墓安宁。"①这里说得很清楚,凡是用以"辅神厌劾"的"药物"都可以被称为神药。在熹平二年(173)张叔敬镇墓文称:"念故进上复除之药,欲令后世无有死者。上党人参九枚,欲持代生人;铅人,持代死人;黄瓜豆子,死人持给地下赋。立制牡厉(蛎),辟涂(除)土物,各欲令祸殃不行。"其中将人参、铅人、黄瓜豆子、牡蛎都作为"复除之药"的组成部分。解除镇墓文中提到了铅人,蜜人被当作"仆人、替罪羊或者保护者"②。此外,人参也被认为具有同样的功能,发现的实物仅有铅人。饶宗颐将这种人偶的源流追溯到曾侯乙墓简中所提到的"柏大奚"和"桐奚"③。出土实物可以上溯到春秋晚期和战国早期出土的"木片俑",比如湖北当阳曹家岗 5 号墓所出的无臂小木俑④,这种风气一直延续到西汉,在长沙马王堆 1 号墓出土36 个桃木小俑,3 号墓出土 2 件⑤。虞丽琦认为:"这些简单的小俑的作用就是辟邪除咎,应该属于入葬时的举行的驱鬼巫术的道具。"但是她认为这些小俑是西汉以后镇墓俑的来源,与解除俑用所区别。镇墓俑与解除俑的分化是需要进一步研究的问题,但是这些"木片俑"与解除俑在功能上有近似的部分,可以看作其来源⑥。出土材料中铅人的实例,江苏睢宁县的东汉墓在中室上部填土的陶罐中出土三个铅人⑦。香港中文大学所藏的《建兴廿八年"松人"解除简》中提到"松人"、"柏人"也有近似的功能⑧。敦煌地区的镇墓文中也提到铅人,《敦煌祁家湾西晋十六国墓葬发

---

① 咸阳市文物考古研究所《咸阳教育学院汉墓清理简报》,《文物考古论集——咸阳市文物考古研究所成立十周年纪念》,西安:三秦出版社,2000 年,227—236 页;刘卫鹏《汉永平三年朱书陶瓶考释》,同前书,164—169 页。

② Peter Nickerson, *Taoism*, *Death*, *and Bureaucracy in Early Medieval China*, Diss. University of California. Berkeley, Ann Arbor: UMI 97‑03229, 1996, p.137.

③ 饶宗颐《记建兴廿八年"松人"解除简——汉"五龙相拘绞"说》,《简帛研究》第 2 辑,北京:法律出版社,1996 年,392 页。

④ 湖北宜昌地区博物馆《当阳曹家岗五号楚墓》,《考古学报》1988 年第 4 期,455—499 页。

⑤ 湖南省博物馆等《长沙马王堆一号汉墓》,北京:文物出版社,1973 年,73 页。

⑥ 虞丽琦《战国秦汉时期的人形"塑像"与"画像"的研究——以中国古代的"偶像崇拜"问题为中心》,北京大学考古文博学院硕士论文,2001 年,7 页。

⑦ 睢文、南波《江苏睢宁县刘楼东汉墓》,《文物资料丛刊》第 4 辑第 3 期,北京:文物出版社,1981 年,53—57 页。

⑧ 饶宗颐《记建兴廿八年"松人"解除简——汉"五龙相拘绞"说》,390—394 页;连劭名《建兴廿八年"松人"解除简考述》,《世界宗教研究》1996 年第 3 期,116—120 页。

掘报告》指出有实物出土①。姜伯勤和王育成援引《赤松子章历》指出,在道教的上章仪式中的章信也包括"铅人五形"②。在南方地区的唐宋时期墓葬里也发现功能近似的柏人俑和石真③。

　　前引陕西省同蒲路熹平二年张叔敬镇墓文中称"黄豆、瓜子,死人持给地下赋"④,中村不折旧藏熹平四年镇墓文提到"谨奉金银深以谢"⑤,陕西省西安雁塔路王氏镇墓文中称"谨奉黄金千斤两,以填(镇)冢门"⑥,陕西省宝鸡市五里庙镇墓文中"五谷、黄豆□〔酒〕〔马〕〔贿〕□□"⑦,敦煌地区所出的镇墓文中也提到"五谷",墓葬中也有实物出土⑧。余欣认为:"这既是一种交易,甚至可以说是贿赂,也是一种盟信仪式,目的是想让诸神按照人的意志敬忠职守,守护亡灵。"⑨

　　这些解除镇墓文中提及的词汇和出土的实物显然在仪式中的意义有差异,是否能将其视为神药,还需进一步讨论。但是药物在中国古代的意义并不仅限于医学,《史记·留侯世家》司马贞《索隐》记:"物谓精怪及药物也。"李建民指出:"古人把药物与精怪并举,药物的性质、功能的历史值得进一步讨论。"⑩所谓的"物",《史记·留侯世家》记:"太史公曰:学者多言无鬼神,然言有物。"钱钟书指出:"'物'盖指妖魅精怪,虽能通'神',而与鬼神异类。"⑪杜正胜认为:"'物'字特指某一范畴的超自然存在,这种用

---

①　甘肃省文物考古研究所(戴春阳、张珑)《敦煌祁家湾西晋十六国墓葬发掘报告》,北京:文物出版社,1994 年,47 页。

②　关于上章仪式中的章信可以参考姜伯勤《道释相激:道教在敦煌》,278 页;王育成《东汉天帝使者类道人与道教起源》,189 页;施舟人(Kristofer M. Schipper)《道教的清约》,《法国汉学》第 7 辑,161—162 页。

③　韩森(Valerie Hansen)《宋代的买地券》,邓广铭、漆侠主编《国际宋史研讨会论文选集》,保定:河北大学出版社,1992 年,133—145 页;张勋燎《试论我国南方地区唐宋墓葬出土的道教"柏人俑"和"石真"》,《道家文化研究》第 7 辑,266—301 页。

④　陈直《汉初平四年王氏朱书陶瓶考释》,115 页。

⑤　中村不折《禹域出土书法墨宝源流考》,8 页。

⑥　陈直《汉初平四年王氏朱书陶瓶考释》,115 页。

⑦　王光永《宝鸡市汉墓发现光和与永元年间朱书陶器》,53—55 页。

⑧　甘肃省文物考古研究所《敦煌祁家湾西晋十六国墓葬发掘报告》,46 页。

⑨　余欣《唐宋敦煌墓葬神煞研究》,《敦煌学辑刊》2003 年第 1 期,58 页。

⑩　李建民《死生之域——周秦汉脉学之源流》,台北:中研院史语所,2000 年,10 页。

⑪　钱钟书《管锥编》,北京:三联书店,2001 年,543 页。

法在先秦是相当普遍的。虽然东周文献所见的'物'，很多地方已与今日所说的'东西'或'物资'同义，由于汉魏训诂多把'物'解作'事'，带有神秘意味的'物'义遂逐渐埋没不彰。"①药物与精怪同属于超自然存在的"物"。阜阳汉简中的本草书，原无书题，卷首记："天下之道不可闻也，万物之本不可察也，阴阳〔之〕化不可智（知）也。"整理者据此将该书定名为"万物"②。胡平生和韩自强将其归为"方术、本草书"，并指出其与《山海经》、《博物志》、《淮南万毕术》的相似之处③。李零则指出《万物》是一部含有神仙服食内容的本草书，其主要的证据在于古代轻身益力、疾行善趋与飞行升仙有密切的关系④。由此可看出，药物作为具有超自然力量的"物"的一部分，其意义在汉以来出现了分化，一方面是神仙服食的药物；另一方面是厌劾的药物，《神农本草经》提到龙骨的作用是杀精物，可以治疗鬼注、精物、老魅造成的疾病⑤，也就是作为厌劾功能的药物，其超自然的力量在于，药物可以劾杀与它同类的精怪⑥。在解除镇墓的实践中，神药在广泛的意义上代表了用于驱鬼镇墓的药物、器具，不管这些药物和器具源流如何，在汉魏间的历史语境下，可以看到它逐渐构成了一种整体的仪式，因此也可以将其看作墓葬解除仪式的一个理想模型。将镇墓文中的神药和后来文献所记长生术中使用的药物进行对比研究时，也需要注意无论其在技术和使用的药物方面有怎样的相似性，服食和厌劾已经是药物知识两种不同的趋向，两者可能并没有渊源的关系。

三 汉魏解除镇墓文中的星象

除了援引神药的力量，解除镇墓文还使用其他的途径。咸阳市渭城

---

① 杜正胜《古代物怪之研究（上）——一种心态史和文化史的探索（一）》,《大陆杂志》第104卷第1期,2002年,3页。
② 阜阳汉简整理组《阜阳汉简〈万物〉》,《文物》1988年第4期,36页。
③ 胡平生、韩自强《〈万物〉略说》,《文物》1988年第4期,48—54页。
④ 李零《中国方术正考》,256—260页。
⑤ 尚志钧校点《神农本草经校点》,芜湖：皖南医学院,1981年,70—71页。
⑥ 有关"魅"的研究请参考林富士《释"魅"——以先秦至六朝时期的文献资料为主的考察》,蒲慕洲《鬼魅神魔——中国通俗文化侧写》,台北：麦田出版公司,2005年,109—134页。

区东乡解除镇墓文记:"天李(理)子解尸注"①。李朝阳认为天李子一指东宫苍龙房宿左角一星,也可以指北斗魁中的四颗星,称"天理"②。星象在汉魏解除镇墓文中并不少见,先需将汉魏解除镇墓文中与星象有关的记载整理如下(见表)。

表 4-1 解除镇墓文中所见星象记载

名 称	内 容	备注(出处)
宝鸡斗鸡台出土永元四年(92)镇墓文	八魁九坎、北斗	王永光《宝鸡市汉墓发现光和与永兴年间朱书陶器》,《文物》1981 年第 3 期
陕西三里村出土北斗君镇墓文	北斗君	同墓出有建和元年(147)镇墓瓶(王育成《南李王陶瓶朱书与相关宗教文化问题》,《考古与文物》1996 年第 2 期)
陕西长安县南李王村出土镇墓文	南组、北斗、三稆、七星	王育成《南李王陶瓶朱书与相关宗教文化问题》
宝鸡铲车厂出土镇墓文	黄神北斗	宝鸡市博物馆《宝鸡市铲车厂汉墓》,《文物》1981 年第 3 期
洛阳李屯出土元嘉二年(152)冥婚镇墓文	七神	洛阳市文物工作队《洛阳李屯东汉元嘉二年墓发掘简报》,《考古与文物》1997 年第 2 期
宜虫桑镇墓文	有火,□□为荧星	罗镇玉《古器物识小录》
光和二年(179)段氏镇墓文	东方起土,大白□之;南方起土,辰星威之;西方起土,营(荧)惑□之;北方起土,填星□之	《书道全集》卷三

---

① 李朝阳《咸阳市东郊出土东汉镇墓瓶》,《考古与文物》2012 年第 1 期,48—51 页。
② 李朝阳《咸阳市东郊出土东汉镇墓瓶》,48 页。

（续　表）

名　　称	内　　容	备注（出处）
光和□年王氏镇墓文	黄神北斗　八魁九坎、天赫四所、天奂二十八宿	王永光《宝鸡市汉墓发现光和与永兴年间朱书陶器》
初平元年（190）孙氏镇墓文	岁月破仓　星经	高大伦、贾麦明《汉初平元年朱书镇墓陶罐》，《文物》1987年第6期
咸阳聂家沟村出土镇墓文	北斗星图	刘卫鹏、李朝阳《咸阳窑店出土的东汉朱书陶瓶》，《文物》2004年第2期
咸阳东乡出土镇墓文	天李（理）子解尸注、大一六丁解虚星	李朝阳《咸阳市东郊出土东汉镇墓瓶》，《考古与文物》2012年第1期
三门峡南交口出土镇墓文	北斗七星图	河南省文物考古研究所《河南三门峡南交口汉墓（M17）发掘简报》，《文物》2009年第3期
江苏高邮出土驱鬼木牍	南斗图	江苏省文物管理委员会《江苏高邮邵家沟汉代遗址清理》，《考古》1960年第10期

王育成在分析南李王镇墓瓶时，曾详细分析其中提到诸星的内容，并提及1957年发现但未刊布的三里县镇墓瓶，认为其上的图像是北斗君主四咎鬼①（见图4-1）。刘屹则指出："天帝（北极星）及其下属的各种神灵大多是天上的星神，这是汉代墓券中天帝信仰的一个突出特点。表明汉代死后世界的信仰实际上已经将天上、人间和地下这三个世界连为一体。"②

---

① 　王育成《南李王陶瓶朱书与相关宗教文化问题》，《考古与文物》1996年第2期，61—69页。
② 　刘屹《敬天与崇道——中古经教道教形成的思想背景》，81页。

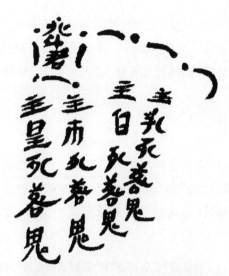

图4-1 三里县镇墓瓶上"北斗君主四咎鬼"图(引自王育成
《南李王陶瓶朱书与相关宗教文化问题》)

朱磊在分析咸阳聂家沟出土的镇墓瓶(见图4-2)时,认为其上是北斗压
鬼宿的天象,也成为北斗镇鬼的理论依据①。

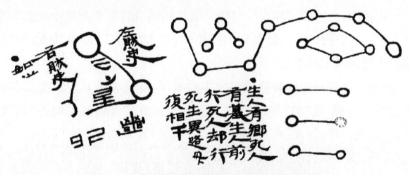

图4-2 咸阳聂家沟镇墓瓶展开图(引自刘卫鹏、
李朝阳《咸阳窑店出土的东汉朱书陶瓶》)

就目前汉魏镇墓文中所见的星名,特别需要注意的是北斗和五星。就北
斗而言,以上两件使用北斗君厌镇之术都与其对象有关,王育成解释四咎

---

① 朱磊《谈汉代解注瓶上的北斗与鬼宿》,《考古》2011年第4期,92—96页。另参见朱磊、
张耘、燕燕燕《山东滕州出土北斗星象画像石》,《文物》2012年第4期,71—74页。

鬼指乳死、星死、师死和自死,还指出解除镇墓文有压镇三尸之意①。朱磊补充认为,此四类鬼就是鬼宿四星②。因此咸阳新乡镇墓文中的天李子更可能是天理,用其解尸注,可见北斗相关的方法与压镇特殊类别的"厉鬼"有关。

四　钩、重与注

前文曾引述解除镇墓文称:"神药□绝钩注重□君央(殃)",这一部分要研究在"注"前后的"钩"和"重"的意义,以理解注的意义是在什么语境下出现的。饶宗颐曾区分和比较解除镇墓文中的"汉晋用语"和"晋以后同义语"③:

表4-2　饶宗颐"汉晋用语"和"晋以后同义语"对照表

汉晋成语	重复校日	即日复重勾校	拘校	拘伍	拘绞
晋以后同义语	注仵	注连	复连	逆注(即注仵之倒言)	注祟

在这里他将重复、勾校与注连视为不同时代的用语,并认为其语义是等同的。"拘伍"与"注仵"、"注连"、"复连"取义相同,指"生死命籍中死人与生人时日之交相注仵"④。如果它们语相同,那么"神药□绝钩注重□君央(殃)"中是同义词的重复?

但是如果仔细阅读解除镇墓文中的文字,却会发现其中有更多的可能。比如"勾校"之"勾"亦作"钩",《楚辞·远游》"吾将过乎勾芒"旧校:"勾,一作钩",即"勾校"亦可作"钩校",《汉书》卷六六《陈万年传》记:"少府多宝物,属官咸皆钩校,发其奸臧,没入辜榷财物。"⑤《后汉书》卷四六《陈宠传》记:"宠又钩校律令条法,溢于《甫刑》者除之。"李贤注"钩,犹动

---

① 王育成《南李王陶瓶朱书与相关宗教文化问题》。
② 朱磊《谈汉代解注瓶上的北斗与鬼宿》。
③ 饶宗颐《敦煌出土镇墓文所见解除慣语考释》,16 页。
④ 饶宗颐《敦煌出土镇墓文所见解除慣语考释》,16 页。
⑤ 《汉书》,北京:中华书局,1962 年,2902 页。

也。"①连劭名已引这两条材料,说明"钩校作核检计算之义"②,按李贤注还应有"修改"的意思,因此所谓"勾校"应指在生死命籍上核检修改的意思。山西同蒲路汉熹平二年张叔敬镇墓文中称:"黄神生五岳,主生人录;召魂召魄,主死人籍。"③也就是指的这种生死命籍,在镇墓文中可见这种生死命籍血亲之间命籍相连,而人去世后就应当写到不同的命籍上,比如中村不折旧藏永寿二年成桃椎镇墓文:"今成氏之家,死者字桃椎,死日时重复,年命与家中生人相拘籍。到,复其年命,削重复之文,解拘伍之籍。死生异薄(簿),千秋万岁,不得复相求索。"④从中可见人在死亡以后,需要核查其命籍,删除与家人相"拘伍"的生籍上的名字。其中称成桃椎的死亡原因是"日时重复"。在陕西长安县三里村汉建和元年加氏镇墓文中称:"(加氏)等汝名借(籍),或同岁月重复钩挍(校)日死,或同日鸣(名)重复钩挍(校)日死。"⑤可见成桃椎和加氏都被认为是因为被错误地钩校了命籍而冤死的,要求在钩校他们的命籍不要再牵连其家人。连劭名引《太平经》证明"拘(钩)校"为修改命籍⑥,但此处命籍有很强的伦理意义,不能确定在镇墓文所代表的信仰中已经存在,镇墓文中更多与命籍相关的还是时日和安葬的禁忌而非善功恶罚的伦理观。但是"勾校"的意义却不限于此,《地理新书》和《六壬大全》中都将"勾绞"当作两个年/月煞凶神⑦:

表 4-3　《地理新书》和《六壬大全》中勾绞地支

年地支	子	丑	寅	卯	辰	巳	午	未	申	酉	戌	亥
勾	卯	戌	巳	子	未	寅	酉	辰	亥	午	丑	申
绞	酉	辰	亥	午	丑	申	卯	戌	巳	子	未	寅

① 《后汉书》,北京:中华书局,1965 年,1554 页。
② 连劭名《汉晋解除文与道家方术》,80 页。
③ 陈直《汉初平四年王氏朱书陶瓶考释》,115 页。
④ 中村不折《禹域出土书法墨宝源流考》,9 页。
⑤ 陕西省文物管理委员会《长安县三里村东汉墓葬发掘简报》,《文物参考资料》1958 年第 7 期,62 页。
⑥ 连劭名《汉晋解除文与道家方术》,79 页。
⑦ 王洙等撰《图解校正地理新书》卷一五,台北:集文书局,1985 年,482 页;《六壬大全》卷一,《文渊阁四库全书》第 808 册,480 页。

明代万英民的《三命通会》中以"勾绞"为"爪牙煞"的别称,曰:"勾者,牵连之义;绞者,羁绊之名,二煞尝对冲,亦犹亡劫。阳男阴女,命前三辰为勾;阴男阳女,命前三辰为勾,命后三辰为绞。"①

而重复,确实可以指向时日的重复,但是也有其他意涵。《居延新简》EPT27·2 简文:"复日:甲庚,乙辛,戊己,丙壬,丁癸,未,戊己,甲庚,乙辛,戊己,丙壬,丁癸。"②尹湾汉简所出《元延十年(前10)历书》(YM6D11)上方以大字书写:"五月小。建日,午,反支,未,解衍,丑,复:丁,癸;邑日,乙;月省,未,月杀;丑,□□,子。"③额济纳汉简 2000ES9SF4:26 + 2000ES9SF4:27 记:"复日,正月甲庚,三月戊己,五月丁癸,七月甲庚,九月戊己,十月丁癸。"④。敦煌文书 P.3403《雍熙三年(986)丙午岁具注历日》记:"复日不得为凶事。"⑤刘昭瑞引朱权的《臞仙肘后经》指出"天地重复"为每月己亥日⑥。刘乐贤研究《居延新简》EPT27·2 认为这分别是前十一个月的复日干支,"未"为衍文,十二月的日期可补"戊己"⑦。黄一农在研究中详细列举了宋至明的选择书中复日及其衍生的神煞(重葬、重服、重赙、重复、重日、天地重复日),但他认为尹湾汉简中的铺注规则可能一直到宋代,并且在官方一直沿用到清初⑧。值得注意的是,在《臞仙肘后经》中记载解除天地重复日的方法是:"用桑木一段、甘草一两,安棺内,又

---

① 万民英撰《三命通会》卷三,《文渊阁四库全书本》第 810 册,153 页。
② 见甘肃省文物考古研究所、甘肃省博物馆、中国文物研究所、中国社会科学院历史研究所编《居延新简》,北京:中华书局,1994 年,录文 23 页,图版 63 页。参考刘昭瑞《居延新出汉简所见方术考释》,《文史》第 43 辑,1997 年,49—59 页。
③ 连云港市博物馆、中国社会科学院简帛研究中心、东海县博物馆、中国文物研究所编《尹湾汉墓简牍》,北京:中华书局,1997 年,图版 23 页,录文 128 页。
④ 见魏坚主编《额济纳汉简》,桂林:广西师范大学出版社,2006 年,录文 254 页;参考谢桂华《初读额济纳汉简》,《额济纳汉简》,32—53 页;刘乐贤《额济纳汉简数术资料考》,《历史研究》2006 年第 2 期,173—174 页。
⑤ 邓文宽《敦煌天文历法文书辑校》,南京:江苏古籍出版社,1996 年,592 页。
⑥ 刘昭瑞《"承负说"缘起论》,《世界宗教研究》1995 年第 4 期,107 页。
⑦ 刘乐贤《尹湾汉简出土历谱及其相关问题》,饶宗颐主编《华学》第 3 辑,北京:紫禁城出版社,1998 年,255—256 页。
⑧ 黄一农《从尹湾汉墓简牍看中国社会的择日传统》,《历史语言研究所集刊》第 70 本第 3 分,1999 年,601—615 页。

于岁德方上取土,造泥人五个,同敛棺内。"①这与前文所研究的"神药厌镇"的方法是一脉相承的。从尹湾汉简的证据到《协纪辨方书》,可以说明"重复"及其衍生的神煞从汉一直延续到清,虽然铺注规则略有不同,但可以说明这种信仰的延续性。如果考察镇墓文中详细的干支记载,可以发现与上面神煞的排列时间并不完全符合。镇墓文中的"重复"和"勾校"其实可以指向相关联但是不完全一致的意涵,这种意涵的模糊性是否可以视为这种仪式文本的特质?

那么"注"在这里是否也可以同样看待?饶宗颐将"注件"、"注连"解读为"生死命籍中死人与生人时日之交相注件"②,那么它的意涵与疾病无关,确实也是一种可能性。但坂出祥伸也提出了一个重要的思路,即解除镇墓文需要在东汉后期以来疾病频发的社会背景下解读③。生死命籍中交相注件可以解释一般的生命轮替,但是流行疾病下大规模的死亡状况,它似乎就缺乏进一步的解释力了。在这时,作为疾病注易他人的意涵,就显得更有解释力。很难推论,在这里是否有意义的替代,或者是意涵的模糊。但是"注"作为疾病传递的意涵,本身似乎也意味着新的话语的介入。但是这种"新"的话语并非与之前没有连续性。从前文对"勾校"研究中可以知道,厄运的传递被解释为家人命籍的"拘伍",在"勾校"一人的命籍时会因为失误而牵连到其家人,这可能继续被用于解释为何家人之间疾病会相互传播并且导致死亡。解除镇墓文中的注病理论也继承了对家族关系的重视,这个要点未见于《释名》对注病的解释。在《抱朴子·仙药》中记载:"余又闻上党有赵瞿者,病癞历年,众治之不愈垂死。或云不及活,流弃之,后子孙转相注易。"④这里说的是癞病,"注易"是表示疾病传播的动词,但是其中认为疾病的传播是在子孙中,《诸病源候论》中记载"殃注"的特点为:"人有染疫厉之气致死,其余殃不息,流注子孙亲族,得病症状,

---

① 朱权《臞仙肘后经》卷下,北京图书馆所藏明刻本,缩微胶卷,北京:中华全国图书馆文献缩微中心,1988 年,叶三九正。
② 朱权《臞仙肘后经》卷下,叶三九正。
③ 坂出祥伸《冥界の道教の神格——"急急如律令"をめぐって》,80—85 页。
④ 《抱朴子内篇校释》,206 页。

与死者相似。"①在《肘后备急方》中认为注病会导致灭门,因此注病的传播被认为是家族性的,这种观念在后来注病的医理中占有很重要的地位。在后来的道教文献中,这一点被反复强调,王天麟认为:"(天师道伦理中)其注连的通传过程,由个体然后是核心家庭,最后则是祖辈与孙辈。因此罪恶的通传并非仅决定于受孕的刹那,更基于血缘的命脉延续,或者家族的横向、纵向关系。"②

要理解"注"作为各种被驱逐的意义的一部分,我们需要从解除镇墓文文本和仪式来理解其背景。解除镇墓文中对这些名称的使用,带有模仿神/神的使者的语气来书写的特点。对"天帝使者"、"天帝神师"、"天上使者"研究的重要意义,在于其身分的层面,界定了解除镇墓文的性质,即它很可能是仪式施行者通过"出神"或者"交通鬼神",借"天帝使者"等称呼来驱鬼厌劾而形成的书写。但是这种社会身分,是否是一种共同的身分认同,进而可以推断职业宗教共同体的形成? 在这里依然需要谨慎的态度,在墓葬仪式中阴阳别气、对天帝、黄帝的信仰在这个时代都是具有共同思想史/心态史意义的问题,不同地域使用不同的方式来表达相同的问题,说明了个体在共同的信仰背景下表达的差异。回到解除镇墓文的书写上,汉魏解除镇墓文虽然有很多共同的因素,但并没有出现类型化的书写,恰好可以说明汉魏间镇墓仪式的实践者是在一个共同的信仰背景下选择书写的资源,"天帝使者"、"天帝神师"、"天上使者"是一种在仪式中出现并存在的宗教身分,这种身分并不是必然指向职业宗教团体。这种社会身分和仪式性身分的区别,其实造成了解除镇墓仪式意涵的复杂。在解除镇墓仪式所使用的权威,解除的对象都呈现出双重意义,比如地下的鬼的官僚世界,既是对鬼进行约束的,同时也可能是惩罚的来源;星命可以是厄运造成的机缘,也可以是用于厌镇的权威来源;时日禁忌是厄运

① 《诸病源候论校注》,708 页。
② 王天麟《天师道教团的罪观及其仙德思想》,李丰楙、朱荣贵主编《仪式、庙会与小区——道教、民间信仰与民间文化》,台北:中国文哲研究所筹备处,1996 年,511—545 页。

的来源,也可以是解除的基础。于是,落到具体的对象时,注的意义似乎也一方面与鬼神之论述相联系,而另一方面也被与时日禁忌相关联。解除镇墓文中的书写与墓葬里的遗存,也并不能完全对应①,一方面是因为墓葬多经盗扰,一方面是对这些器物的书写,与实物一样具有同样的厌劾作用。值得注意的是这些文书写作都是在仪式的过程中,即作为仪式的残迹的意义是指向其自身的,它与其他遗迹在自身的符号世界里获得意义,因此需要通过两者建构其符号世界而非两者简单对应。这些研究需要还原到其原本仪式中的语境,虽然无法再现原有的仪式,但是需要在仪式所留下残迹的整体中解读文本符号的意义。简单地说,就是解除镇墓文不仅是宗教性的,更是仪式性的,对解除镇墓文的研究需要放到镇墓或解除的仪式中去理解,先需要建构这个仪式作为解读解除镇墓文的背景。这些意义的建构是将其放到更大范围的思想或宗教语境加以研究的基础。

第三节 "注"的衍生
——敦煌地区解除镇墓文中的注病书写

敦煌地区的镇墓文主要是得自 1944—1945 年史语所西北科学考察团历史考古组夏鼐发掘敦煌佛爷庙②、1980 年敦煌县博物馆发掘佛爷庙湾③、1982 年敦煌县博物馆与北京大学考古实习队发掘新店④、1985 年甘肃文物考古研究所发掘敦煌祁家湾⑤。姜伯勤对敦煌地区的解除镇墓文

① 参考江優子《漢墓出土鎮墓瓶について——銘文と墓内配置にみえる死生観》,18—34 页。
② 夏鼐《敦煌考古漫记》,天津:百花文艺出版社,2002 年,52、62 页。
③ 甘肃省敦煌县博物馆《敦煌佛爷庙湾五凉时期墓葬发掘简报》,《文物》1983 年第 10 期,51—60 页。
④ 敦煌县博物馆考古组、北京大学考古实习队《记敦煌发现的西晋十六国墓葬》,北京大学中古史中心编《敦煌吐鲁番文献研究论集》第 4 辑,1987 年,623—647 页。
⑤ 甘肃省文物考古研究所《敦煌祁家湾西晋十六国墓葬发掘报告》。之后对其进行整理的重要研究包括:关尾史郎和町田隆吉在 1990 年对敦煌出土陶器铭文进行了收集(関尾史郎等《敦煌出土四—五世紀陶罐、陶鉢銘集成(Ⅰ)(Ⅱ)(Ⅲ)》,《吐魯番出土文物研究會會報》第 28 号,1990 年,1—6 页;第 29 号,1990 年,1—4 页;第 105 号, (转下页)

进行分类性的录文和编年①,并引《登真隐诀》和《赤松子章历》中的《新亡迁达开通道路收除土殃断绝段复连章》指出:"鬼气注病及请仙君厌解,为六朝流行的道教观念。"他还认为镇墓文出自汉代方术(即方仙道),其厌解之术又为汉魏六朝的道教信仰所汲取②。相对于中原地区的汉魏解除镇墓文,敦煌解除镇墓文出现了两个特点。

第一点,姜伯勤已经注意到,他将敦煌地区的解除镇墓文分为两类(后者即是刘昭瑞所谓的"解注文"),并以敦煌祁家湾建初五年(409)画房奴解除镇墓文为例加以说明。(为方便表述称其为类型 A/B)

表 4-4　姜伯勤所划分的解除镇墓文类型

类型 A	类型 B
M336:4 建初五年闰月七日辛卯,敦煌郡敦〔煌〕县都乡里民画房奴身死,今下斗瓶五、五谷、铅人,用当重复地上生人,青乌子告〔北〕辰诏令,死者自受其罚,〔罚〕不尔加。如律令	M336:5 建初五年闰月七日辛卯,敦煌郡敦〔煌〕县都乡里民画房奴身死,音死具时,适值八魁九坎,厌解天注、地〔注〕、岁注、月注、日注、时注,生死异路,千秋万岁,不得相注作,便利生人,急急如律令

(接上页)1995 年,1—8 页。)谭蝉雪对其信仰内涵进行了研究(谭蝉雪《三教融合的敦煌葬俗》,《敦煌研究》1991 年第 3 期,72—80 页。)王素、李方在《魏晋南北朝敦煌文献编年》中也收录了敦煌地区的镇墓文(王素等《魏晋南北朝敦煌文献编年》,台北:新文丰出版公司,1997 年。)渡部武对镇墓文和衣物疏进行了收集和整理,渡部武《镇墓文・衣物疏集成(初篇)》(稿本),平塚:東海大學,1999 年。关尾史郎最近又编成《中国西北地域出土镇墓文集成(稿)》,是迄今为止收录最为全面的西北地区镇墓文参考资料。(関尾史郎《中国西北地域出土镇墓文集成(稿)》,新潟大学地域プロジェクト研究资料丛刊Ⅶ,2005年。関尾史郎《三国志の考古学——出土资料からみた三国志と三国時代》,東京:東方書店,2019 年。)张勋燎和白彬在《中国道教考古》也再次讨论了这些解除镇墓文(见张勋燎、白彬《中国道教考古》第 1 卷,北京:线装书局,2006 年,395—397 页)。近来的讨论可参考储晓军《敦煌魏晋镇墓文研究》,《敦煌研究》2009 年第 1 期,59—63 页;吴浩军《河西镇墓文丛考(一)——敦煌墓葬文献研究系列之五》,《敦煌学辑刊》2014 年第 1 期,53—70 页;吴浩军《河西镇墓文丛考(二)——敦煌墓葬文献研究系列之五》,《敦煌学辑刊》2014 年第 3 期,88—103 页;贾小军《事死如事生——魏晋十六国河西镇墓文解读》,《石河子大学学报(哲学社会科学版)》2014 年第 4 期,107—113 页;吴浩军《河西镇墓文丛考(三)——敦煌墓葬文献研究系列之五》,《敦煌学辑刊》2015 年第 1 期,31—49 页;吴浩军《河西镇墓文丛考(四)——敦煌墓葬文献研究系列之五》,《敦煌学辑刊》2015 年第 3 期,33—48 页;贾小军《魏晋十六国敦煌"薄命早终"镇墓文研究》,《社会科学战线》2015 年第 3 期,141—147 页。

①　姜伯勤《道释相激:道教在敦煌》中的附表,271—276 页。
②　姜伯勤《道释相激:道教在敦煌》,276—280 页。

这两种不同类型镇墓文所在器物的位置同样值得关注,敦煌地区的镇墓瓶一般放在死者的头上或者足下(这样刚好也分布在墓葬的四角,不知是否与中原的葬俗有联系),或者打碎散置在墓葬中(《敦煌祁家湾西晋十六国墓葬发掘报告》中还提到有朱书与佛教有关的文字的陶瓶被打碎散置在墓葬中,但并未刊布相关文字材料①),就两种不同类型的镇墓文所在器物在墓葬中的位置来讲,并没有明显的不同,因此无法推断其在仪式过程中有使用的先后区别或者为不同仪式阶段使用的器物。

　　使用器物的重复与解除镇墓文书写的模式化,与解除镇墓文中使用身分的变化密切相关。解除镇墓文都以青乌子的口吻书写,谭蝉雪已经指出青乌子乃汉代堪舆术士②。如从文献材料看,青乌子与前面汉晋解除镇墓文的黄帝信仰也有联系,《抱朴子内篇·极言》中称黄帝相地理,青乌作书。王明注引《史记·轩辕本纪》:"黄帝始画野分州,有青乌子能相地理,黄帝问之以制经。"③古史中以黄帝及其臣子为知识和技术的发明者,齐思和就已注意到:"(黄帝与黄帝臣)皆系传说中人物。其人之有无,已难确定,至于本文中所举古代重大发明,是否系出于彼等之手,更难确定。但就本文所考者,已足见此等发明,在中国皆有悠久历史与传说之发明者。"④在这一点上体现了镇墓知识的传递性,但是青乌子成为厌劾的神名,呈现出变化。赵益指出:"就目前材料来看,自《抱朴子内篇·极言》'(黄帝)相地理则书青乌之说'以降,始谓'青乌'为'葬送造宅之法'(《后汉书·循吏·王景传》李贤注),后世相延。"⑤《说郛》卷一〇九记青乌子有《相地骨经》一卷,按曰:"近世相冢家必称郭氏,大抵多宗青乌子。"⑥所谓郭氏,即晋代郭璞,《晋书》卷七二《郭璞传》记郭璞从学郭公,"公以《青囊中书》九卷与之,由是遂洞五行、天文、卜筮之术,攘灾转祸,通致无方,虽

---

①　甘肃省文物考古研究所《敦煌祁家湾西晋十六国墓葬发掘报告》,20 页。

②　谭婵雪《三教融合的敦煌葬俗》,《敦煌研究》1991 年第 3 期,72—80 页。

③　《抱朴子内篇校释》,241、248 页。

④　齐思和《黄帝的制器故事》,齐思和《中国史探研》,石家庄:河北教育出版社,2000 年,413 页。参见丁元《黄帝书研究》,北京大学中国语言文学系硕士学位论文,2003 年,15 页。

⑤　赵益《古典术数文献述论稿》,北京:中华书局,2005 年,185 页。

⑥　陶宗仪辑《说郛》卷一〇九,叶四八正。

京房、管辂不能过也。"①本传与他书中都记其相墓的事迹,后世以青乌子、郭璞为《葬经》知识传授的关键人物,虽应是出于依托②,但是这种依托的出现说明一种知识正在建立其传递谱系,这与魏晋间的相墓术之发达密切相关。张荣明也指出魏晋南北朝风水术发展的显著特点是:"有名有姓并有具体史实可考的职业堪舆家已逐渐登上历史舞台。"③镇墓镇宅术本来就与相墓相宅术密切相关,在后来的敦煌文书 P.3865《宅经》记:"犯即有灾,镇而祸止,亦犹药病之义也。"④在实际践行这些技术过程中,镇宅镇墓与相宅相墓很可能是紧密联系在一起的。敦煌解除镇墓文中对青乌子的推重与依托,说明了什么？近来关于依托的研究,特别重视其与知识群体之间的关系。关于"依托",李零将其与六艺经传和诸子的家法相对比,认为这种对于知识来源的追溯,代表学科而不是学派,将学科和技术发明与传说人物相联,形成知识渊源有自的说法⑤。李建民以为,黄帝君臣问对反映了道—术之间的密切关系,体现了圣人之政国家、人体、自然秩序的感应,而《内经》就是在圣人对话的格局中对医道层层推进。而对话的形式,一方面提供了教学形式的范例,另一方面也体现了知识传授过程得人乃传,非其人勿教的特质⑥。金仕起考察历史文本中依托的意涵,指出它原指书题之人、书的内容与书的时代相抵牾的现象,这个现象是古代医经文本的重要形式。依托人物与其内容或技术特色无清楚的对应关系,难以用来追溯家法或者展开知识谱系,但是可以借以理解文本编写者的处境和主体性,特别是他们如何在晚周秦汉的知识氛围和舆论中面对王公大臣,以及说服弟子传递知识⑦。黄帝及其周边的人物成为依托创造书籍的基础,甚至成为一种知识衍生的动力。但是在解除镇墓文的语境下,

---

①　《晋书》,北京:中华书局,1974 年,1899 页。

②　余嘉锡《四库提要辨证》卷一三,昆明:云南人民出版社,2004 年,652—654 页。

③　张荣明《方术与中国传统文化》,上海:学林出版社,2000 年,209 页。

④　图版见黄永武编《敦煌宝藏》第 131 册,台北:新文丰出版公司,1981 年,347 页。参见余欣《神道人心——唐宋之际敦煌民生宗教社会史研究》,212—252 页。

⑤　李零《李零自选集》,30 页。

⑥　李建民《中国医学史研究的新视野》,《新史学》,15 卷 3 期(2004),210—212 页。

⑦　金仕起《中国古代的医学、医史与政治——以医史文本为中心的一个分析》,台北:政治大学出版社,2010 年,56—70 页。

这些人物被引用也不只是代表神祇的意义。与选择书籍的联系,使得随着选择书变成解除仪式的权威之一,知识来源的依托"作者"也就被转换成了仪式中的神祇。而与之相关联,使用器物的重复和解除镇墓文书写的模式化,似乎也暗示着仪式施行文本的整理。

　　解除镇墓术与解注的联系,还与当时人的疾病传播观念相关。接触患者或者患者的居住环境、灵柩都会导致疾病的传播。探病时可能导致疾病传播的观念在中国有很早的来源,在睡虎地秦简《日书》乙种的"病"篇就认为:"凡酉、午、寅,以问病者,必代病。"①江陵岳山秦牍《日书》也称"寅、卯不可问病者,问之必病。"②《诸病源候论》记:"死注,人有病注死者,人至其家,染病与死者相似,遂至于死,复易傍人。……丧注,人有临尸丧,体虚者则受其气,停经络腑脏。若触见丧柩,便即动,则心腹刺痛,乃至变吐。"③范家伟曾根据《千金方》指出,唐朝人在探病、临丧都会使用一些药物来防治疾病④。接触墓葬和灵柩更是导致疾病传播的重要原因,这种理论同时成为制止盗墓的一种重要舆论。按照王子今的研究,"掘冢"在汉代以来就是常见的营生方式,因为魏晋时期厚葬风气和南北朝动荡的社会政治局面,盗墓的风气大为盛行。面对这种行为,汉唐间的法律都是严厉禁止的态度,从汉代的"发墓者诛,盗墓者刑",到唐代对其处以役流或徒刑⑤。在社会普遍观念的层面,往往有各种古墓灵异或盗墓而遭受报应的故事⑥,比如《异苑》卷七记载:"苍梧王士燮,汉末死于交趾,遂葬南境,而墓常蒙雾,灵异不恒。屡经离乱,不复发掘。晋兴宁中,太原温放之为刺史,躬乘骑往开之,还即坠马而卒。"⑦

　　这种观念可能既是社会舆论对盗墓行为的谴责与控制,但也可能是

①　吴小强《秦简日书集释》,长沙:岳麓书社,2000年,236页。
②　王子今《睡虎地秦简〈日书〉甲种疏证》,武汉:湖北教育出版社,2003年,182页。
③　《诸病源候论校注》,707页。
④　范家伟《从医书看唐代的旅行与疾病》,荣新江主编《唐研究》第7卷,北京大学出版社,2001年,208—209页。
⑤　王子今《中国盗墓史——一种社会现象的文化考察》,北京:中国广播电视出版社,2000年,65—133、303—312页。
⑥　王子今《中国盗墓史——一种社会现象的文化考察》,313—320页。
⑦　《异苑》卷七,北京:中华书局,1996年,65页。

盗墓人自身内心恐惧的一部分①。前文也已指出,注连的观念认为接触死者的灵柩会导致疾病的传播,正因为如此注连也被纳入这种叙事当中。《幽明录》记载:"东魏徐忘名,还作本郡卒。墓在东安灵山,墓为先人所发,棺柩已毁。谢玄在彭城,将有齐郡司马隆重、弟进及安东王箱等,共取坏棺,分以作车。少时,三人悉见患,更相注连,凶祸不已。"②在这个故事当中,谢玄等人并未盗墓,而仅仅是从先人掘开的墓葬中取得棺木,就染上了疾病,可见盗墓遭恶报的观念与医学理论连接而形成一种更有力的反对掘墓的舆论③。也很可能是受此舆论影响,此时注连的理论与汉魏镇墓文中强调的家族成员之间疾病的传递已经不同。司马虚就已经指出:"(这种理论)至少认识到了其紊乱的感染性中的一些形式并不是血缘关系的作用……其不确定的传播特性似乎更接近我们理解中的传染。"④

第二个特点,是在敦煌镇墓文对"注"的重复书写,或者说"注"的延生。

表 4-5　汉魏解除镇墓文与敦煌解除镇墓文中记载的比较

陕西临潼汉初平元年 解除镇墓文	陕西西安昆仑厂 汉佚名解除镇墓文	甘肃敦煌祁家湾建兴 三十一年吴仁姜解 除镇墓文 M356：13
奉谨为刘氏之家□去皇男字阿属,解诸句□(校)□诸句挍(校):岁月句挍(校)、天地句挍(校)、□挍(校)、解时日复重句挍(校),解死□□……	不得复,母亦不□□□□□□□弟,亦不复子,亦不得复孙,□□□□妇亦不得复女,不得复孙,□□□□者身□(岁)无□□□复,咸重□□复日重时复□□□□地□□日月星□□□□无复……	〔解〕天注、地注、年注、岁注、月注、日注、时注,生死异路,千秋万岁,不得相注忤

① 李建民《中国古代"掩骶"礼俗考》,《清华学报》第 24 卷第 3 期,1994 年,326 页。
② 鲁迅辑《古小说钩沉》,北京:人民文学出版社,1951 年,263—264 页。
③ 但与此相对应的是,在南北朝的医家中也将棺木中的器物作为治疗疾病尤其是注病的药物,参考《南史》卷三二《徐嗣伯传》中所记载的医案,北京:中华书局,1975 年,840页。《外台秘要》所引谢士泰的《删繁方》中也使用尸席来治疗尸注。这两种对立的思维很值得研究,但是都显然与当时的盗墓风气有关。参见王青《魏晋南北朝的盗墓之风与人鬼恋故事的产生》,收入《魏晋南北朝的佛教信仰与神话》,北京:中国社会科学出版社,2001 年,265—268 页;王子今《中国盗墓史———一种社会现象的文化考察》。
④ Michel Strickmann, *Chinese Magical Medicine*, p.27.

如果考虑到这些解除镇墓文传承中有一定的写作格式,那么敦煌镇墓文"天注、地注"中的"注",应与"钩校"同义,其本义很可能是"考注"之"注",即注写命籍的意思。但是如果从汉魏解除镇墓文的演变来看,也可能是注连的书写取代了原来"钩校"、"重复"的书写成为解除镇墓文的重要主题。在《太上宣慈助化章》中保存的《道士迁考章》中认为疾病和灾厄的原因在于:"触犯天地日月星辰,违背五行王相四时禁忌。"①可以帮助理解这种列举的逻辑。在甘肃敦煌新店台前凉泛心容解除镇墓文中有"天注、地注、□□(注)、泛注、獦注、风注、火注、人注"②,此条解除镇墓文犹为难解,饶宗颐引香港中文大学藏序宁简"皇男皇妇共为祷獦君",指出"獦"即獦君③,连劭名认为"风注"、"火注"与佛教的影响有关④。

解除镇墓文中"注"书写的重复并不是孤立的现象,在道教文献和医籍中都出现了类似的记载。《太上洞神洞渊神咒治病口章》记:

> 五方注鬼:东方青注、南方赤注、西方白注、北方黑注、中央黄注,朝死之注、暮死之注,一里之注、二里之注、三里之注、四里之注、五里之注、十里之注、二十里之注、三十里之注、四十里之注、五十里之注、百里之注、二百里之注、三百里之注、四百里之注、五百里之注、六百里之注、七百里之注、八百里之注、九百里之注、千里之注、万里之注,男注、女注,奴婢之注,近注、远注,青注、白注、赤注、黑注、黄注、五注将军,大注、小注,高注、卑注,六畜之注、鸟兽之注、草木之注、日月之注、星辰之注、戎羌之注、胡虏之注、吴蜀之注、夷狄之注、蛮獠之注、三万七千之注,凶殃之注、门户之注、日游之注、月行之注、大将军之注、太岁之注、太阴之注、五行之注、四时代谢之注、丧车斗加之注、死次之注、行年本命三刑赤色之注,雄雌之注、姓名相收之注、目色相当之注、姓复相取之注。⑤

---

① 《道藏》第 11 册,文物出版社、上海书店、天津古籍出版社,1988 年,316 页。
② 敦煌文物研究所(马世长、孙国璋)《敦煌晋墓》,《考古》1974 年第 3 期,196—197 页。
③ 饶宗颐《敦煌出土镇墓文所见解除惯语考释》,15 页。
④ 连劭名《汉晋解除文与道家方术》,78 页。
⑤ 《道藏》第 32 册,729 页。

《道藏提要》以为《太上洞神洞渊神呪治病口章》"或出于东晋南北朝之时"①，施舟人在《道藏通考》中将时间定在六朝（220—589）②。在道教的上章仪式中③，注已经不仅仅是原来疾病的意思，"（而是）各种毒源，既包括腐烂的有机物质，也包括污染大气的不祥星象。'注'造成的后果也同样广泛，既包括死亡和疾病，也包括厄运和烦恼"④。

医籍中也有类似的记载，《诸病源候论》记："凡注之言注也，谓邪气居住人身内，故名为注。此由阴阳失守，经络空虚，风寒暑湿饮食劳倦之所至也。其伤寒不时发汗，或发汗不得真汗，三阳传于诸阴，入于五脏，不时除瘥，留滞宿食；或冷热不调，邪气流注；或乍感生死之气；或卒犯鬼物之精，皆能成此病。其变状多端，乃至三十六种，九十九种，而方不皆显其名也。"⑤其中提到的三十六种注、九十九种注反映了在魏晋南北朝到隋的医方里记载或者并未记载的各种注病的名称，而称"方不皆显其名"。

在敦煌出土的解除镇墓文中，最突出的现象是"注"的大量出现。而这一现象是否能跟信仰的实践者相关联？而这种现象不仅出现在解除镇墓文中，还出现在道教文献和医学文献中，那么是道教文献和医学文献继承了解除镇墓文的说法？还是需要在更大的背景下理解这一现象？

第四节　仪式遗存与吐鲁番衣物疏中的"注"的消失？

吐鲁番地区出土晋—唐衣物疏的整理与研究目前已经有很多成果

---

① 任继愈主编《道藏提要》，北京：中国社会科学出版社，1991 年，1019 页。
② Kristofer Schipper, "*Taishang dongshen dongyuan shenzhou zhibing kouzhang*", K. Schipper and F. Verellen eds., *The Taoist Canon*, Chicago and London：The University of Chicago Press，2004，pp.272‑273.
③ 上章仪式与注连的关系请参考后一章的讨论。
④ Franciscus Verellen, *Imperiled Destinies: The Daoist Quest for Deliverance in Medieval China*, Harvard University Press，2019.
⑤ 《诸病源候论校注》，690—691 页。

的积累①,但衣物疏书写与解除仪式的关系并未见详细的研究。对照汉魏解除(解注)仪式的理想模型,可以看到解除(解注)仪式的一些因素很早就在吐鲁番出现了,现将材料列举如下:

　　1959 年新疆博物馆在阿斯塔那 301 号墓发现木俑一件,木板制成,只

---

① 池田温《中国古代墓葬の一考察——随葬衣物券について》,《国際東方学者会議紀要》第 6 册,1961 年,51—60 页;小田義久《吐魯番出土葬送用文書の一考察——特に「五道大神」について》,《龍谷史壇》第 47 号,1961 年,39—58 页;马雍《吐鲁番的白雀元年衣物券》,《文物》1973 年第 10 期,此据马雍《西域史地文物丛考》,北京:文物出版社,1990年,122—128 页;小田義久《吐魯番出土の随葬衣物疏について》,《龍谷大学論集》第408 号,1976 年,78—104 页;白須淨真《随葬衣物疏付加文言(死者移書)の書式とその源流》,《佛教史學研究》第 25 卷第 2 号,1983 年,72—99 页;小田義久《吐魯番出土葬送儀礼関係文書の一考察——随葬衣物疏から功徳疏へ》,《東洋史苑》第 30、31 号,1988年,41—82 页;郑学檬《吐鲁番出土文书〈随葬衣物疏〉初探》,韩国盘主编《敦煌吐鲁番出土经济文书研究》,厦门大学出版社,1986 年,414—444 页;侯灿《吐鲁番晋—唐古墓出土随葬衣物疏综考》,《新疆文物》1988 年第 4 期,此据侯灿《高昌楼兰研究论集》,乌鲁木齐:新疆人民出版社,1990 年,165—180 页;陈国灿《从葬仪看道教"天神"观在高昌国的流行》,《魏晋南北朝隋唐史资料》第 9、10 合刊,1988 年,13—18 页;孟宪实《吐鲁番出土随葬衣物疏的性质及其相关问题》,《吐鲁番学研究专辑》,1990 年,192—208 页,此据孟宪实《汉唐文化与高昌历史》,齐鲁书社,2004 年,235—253 页;刘昭瑞《关于吐鲁番出土随葬衣物疏的几个问题》,64—72 页;钟国发《也谈吐鲁番晋——唐古墓随葬衣物疏》,《新疆师范大学学报》1995 年第 3 期,3—5 页;小田義久《吐魯番出土沮渠蒙逊夫人彭氏随葬衣物疏について》,《龍谷大学論集》第 446 号,1995 年,160—173 页;浅見直一郎《中国南北朝時代の随葬衣物疏に見える副葬品について》,《京都橘女子大学研究紀要》第 23 号,1996 年,40—50 页;小田義久《吐魯番出土随葬衣物疏の一考察》,《龍谷史壇》第 108 期,1997 年,1—22 页;又《吐魯番出土の随葬衣物疏に見える五道大神について》,《東洋史苑》第 48、49 合并号,1997 年,10—30 页;又《新出の随葬衣物疏に関する一考察》,《龍谷史壇》第 113 号,1999 年,1—18 页;党燕妮、翁鸿涛《从吐鲁番出土随葬衣物疏看民间宗教观念的变化》,《敦煌学辑刊》2001 年第 1 期,8—93 页;荒川正晴《トゥルファン漢人の冥界観と佛教信仰》,森安孝夫責任編集《中央アジア出土文物論叢》,京都:朋友書店,2004 年,111—125 页;刘安志《吐鲁番所出衣物疏研究二题》,《魏晋南北朝隋唐史资料》第 22 辑,2005 年,146—161 页;黄景春《谈所谓"白雀元年衣物疏"》,《考古与文物》2006 年第 4 期,107—110 页;浅見直一郎《黄泉の土地と冥途への旅—中国の葬送文書に関する一考察》,《大谷学報》第 87 卷第 1 号,2007 年,1—20页;Frederick Shih-Chung Chen, "Buddhist Passports to the Other World", Paul Williams and Patrice Ladwig eds., *Buddhist Funeral Cultures of Southeast Asia and China*, Cambridge: Cambridge University Press, 2012, pp.261‐286.浅見直一郎《中国の随葬衣物疏における用語と表現——仏教語の検討を中心として》,《大谷大学研究年報》第 69 集,2017 年,3—38 页;Frederick Shih-Chung Chen, "The Great God of the Five Paths (Wudao Dashen 五道大神) in Early Medieval China", *Journal of Chinese Religions*, 46‐2, 2018, pp.93‐121.

具头形,还出土圆柱形泥俑五件①。1963—1965 年新疆博物馆发掘阿斯塔那和哈拉和卓古墓区时,咸亨四年(673)左憧熹墓中一女俑背书"妻合端身",同时期的墓葬还出土了人胜剪纸②。1975 年新疆博物馆在哈拉和卓古墓群发现 18 枚"代人"木牌,其年代 17 枚属于十六国高昌设郡到阚氏高昌时期,1 枚属麴氏高昌时期。其中有不少反面写有粟特文字母拼写的汉语或突厥文,可译为"人"、"代人"、"人、仆人或妻子"③。1984 年吐鲁番地区文管所在阿斯塔那古墓区发现两枚桃人木牌④。在发掘北凉武宣王沮渠蒙逊夫人彭氏墓时,也发现铅人随葬⑤。

衣物疏中也记载有解除器具,《大凉承平十六年(458)武宣王且渠蒙逊夫人彭氏随葬衣物疏》(79TAM383:13)记"故铅人一枚碧□自随"⑥,可与考古发现相印证。《高昌建昌四年(558)张孝章随葬衣物疏》(72TAM169:32)记"锡人十"⑦。《高昌重光元年(620)缺名随葬衣物疏》(72TAM205:2)记"锡人十枚"⑧。《高昌重光二年(621)张头子随葬衣物疏》(73TAM116:19)记"锡人(一)具"⑨。大谷文书 4884《高昌延寿九年闰八月吴君范随葬衣物疏》也提到"锡人五十"。《高昌延寿十年(633)元

①　新疆维吾尔自治区博物馆《新疆吐鲁番阿斯塔那北区墓葬发掘简报》,《文物》1960 年第 6 期,20—21 页。

②　新疆维吾尔自治区博物馆《吐鲁番县阿斯塔那——哈拉和卓古墓群发掘简报》,《文物》1973 年第 10 期,10—11 页。陆锡兴已经注意到人胜剪纸与铅人、陪葬偶人的关系,见陆锡兴《吐鲁番古墓纸明器研究》,《西域研究》2006 年第 3 期,52 页。

③　新疆博物馆考古队《吐鲁番哈拉和卓古墓群发掘简报》,《文物》1978 年第 6 期,1—14 页;库尔班·外力《吐鲁番出土公元五世纪的古突厥语木牌》,《文物》1981 年第 1 期,63—64 页。新疆社会科学院考古研究所编《新疆考古三十年》,乌鲁木齐:新疆人民出版社,1983 年,117、120—121 页。

④　柳洪亮《吐鲁番阿斯塔那古墓群新发现的"桃人木牌"》,《考古与文物》1986 年第 1 期,39—40 页;陈国灿《从葬仪看道教"天神"观在高昌国的流行》,14 页;钟国发《也谈吐鲁番晋——唐古墓随葬衣物疏》,4—5 页。

⑤　柳洪亮《吐鲁番发现北凉武宣王沮渠蒙逊夫人彭氏墓》,《文物》1994 年第 9 期;此据作者《新出吐鲁番文书及其研究》,乌鲁木齐:新疆人民出版社,1997 年,150 页、图版 6。

⑥　柳洪亮《新出吐鲁番文书及其研究》,20—22 页。

⑦　《吐鲁番出土文书》(壹),207 页。

⑧　《吐鲁番出土文书》(壹),360 页。

⑨　《吐鲁番出土文书》(壹),370 页。

儿随葬衣物疏》(72TAM173：1)记"锡人十□"①。《高昌延寿十四年
(637)张师儿妻王氏随葬衣物疏》(86TAM386：28)记"锡人十枚"②。

　　新疆吐鲁番阿斯塔那 303 号墓出土的符纸提到"黄天帝神"，此文书
出土时折成长 2.5、宽 2 厘米的小块缝在绢囊内③，王素在此符上读出"令
达"，并据此墓的墓主为赵令达，同墓出和平元年(551)墓表，指出此件符
箓的年代为和平元年④。前文已经提到此墓出有圆柱形泥俑，符箓和解除
俑的组合值得注意。

　　唐写本《五土解》和《祭五方神文》，其年代在龙朔元年(661)前后，兹
举其中一例《唐祭五方神文》(60TAM332：9/1 - 1)："□〔西〕方白帝白
〔招据〕，□□〔兽〕白虎□神□〔威〕振怒，赤娥若鸟，玄蚊无所犯，此〔诸神〕
死鬼怖。某某甲死鬼无系属处，故书名字，□□方神，愿为禁摄，莫史(使)
犯人，速摄因。主人再拜，酌酒行〔伤〕(觞)。敢告北方黑帝协纲纪，恒山
之神兽玄武，□神玄冥，难恶处，飞惊千里憎(层)冰固。□其某甲死鬼。
□(方)神速。□〔北〕方神速。□〔莫〕使犯人，生死别路，不得相亲。
□付北方神，速摄因，主人再〕〔拜〕，□□"⑤刘昭瑞已经指出这几件文书
与东汉镇墓文的渊源关系⑥。

　　关尾史郎指出："随葬衣物疏的附言和镇墓文都是为死者镇魂的内
容，镇墓文中还写有'铅人'、'五谷瓶'等最低限的附葬品，两者并没有同
时随葬的必要，所以可以认为敦煌的习惯是随葬镇墓文。"⑦但前引材料已
经证明，随葬衣物疏中没有记载，并不能说明吐鲁番没有镇墓解除的仪式

---

① 《吐鲁番出土文书》(壹)，421 页。
② 柳洪亮《新出吐鲁番文书及其研究》，47 页。
③ 新疆维吾尔自治区博物馆《新疆吐鲁番阿斯塔那北区墓葬发掘简报》，18—19 页。
④ 王素《吐鲁番出土高昌文献编年》，台北：新文丰出版公司，1997 年，156—157 页，
　　No.329。
⑤ 《吐鲁番出土文书》(叁)，152—158 页。
⑥ 刘昭瑞《吐鲁番阿斯塔那 332 号墓方术文书解说》，《文物》1994 年第 9 期，57 页。参见
　　饶宗颐《老子想尔注校证》，上海古籍出版社，1991 年，150—151 页。
⑦ 关尾史郎《莫高窟北区出土〈大凉安乐三年(619)二月郭方随葬衣物疏〉的两三个问题》，
　　《敦煌吐鲁番研究》第 9 卷，北京：中华书局，2006 年，113 页。参考关尾史郎《魏晋"五
　　胡"时代的镇墓文からみた敦煌の地域的特质》，郝春文主编《2002—2005 敦煌学国际
　　联络委员会通讯集刊》，上海古籍出版社，2005 年，272—273 页。

和实践,吐鲁番在十六国时期就可能有与敦煌地区类似的镇墓解除仪式。白须净真认为初期的随葬衣物疏文中以附葬品目录为主,而后逐渐重视为死者镇魂所写的附言①。侯灿在为衣物疏发展划分阶段时,也认为有一个为死者祈求冥福成为主要作用的过程②。但是衣物疏中祈求冥福的内容与镇墓文中所表达的解除信仰并不完全一致③。

　　关于衣物疏的书写者,阚氏高昌时期的《阿苟母随葬衣物疏》(75TKM90:19)记:"右条杂物与母永供身用,阿苟条。"④可以清晰地看到无论衣物疏的书写中有没有巫者或者方士的参加,衣物疏都明确表达出家人是书写者。这一传统是延续自汉代,江苏连云港市尹湾6号汉墓中出有两块木牍,题名为"君兄衣物疏"、"君兄缯方缇中物疏"、"君兄节司小物疏",2号墓也出有记载随葬物品的木牍,不过没有题名⑤。其中有一段文字:"君直缥绮衣一、领一、单襦一、领送君兄一。"⑥刘安志认为这是战国时期以来赗赠的传统⑦。赗赠传统的延续,实际说明在衣物疏的书写过程中,家庭成员有重要地位。改变出现在《高昌章和十三年(543)孝资随葬衣物疏》(72TAM170:9),其中记:"比丘果愿敬移五道大神。佛弟子孝资持佛五戒,专修十善,以此月六日物故。"⑧与衣物疏形制接近的《北齐武平四年(573)七月高侨告神木牌》:"武平四年岁次癸巳七月乙丑六日庚子,释迦文佛弟子高侨敢告。"⑨韩森(Valerie Hansen)已经指出吐鲁番衣物疏中记录的主持葬礼的比丘,很可能并不是真有此人的存在,而是仅凭

①　白須淨真《随葬衣物疏付加文言(死者移書)の書式とその源流》,72—99页。
②　侯灿《吐鲁番晋—唐古墓出土随葬衣物疏综考》,165—180页。
③　韩森认为中原镇墓瓶上的文字和衣物疏都在刻意强调死人与活人世界的区分,见韩森《中国人是如何皈依佛教的?》,《敦煌吐鲁番研究》第4卷,北京大学出版社,1999年,23页。
④　《吐鲁番出土文书》(壹),116页。
⑤　《尹湾汉墓简牍》,1页。
⑥　《尹湾汉墓简牍》,129—130页。
⑦　刘安志《吐鲁番所出衣物疏研究二题》,147页。
⑧　《吐鲁番出土文书》(壹),143页。
⑨　此件文书考释见原田正己《墓券についての二三の問題》,36—37页;淺見直一郎《中国南北朝時代の葬送文書——北齊武平四年『王江妃随葬衣物疏』を中心に》,《古代文化》第42卷第4号,1990年,1—19页。时间从柴剑虹、余欣说,见余欣《神道人心——唐宋之际敦煌民生宗教社会史研究》,127页注2。

记忆或者模仿模板①。如果衣物疏中体现出的书写者不再以解除镇墓为自身的身分,衣物疏中记录"注"是否还具有前文讨论的解注仪式中的意涵?

2004年,吐鲁番文物局在吐鲁番巴达木地区抢救性发掘了一座墓葬,编号为巴达木245号墓,出土文书中有一件衣物疏,即《高昌延寿九年(632)六月十日康在得随葬衣物疏》(2004TBM245:1),原文如下:

1　白绫褶袄一具,白绫衫袄一具,白银带一具,大刀

2　服(腿)屯一具,冈(铜)宪(完＝椀)弓箭一具,金钱银钱一千文,脚□(蹻)

3　一两,播(潘＝攀)天思(丝)万万九千丈。在得自去,不得相注五(件),若

4　为相注五(件),各自有别舅(咎)。若谷(欲)求海东头,若谷(欲)觅

5　海西壁,(以下未写完)

6　延寿九年壬辰岁六月十日倩书吏(李)定度,时[见]

7　张贤(坚)固。②

其中提到"注五(件)",前引《高昌延寿九年闰八月吴君范随葬衣物疏》也提到:"欲求海东头,若欲觅海西,不得奄遏留亭(停)。急急如律令,不得住(注)[件]。"③

在这两件同年所写的衣物疏中对注病的书写是有所差别的。《高昌延寿九年闰八月吴君范随葬衣物疏》中将"注"写作"住",在医籍中也有将"注"训为"住"的情况,隋代官修的《诸病源候论》总论性的介绍注病曰:"凡注之言住也,谓邪气居住人身内,故名为注。此由阴阳失守,经络空

---

① 韩森《中国人是如何皈依佛教的?》,28页。

② 见荣新江、李肖、孟宪实主编《新获吐鲁番出土文献》,北京:中华书局,2008年,101页。

③ 小田義久编《大谷文書集成》第三卷,京都:法藏馆,2003年,图版1,录文55页。

虚,风寒暑湿饮食劳倦之所至也。"①通过音训的方式重新解释了注病的意义,实际上是通过"邪气"的泛义解释病因强调了"注"病病情久延、反复发作的病候特点。被归入"注"病病因的"邪气"包括风、寒、暑、湿、邪气、鬼物等各方面的因素②:"凡云邪者,不正之气也,谓人之腑脏血气为正气,其风寒暑湿,魑魅魍魉,皆谓为邪也。"③《后汉书》卷八二《华佗传》李贤注引《华佗别传》:"又有妇人长病经年,世谓寒热注病者也。"④其中寒热注病的特征就是病情久延。但一直到《诸病源候论》中"病情久延"才被从众多纷繁的病症中独立出来,与"可传播"一起成为指示注病的关键病候。在其后对各种注的专论中往往提到"言其连滞停住"、"死又注易傍人"的特点,但也并不是两者必须同时出现才能判定注病,因为也有只提到其中一种病候的情况。也就是说将"注"写作"住",可能与强调其病情久延的病症有关系。

吐鲁番出土的医药文书可以证明关于疰病的治疗知识已经传播到了这里。俄藏西域文书 Дx09170:"鬼疰心痛方[一首][鬼]疰连胸背,如刀乍刺心 麝香并[犀]角、雄[黄](一分)百(白)[术](□分)甘草(四分)消[石]。"⑤陈明已指出此件文书应出自吐鲁番,属于《诸医方髓》的一部分⑥。

但是衣物疏中将"注"写作"住"还有一种可能的解释。《高昌延寿九年闰八月吴君范随葬衣物疏》记:"欲求海东头,若欲觅海西,不得奄遏留亭(停)。急急如律令,不得住(注)[件]。"⑦从衣物疏出现了所谓"死者附

---

① 《诸病源候论校注》,691 页。
② 关于《诸病源候论》记载的造成注病的各种因素,张嘉凤有详细的分析,按其研究主要可分为"鬼神"、"气"以及其他因素比如饮食等,前两者都可归类为"邪",注病可能是由多重病源造成,见张嘉凤《"染易"与"传染"——以〈诸病源候论〉为中心试论汉唐之际医籍的疾病观》,407—410 页。
③ 《诸病源候论校注》,64 页。
④ 《后汉书》,2736 页。此条材料的详细考证见尚启东撰辑,尚煦整理《华佗考》,合肥:安徽科学技术出版社,2005 年,114—116 页。尚启东和李建民都以《华佗别传》为华佗其他各传的祖本,见李建民《失窃的技术——〈三国志〉华佗故事新考》,《古今论衡》第 15 期,2006 年。
⑤ 图版见俄罗斯科学院东方研究所圣彼得堡分所等编《俄藏敦煌文献》第 14 册,2000 年,134 页;录文见陈明《殊方异药——出土文书与西域医学》,北京大学出版社,2005 年,167 页。
⑥ 陈明《殊方异药——出土文书与西域医学》,163—164 页。
⑦ 小田义久编《大谷文书集成》第三卷,55 页。

言"的内容,其中表达的死亡信仰却一直有连续性。余英时先生指出:"佛
教传入中国以前,有关天堂和阴间的信仰,是和魂魄二元论的唯物论观念
紧密相连的。人死了,魂和魄被认为是朝不同的方向离去的,前者上天,
后者入地。"①衣物疏中最初出现的宗教内容,就与这种离去的过程相关。
《北凉真兴七年(425)宋泮妻隗仪容随葬衣物疏》(75TKM96:17):"谨条
随身衣物数,人不得仞(认)名[ ]辛(幸)关津河梁不得留难,如律令。"②
《北凉缺名衣物疏》(75TKM91:3/1〈b〉、3/2〈b〉)也提到"过所"③。由此
可知,在入地的历程中被看作与现世的世界一样,有各种关津河梁,汉代
出入关津常见的证件为传、符、致,东汉末以后,"传"便称作"过所"④,因此
衣物疏具有了携带随葬品的通行证的性质,这一点荒川正晴已经指出⑤。
《高昌章和十三年(543)孝姿随葬衣物疏》:"章和十三年水亥岁正月任
(壬)戌朔,十三日甲戌,比丘果愿敬移五道大神。佛弟子孝姿持佛五戒,
专修十善,以此月六日物故。径(经)涉五道,任意所适。右上所见,悉是
平生所用之物。时人张坚固、季(李)定度。若欲求海东头,若欲觅海东辟
(壁),不得奄遏停留。"⑥《北齐武平四年(580)七月高侨为妻王江妃造衣物
券》提示了这种信仰在山东地区的实例:"敕汝地下女青诏书、五道大神、
司坡之官,江妃所赍衣资杂物、随身之具,所径之处,不得诃留。若有留
诘,沙诃楼陁碎汝身首如阿梨树枝。"本文更注意的是"径(经)涉五道,任
意所适",五道是佛教内容,即天堂、地狱、人、畜生、饿鬼五道。佛教观念
传入后,在衣物疏的书写中仍然将地下的世界看作一个远去的过程而非
轮回,归宿的地点是"海东头、海西壁"⑦。《高昌延寿九年闰八月吴君范
随葬衣物疏》中的"不得住",也可能是承接前文文意,表示不得停留的
意思。

---

① 余英时《东汉生死观》,侯旭东等译,上海古籍出版社,2005 年,146 页。
② 《吐鲁番出土文书》(壹),28 页。
③ 《吐鲁番出土文书》(壹),55 页。
④ 李均明《汉简所反映的关津制度》,《历史研究》2002 年第 3 期,29—30 页。
⑤ 荒川正晴《トウルファン汉人の冥界观と佛教信仰》,113、115 页。
⑥ 《吐鲁番出土文书》(壹),143 页。
⑦ 刘安志《吐鲁番所出衣物疏研究二题》,152 页。魏斌《"山中"的六朝史》,北京:三联书
店,2019 年,189—210 页。

其实并不需要在前面提供的两种解释中选择一种作为衣物疏中"不得住"的标准解释。朱青生曾提出民间习俗中"主动误解"的现象①，衣物疏中选择一种既符合"注病"的医疗解释，又接近其原有信仰的书写方法，可以看作衣物疏的写作者融合信仰和解释差异的另一种"主动误解"的方式。相较而言，新发现的《高昌延寿九年(632)六月十日康在得随葬衣物疏》中称："在得自去，不得相注五(件)，若为相注五(件)，各自有别舅(咎)。"则更为接近敦煌镇墓文的表达，也就是说其表达更为接近解注的信仰。

敦煌、吐鲁番两地的墓葬信仰分别以解除镇墓文和衣物疏为载体，其书写技术和知识的程序化及其传递使其中表达的信仰呈现出延续的特征，并形成地区性信仰的区别。但正如前文以其中对吐鲁番注病信仰的研究所揭示的，注病书写没有进入衣物疏并不代表解除(解注)的传统在吐鲁番并不存在，当其进入衣物疏的书写时，与衣物疏原有的观念之间所产生的冲突与"误解"，在同年的两件衣物疏的书写差异中体现出来。

余论　仪式文本中词汇的意义

注，究竟是什么？按照隋代的《诸病源候论》中的说法，它一方面指疾病的传递，另一方面指病情久延。但是它最初的意涵是什么？而其最初出现的语境之一，是在解除镇墓文中。但是要如何理解在解除镇墓文中的"注"的意涵？这就牵涉到如何理解解除镇墓文的问题。解除镇墓文研究的困境在于，既要将其视为解除镇墓仪式的残迹，通过其文本"复原"仪式，但是又需要尊重文本解读的限度，即它只是仪式的一部分。但是要为解读建立语境，先要回答的问题就是，解除镇墓仪式是怎样的仪式？由谁来施行？如何施行？然后才能回答，注如何进入到了这个文本和仪式中。

---

① 朱青生《将军门神起源研究——论误解与成形》，北京大学出版社，1998 年，40—44 页。

与已经有成型的历史叙事的文献材料不同,对考古发现的文字材料首先需要确定其书写者或者书写群体。从对"天帝使者"等汉魏镇墓文中常见的称呼的考察中,这些名称的神性用于厌劾,同时使用这些称呼也指向一种社会性的身分,即进行解除镇墓仪式的人。但是这是一种在仪式中建立的身分,我们很难推论宗教共同体的形成。在解除镇墓、相墓知识和技术的发展影响下,敦煌的解除镇墓文中对注连的书写和解除成为一种较为格式化的文本技术,也可能暗示着仪式文本的整理和经典化,而这种整理和经典化可能意味着当地宗教共同体的变化。敦煌的解除镇墓文与吐鲁番的衣物疏在地域信仰传统上的差异,实际上提供了考察墓葬文书书写中的信仰与实际信仰实践差异的契机,吐鲁番的解除(解注)信仰大部分时候没有体现在衣物疏中,随着佛教的传入,衣物疏的书写者从家庭成员转变为佛教僧侣,因此衣物疏并不是与解除镇墓文一样的解注仪式书写。但是在确定了书写者之后,却不能简单地将其中的书写直接与更大意义上的思想史背景相联系,正如前文对神药的研究所证明的那样,解除镇墓文中的书写本身就带有厌劾的仪式意义,虽然整体式的思想史或者心态史研究也许并不关心这种差异。我们认为,解除镇墓文作为一种仪式性的写作,当然不能认为其中直接而真实表达了个体的信仰,但通过前面对其书写的考察,可以知道虽然镇墓文中基本的解释框架是专门的术数选择知识,但是在具体书写中更为倾向一种形象化和伦理化的解释与信仰者沟通,从而使解除镇墓文中的书写是仪式施行者与信仰者"沟通"下逐渐形成的话语。

在这样的前提下,书写中"注"的意义的研究才成为可能。汉魏解除镇墓文中的对"注"的书写,出现于东汉后期疾疫频生的背景下,但并不代表它与疾病蔓延的时间完全契合,在早期的实践中注病并不是镇墓文书写对死亡解释的主要框架。注成为解除镇墓文中的主流话语,是在晋、十六国时期的敦煌镇墓文中,这种主流话语的地位来自书写群体和知识权威的变动,却并不能反映当地在爆发更为频繁的疾疫。但是其中的"注"与道教文献中对注连的书写一样,其疾病的含义弱化而逐渐成为一种厄运或者灾祸的泛称,在解除(解注)传统并不是"主流"的吐鲁番衣物疏中,注病书写则有更多的知识资源，既有符合镇墓文中解注传统的书写，也有对注病的医疗传统和当地信仰传统加以"主动误解"的书写。衣物疏书写中对解注的理解可以说是不同地域文化的冲突和融合，但在具体的衣物疏中对信仰书写的过程，都是个体在面对不同的信仰话语所做出的选择，因此重视书写中的差异可以穿越书写程序化所造成的信仰延续的印象，以迫近历史中个体的信仰。

第五章 仪式、身体、罪谪
——汉唐间道教的上章仪式与注连

第一节 汉唐间道教上章仪式的
历史与文本语境

本章将从墓葬文书转向道教文献,讨论其中与"注"相关的记载。而这些记载与上章仪式及其相关文本密切相关,因此上章为理解注提供了仪式和文本语境,先需对其加以说明。自陈国符在《南北朝天师道考长编》中开创对上章仪式的研究以来①,这一领域已有相当成果的积累②。

---

① 陈国符《南北朝天师道考长编》,《道藏源流考》,北京:中华书局,1963年,308—369页。
② 丸山宏《正一道教の上章儀禮について——『冢訟章』を中心として》,《東方宗教》68卷,1986年,44—64页;丸山宏《上章儀禮より見たる正一道教の特色——治病の章を中心として》,《佛教史学研究》30卷2号,1986年,56—84页;Ursula Angelika Cedzich, "Das Ritual der Himmelsmeister im Spiegel Fruher Quellen", Ph. D. diss., University of Wurzburg, 1987. Anna Seidel, "Early Taoist Ritual", *Cahiers d'Extrême-Asie*, vol. 4, 1988, pp. 199 – 204. Peter Nickerson, "The Introduction and Translation of *The Great Petition for Sepulchral Plaints*", Stephen R. Bokenkamp, *Early Daoist Scriptures*, Berkeley, Los Angles, London: University of California Press, 1997, pp. 230 – 274. 丸山宏《道教禮儀文書の歷史的研究》,東京:汲古書院,2004年;张泽洪《早期正一道的上章度济思想》,《宗教学研究》2002年2期,22—29、110页;傅飞岚(Franciscus Verellen)《天师道上章科仪——〈赤松子章历〉和〈元辰章醮立成历〉研究》,黎志添主编《道教研究与中国宗教文化》,香港:中华书局,2003年,37—71页;Franciscus Verellen, "The Heavenly Master Liturgical Agenda According to *Chisong Zi's Petition Almanac*", *Cahiers d'Extrême-Asie*, vol.14, 2004, pp.291 – 343. (转下页)

不过上章仪式所延续时间的起止点仍然存在很多争论。后来的道经和世俗文献中认为章奏仪式在三张时期就已实行,《三天内解经》卷上记:"(张道陵时)疾病者,但令从年七岁有识以来首谢所犯罪过,立诸赃仪符章,救疗久病,困疾医所不能治者,归首则差。"①在《魏书》卷一一四《释老志》里也说:"及张陵受道于鹄鸣,因传天官章本千有二百,弟子相授,其事大行。"②即认为张道陵时就开始使用上章仪式。而在这样的背景下,三张时期的上章仪式一般被与三官手书联系起来。所谓的"三官手书",《三国志·魏书》卷八《张鲁传》裴松之注引《典略》云:

> 熹平中,妖贼大起,三辅有骆曜。光和中,东方有张角,汉中有张修。骆曜教民缅匿法,角为太平道,修为五斗米道。太平道者,师持九节杖为符祝,教病人叩头思过,因以符水饮之,得病或日浅而愈者,则云此人信道,其或不愈,则为不信道。修法略与角同,加施静室,使病者处其中思过。又使人为奸令祭酒,祭酒主以《老子》五千文,使都习,号为奸令。为鬼吏,主为病者请祷。请祷之法,书病人姓名,说服罪之意。作三通,其一上之天,着山上,其一埋之地,其一沉之水,谓之三官手书。使病者家出米五斗以为常,故号曰五斗米师。实无益于治病,但为淫妄,然小人昏愚,竞共事之。后角被诛,修亦亡。及鲁在汉中,因其民信行修业,遂增饰之。教使作义舍,以米肉置其中以止行人。又教使自隐,有小过者,当治道百步,则罪除。又依月令,春夏禁杀。又禁酒。流移寄在其地者,不敢不奉③。

材料中记载张修以三官手书为道民治疗疾病。所谓的"三官手书",应该

(接上页)任宗权《道教章表符印文化研究》,北京:宗教文化出版社,2006 年,274—335 页;吕鹏志《唐前道教仪式史纲》,北京:中华书局,2009 年;张超然《天师道祭酒亲自上天呈章?》,《天问》,南京:江苏人民出版社,2010 年,171—187 页;Franciscus Verellen, *Imperiled Destinies: The Daoist Quest for Deliverance in Medieval China*, Harvard University Press, 2019.

① 《道藏》第 28 册,文物出版社、上海书店、天津古籍出版社,1988 年,414 页。
② 《魏书》,北京:中华书局,1974 年,3048 页。
③ 《三国志》,北京:中华书局,1963 年,263 页。

有其更早的渊源。饶宗颐指出这种治疗技术渊源自楚医："北周甄鸾斥责三张之术'造黄神'杀鬼之法,这在《五十二病方》中已证明所谓'黄神'不是他们所杜撰,而有悠远的来历,实在出于楚国的巫医。"①前引文字的记载及其中张修和张鲁的关系自裴松之以来就多有辨证和争论②。就三官手书的仪式而言,关键在于张修的身分是什么? 是否可将其视为一位"祭酒"? 三官手书是否是祭酒实行的仪式? 前引文将上章仪式系于张道陵名下,应与后世对"三张世系"的逐渐建构有关③,而这一建构与仪式谱系的建构是同一过程④。

其后上章成为道教重要的解厄仪式,《隋书》卷三五《经籍志》介绍道教消除灾厄的方法:"又有诸消灾度厄之法,依阴阳五行数术,推人年命书之。如章表之仪,并具贽币,烧香陈读,云:奏上天曹,请为除厄。谓之上章。"⑤但是从三官手书到上章仪式之间的转换时期是什么时候? 陈国符认为到了南朝三官手书才不复应用⑥。是否意味着到了南朝三官手书逐

---

① 饶宗颐《道教与楚俗关系新证——楚文化的新认识》,《饶宗颐史学论著选》,上海古籍出版社,1993 年,129 页。

② 大渊忍尔《初期の道教——道教史の研究其の一》,東京:創文社,1991 年,6—49 页;Terry Kleeman, *Celestial Masters: History and Ritual in Early Daoist Communities*, pp.28 - 37.

③ 澤章敏《五斗米道教團の組織とその變遷》,《史観》第 111 号,1984 年;松本浩一《張天師と南宋の道教》,《歴史における民衆と文化——酒井忠夫先生古稀祝賀記念論集》,東京:国書刊行會,1982 年,337—350 页;此据高致华译《张天师和南宋的道教》,《台湾宗教研究通讯》2 期,2000 年,153—149 页;T. H. Barrett, "The Emergence of the Taoist Papacy in the T'ang", *Asia Major*, 3rd, 1, 1994, pp.89 - 106.王见川《张天师之研究:以龙虎山一系为考察中心》,台湾中正大学博士论文,2003 年,23—25 页;刘屹《敬天与崇道——中古经教道教形成的思想史背景》,543—669 页;澤章敏《張脩と五斗米道》,《アジア文化の思想と禮儀——福井文雅博士古稀記念文集》,東京:春秋社,2005 年,295—315 页;赵益《六朝南方神仙道教与文学》,上海古籍出版社,2006 年,43—59 页。

④ 参考福井康順对三官手书后来扩展为一千二百的天官章本的研究,见福井康順《道教の基礎的研究》(東京:理想社,1952 年,37—52 页)。张泽洪甚至认为"三官手书"的祭祀方法就是早期的上章仪式,见张泽洪《早期正一道的上章度济思想》(《宗教学研究》2000 年第 2 期,23 页)。

⑤ 《隋书》,北京:中华书局,1973 年,1093 页。参考 James R. Ware, "The *Wei Shu* and *Sui Shu* on Taoism", *Journal of the American Oriental Society*, 53 - 3, 1993, pp.215 - 250.全永燮《〈魏書·釋老志〉譯注》,《中國史研究》8 辑,2000 年,229—305 页。

⑥ 陈国符《道藏源流考》,361 页。

渐转换为上章？其他的研究者只能推测上章文本以及这种仪式可能延续的时间，倪辅乾(Peter Nickerson)认为《赤松子章历》的完成大约在6世纪到晚唐之间①。傅飞岚则认为其中所记录的上章仪式反映的是从汉代至唐代的道教仪式活动，其范围在公元一千年内②。

　　从汉代到唐代上章仪式的外部条件，即天师道的组织形式发生了很多变化，葛兆光认为："经过南北朝的南北分离，汉魏时代原来意义的天师道已经分崩离析，首先，二十四治已经形同虚设(道教已经扩展到川陕以外广大地区)，其次，滨海地区的道教也逐渐喧宾夺主(江南地区道教影响渐渐扩大)，再次，道教也渐渐从边缘走向中心从民众走向上层，在上流社会和外来佛教的双重影响下，发展出种种不同的取向。"③其中组织形式上最重要的改变可能是汉中政权的结束，《正一法文天师教戒科经》中曾指出此后组织上出现的混乱："诸祭酒主者中，颇有旧人以不？从建安黄初元年以来，诸主祭酒，人人称教，各作一治，不复按旧道法为得尔不？"④丸山宏进一步指出了组织变化之后可能对于上章仪式的影响："道教的组织和上章应有密切的对应关系，乞求上章的对象，作为原则，必须是祈求者所属治的祭酒治官，此规定在汉中独立政权崩溃以后，似乎难以遵守。"⑤在这样的背景下，要如何理解上章仪式，特别是承载这个仪式的文本是一个重要的问题。

　　用以研究天师道上章仪式的文本，主要是《赤松子章历》、《登真隐诀》、《正一法文经章官品》、《太上宣慈助化章》、《元辰章醮立成历》、《道门定制》、《正一出官章仪》，以及《太上洞玄灵宝素灵真符》、《太上洞神洞渊

---

① Peter Nickerson，"The Introduction and Translation of *The Great Petition for Sepulchral Plaints*".
② 参见任继愈主编《道藏提要》，北京：中国社会科学出版社，1991年，443页；Kristofer Schipper，"Chisong zi zhangli", in Kristofer Schipper and Franciscus Verellen eds., *The Taoist Canon*, Chicago & London：The University of Chicago Press, 2004, pp.134-135.
③ 葛兆光《攀龙附凤的追认？——从小林正美〈唐代の道教と天师道〉讨论佛教道教宗派研究的方法》，39页。
④ 《道藏》第18册，232页。参考唐长孺《魏晋期间北方天师道的传播》，《魏晋南北朝史论拾遗》，北京：中华书局，1983年，231—232页。
⑤ 丸山宏《正一道教の上章仪禮について——"冢讼章"を中心として》，46页。

神咒治病口章》、《太上黄箓斋仪》、《无上黄箓大斋立成仪》、《上清灵宝大法》、《道法会元》、《灵宝玉鉴》等文献的相关部分①。而一个关键的问题，其实在前文讨论敦煌解除镇墓文时已经涉及，是文本与仪式之间的关系。贝尔(Catherine Bell)对陆修静奉敕编撰《三洞经书目录》的研究，指出其中呈现出两个截然不同的社会关系建构的过程，一方面是文本仪式化，仪式化的一个可能结果，就是创造一个当地的社区，这个社区是由公认的沟通人神的"专家"所领导的；另一方面，则是仪式的文本化，使新的权威得到了制度上的解释②。如果以此来观察上章仪式的历史，可知其有两个关键的时间点，第一是所谓"汉中政权"结束，在此之前更多呈现出文本仪式化的特征；第二就是陆修静奉敕编撰《三洞经书目录》，此后仪式更多呈现出文本化的倾向③。在这两个时间点之间是仪式与文本关系转型的关键阶段。这个划分并不完全是历时性的，同时也是一种理想类型。一个典型的例子是《赤松子章历》引《太真科》："为人奏章竟，诸小章复炉毕，即卷付函，斋出别举。诸大章一时取之，举录如法。若应烧者，复炉，〔于案〕前烧之。若在他处将(奏)章，归(将还与首)。题署〔人录本〕封缄，不得泄露虫鼠，及货易取利，违太上敕命，盖章中有真官位号、鬼神姓名、灵祇秘诀，〔并在章中〕，不可污辱。章皆有正本传为〔写〕、校定分明，切不可(不得辄)用故本。事状不同，请宫(官)殊异。俗人家不得辄留〔故〕章本，违犯，五刑论。"④

---

① 王宗昱对相关文献有详细介绍，王宗昱《〈正一法文经章官品〉初探》，《天问(丙戌卷)》，南京：江苏人民出版社，2006 年，240—253 页。

② Catherine Bell, "Ritualization of Texts and Textualization of Rituals in the Codification of Taoist Liturgy", *History of Religion*, 27 - 4, 1988, pp. 366 - 392. 参考 Mary Catherine Bateson, "Ritualizaton: A Study in Texture and the Texture Change", Irving I. Zaretsky and Mark P. Leone eds., *Religious Movements in Contemporary America*, Princeton: Princeton University Press, 1974, pp.150 - 165. 中国古代早期文本和仪式的关系请参考 Martin Kern ed., *Text and Ritual in Early China*, Seattle and London, University of Washington Press, 2005.

③ 参考 Kristofer Schipper, "The Written Memorial in Taoist Ceremonies", Arthur Wolf ed., *Religion and Ritual in Chinese Society*, Stanford: Stanford University Press, 1974, pp.309 - 324. Idem, "Vernacular and Classic Ritual in Taoism", *Journal of Asian Studies*, 45 - 1, 1985, pp.21 - 51.

④ 《道藏》第 11 册，190 页；参考大渊忍尔《道教とそ經典——道教史の研究 其の二》，478 页。

傅飞岚已经根据这条材料讨论了赤松子章本的渊源和科仪用途①。在这个仪式过程中,区分了正本章文和每次上章所使用的章文,正本章文已经具备了经典模本的意义,每次上章的章文是对正本的仪式性复制,但这些章文却不会成为正本②,但正本的意义也在每次的仪式复制中才体现出来。因此仪式的权力都掌握在拥有正本章文的人手中,这是建立宗教身分共同体的关键时刻。而在《三洞经书目录》之后,更重要的是在经典中选择保留和收录何种章文,经典本身的复制、修改与传抄成为关键。王宗昱曾将《赤松子章历》与晚唐的杜光庭在《太上宣慈助化章》中保存的旧章文进行比较,认为:"《太上宣慈助化章》部分地反映了唐代道教章本以及上章仪式的发展。"③这种变化不仅体现在章本的内容,也体现在那些章本被收录:一方面有关日常生活的章文都未见于《太上宣慈助化章》,比如有关婚姻生育、农业生产等方面的章文都不存;另一方面更多保存的是道士自身求福解厄的章文,而不是道士为道民解除灾厄的章文。这种改变也凸显出上章仪式的变化。因此,我们需要在一个变化的背景下来理解上章仪式与注连的关系。

第二节　上章、注连与冢讼

要理解上章与注连,《太真科》中记载的"疾病请章次序"④提供了一个极好的例证,帮助我们理解章文的类型和上章仪式中治疗疾病的过程:

---

① 傅飞岚《天师道上章科仪——〈赤松子章历〉和〈元辰章醮立成历〉研究》,60 页。
② "正典"的研究请参考 M. M. Bakhtin, *The Dialogic Imagination: Four Essays by M. M. Bakhtin*, Texas: University of Texas Press, 1981.
③ 王宗昱《〈正一法文经章官品〉初探》,245 页。
④ 《道藏》第 11 册,文物出版社、上海书店、天津古籍出版社,1988 年,187 页。见大渊忍爾《道教とその経典——道教史の研究其の二》,東京:創文社,1997 年,480 页;Terry Kleeman, *Celestial Masters: History and Ritual in Early Daoist Communities*, Harvard University Press, 2015, pp.369-371.

　　诸疾病先上《首状章》,〔若〕不愈,又(即)上《解考章》;〔若〕不愈,
上《解先亡罪谪章》;〔若〕不愈,上《迁达章》;〔若〕沉(故)沉,上《却杀
收注鬼章》;若顿困(复沉顿),上《解祸恶(厄)大章》;〔复〕不差,上《解
五墓谪章》;〔复〕不差,上《扶衰度疫大厄章》;〔复〕不愈,上《还魂复魄
章》;〔复〕不愈,上《安墓解五土耗害章》;〔复〕不愈,上《安宅镇神驱除
收鬼章》;〔复〕不愈,上《分解中外大考章》;若危急,上《子午请命并却
三官死解章》;若进退,上《仰谢三十二天章》;大危笃,上《续(赎)命
文》;又拔命、又独解(烛灯),〔又退解复连〕,又五灯、又二十八宿〔审
宿〕,又《分解先亡大注〔复〕八十一章》。若无此灾疾(病),不得妄求
此章。犯者二刑论①。

在其中可以看到《却杀收注鬼章》、《分解先亡大注〔复〕八十一章》的题目,
与"注"有关。但是"注"并非是导致疾病的唯一原因,而是被放在一个上
章的序列之中。但其中提到的章文并不完全保存了下来,而且名称也不
完全相同,因此没有办法研究这个顺序形成是基于怎样的内在逻辑。按
照保存在《赤松子章历》中的章文,以及杜光庭在《太上宣慈助化章》中收
集的旧章文来看,除了《收杀注鬼章》和《分解先亡大注章》之外,其他的章
文也与注鬼注气有联系,在《禳灾却祸延年命却杀章》和《断瘟毒疫章》中
疰被同灾厄瘟毒联系在一起作为基本的灾厄,五方疰鬼被认为是引起这
些灾难的基本原因之一。在这里"注"基本还是表示疾病的意思,在其他
章文中更多就是表示疾病灾难在血亲之间的传递。引起注的原因在不同
的章文中有不同的解释。在《谢五墓章》和《解五墓章》中认为是由于安葬
地点选择触犯了禁忌:"解谢先亡,或墓在龙头,或葬在龙尾,或葬在龙左,
或葬在龙右,或葬在龙足,举动缩伸盘旋,禁忌之处,致使生人轗轲疾病附
注。"②或者是安葬时间触犯了刑煞:"今岁形年到,某辰上入墓之年,或为
五墓所缠及三杀之下,夫人入墓之年恐被墓神注连鬼气缠绕。"③《断亡人

_____

① 《道藏》第 11 册,230 页。
② 《道藏》第 11 册,205 页。
③ 《道藏》第 11 册,205 页。

复连章》中则认为是亡人的道德问题引起自身的疾病而疾病还会传播家人:"某今月某日染疾困重,梦想纷纭,所向非善,寻求算术云亡,某为祸更相复连,致令此病连绵不止,恐死亡不绝,注复不断,阖家惶怖。"①

而除了这些因素之外,墓注与冢讼密切相关,这一关联见于《大冢讼章》。《大冢讼章》是《赤松子章历》里最受研究者重视的部分,丸山宏和倪辅乾都对其作过专门的研究,丸山宏指出除了在《赤松子章历》中保存的《大冢讼章》之外,还有保存在南宋吕元素《道门定制》卷一的《分解冢讼章》,在《赤松子章历》里保存的第二篇《大冢讼章》前有注文说明其上章的原因在于:"起自茅山气真许长史云:欲上升为上三世被冤家殃讼,有西灵夫人告令求道官拜奏冢讼章,以解洗冤债。"②这个事件的相关记载保存在《真诰》中的诰文,《真诰》卷七记载茅小君对杨羲所下的诰文:

> 许朝者,暴杀新野郡功曹张焕之,又枉煞求龙马。此人皆看寻际会,比告诉水官,水官逼徐斗,使还其丘坟,伺察家门当衰之子,欲以塞对解逼,示彼讼者耳。是斗亡月亡日其应至矣,君自受命,当能治灭万鬼,罗制千神,且欲视君之用手耳。欲令无他者,宜以此日诣斗墓,叱摄焕等,制敕左官,使更求考代,震灭争源也。可勿宣此,当言我假威于君矣,不知君宜往试摄灭之耳③。

这里茅小君向杨羲下诰是说许谧的叔父许朝在当南阳太守时杀死了张焕之和求龙马,死者向水官控告,构成了冢讼,水官强迫许谧亡妻陶科斗的魂魄回到坟墓并寻找家门中人代罪,那么应对冢讼成为关键。荒牧典俊认为这次冢讼是发生在陶科斗去世的兴宁元年(363)④。而程乐松则认为冢讼的发生并非是陶科斗去世当年,而应当是其去世一年或若干年后,更

---

① 《道藏》第 11 册,208 页。
② 《道藏》第 11 册,219 页。
③ 吉川忠夫、麦谷邦夫编,朱越利译《真诰校注》,北京:中国社会科学出版社,2006 年,230 页。
④ 荒牧典俊《『真誥』以前の諸真誥の編年問題について——『衆靈教戒所言』の諸真誥話を中心として》,吉川忠夫编《六朝道教の研究》,東京:春秋社,1998 年,59—64 页。

可能是兴宁二年或三年。在结合许谧在兴宁三年期间身体的相关记载，兴宁三年更有可能①。《真诰》中保存的相关诰文有多条，散见于卷七、八"甄命授"、卷一〇"协昌期"、卷一八"握真辅"。在《真诰》中，条目的顺序并不与降真的时间顺序相一致。程乐松认为造成这一现象的原因有三：第一，陶弘景安排条文时尽量按照杨许遗迹的原貌进行整理，将同一笔记的记录编排在一起；第二，陶弘景将杨许关于冢讼及服食的书简整理在"握真辅"篇中；第三，关于解除冢讼的上章诰文和服食告诫的诰文相互杂糅。他试图根据降真因缘的先后重构其顺序，认为其冢讼的起始，是许谧身体欠佳，就保命君及范中侯启请，因而得知遭遇冢讼之缘由②。但是在这里，按照冢讼的因缘和降真的因缘实际会有不同的叙述时间顺序。我们先回到冢讼的逻辑和时间顺序，在吐鲁番洋海墓地曾出土一件缘禾二年（433）的冢讼文书：

　　（前缺）

1　　▢▢▢　　　▢▢▢　　▢▢▢

2　缘禾二年十月廿七日，高昌郡高宁县

3　都乡安邑里 民 赵 货辞：行年卅，以

4　立身不越王法，今横为叔琳见状

5　枉死，即就后世，衔 恨 入土。皇天后土，当明照

6　察；盐罗大王，平等之主，愿加威

7　神，召琳夫妻及男女子孙检校。冀蒙列理，辞具。

8　货母子白大公、己父，明为了理，

9　莫爱（缓）岁月。

　　（余白）③

---

① 程乐松《即神即心——真人之诰与陶弘景的信仰世界》，北京：中国人民大学出版社，2010年，144—146页。

② 程乐松《即神即心——真人之诰与陶弘景的信仰世界》，147—149页。

③ 录文见荣新江、李肖、孟宪实主编《新获吐鲁番出土文献》，北京：中华书局，2008年，171页。

这件冢讼文书会帮助我们理解相关的仪式和宗教过程,因为与冢讼相关的章文则是在冢讼已经被提出了之后,要如何解除。而这件文书则是一份模仿诉辞的文书,意味着发起冢讼。其主角是赵货母子,赵货是高宁县都乡安邑里人,他被叔叔赵琳告至官府而枉死,因此他们再次提起诉讼。而诉讼的对象不再是人间的官府,他们母子向皇天后土、盐罗大王、平等之主要求"召琳夫妻及男女子孙检校",同时还对"大公"、"己父"进行告知①。而按照许家的例证,对其进行"检校"的方式,是通过已死的家庭成员,再影响还在世的家庭成员而完成的。祖先和家庭关系在冢讼中扮演了重要的角色。所以《大冢讼章》中强调先祖的罪过都会造成后代的灾难:"人生禀阴阳之正气,受形气于父母,血胤连属,逮乎七世,傍贯伯叔,至于兄弟,莫不善恶同源,荣枯相继。"②但正如丸山宏指出:"由于灾厄发生由于各种各样的原因,并不仅仅来源于先祖申诉的特定原因,因此《冢讼章》的特点在于尽可能列举先祖的申诉,以防遗漏。"③所以其中列举的原因不仅包括祖先的罪过,同时也有祖先所受的灾厄和不正常的死亡方式,以及埋葬时所犯的禁忌和以后的祭祀,这些都可能导致冢讼。《真诰》中强调解冢讼的重要性:"人家有疾病、死丧、衰厄、光怪、梦悟、钱财减耗,可以禳解,唯应分解冢讼为急。不能解释,祸方未已。"④当然赵货母子的文书也意味着,正如解除镇墓文与上章文献之间的连接,此文书也意味着冢讼的话语是道教与其他信仰之间共享的话语。但是值得注意的是,在赵货母子的文书中,冢讼并未与注相关联。而在各种冢讼的章文中冢讼与墓注则紧密联系在一起了,这种联系的关键,一方面在于其与罪谪之间的紧密联系,另一方面则在于罪谪在子孙血亲中的传递。前文所引的《典略》中,无论是张角还是张修,都强调"思过"。而到了张鲁的时候,开始使

---

① 游自勇以为最后两行是后来添加的。游自勇《吐鲁番新出土〈冥讼文书〉与中古前期的冥界观念》,《中华文史论丛》2007 年第 4 辑,2007 年,31—63 页;又《中古前期的冥讼——从吐鲁番新出文书谈起》,徐世虹主编《中国古代法律文献研究》第 4 辑,法律出版社,2010 年,99—115 页。

② 《道藏》第 11 册,219 页。

③ 丸山宏《正一道教の上章儀禮について——"冢訟章"を中心として》,54 页。

④ 《真诰校注》,245 页。

用"过"和"罪"两个概念。其中罪谪伦理因素的凸显是特别值得注意的①。林富士对《太平经》的研究,强调将疾病同道德上的瑕疵和罪恶联系在一起,疾病的治愈需要以对罪恶的忏悔为前提。他将这种医疗伦理的观念其理论背景与《太平经》相关联,即,《太平经》中联结"行为善恶"和"鬼神报应"这两个因子于疾病现象中②。

"连注"所代表的罪谪观念与《太平经》中的"承负"观念一样都是以家族观念为基础③。而"墓注"和"冢讼"的关联,将祖先和家族的要素与罪谪联系起来。在《老君音诵诫经》中"复注"就直接指先祖罪责殃及子孙:"老君曰:道官道民,其先亡祖曾父母,幽谪不解,复注子孙。"④总之,"注"在章文中获得三个不同层次上的意义,第一是具有传播性的疾病,它是各种疾病灾厄的一部分;第二是它表示家族死亡的人通过"冢讼"作用于生人造成灾祸的过程;第三是表示家族成员之间伦理责任的共同性,罪责会在他们之间传递,因此在上章时要求:"凡欲奏章,先具辞疏列乡贯里号,官位姓名,年几并家口见存,眷属,男女,大小等。"⑤整个家族成员集体首过,《要修科仪戒律钞》引《玄都律文》云:"上章谢罪,家中大小,北向先谢三十二天。举家大小,散发交手,北向对章首过,违律罚病十日。"⑥这种责任并不是只会从祖先传递到后代,在《赤松子章历》中有《断子注章》和《夫妻离别断注消怪章》的存目⑦,因此正如王天麟所指出:"其注连的通传过程,由个体然后是核心家庭,最后则是祖辈与孙辈。因此罪恶的通传并非仅决

---

① 关于这种观念是否受到佛教的影响,相关文献目录参考刘屹《敬天与崇道——中古经教道教形成的思想史背景》,578 页。

② 林富士《试论〈太平经〉的疾病观念》,256 页。

③ 参考 Isabelle Robinet,"Notes préliminaire sur quelques antinomies fondamentales entre le bouddhisme et le Taoism",此据万毅中译《佛道基本矛盾初探》,《法国汉学》7 辑,北京:中华书局,2002 年,176 页;Livia Kohn, *Monastic Life in Medieval Daoism*,Honolulu:University of Hawai'i Press,2003,pp.55 - 59.

④ 《道藏》第 18 册,213 页。参见杨联陞《〈老君音诵诫经〉校释:略论南北朝时代的道教清整运动》,《中国语文札记》,93 页。

⑤ 《道藏》第 11 册,178 页。

⑥ 《道藏》第 6 册,978 页。

⑦ 《道藏》第 11 册,175 页。

定于受孕的刹那,更基于血缘的命脉延续,或者家族的横向、纵向关系。"①

　　这种亲属罪谪在汉中传统中成立的基础是什么?国家法律中将罪犯的亲属进行连带处罚,其基础在于国家对户籍的控制,天师道科仪中也有"编户著籍"和"宅录"的制度,《陆先生道门科略》:"奉道者皆编户著籍,各有所属。令以正月七日、七月七日、十月五日一年三会,民各投集本治,师当改治录籍,落死上生,隐实口数,正定名簿。三宣五令,令民知法。其日,天官地神,咸会师治,对校文书。……道教宅录,此是民之副籍,男女口数,悉应注上,守宅之官,以之为正,人口动止,皆当营卫,三时千言,事有常典,若口数增减,皆当改籍。"②冻国栋认为:"(这种制度)在很大程度上是对世俗社会户籍制的模拟。"③在汉中政权时期这可能是用于管理道民的实际制度。在三会日,请求上章和注籍是同时进行的,使用的可能是《言功章》,比如《三月一时言功章》:"天师节庆一年三会吉庆十月五日都言功谨条,臣所领箓上辞旨,散民、育物、男女、良贱、命籍、户口、年纪、显达人名右列如牒,臣从今年七月七日以来承上。"④这时的注籍并不是单纯的道民户口的管理制度,傅飞岚揭示了其中的神学原理:"将录籍传达给负责相关家庭成员的司命神,以保证他们受到护佑。"⑤同时也通过与功过格相联系建立起道德伦理赏罚的制度。王天麟认为:"(天师道教团信仰中)罪的伦理判断,与功过格思想至为攸关……善功恶过的伦理判断,显见是依戒律而决定。……奉道者依此作为伦理判断的准则,'道'公平正直的有善功者延长寿命,有恶过者除算减年,人的吉凶祸福,皆有神意保障。"⑥与功过格相关的命籍可以通过延长或减短道民的寿命来赏罚对戒

---

① 王天麟《天师道教团的罪观及其仙德思想》,李丰楙、朱荣贵主编《仪式、庙会与社区——道教、民间信仰与民间文化》,台北:中国文哲研究所筹备处,1996 年,525—526 页。

② 《道藏》第 24 册,780 页。

③ 冻国栋《道教"命籍"、"宅录"与汉魏户籍制度的一个侧面——读陆修静〈道门科略〉札记之一》,《魏晋南北朝隋唐史资料》第 12 期,武汉大学出版社,1993 年,91 页;此据冻国栋:《中国中古经济与社会史论稿》,武汉:湖北教育出版社,2005 年,3—4 页。

④ 《道藏》第 11 册,213 页。

⑤ 傅飞岚《二十四治和早期天师道的空间和科仪结构》,232 页。

⑥ 王天麟《天师道教团的罪观及其仙德思想》,520—522 页。

律的遵守或背离,上章作为解罪的重要手段,很多章文中都提到:"乞除罪名,削死上生。"①

由此可见,冢讼的罪观实际是以家族为基础,并模仿国家而建立起来的,家族是伦理责任的基本承担者,家族承担罪过的连带责任,因此强调家族在遵守戒律方面的自我规范作用。在《玄都律文》中有关家族犯罪而家长需要承担特别责任的规定,据此可以反推在天师道的戒律中如世俗法律一般承认家长在维持家族秩序和家族伦理中的特殊地位,也就是家长为家族之"主权"代表,这很可能是基于汉中地区的社会家族背景而建立起来的制度,也与魏晋南北朝天师道传播的地区之家族形态相契合②。因此可以说这些伦理实际上还是建立在中国古代社会基本单位——家族及其伦理之上。另一方面模仿世俗国家建立的命籍制度,将家族纳入一种整体的法律/伦理制度中,虽然这种制度的建立是以家族为基础同时也会强化家族中原有的权力关系,比如家长的权力,但是这种制度收回了对罪恶伦理的基本判断权,恶的界定必须依照道教的戒律而剥夺了家族中独立伦理判断的话语权力,因此这种命籍将其基本的伦理判断诉诸神圣的意义,即其掌握在"司命神"的手中,对生命延长和缩短的判断都是神意。从理念的角度,注病与这种罪观的结合,应该是基于其在家族内传播的特点契合了这种伦理的罪责传递结构,因而被逐步抽象而纳入这种宗教伦理的语言中。

前一章在对解除镇墓文的研究中,已经指出"注连"与家族血缘的联系,是对早期解除镇墓文中"勾校"和"重复"话语的继承,即疾病的传播早就同家族的亲缘关系联系起来,正如司马虚所言:"在这样一个伦理化的社会,传染性(contagiousness)本身就是世袭的(hereditary)。"③道教上章

---

① 《道藏》第 11 册,206 页。
② 都築晶子《六朝時代における個人と"家"——六朝道教經典を通して》,《名古屋大學東洋史研究報告》14 号,1994 年,13—25 页。社会原有的人际关系网络(比如家族)会成为新宗教或教派传播并建立信仰网络的基础,参考 Rodney Stark and William Sims Bainbridge, "Networks of Faith: Interpersonal Bonds and Recruitment to Cults and Sects" (*American Journal of Sociology*, 1980, 85 - 6, pp.1376 - 1395)。
③ Michel Strickmann, *Chinese Magical Medicine*, p.39.

仪式中对注连病因的说明也是对解除镇墓文中理论的继承。汉唐间医学对注病的认识,已经与解除镇墓文中注连的意义有很大差异,与医籍中对注病的叙述相比,道教文献对注病的病因观念和治疗实践都与镇墓文中的叙述更为接近。但是道教的仪式与前面的解除仪式区别在哪里,索安强调"天帝教"中所展现的地下官僚体制区别于原有的民间宗教[1]。倪辅乾指出:"在冢讼及其上章救度的概念中所体现出的宗教官僚化的证据中说明它不但没有舍弃其古代的民间宗教的源流,这些源流与土禁、驱魔术、墓葬结构与丧葬仪式相联系。相反它提供了一个有支撑力的结构性框架推进了道教以前的巫术仪式在早期道教中的存在。"[2]黎志添重新讨论了可能是现存最早的天师道文本《女青鬼律》与东汉解除镇墓文的关系,认为《女青鬼律》与《赤松子章历》、南朝地券文中的"女青律令诏书"并不是同一文本,《女青鬼律》并不能作为早期天师道地下官僚化的证据,也与天师道及灵宝传统中出现的丧葬仪式文本所取的基本立场是相对立的[3]。确实《女青鬼律》中所谓"律"的部分是对道民行为的约束,这是由于"千鬼飞行"、"疫气渐兴"的时局是由于道德行为的沦丧造成的:"天师曰:'视天下男女,日用不忠,行善不报,灾害日兴,天考鬼贼,五毒流行,皆生于不信。'"[4]因此《女青鬼律》的文本有两方面的意义,一是作为限制道民行为的准则,二是以呼鬼名法厌劾诸鬼。道教所提供的新框架表面上是对国家官僚管理体制的模仿,但是道教的戒律被王天麟看作自由与信仰重新立约的过程,在这一点上重建了宗教向度上的罪观[5]。

　　在前文提及,许氏家族的冢讼相关降真中,除了解除上章,还有服食解厄。程乐松曾指出,降诰的神真也有两组,第一组是茅小君、茅中君、范中侯、荀中

---

① 索安《从墓葬的葬仪文书看汉代宗教的轨迹》,136—138 页。

② Peter Nickerson, "The Introduction and Translation of *The Great Petition for Sepulchral Plaints*", pp.239.

③ Lai Chi Tim, "*The demon Statutes of Nvqing* and the Problem of the Bureaucratization of the Netherworld in Early Heavenly Master Daoism", *T'oung Pao*, Vol.LXXXVIII, 2002, pp.251‐281,中译文收入黎志添主编《道教研究与中国宗教文化》,香港:中华书局,2003 年,1—36 页。

④ 《道藏》第 18 册,244 页。

⑤ 王天麟《天师道教团的罪观及其仙德思想》,519 页。

侯及其吏兵;第二组则是南岳夫人、紫薇夫人、易迁夫人①。《真诰》卷七记:

> 《真司科》云:有用力于百鬼,骋帅御于天威者,宜须此诡。地下
> 主者,解下道之文官,地下鬼帅,解下道之武官。文解一百四十年一
> 进,武解二百八十年一进,武解,一解之下者也。夫心动于事欲,兼味
> 于清正,华目以随世,而畏死以希仙者,皆多作武解也(此武解之目,
> 世中诸人多有相类)。宜服五饮丸,去水注之气,可急合,不但治疾而
> 已,亦以住白而有气色也。
>
> 　　六月二十三日夜,南岳夫人告(长史素患淡饮。比来疾动,故有
> 此告。五饮丸即是世中者耳)。
>
> 　　精合五饮丸,当大得力,且可自静息乎(范安远所言)。语许长史
> 无所忧不烦此诡可还之(右保命君语许侯勿忧嗣伯之诡,且还之)。
> 右右英夫人语。②

其中称用五饮丸"去水注之气",这里水注的得名是否与前文提及的死者向
水官控告有关? 也就是注的得名,与降罪的神真有关?《诸病源候论》卷二
四"注病诸侯"中有"水注侯":"注者住也,言其病连滞停住,死又注易傍人
也。人肾虚受邪,不能通传水液故也。肾与膀胱合,俱主水,膀胱为津液
之腑,肾气下通于阴,若肾气平和,则能通传水液,若虚则不能通传。脾与
胃合,俱主土,胃为水谷之海,脾候身之肌肉,土性本克水,今肾不能通传,
则水气盛溢,致令脾胃翻弱,不能克水,故水气流散四肢,内溃五脏,令人
身体虚肿,腹内鼓胀,淹滞积久,乍瘥乍甚,故谓之水注。"③这里的水注是
体内水气盛溢造成的。《千金要方》卷一八"痰饮"第六中记大五饮丸:

> 大五饮丸,主五种饮,一曰留饮,停水在心下;二曰澼饮,水澼在两

---

①　程乐松《即神即心——真人之诰与陶弘景的信仰世界》,147 页。
②　《真诰校注》,231 页。
③　丁光迪主编《诸病源候论校注》,北京:人民卫生出版社,1992 年,709 页。

胁下,三日痰饮,水在胃中;四日溢饮,水溢在膈上五藏间;五日流饮,水在肠间,动摇有声。夫五饮者,由饮酒后及伤寒饮冷水过多所致方。

远志、苦参、乌贼骨、藜芦、白术、甘遂、五味子、大黄、石膏、桔梗、半夏、紫菀、前胡、芒消、栝楼根、桂心、芫花、当归、人参、贝母、茯苓、芍药、大戟、葶苈、黄芩(各一两)、恒山、薯预、厚朴、细辛、附子(各三分)、巴豆(三十枚)、苁蓉(一两)、甘草(三分)。

右三十三味末之,蜜和丸梧子大,饮服三丸,日三,稍稍加之,以知为度。①

五饮丸的主治是饮酒后及伤寒饮冷水过多②,可以与前文《诸病源候论》中"水注"的论述相关联。那么在降真的两种类型文本中,对"注"的理解是否已有差异?虽然"注连"在天师道的伦理述说中成为一种隐喻的用法,但在仪式中它却再次被身体化。疾病及其传播,使抽象的罪谪观念成为可见的身体症状和痛苦。土屋昌明强调气的概念是首过中连接宇宙与身体的关键概念③。但是已经与汉唐间医理的演变有所区别。在汉唐间的医籍中,虽然坚持注病的两个基本病候,即可传播与病情久延,但是这两个病候在各个文本中的地位却并不相同,病情久延实际上与各个文本中对注病病因的基本分析模式相契合,即以一种疾病为基础而其他外在病源介入导致病情延迟。病因理论却有所不同,"风邪"在注病病因论中的特殊地位张嘉凤已经提到了④,需要进一步指出的是在《注病源候论》中

---

① 《千金要方校释》,334 页。

② 萧登福《陶弘景〈真诰〉中所见修真治病药方及冢讼鬼注说》。Michael Stanley-Baker, "Daoists and Doctors: The Role of Medicine in Six Dynasties Shangqing Daoism", PhD thesis: University College London, 2013, pp.198 - 200.

③ Tsuchiya Masaaki, "Confession of Sins and Awareness of Self in *Taipingjing*", Livia Kohn and Harold David Roth ed., *Daoist Identity: History, Lineage and Ritual*, Honolulu: University of Hawai'i Press, 2002, pp.39 - 57.

④ 关于《诸病源候论》记载的造成注病的各种因素,张嘉凤有详细的分析,按其研究主要可分为"鬼神"、"气"以及其他因素比如饮食等,而前两者都可归类为"邪",而且注病有可能由多重病源造成,见《"染易"与"传染"——以〈诸病源候论〉为中心试论汉唐之际医籍中的疾病观》,《台大历史学报》2001 年 27 期,37—82 页。此据李建民编《生命与医疗》,《台湾学者中国史研究论丛》,北京:中国大百科全书出版社,2005 年,398 页。

多次将"风邪"作为导致各种疾病病情反复而久延最终形成"注"的原因（此外还有"鬼邪"、"毒气"，但是在《诸病源候论》中将"鬼邪候"归入风病类），而对风邪的解释显然是建立在对"邪"解释的基础之上："风邪者，谓风气伤于人也。人以身内血气为正，外风气为邪。"①风气之所以会伤害人的身体是因为："风是四时之气，分布八方，主长养万物。从其向来者，人中少死病；不从其向来者，人中多死病。其为病者，藏于皮肤之间，内不得通，外不得泄。其入经脉，行于五脏者，各随脏腑而生病焉。"②这种风为病因的系统理论来源于《黄帝内经素问》，其中称风为"百病之长也，至其变化，乃为他病也，无常方，然致有风气也"③，因此在宋元医者提出"类中风"的概念之前，风邪一直被视为完全的外感病因，其侵袭人体被视作一个由内到里，从卫气到营血、从经络到脏腑的过程④，在诸注候中由于患者原有疾病，身体虚弱，导致风邪入侵，逐渐形成注病。这种疾病—身体论是否与首过背后的身体观念相一致依然是值得讨论的问题⑤。

---

① 《诸病源候论校注》，64 页。

② 《诸病源候论校注》，2 页。

③ 郭蔼春主编《黄帝内经素问校注》，北京：人民卫生出版社，64 页。

④ 关于风病的病因学说和病候，可以参见 Shigehisa Kuriyama, "The Imagination of Winds and the Development of the Chinese Conception of Body", Angela Zito and Tani E. Barlow (ed.), *Body、Subject and Power in China*, Chicago: University of Chicago Press, 1994, pp.23‐41.张晓阳《论风病（症）的临床特征》，《北京中医药大学学报》2001 年第 6 期，73—74 页；韩振蕴等《风邪致病的病因病机》，《北京中医药大学学报》2004 年第 3 期，13—15 页；景蜀慧《"风痹"与"风疾"——汉晋时期医家对"诸风"的认识及相关的自然气候因素探析》，《中山大学学报》2005 年第 4 期，37—44 页。

⑤ Jianmin Li, "Contagion and Its Consequences: The Problem of Death Pollution in Ancient China", Yasuo Otsuka, Shizu Sakai & Shigehisa Kuriyama eds., *Medicine and the History of Body*, Tokyo: Ishiyaku Euro America Inc., 1999, pp.201‐222.参见加纳喜光《医书にえ见る气论——中国传统医学における病气观》，小野泽精一、福永光司、山井涌编《气の思想——中国における自然观と人间观の展开》，东京大学出版会，1978 年，280—313 页；此据李庆译《医书中所见的气论——中国传统医学史中的疾病观》，小野泽精一等编《气的思想——中国自然观和人的观念的发展》，上海人民出版社，1992 年，上海世纪出版集团重版，2007 年，269—299 页。杜正胜《形体、精气与魂魄——中国传统对"人"认识的形成》，黄应贵主编《人观、意义与社会》，台北：中研院民族研究所，1993 年，27—88 页。

第三节　仪式、时空选择与身体

如果进一步追寻注的意涵,则可以将其与解除镇墓文做进一步比较。关于上章仪式的过程,近年来由于蔡雾溪①和傅飞岚②杰出的工作而逐渐得以澄清。前一章曾指出,解除镇墓文中的"注"的意义需要放在东汉后期疾疫频生的背景下,解除镇墓术的施行者以原有时空禁忌的知识框架来对大规模的死亡加以解释。而注的意涵也与时空选择保持着联系。《赤松子章历》中"历"的部分都是关于仪式时日禁忌的记载,夏德安(Donald Harper)和马克(Marc Kalinowski)的研究已经指出其与战国以来选择术传统的渊源关系③。丸山宏指出其中上章时日的规定,来源于民间历法的禁忌,因此他推测六朝到唐道士依据的历和民间日者的历有密切的联系④。这一点相当重要,《赤松子章历》中使用的各种选择技术也见于其他中古文献。比如其中"天门开闭时"也见于敦煌历日,五音利用见于《五行大义》,太岁将军出游法与敦煌写本 S.8350《推太岁等神出游日》所残存部分一致,河伯土公出游的时间和方位与敦煌写本 P.3594《土公游图法》完全一致⑤。因此《赤松子章历》中"历"的部分,应与《隋书·经籍

---

① 蔡雾溪在其博士论文 "Das Ritual der Himmelsmeister im Spiegel Fruher Quellen-Übersetzung und Untersuchung des liturgischen Materisls im drittenchüan des Teng-chen yin-chüeh"中将《登真隐诀》下卷翻译为德文,并对其中的道教仪式进行了研究,其中在文章第四部分的第五节专门讨论了上章仪式。

② 傅飞岚则通过对《赤松子章历》和《元辰章醮立成历》的文本研究,复原了上章仪式的过程,见傅飞岚:《天师道上章科仪——〈赤松子章历〉和〈元辰章醮立成历〉研究》,37—71 页。

③ Donald Harper, "A Chinese Demonography of the Third Century B. C", *Harvard Journal of Asiatic Studies*, 42‐2, 1985, pp. 459‐498. Marc Kalinowski, "La literature divinatoire dans le Daozang", *Cahiers d'Extrême-Asie*, Vol. 5, 1990, pp.95‐103.

④ 丸山宏:《正一道教の上章儀禮について——"冢訟章"を中心として》,48 页。

⑤ S.8350 图版见《英藏敦煌文献》,成都:四川人民出版社,1995 年,第 12 册,114 页;P.3594 图版见黄永武主编《敦煌宝藏》,台北:新文丰出版公司,1983—1986 年,208—209 页。

志》中所著录的日者书(比如《杂忌历》、《百忌大历要钞》等)在内容和结构上都有一致的地方。这应该是对镇墓文中所体现的方士与巫者选择术知识框架的继承。

但是《赤松子章历》中选择术的来源也相当复杂,《赤松子章历》"受箓吉辰"条:"甲子、丙寅、丁卯、辛未、壬申、癸酉、乙亥、丙辰、辛丑、丁未、庚戌、戊午、庚辰,以上是义日。甲午、丁丑、丙戌、庚子、壬寅、丁未、戊申、己酉、辛亥、癸卯、丙辰、乙巳、丙戌、丙辰,以上是宝日。己丑、戊戌、丙午、壬子、甲寅、乙卯、己未、庚申、辛酉、癸亥、戊辰、丁巳、丙辰、乙未,以上是专日。右义、宝、专等日传受经箓吉日,亦具《受道历》。"①"义保制困专日"见于《淮南子·天文训》云:"甲乙寅卯,木也。丙丁巳午,火也。戊己四季,土也。庚辛申酉,金也。壬癸亥子,水也。水生木,木生火,火生土,土生金,金生水。子生母曰义,母生子曰保,子母相得曰专,母胜子曰制,子胜母曰困。以胜击杀,胜而无报。以专从事而有功。以义行理,名立而不堕;以保畜养,万物蕃昌;以困举事,破灭死亡。"②亦见于《抱朴子内篇·登涉》引《灵宝经》曰:"所谓宝日者,谓支干上生下之日也,若用甲午乙巳之日是也。甲者,木也。午者,火也。乙亦木也,巳亦火也,火生于木故也。又谓义日者,支干下生上之日也,若壬申癸酉之日是也。壬者,水也。申者,金也。癸者,水也。酉者,金也,水生于金故也。所谓制日者,支干上克下之日也。若戊子己亥之日是也。戊者,土也。子者,水也。己亦土也,亥亦水也,五行之义,土克水也。所谓伐日者,支干下克上之日,若甲申乙酉之日是也。甲者,木也。申者,金也。乙亦木也,酉亦金也,金克木故也。他皆仿此,引而长之,皆可知之也。"③《淮南子》和《抱朴子》所引《灵宝经》占算原则并无不同,但五种时日的名称略有不同。《赤松子章历》与《灵宝经》同④,陈国符指出

---

① 《道藏》第 11 册,191—192 页。
② 何宁《淮南子集释》,北京:中华书局,1998 年,277 页。
③ 王明校释《抱朴子内篇校释》(增订本),北京:中华书局,1980 年,303 页。
④ 吐鲁番出土早期写本《易杂占》则与《淮南子》同,见余欣、陈昊《吐鲁番海外出土高昌早期写本易杂占文书考释》,《敦煌吐鲁番研究》10 卷,上海古籍出版社,2007 年,57—84 页。

《抱朴子》所引《灵宝经》,皆出于《太上灵宝五符序》①。康德谟以为《太上灵宝五符序》与谶纬文献有密切的联系②。山田利明认为《五符序》成书于5世纪初,其中最早的部分可以追溯至东汉时期,来自东汉时期方士的著述,并揭示了其与神仙道之关系③。由此可推知《赤松子章历》中"义保制困专日"与《太上灵宝五符序》中的大部分内容一样,应来自汉代方士的知识传统。但在道教文献中五种时日名称的改变,隐含着强调自身知识传统的姿态。这也反映出早期道教对选择和占卜技术复杂而暧昧的态度④。

　　但在上章仪式中,选择术的重点在于上章之时地,与解除镇墓文注重死亡发生之时地以求厌劾之道并不相同。在《赤松子章历》中记载三会日"宜上章言功"⑤,《老君音诵诫经》中记载:"老君曰:三会日道民就师治,初上章籍时,于靖前南正北向,行立定位,各八拜,九叩头,九搏颊,再拜伏

---

① 陈国符《道藏源流考》(增订版),62—66页。

② Maxime Kaltenmark, "Ling-pao: Note sur un terme du Taoisme religieux", *Melanges Publiées par l'Institut des Haudes Chinoises*, 2, 1960, pp.559 - 588.

③ Toshiaki Yamada, "Longevity Techniques and the Compilation of the *Lingbao wufuxu*", Livia Kohn eds., *Taoist Meditation and Longevity Techniques*, Ann Arbor: Center for Chinese Studies, The University of Michigan, 1989, pp.107 - 112.《太上灵宝五符序》的研究请参考小林正美《劉宋における霊宝经の形成》,《東洋文化》62号,1982年,99—139页,此据小林正美《六朝道教史研究》,李庆译,成都:四川人民出版社,2001年,56页;石井昌子《太上霊宝五符序の一考察》,《中国の宗教・思想と科学——牧尾良海博士頌寿記念論集》,東京:国書刊行会,1984年,13—32页;Isabelle Robinet, La revelation du Shangqing dans l'histoire du taoïsme, 2 vols., Paris: Publications de l'Ecole des Hautes Etudes en Sciences Sociales,137, 1984; Stephen Bokenkamp, "The Peace Flower Font and the Grotto Passage", *Journal of the American Oriental Society*, 106 - 1, 1986, pp.65 - 79.

④ 丸山宏在《断亡人复连章》和《疾病谢先亡章》中注意到,在上章前很可能有通过"算术"确定灾厄的来源(《正一道教の上章儀禮について——"冢訟章"を中心として》,55页)。还有的章文中提到上章之前进行"卜筮",虽然这种"算术"或者"卜筮"在天师道徒的眼中是被归于自身的知识传统还是方士的技术,还不能确论。但是反对卜问的要求在《赤松子章历》和《登真隐诀》中却被反复强调,王宗昱详细列举史料指出:"反对卜问吉凶是天师道教义的重要内容。"(《〈登真隐诀〉にみえる天师道》,《東方宗教》96号,2000年;此据《〈登真隐诀〉所反映的天师道》,李四龙、周学农主编《哲学、宗教与人文——楼宇烈教授七十华诞纪念文集》,商务印书馆,2004年,199—201页)。因此早期天师道对占卜的态度还需要进一步讨论。

⑤ 《道藏》第11册,180页。

地，请章籍讫，然后朝贺师。明慎奉行如律令。"①吉川忠夫指出，静室是道教徒日常生活的神圣空间，在其中思过以消除罪孽②。傅飞岚已经指出了二十四治与天师道科仪空间的关系："作为该派科仪中心和行政管理所在地的庙宇就是这些圣地的标志。在这里保存治民的户籍，征收他们的供物，记其悔过并上呈神祇，举行公众和个人仪式。"③但是这个治疗的过程，并不像解除仪式，而是在一个道教社区的"公共"空间中④，在特定的时间甚至可能是在所有道民都参加的场合下举行仪式。选择术对于时间和空间的重新分割，使仪式的参与者身体感觉和行动区别于日常生活，从而提供了仪式神圣性的可能。

在道民进入师治请求上章治疗的过程中，《玄都律文》记："民户者奏词皆依春秋冬夏，顿首俯仰，自搏颊，满数则止。"⑤《要修科仪戒律钞》引《玄都律文》云："上章谢罪，家中大小，北向先谢三十二天。举家大小，散发交手，北向对章首过，违律罚病十日。"⑥杨联陞曾详细讨论自搏谢罪，其起于汉末太平道和五斗米道，发展为涂炭斋⑦。在师治请求上章治疗疾

---

① 《道藏》第18册，214页。参见杨联陞：《〈老君音诵诫经〉校释：略论南北朝时代的道教清整运动》，《中研院历史语言研究所集刊》28本，1957年，17—54页；此据杨联陞：《中国语文札记》，北京：中国人民大学出版社，2006年，83页。

② 吉川忠夫《"净室"考》，《東方學報》59册，1987年，125—162页；此据许洋中译文，《日本学者研究中国史论著选译》，北京：中华书局，1993年，446—477页。参考赵益《六朝南方神仙道教与文学》，85—92页。近来对吉川忠夫关于静室来源的论述有不同的意见，见王承文《汉晋道经所见"静室"各种名称及其与斋戒制度的关系》，《魏晋南北朝隋唐史资料》第34辑，上海古籍出版社，2016年，1—43页；又《论汉晋道教"静室"的性质和来源》，《学术研究》2017年第2期，109—123页。

③ 原载 Phyllis Granoff and Koichi Shinohara eds., *Pilgrims and Place: Sacred Biography and Sacred Space in Asia*, Toronto: Toronto University Press, 2000.此据吕鹏志译《二十四治和早期天师道的空间与科仪结构》，《法国汉学》7辑，北京：中华书局，2002年，212页。

④ 道教的仪式时间和空间的概说，请参考 John Lagerwey, *Taoist Ritual in Chinese Society and History*, New York: Macmillan Publishing Company, 1987, pp.18-48.

⑤ 《道藏》第3册，461页。

⑥ 《道藏》第6册，933页。

⑦ 杨联陞《道教之自搏与佛教之自扑》、《〈道教之自搏与佛教之自扑〉补论》，此据《中国语文札记》，17—37页。参见山田利明《六朝道教儀禮の研究》，東京：東方書店，1999年174—179页；汪桂平《道教涂炭斋法初探》，《世界宗教研究》2002年第4期，47—55页。

病,并进行自搏谢罪,罪谪的解除也是通过肉身的惩罚戏剧性地展现。而之后的上章仪式转入了治疗的部分。

与"注气鬼病"相关做"击鬼章",使用"朱书青纸",并且做成药丸进行服用①。《登真隐诀》称:"上章毕用真朱二分(古称,即今之一两也),合以上之章,于臼中捣之,和以蜜成丸,分作细丸,顿服之,平旦时入静,北向再拜服之,垂死者皆活,勿令人知捣合之时,也使病者魂神正,鬼气不敢(疑脱字),于他病亦可为之也,若病者能自捣合为佳,不尔即上章,祭酒为捣之,先以蜜渍纸令软烂,乃为捣为丸。"②王宗昱将这一点与天师道的服符治病仪式相联系:"或许'服符'并不一定仅仅指吞食'符',也包括章表;或者因为章表上也可能画有神符"③。

方术中的时间空间禁忌和选择被纳入道教仪式,使得在一个神圣的时空范围内,作为违反戒律的惩罚的疾病,以及它所带给身体的痛苦被集中的展示,信仰者的整个家族需要向神明和社区展示自己所患的疾病、苦难以及表示忏悔而对自身的伤害。

上章仪式最值得注意的部分,是书章之后的请官,其依据的文本是《千二百官仪》,《赤松子章历》云:"右请官治病以应二十四神身中之宫也,官将及吏兵人数悉道家三气应事所感作也,非天地生人也,此精诚发因物致感以气作而成吏兵也,其余官号在《千二百官仪》。"④《千二百官仪》被看作是汉中时期的"出世"的道经⑤。该文本早已佚失,现代学者通过《登真隐诀》、《赤松子章历》、《真诰》以及《正一法文经章官品》中所保存的内容才能大致了解其面貌,其中应该包含了官君的名号、其职事、施行职事的

---

① 《道藏》第 6 册,621 页。
② 同上。参见《道藏》第 11 册,182 页。
③ 王宗昱《〈登真隐诀〉所反映的天师道》,181 页。但是由于在《书符式》中所请神官为"元命真人唐葛周三将军",王卡提出其为宋代雷法中的神官,因此《书符式》也可能是后代窜入的,王宗昱在文中认为这个神官是与天师道传统有关。
④ 《道藏》第 11 册,188 页。
⑤ 福井康顺认为其成立应在《抱朴子》以降,梁末以前,否定其为三张时期的作品;小林正美则发覆其论,认为"千二百官仪"原本应是后汉张陵或者张鲁所作。参见福井康顺《道教の基礎的研究》,东京:理想社,1952 年,46—50 页;小林正美《六朝道教史研究》,373—383 页。

场所，以及请各官君时相应的信物标准。请官的部分在上章仪式中占有重要的地位，必须严格依照："案今所应上章，并无正定好本。多是凡校祭酒、虚加损益、永不可承用。唯当依《千二百官仪》注取所请官，并此二十四官与事目相应者，请之。先自申陈疾患根源，次谢衍考罪咎，乃请官救解，每使省衷。若应有酬、金青纸油等物，皆条牒多少，注诏所赆吏兵之号，不得混漫。"①《登真隐诀》记载："主治家中有强殃之鬼厌绝注鬼气为精祟，给使凡十四官，并在第一卷。"②驱逐"注鬼气"共有十四官君，当然这可能并不是"千二百官仪"原本，而是流传到六朝时的残本所保留的官君名数。"(《千二百官仪》)世代久远，多有异同，殆不可都按。此之二十四官，亦颇有同彼名者。"③现在保存在《登真隐诀》、《赤松子章历》和《正一法文经章官品》的官君名号、宫府名称和职能都有需要相互参校的地方④。丸山宏根据《汉书·艺文志》中著录的《请官除妖祥》⑤，请官即是书写神官的名字，镇墓文中书写有"告天上使者"等语，李零指出"告如诘之"是告神以除凶的意思⑥。此处的"告"也带有告神镇鬼的意思。因此其所告的对象，无论名称为何都带有以神性厌劾的意思。这与"请官"实际是一体两面的过程，因此镇墓文中书写神名也可以看作请官之过程⑦。但道教请官与解除仪式不同的是，道教以为所请官将与吏兵是由道家三气应事所感化而成⑧。

　　这些所请的神官是应"二十四神身中之三宫也"，即通过祭酒的身神来发挥作用。二十四身神的说法见于《黄庭内景经》，其基本理论在于将人体分为上、中、下三部分，即上元宫、中元宫、下元宫，每宫分别有八景神镇守，但是关于其具体名录，《黄庭内景经》中并未一一论及，后代道籍中

---

①　《道藏》第 11 册，187 页。
②　《道藏》第 6 册，623 页。
③　《道藏》第 6 册，624 页。
④　王宗昱《〈登真隐诀〉所反映的天师道》，188 页。
⑤　丸山宏《正一道教の上章儀禮について——"冢訟章"を中心として》，64 页注 34。
⑥　李零《中国方术正考》，北京：中华书局，2006 年，55 页。
⑦　此处就仪式而言，但具体到文书的书写与类型，"告神"和"请官"就可能有差别。
⑧　《道藏》第 6 册，624 页；第 11 册，188 页。

也有不同记载①。重要的是《黄庭内景经》与《上清经》系渊源甚深②,杨立华认为今本《黄庭内景经》身内诸神名讳均来自杨羲、许谧所传的《紫度炎光经》,《黄庭内景经》是一部存思派经典,其最早传本带有一点医学养生的色彩,但当它与上清经合流后,性质便发生了根本性的变化,其中身神的名称都源自《紫度炎光》③。由此可见上清派对上章仪式中身体观的影响。蔡璧名深入研究了《黄庭内景经》中的身体观,指出二十四身神属于"众神同住的身体图像",可以按照存思中的形体为坐标,从头开始描述。天界与真身犹如相合相应的场域,天界的投影即是完美的真人身形④。在上章仪式中身神之宫不再仅仅是修炼的空间,也是外请神官降临的场所,身神成为"师"与神灵沟通的基础并成为厌劾鬼神的空间,书符仪式中的咒语云:"谨敕臣身中五体真官,魂为天父,魄为地母,头为雷公,发为黑云……前步三官各领七千万众乘驾大车并从臣身中出,助臣书符行气,破杀凶魔、魍魉魑魅、恶鬼邪气,急急如太上口敕律令。"⑤

---

① 关于身神的研究可以参考宫澤正順《道教典籍に見える周身部分の名稱について》(《東方宗教》68 号,1986 年,22—37 页);吉元昭治、杨宇中译《道教與長生不老医学》(成都出版社,1992 年,295—270 页);盖建民《道教医学》(北京:宗教文化出版社,2000年,68—69 页);Shih-Shan Susan Huang, "Daoist Imagery of Body and Cosmos Part 1: Body Gods and Starry Travel"(*Journal of Daoist Studies*, 3, 2010, pp.57-90)。二十四神气与外丹长生术的关系,请参考容志毅《道藏炼丹要辑研究(南北朝卷)》(济南:齐鲁书社,2006 年,294—313 页);容志毅《〈太上八景四蕊紫浆五珠降生神丹方〉外丹黄白研究》《自然科学史研究》2007 年 1 期,51—63 页)。

② 王明《〈黄庭经〉考》,《中研院历史语言研究所集刊》20 本(上册),1948 年,539—574 页。参见 K. Schipper, *Concordance du Houang t'ing king*, Paris: École française d'Extrême-Orient, 1975.虞万里《〈黄庭经〉新证》,《文史》29 辑,1988 年,385—408 页;李养正《魏华存与〈黄庭经〉》,《中国道教》1998 年第 1 期,38—40 页;陈撄宁《黄庭经讲义》,胡道静等编《藏外道书》第 26 册,成都:巴蜀书社,1992 年,145—146 页;Isabelle Robinet, *Taoist Meditation: The Mao-shan Tradition of Great Purity*, Albany State University of New York Press, 1993, pp.55-90.杨福程《〈黄庭〉内外二景考》,《世界宗教研究》1995 年 3 期,68—76 页;龚鹏程《〈黄庭经〉论要》,《中国书目季刊》31 卷 1 期,1997 年,72—81 页。

③ 杨立华《〈黄庭内景经〉重考》,《道家文化研究》16 辑,261—293 页;此据杨立华《匿名的拼接——内丹观念下道教长生技术的开展》,176—183 页。

④ 蔡璧名《身外之身:〈黄庭内景经〉注中的两种真身图象》,《思与言》44 卷 1 期,2006 年,155 页。参见金胜惠《〈黄庭内景经〉的神之像与气——上清派传统中内在超越的体内神》,《道家文化研究》16 辑,249—260 页。

⑤ 《道藏》第 11 册,182 页。

上章仪式中的"师"是颇值得讨论的一种"宗教身份"。前一章曾讨论解除镇墓文中"天帝使者"等称谓。这种解除的仪式和祭祖的仪式表面上体现出对待死者不同的态度,小南一郎曾认为解除镇墓文所代表的是将死者的灵魂送回死亡世界的仪式,并将其与祭祖的仪式加以比较研究①。不过如果将解除和祭祖看成死亡仪式整体的过程(也是相反的仪式结构),就可以理解古代家庭中如何通过驱逐死亡的"污染"和表达对死者怀念的仪式,建立起祖先信仰的结构同时又强调生死之间的区隔。施行解除镇墓仪式的人,以"家外之人"的角色参与到仪式中,解除死者与家中生者的关系,调和了死亡仪式中的冲突和矛盾②。但上章仪式中"师"的身份却与此不同。师又称祭酒③,赵益以为:"早期民间教团奉酒的意义所在,是召集道民聚会时祭祀通神及行法的需要,因此设'祭酒'一职以职掌之。此与儒者以祭酒为学官同起一源。"④道教以祭酒取"学官"之义,因与"师"之地位相关。

　　敦煌本《老子想尔注》云:"人等当欲事师,当求善能知真道者;不当事耶伪伎巧,耶知骄奢也。"道教中师授为传递"真道"的关键环节,其渊源在于汉代仙道传授的方式,刘屹指出有两种情况,一是周围的普通民众共同尊奉某位仙真,二是师徒间私相传授⑤。中古道教中仙道知识和技术是以炼金炼丹术为中心,行气、房中术、服药为辅的系统,而"师受"在这些知识和技术的传承过程中处于关键的位置⑥。即"师"的身份在道教中的逐渐建立,与长生的知识和技术的传承密切相关。"师"的身体在上章仪式中逐渐呈现出存思修炼和降神,与这种社会性的身份是相一致的。即上章

①　小南一郎《漢代の祖靈觀念》,《東方学報》第 66 册,1994 年,1—62 页。
②　Peter Nickerson, "Opening the Way: Exorcism, Travel, and Soteriology in Early Daoist Mortuary Practice and Its Antecedents", Livia Kohn and Harold David Roth ed., *Daoist Identity: History, Lineage and Ritual*, pp.69 - 73.
③　Terry Kleeman, *Celestial Masters: History and Ritual in Early Daoist Communities*, pp.325 - 326.
④　赵益《道教"祭酒"小识》,《中国典籍与文化》1999 年第 4 期,99—102 页;此据赵益《六朝南方神仙道教与文学》,79—83 页。
⑤　刘屹《敬天与崇道——中古经教道教形成的思想史背景》,525 页。
⑥　吉川忠夫《"師受"考——〈抱朴子〉内篇によせて》,《東方學報》第 52 册,285—315 页。

仪式中对道民和"师"不同身体技术的区分,成为区分其社会身份的基础。但是另一方面,上章仪式与解除仪式不同,家庭内外不再是仪式区分的重点,而道民与"师"之间的信仰关系日益重要起来。比如《赤松子章历》选择时日,除了避免妨害家中人口与牲畜之外,也特别避免对师不利的时日。其中的关键在于解除罪谪时,道民与"师"责任的连带性:"若过一事不尽,意不实,心不信法,章奏何解。师亦自别启事云:民某甲求乞事,及病者,亦道首过。若过尽者,师自得好感应。若过不尽,师亦不得好感应报。"①吴羽曾指出汉中政权之后师徒关系的变化:"道教内部,师徒之间亦官民亦宗教的关系发生了根本性的变化,无论是新兴的道派,还是保存更多传统的天师道,随着社会环境和宗教环境的变化,都在重新调整事师之礼,原来亦官民亦宗教的事师之礼,越来越趋向于亦师徒亦父子的事师之礼。"②仪式的变化在思想意义上也许是受更大的外部环境影响,但这种身体实践的变化会直接重新界定生活中信仰者与职业宗教者的社会关系。可见天师道超越原有信仰中的社会关系建立新的社会关系,与上章等一系列仪式中身体实践的建构密切相关。

余　　论

在导论中已经指出,近年关于道教起源与早期天师道历史研究中有两个重要的问题,第一是汉晋解除镇墓文与早期道教的关系,第二个问题是早期道教的历史与疾疫的关系。而上章仪式和注连的关系对理解这两个问题都很关键。本章关注汉唐之间上章仪式的变化,以及在其中注连的意义与解除镇墓文相比有何不同。从表面看来,上章仪式所关联的宗教身分比解除镇墓仪式要清晰,而也有仪式遗存之外的文本保留下来,这是否意味着,我们可以更为清晰的解读其中注连的意涵? 但是本章遭遇

---

① 《道藏》第 18 册,215 页。参见杨联陞《〈老君音诵诫经〉校释——略论南北朝时代的道教清整运动》,《中国语文札记》,88 页。

② 吴羽《敦煌道经及斋文所见道教事师之礼》,《敦煌研究》2005 年 1 期,31 页。

的文本,是如何越过道教文献本身文本"堆叠"所构成的迷障,来历史性地理解仪式及仪式表达中的意涵。

我们当然可以建立起一个非历史性的仪式模型,在这个模型中,上章仪式过程中的师与道民的身体行为似乎呈现出截然不同的特征。道民以身体上的自我惩罚和赎罪为特点,师的身体则体现出存思修炼和降神的特质。杨立华尝言:"事实上,道教传统中很早就分化出两条互相独立的线索,一条线索强调'劫运'和救赎,另一条线索则强调个体的长生和解脱。"①两条不同的线索依附于不同类型的身体技术,这两种身体技术并存于通过道教文本构建的"理想"上章仪式中,进而构建出道民和"师"的不同身体技术的类型。仪式中自我身体技术的差别,与生活中信徒与职业宗教者的不同自我认同的构建密切相关。早期的天师道分隔了原有疾病—仪式治疗的关系,通过对身体疾病的追问和叙说建构起了罪谪的伦理,又重构治疗仪式中的身体关系,从而重新界定社会中的身份与自我认同,使得天师道中"身体"在信仰与社会生活中呈现更多重的纬度。

但是上章仪式的文本是在历史中逐渐建构起来的,因此这种理想化的身体技术/身份认同的区别,也需要被看作一个历史性的过程。以苦行为特征的赎罪的身体技术,与天师道的罪谪伦理相纠结,超越解除镇墓文中所体现的解除仪式,代表一新宗教的逐渐形成。这一过程在东汉晚期疾疫频生的背景下展开,疾病的传播、罪谪伦理和治疗的身体技术构建成一整体。但在离开了"汉中时期"的历史语境之后,逐渐趋于形骸化,以至消解。

但请官的仪式与存思修炼和降神相联系,与神仙道—上清一系的身体技术结合,则逐渐呈现出多样的趋向。程乐松已经注意到,在许氏家族关于冢讼的降真中,降真所请之神与上章仪式所请神官的差异②。如果仔细辨识,在这里还有身神,也就是说,其中随着仪式的过程,呈现出不同的仪式的组合,而在其中是不同的身体技术。而这个仪式过程的造成也是

---

① 杨立华《匿名的拼接——内丹观念下道教长生技术的开展》,3 页。
② 程乐松《即神即心——真人之诰与陶弘景的信仰世界》,144 页注 1。

一个历史过程。而在这样的背景下,注连的意涵也呈现出复杂的面相。墓注与冢讼的密切关联,其本身疾病的意义已不清晰,而在吐鲁番的冢讼文书中甚至没有注连相关的内容。但是在许家冢讼的案例之中,除了上章之外,也有服食药物。而其中注连的意涵也可能既与三官手书的仪式相关,也与医学知识的意涵相关联。在这里,注连与不同的语境相关联,意涵试图连接不同的意义。

第六章　若隐若现的城市中被遗忘的尸体?

——隋代中期至唐代初期的疾疫、疾病理论的转化与长安城

第一节　辑录出的"疾疫时代"与言说的限度

现代学者对隋唐时代疾疫的研究,是以正史中疾疫记载的辑佚为起点和基础的。自郭霭春的《中国医史年表》以来,这项研究工作尝试在记载的考辨和综合上向前推进[①],在这些辑佚研究所呈现的资料中,隋代中期至唐代初期似乎作为一个疾疫频发的时代被呈现出来(见表6-1):

[①] 郭霭春《中国医史年表》,哈尔滨:黑龙江人民出版社,1978年;Denis Twitchett, "Population and Pestilenc in T'ang China", Wolfgang Bauer ed., *Studia Sino-Mongolica: Festschrift für Herbert Franke*, Wiesbaden, 1979, pp.35-68.陈邦贤《二十六史医学史料汇编》,北京:中医研究院中国医史文献研究所,1982年;张剑光《三千年疫情》,南昌:江西高校出版社,1998年;孙关龙《中国古代自然灾异动态分析·大疫》,宋正海等《中国古代自然灾异动态分析》,合肥:安徽教育出版社,2002年,400—403页;王玉兴《中国古代疫情年表(公元前674年至公元1911年)》,《天津中医学院学报》2003年第3期,84—88页;龚胜生《中国疫灾的时空分布变迁规律》,《地理学报》2003年第6期,870—878页;龚胜生《隋唐五代时期疫灾地理研究》,《暨南史学》第3辑,广州:暨南大学出版社,2004年,32—51页;孙关龙《中国历史大疫的时空分布及其规律研究》,《地域研究与开发》2004年第6期,123—128页;李曼曼《唐五代瘟疫与社会研究》,安徽大学历史系硕士论文,2006年,8—11页;学术史回顾请参考赖文、李永宸、张涛、庞宏广《近50年的中国古代疫情研究》,《中华医史杂志》2002年第2期,108—113页。

表6-1 史籍所见隋代中期至唐代初期疾疫流行年表

编号	时　间	史料记载的发生地（今天的大致地域）	史料记载的原因	数　据　源
1	开皇十二年（592）	长安		《南史》卷六二《徐孝克传》
2	开皇十八年	辽东（辽水、柳城）	伐高丽	《隋书》卷八一《高丽传》
3	大业六年（610）	流求	伐流求	《隋书》卷二四《食货志》
4	大业八年	山东、河南（龚胜生认为指黄河以北、太行山以东的河北诸郡、黄河以南、淮河以北的河南诸郡）①	大旱、大水、攻打高丽	《隋书》卷三《炀帝纪上》、《隋书》卷四《炀帝纪下》、《隋书》卷二四《食货志》
5	贞观初年（大致为627—632）	两京长安和洛阳之间的地区②	气候寒冷造成的雪灾和战争原因	《旧唐书》卷五七《裴寂传》、《新唐书》卷一一〇《冯盎传》、卷二一五《突厥传》
6	贞观十年	关内、河东（包括今陕西关中、陕北、陇东、内蒙古中西部、山西）		《旧唐书》卷三《太宗纪》、《新唐书》卷三六《五行志》
7	贞观十五年	泽州（治山西晋城，范围包括山西东南陵川、高平、沁水、阳城等县）		《新唐书》卷三六《五行志》、《册府元龟》卷一四七"帝王部"

① 按照《隋书·炀帝纪》的记载，山东的疾疫是伴随大旱（《隋书》，北京：中华书局，1973年，83页），而《隋书·食货志》则记载山东、河南发生大水，又因征辽东覆败，而造成山东地区的疾疫流行（《隋书》，688页）。

② 此次疾疫的流行地域请参考龚胜生的研究，《隋唐五代时期疫灾地理研究》，35页。

编号	时　间	史料记载的发生地 （今天的大致地域）	史料记载的 原因	数　据　源
8	贞观十六年①	谷、泾、徐、戴、虢五州（谷州唐初时领永宁、福昌等县，显庆二年废；泾州治今甘肃镇原；徐州治江苏徐州；戴州唐初领单父、城武等县，贞观十七年废；虢州治今河南灵宝，此次疫灾可能涉及包括甘肃东部至江苏西北的大片地域）		《新唐书》卷三六《五行志》、《册府元龟》卷一四七"帝王部"
9	贞观十七年	泽、濠、庐三州（泽州的位置见 7，濠州治今安徽凤阳，庐州治今安徽合肥，此次疫灾可能涉及山西东南与安徽中部，不知河南是否也有灾情蔓延）		《新唐书》卷三六《五行志》、《册府元龟》卷一四七"帝王部"
10	贞观十八年	庐、濠、巴、普、郴五州（庐、濠两州见 9，巴州治今四川巴中、普州治今四川安岳，郴州治湖南郴州，此次疫灾可能涉及安徽中部、湖南东南、四川中部等地区）		《新唐书》卷三六《五行志》、《册府元龟》卷一四七"帝王部"

---

① 以下四次的疾疫也许是一场流行病的蔓延，但史料中分年记载，而且史料记载并不能说明其来自同一病源，表格中亦分为四处。

(续　表)

编号	时　间	史料记载的发生地 (今天的大致地域)	史料记载的 原因	数　据　源
11	贞观二十二年	卿州或邠州(《新唐书》记卿州、《册府元龟》记邠州,《册府元龟》误,卿州为贞观十五年置之羁縻州,在今贵州紫云县东、长顺县南)		《新唐书》卷三六《五行志》、《册府元龟》卷一四七"帝王部"
12	永徽六年(655)	楚州(治今江苏淮安,可能涉及江苏北中部)		《新唐书》卷三六《五行志》

在 20 世纪 30 年代,武连德就就已经注意到这个时期的疾疫①,但是在近 80 年之后,研究者似乎依然被困在这些疾疫记载的谜障之中,这些记载往往只记某时某地"大疫",但是却未提及一个关键的问题,即"疫"是一种疾病的类别②,还是对疾病大规模流行状况的描述? 若是后者,记载中也并没有提及,是什么疾病在流行,疾病流行情况如何,乃至症候如何? 但这些"未知"却并非意味着这些叙述的"简单",正史中的疾疫记载可能大部分是来自中央政府在疾疫爆发时迁医为疗的诏书,在这些记载背后隐含着中央与地方关于疾疫的话语在制度之中的运作与互动③。这种复杂的运作和互动过程也对通过比勘不同文献确定疾疫的时间、地域乃至原因的研究方式提出了挑战,不同文献对同年发生的疾疫记载的差异,这些歧说涉及疾疫的基本要素,包括发生的地点、相关的原因等等,若是相信这只是文献记载和传承中产生的错误和分歧,也许可以通过文献的考辨,恢

---

① Wu Lien-the, *Plague: A Manual for Medical and Public Health Workers*, Shanghai: National Quarantine Service, 1936, p.11.

② 对于此时期疫病在医书中的类别,请参考张嘉凤《"染易"与"传染"——以〈诸病源候论〉为中心试论汉唐之际医籍中的疾病观》,《台大历史学报》2001 年第 27 期,37—82 页。但是其他历史文献中"疫"的意涵与医书记载中对"疫"的界定,其外延与内涵是否有差别,是需要进一步讨论的问题。

③ 在后文会进一步讨论。

复记载的"原貌"，但若是文献本来就在叙说不同的对象，这样的路径是否会造成更多的混淆。同时以"整合"为基本思路的考辨，似乎也忽视了，即使是文献记载和传承中的错误，也代表一种对疾疫的理解方式。试图考辨这些文献记载的对错，需要先回答这些问题：在怎样的情况下，能把不同地域的疾病看成一场疾疫的蔓延？不同文献中记载的疾病原因，怎样才能整合成"同一种"疾病类别？过于执着于这些问题，会使得研究者在讨论这个所谓"疾疫频发的时代"时，发现自己可以描述的素材越来越少。究其原因，也许是因为当我们用尽全力试图完成这样一个简单的叙述时："什么时间在什么地方发生了多少次某种或者多种疾病的流行"，却忽略了真正重要的因素，而简化了历史中的多种可能性与复杂性。本章则尝试向一个相反方向的追问：如何理解在这个所谓"疾疫时代"中纷杂而多样的叙述，或者说，除了前面列出的这张辑佚出的疾疫表格之外，我们还能添加怎样的叙述，而这些言说的限度又在哪里？

第二节 疾病名义的追寻与疾病 是谁的实体(entity)

如果回顾这个"疾疫时代"的研究史，研究者们的目光大都集中在一个问题上，即流行的究竟是哪种疾病或者哪一类的疾病？我们如何用现代的语言表述它？杜希德(Denis Twitchett)通过追述从6世纪中叶到8世纪晚期在东罗马帝国和伊朗的一系列疾疫，认为7世纪和8世纪前期的诸次疫病中应该有从东罗马传来的腺鼠疫[1]。这种关注，是尝试将历史上某种具有重要影响的疾病放到"中国"的语境之下，同时也在疾病传播的世界地图上拼接上"中国"的那块拼图。将古代疾疫与某种"现代"的疾病分类相对应，是疾疫研究中常见的路径，在杜希德这里，这种现代的名称不仅为理解过去时代的疾疫提供了基础，同时它也提供了一种可能性，

---

[1] Denis Twitchett, "Population and Pestilenc in T'ang China", pp.35-68.

即将不同地方或文献与人类历史上的重要疾病联系起来,勾勒出疾病传播的世界史。范家伟对此说保持了怀疑的态度,认为在文献不足的情况下,讨论唐代疾疫是什么传染病,是徒劳无功的①。曹树基和李玉尚指出,杜希德对中国鼠疫起源的研究本质是上思辨的,或者说是想象的,不是实证的。6世纪鼠疫起源论,虽然新鲜,却靠不住②。莱斯特・里特尔(Lester Little)希望考古中的DNA证据能证明杜希德的说法,进而证明6—8世纪的鼠疫是一场全球大流行③。但是2011年一个跨国的科学家团队在《自然》(Nature)上撰文,宣称他们通过对英国伦敦东史密斯菲尔德墓地(East Smithfield burial)的46枚牙齿和53块骨头的研究,绘制出了导致1347—1351年黑死病的鼠疫杆菌(asteurella pestis,又称耶尔森菌氏Yersinia, pestis)的基因组草图。在此文中他们质疑了6—8世纪鼠疫的病原学。他们宣称,如果6—8世纪的疾疫是鼠疫杆菌引起的,这种变种显然不同于目前所有与人类感染有关的流行菌株,或者这场疾疫就是另一种疾病④。

除了对这个"疾疫时代"的研究,如何界定其他时代历史文献中记载的"疫",也始终是一个困扰研究者的问题。班凯乐(Carol Bendedict)则言,将所有的关于"疫"的记载都用现代术语"plague"表述,却将其转化为一个在疾疫中煎熬的人们,无法通过其眼睛、心灵和经历辨认的实体(entity)⑤。

---

① 范家伟《后汉至唐代疾疫流行及其影响——以人口移动为中心的考察》,香港中文大学历史学部博士论文,1997年,71—75页。
② 曹树基、李玉尚《鼠疫:战争与和平——中国的环境与社会变迁(1230—1960年)》,济南:山东画报出版社,2006年,25—26页。
③ Lester K. Little ed., *Plague and the End of Antiquity: The Pandemic of 541 - 750*, Cambridge: Cambridge University Press, 2006, p.20.
④ K. Bos, V. Schuenemann, G. Golding et al, "A Draft Genome of Yersinia pestis from Victims of the Black Death", *Nature*, 478, 2011, pp.506 - 510.
⑤ Carol Benedict, *Bubonic Plague in Nineteenth-Century China*, Stanford, California: Stanford University Press, 1996, p.9.中译可参考朱慧颖译《十九世纪中国的鼠疫》,北京:中国人民大学出版社,2015年。近来对欧洲中世纪瘟疫的研究,也在反思以鼠疫为唯一病因论的叙述。参见 John Thielmann and Frances Cate, "A Plague of Plagues: the Problem of Plague diagnosis in Medieval England" (*Journal of Interdisciplinary History*, 2007, 37 - 3, pp.371 - 393); Ann G. Carmichael, "Universal and Particular: The Language of Plague, 1348 - 1500", *Medical History* (Supplement 27, 2008, pp.17 - 52)。

循着班凯乐的路径,郭志松(Asaf Goldschmidt)更多将对疾疫的观察,放到疾疫对当时人心理上的影响上。特别是疾疫通过对心理的影响,使得政府的应对策略产生的变化。他将北宋时期发生的疾疫、伤寒论的重兴与医学地位的上升联系起来讨论。他指出在北宋时期对疾疫的记载增加,特别是1045—1060年间一波疾疫爆发,仁宗朝将疾疫看作对其统治重要的威胁。虽然此时期疾疫爆发的原因并不清楚,可能是因为人口的南移、商业的扩展以及城市化的进程。不过,无论疾疫的具体诱因为何,为了应对疾疫,北宋政府建立校正医书局整理医学书籍,在此过程中,由于主持编辑医学书籍的人员,已经对伤寒的知识体系有相当的熟悉,《伤寒论》构成了宋代应对疾疫的基本知识框架,也正是因为这个原因,疾疫冲击对医学理论的演进,产生了前所未见的影响①。这种路径尝试通过迫近时人对疾疫原因的解释,进而理解疾疫对当时社会的影响,并在疾病与社会的互动之中理解疾病理论的塑造。范家伟怀疑这个"疾疫—伤寒—《伤寒论》相关著作"的链条是否在当时的文献之中能够找到足够的支持。他指出,郭志松没有证明仁宗朝疾疫在当时医者判断中,是什么类型的疾病②,我们可以将疾疫视为伤寒知识兴起的背景,但是却很难证明当时的医者和医书写作者就将流行的疾疫理解为伤寒。背后更重要的问题是,在不同文本语境下出现的疾疫和伤寒,可以被视为同一个实体的不同再现吗? 还是不同文本中的不同实体,虽然两者可能有关联?

与伤寒这个疾病类别在北宋时期的浮现相似,在隋唐之间也有一个疾病的类别逐渐在不同类型的文献记载中凸现出来,这类疾病被称为"传尸"或"骨蒸"。《太平广记》卷四七四引唐代窦维鋬的《广古今五行记》记此隋代末年的传尸病:"隋炀帝大业末年,洛阳人家中有传尸病,兄弟数人,相继亡殁,后有一人死,气犹未绝,家人并哭。其弟忽见物自死人口中

---

① Asaf Goldschmidt, *The Evolution of Chinese Medicine: Song Dynasty*, 960 - 1200, London and New York: Routledge, 2009.

② 范家伟《宋代医学发展的外缘因素——评郭志松〈中医药的演变:宋代(960—1200年)〉》,332页。

出,跃入其口,自此即病,岁余遂卒。"①在记载唐代的史籍中,则记载武德初年流行的疾病,《旧唐书》卷一九一《许胤宗传》:"(武德初)时关中多骨蒸病,得之必死,递相连染,诸医无能疗者。"②这几种文献中所记载的传尸和骨蒸病流行的时间(大业末年和武德初)与前文表格中展示的疾疫所出现的时间相当接近。文献也描述其具有相当的传播性,是否能将"传尸/骨蒸"这种疾病类别的出现看作当时人群对疾疫的一种理解和应对,在尝试回答这一问题时,也不应忘记,不同地域中的不同群体都在以自己的方式面对着疾疫,一种疾病类别的出现并不能代表所有人的应对之道,因此需要追问:"传尸/骨蒸"是谁的"实体",是如何被建立起来的?

第三节　抄撰的文本与疾病类别的整合

郭志松在其研究中将政府整理医学图书看作"伤寒学"重兴的重要因素,如果要论述,在隋代中期至唐代初期的疾疫流行中,"骨蒸/传尸"作为一个疾病类别逐渐成立,"书"也是一个关键性的证据。在此段时期出现了一系列与这个疾病类别相关的医书,在《旧唐书·经籍志》和《新唐书·艺文志》的著录中,包括苏游的《玄感传尸方》、崔知悌的《崔氏骨蒸方》和《骨蒸论》③。同时,在此时期的其他方书中也都包括传尸和骨蒸病的内容,《外台秘要》卷一三"骨蒸传尸鬼疰鬼魅二十六门",引用的医书除了《诸病源候论》、苏游和崔知悌的医方之外,还包括《古今录验方》、《救急》、《必效》、《备急》、《广济》与张文仲的医方等。《古今录验方》,《旧唐书》卷四七《经籍志》记甄权撰④,卷一九一《甄权传》后附其弟《甄立言传》又言其撰写《本草音义》七卷与《古今录验方》五十卷⑤,高文铸认为,此书应该是

---

① 《太平广记》第 10 册,北京:中华书局,1961 年,4309 页。

② 《旧唐书》,北京:中华书局,1975 年,5091 页。《唐会要》卷八二亦记此事。

③ 《旧唐书》,2050 页;《新唐书》,北京:中华书局,1975 年,1571 页。

④ 《旧唐书》,2050 页。

⑤ 《旧唐书》,5090 页。

甄权所撰，又经甄立言整理与增补①。从《外台秘要》中征引的《古今录验方》条文，似杂有甄权和甄立言两人的医方与治疗经验。《备急》，中古医方中以"备急"为名者颇多，高文铸认为《外台秘要》所引的《备急》，行文中提到唐人、唐事，并引唐书，应该是唐代的医书。但他根据时代与卷次，认为《外台秘要》所引不是张文仲的《随身备急方》、贾耽的《备急单方》和佚名氏的《袖中备急方》②。《必效》，《旧唐书》卷四七《经籍志》记："《孟氏必效方》十卷（孟诜撰）"③。卷九一孟诜本传亦记其撰《必效方》④。《外台秘要》所引也许就是孟诜的《必效方》。《广济方》是唐玄宗开元十一年官颁的医方⑤。可见这些被引用的方书大多在唐代成书，其中都有关于传尸和骨蒸的内容。

　　同时在这些方书中也往往明言撰著方书与疾病的关系，《外台秘要》卷一三引《崔氏别录灸骨蒸方图》的序文言其传布此方的原因："至如狸骨、獭肝，徒闻囊说，金牙、铜鼻，罕见岂能，未若此方扶危拯急，非止单攻骨蒸，又别疗气疗风，或瘴或劳，或邪或癖，患状既广，救愈亦多，不可具录，略陈梗概。又恐传授谬讹，以误将来，今故具图形状，庶令览者易悉，使所在流布，颇用家藏，未暇外请名医，旁求上药，还魂反魄，何难之有？遇斯疾者，可不务乎！"⑥医方在手能够"扶危拯急"，因此需要使其"流布"。但是也有态度截然相反者，前文曾引述武德中许胤宗疗骨蒸之事，叙述者在此后笔锋一转，进入许胤宗不著医书之事：

　　　　或谓曰："公医术若神，何不著书以贻将来？"医者，意也，在人思
　　　　虑。又脉候幽微，苦其难别，意之所解，口莫能宣。且古之名手，唯是
　　　　别脉，脉既精别，然后识病。夫病之于药，有正相当者，唯须单用一
　　　　味，直攻彼病，药力既纯，病即立愈。今人不能别脉，莫识病源，以情

①　高文铸校注《外台秘要方》，北京：华夏出版社，1993 年，931—932 页。
②　高文铸校注《外台秘要方》，940—942 页。
③　《旧唐书》，2050 页。
④　《旧唐书》，5102 页。
⑤　见《通典》卷三三"医博士"条，北京：中华书局，1988 年，915 页。
⑥　高文铸校注《外台秘要方》，233 页。

臆度,多安药味,譬之于猎,未知兔所,多发人马,空地遮围,或冀一人偶然逢也。如此疗疾,不亦疏乎。假令一药偶然当病,复共他味相和,君臣相制,气势不行,所以难差,谅由于此。脉之深趣,既不可言,虚设经方,岂加于旧。吾思之久矣,故不能著述耳。①

此段评述从表面上看来,并非专指骨蒸,但此段文字的叙述者将其放在骨蒸流行的背景下,是试图在行文中凸现其医术高明,反衬其不着医方之"异",进而展示出许胤宗对医学的看法。但若将其叙述与立场相反的崔知悌论述相比,则可以发现一些相互关联的地方,第一点,其实是两者分歧之处,崔知悌指出传布此方的原因,是因为此方可以治疗多种疾病,而许胤宗却认为无论辨脉配药,都需仔细分辨疾病,然后对症调配药物,似乎反对以一种医方治疗多种疾病。第二点,崔知悌担心医方"传授谬讹",尝试以图形加以传授。许胤宗反对著书的态度,以为医方无法传递医者之意。如果把这些共通点,放到当时骨蒸的医方和医理的语境中理解,则会有新的认识。这个时代医方对骨蒸和传尸的记载呈现出两个特质,一方面,这些叙述都尝试将当时不同的疾病名称和理论进行整合,但这不必然与许胤宗辨症治疗的要求完全背道而驰,在后文会讨论这一点;另一方面,不同医方中对疾病特征和理论的描述有很多的相似之处,甚至是文本的类似,似乎折射出其来源的同源性,也就是说需要探讨此时期骨蒸理论的成立与文本传抄的关系。但是需要注意的是,苏游的《玄感传尸方》、崔知悌的《崔氏骨蒸方》和《骨蒸论》见于《外台秘要》和《医心方》的征引,也就是说,这些医方已经失去了原有的篇章结构。而《外台秘要》和《医心方》也经过后代的整理和变化,因此这些残存的文本其实无法完全展示出原有医理和历史的立体面貌。

《外台秘要》卷一三引苏游《玄感传尸方》论曰:

传尸之疾,本起于无端,莫问老少男女,皆有斯疾。大都此病相克

---

① 《旧唐书》,5091 页。

而生,先内传毒气,周遍五脏,渐就羸瘦,以至于死。死讫复易家亲一人,故曰传尸,亦名转注。以其初得半卧半起,号为殗殜。气急咳者,名为肺痿。骨髓中热,称为骨蒸。内传五脏,名之伏连。不解疗者,乃至灭门。假如男子因虚损得之,名为劳极,吴楚云淋沥,巴蜀曰极劳。①

其中将"传尸"、"骨蒸"、"转注"、"殗殜"、"劳极"等都看作同一疾病。按《医心方》所引《玄感传尸方》,此种说法袭自"中华通"②。而这种将诸种疾病整合的理论,并不仅仅是苏游的一家之言,《外台秘要》卷一三所引张文仲的《随身备急方》中也有类似的看法:

> 传尸病,亦名痎疟、遁疰、骨蒸、伏连、殗殜,此病多因临尸哭泣,尸气入腹,连绵或五年、三年,有能食不作肌肤,或三日、五日,若微劳即发,大都头额骨间,寻常微热翕翕然,死复家中更染一人,如此乃至灭门。③

虽然《玄感传尸方》对诸种症候的叙述中,似乎只是将"骨蒸"作为其中之一,但是从《外台秘要》所引的文字,骨蒸的理论已经成为整合之后医理的核心。另外,在《玄感传尸方》和《崔氏疗骨蒸方》中对病因理论的叙述基本相似,其内容也与之前隋代方书《诸病源候论》中对蒸病的叙述相似。《诸病源候论》认为:"凡诸蒸患,多因热病患愈后,食牛羊及肥腻,或酒或房,触犯而成此疾。久蒸不除,多变成疳。"④其中保存对蒸病的两种分类方式:五蒸、二十三蒸,五蒸分别为骨蒸、脉蒸、皮蒸、肉蒸、血蒸(即内蒸),其病源分别在肾、心、肺、脾、五脏⑤,《玄感传尸方》承袭的是五蒸的说法,认为骨蒸病源在肾,但是其中提出随着病情的进展,邪气是由肾传到心、心传到肺、肺传到肝脾,毒气最终传遍五脏⑥(详见表6-2),实际是将《诸

---

①　高文铸校注《外台秘要方》,236页。

②　翟双庆、张瑞贤等点校《医心方》,北京:华夏出版社,1993年,220页。

③　高文铸校注《外台秘要方》,237页。

④　丁光迪主编《诸病源候论校注》,北京:人民卫生出版社,1991年,118页。

⑤　丁光迪主编《诸病源候论校注》,117页。

⑥　高文铸校注《外台秘要方》,第236页。

病源候论》中的五种蒸病源候变成了疾病不同阶段的源候,而"气"已成为此疾病变化的关键概念。崔知悌治疗五蒸的方论,则与《诸病源候论》更为接近(详细的文字对比请参见表6-2):

表6-2 《诸病源候论》、《玄感传尸方》与《崔氏》中五蒸论的文本比较

	肾	心	肺	肝	脾	五脏
《诸病源候论》	一曰骨蒸,其根在肾,且起体凉,日晚即热,烦躁,寝不能安,食无味,小便赤黄,忽忽烦乱,细喘无力,腰疼,两足逆冷,手心常热。蒸盛过,伤内则变为疳,食人五脏	二曰脉蒸,其根在心,日增烦闷,掷手出足,翕翕思水,口吐白沫,睡即浪言;或惊恐不定,脉数。若蒸盛之时,或变为疳,脐下闷,或暴利不止	三曰皮蒸,其根在肺,必大喘鼻干,口中无水,舌上白,小便赤如血。蒸盛之时,胸满,或自称得注热,两胁下胀,大嗽,彻背连胛疼,眠寐不安;或蒸毒伤脏,口内唾血		四曰肉蒸,其根在脾,体热如火,烦躁无汗,心腹鼓胀,食即欲呕,小便如血,大便祕涩。蒸盛之时,身肿目赤,寝卧不安	五曰内蒸,所以言内蒸者,必外寒内热,把手附骨而热也,其根在五脏六腑之中,其人必因患后得之,骨肉自消,食饮无味,或皮燥而无光;蒸盛之时,四肢渐细,足趺肿起
《外台秘要》卷一三引《玄感传尸方》	其源先从肾起,初受之气(《医心方》引作"肾初受气"),两胫酸疼,腰脊拘急,行立脚弱,食饮减少,两耳飕飕,欲似风声。夜卧梦达,阴汗痿弱	肾既受已,次传于心。心初受气,夜卧心惊,或多怔悸,心悬乏气,吸吸欲尽,梦见先亡,有时盗汗。食无滋味,口内生疮,心常烦热,唯欲眠卧,朝轻夕重,两颊口唇悉红赤如传烟脂,又时手足五心皆热	心既受已,次传于肺,肺初受气,时时咳嗽,气力微弱,有时喘气,卧即更甚,鼻口干燥,不闻香臭,假令得闻,唯觉朽腐物气,有时恶心,愦愦欲吐,肌肤枯燥,或时刺痛,或似虫行,干皮细起,状若麸片	肺既受已,次传于肝,肝初受气,两目膜膜(《医心方》引作"漠漠"),面无血色,常欲颦眉,视不及远,目常干涩,或复睛黄,朝暮瞢瞢,常欲合眼,及至于卧,睡还不着	肝既受已,次传于脾,脾初受气,两肋虚胀(《医心方》引作"肤胀"),食不消化,又时渴痢,熟食生出,有时肚痛,腹胀雷鸣,唇口焦干,或生疮肿,毛发干耸,无有光泽,或复上气,抬肩喘息,痢赤黑汁。至此候者,将死之证也	毒气传五脏候,终不越此例,但好候之,百不失一

（续　表）

	肾	心	肺	肝	脾	五脏
《外台秘要》卷一三引《崔氏》疗五蒸	一曰骨蒸，其根在肾，且起体凉，日晚即热，烦躁，寝不能安，食无味，小便赤黄，忽忽烦乱，细喘无力，腰疼，两足逆冷，手心常热。蒸盛过，伤内则变为疳，食人五脏	二曰脉蒸，其根在心，日增烦闷，掷手出足，翕翕思水，口吐白沫，睡即浪言；或惊恐不定，脉数。若蒸盛之时，或变为疳，脐下闷；或暴利不止	三曰皮蒸，其根在肺，必大喘鼻干，口中无水，舌上白，小便赤如血。蒸盛之时，胸满，或自称得注热，两胁下胀，大嗽，彻背连胛疼，眠寐不安；或蒸毒伤脏，口内唾血		四曰肉蒸，其根在脾，体热如火，烦躁无汗，心腹鼓胀，食即欲呕，小便如血，大便祕涩。蒸盛之时，身肿目赤，寝卧不安	五曰内蒸，所以言内蒸者，必外寒内热，把手附骨而热也，其根在五脏六腑之中，其人必因患后得之，骨肉自消，食饮无味，或皮燥而无光；蒸盛之时，四肢渐细，足跗肿起

从以上的文献中，可以看到对蒸病的解释，有两种不同的方式，《诸病源候论》和崔知悌的医方是尝试区别不同的蒸病类型，而且《诸病源候论》中有五蒸、二十三蒸等多个说法，说明其可能来自不同的文本，也说明在中古时期对于蒸病有多种的分类和理解方式。而苏游的《玄感传尸方》则把不同的蒸病类别看成一种疾病的变化过程，另外虽然有两种不同的解释方式，但是其中对每类蒸病的具体文字表达却有很大的相似之处，甚至有些段落是完全一致的。不论哪种方式，可能都是对之前文献中记载的各种蒸病类别和对其理解的方式进行整合。

　　同时正如前文所引的《玄感传尸方》和张文仲的医方，这时形成的骨蒸病理论，不仅在整合各种蒸病的理论，也试图将其他类别的疾病都整合到骨蒸之中，或者说，在骨蒸成为其中的核心医理，而其他的一些疾病名称，则更多的成为这个新的疾病类别的病理过程或症状之一。《医心方》引《玄感传尸方》称传尸病"男夫多以痃癖及劳损为根，女人乃因血气或注为本"①，也就是将痃癖、劳损、血气病和注病作为传尸（骨蒸）病的病理过

———————

① 翟双庆、张瑞贤等点校《医心方》，第 220 页。

程的一部分,由此骨蒸病的症候中增加了重要的两项,一个是早期的两胁肿胀和疼痛①,另一方面就是对其传播性的认识,后文会专门讨论这一点。其他一些被整合的病名,包括对症候和患病程度的描述,张纲引扬雄《方言》:"殗殜,微也。宋卫之间曰殗;自关而西,秦晋之间,凡病而不甚曰殗殜。"郭璞注曰"病半卧起也。"②因而推论"故殗殜者,实病不深重之谓也。"③按照这样的说法,"殗殜"是对罹患疾病程度的描述。另外还有"淋沥",即"淋露",丹波元简在《灵枢识》中认为"谓淋下露滴,病经久不止"④,张纲则推测应该是赢瘦的意思:"为但言其瘦,而不拘何病,本凡称百病之症状者,即其本义之遗于晋时者也"⑤。将这些疾病名称都归为同一类疾病的过程,实际也是对病理和病候进行重新梳理和认识,在这个过程中,已有较为系统理论的骨蒸病凸现出来,成为医理的主轴,其它的疾病名称及对应的病候被整理到骨蒸的理论系统中。

不过,《玄感传尸方》虽然将这些病名统一归入传尸病的名下,却认为对不同的症候应该区别对待,"比见患者百有余人,得状不同,为疗亦异"⑥,而且认为对这些病状必须采取不同的治疗:"至如以主肺萎骨蒸方,将疗痃癖传尸者,斯乃更增其病,岂有得痊之理?何者,主肺萎方中多是冷药,冷药非痃癖之所宜。若用以疗痃癖,此乃欲益反损,非直并乃未差,兼复更损其脾。"⑦在这个意义上,与许胤宗要求仔细分辨疾病,然后对症调配药物的治疗路径并非完全不同。或者说,苏游在尝试建立出一个多维的疾病系统,在一个核心的疾病理论之下,有不同类别和阶段的征候,并通过区别这些类别和阶段,来使用对应的医方进行治疗。

---

① 《诸病源候论》中癖候:"夫五脏调和,则荣卫气理,则津液通流,虽复多饮水浆,不能为病。若摄养乖方,则三焦否隔,则肠胃不能宣行,因饮水浆过多,便令停滞不散,更遇寒气,积聚而成癖。癖者,谓僻侧在于两胁之间,有时而痛是也。"丁光迪主编《诸病源候论校注》,608 页。
② 张纲《中医百病名源考》,103—104 页。
③ 张纲《中医百病名源考》,110 页。
④ 曹炳章校《灵枢识》,长沙:岳麓书社,1990 年,137 页。
⑤ 张纲《中医百病名源考》,120 页。
⑥ 高文铸校注《外台秘要方》,236 页。
⑦ 高文铸校注《外台秘要方》,236 页。

第四节　地域的语境：疾病、医者、医书的
风土与若隐若现的城市

　　在前文所指出的不同医学文本之间的相似性和医理的整合，要如何理解？是否能假设《玄感传尸方》、崔知悌的《骨蒸方》中对骨蒸的论述对《诸病源候论》中理论的继承或整合？或者说假设这些方书有一个或一些所谓共同的"原本"？苏游和崔知悌是否有途径获取《诸病源候论》？时代更为相近的两人为何会存在不同的整合方式？他们之间是否有交流或阅读对方医书的可能？

　　《诸病源候论》的撰者在历代著录中有所差异，而近来的研究一方面关注其撰者与当时重要的医学家族的关系，另一方面则关注其官修的特质①。《诸病源候论》似乎采取了一个截然相反的路径，它追求分类的全面和完整，甚至是尝试"辑录"出汉唐间某个症候下大部分的病名，并加以平行排列。《诸病源候论》有论无方，按照《中国科学技术史（医学卷）》中的考证，同时编纂的《四海类聚方》可能就是与其配套的方书②，但是按照《诸病源候论》的分类系统，是否能够在每一分类的病候下都有药方，却是疑问。这样一部著作，在编撰时，期待的"读者"是谁？实际可能阅读的读者又是谁③？《诸病源候论》在完成之后，史籍中未有其下颁的记载。中古时期国家下颁的医书基本为医方书和本草书，为满足地方医政和药政的需求④。

---

① 对《诸病源候论》撰者的讨论请参见陈昊《身分叙事与知识表述之间的医者之意——6—8世纪中国的书籍秩序、为医之体与医学身分的浮现》，上海古籍出版社，2019年，200—205页。
② 廖育群、傅芳、郑金生《中国科学技术史》（医学卷），北京：科学出版社，1998年，243—244页。
③ 对《诸病源候论》文本结构和"读者"的讨论请参见陈昊《身分叙事与知识表述之间的医者之意——6—8世纪中国的书籍秩序、为医之体与医学身分的浮现》，205—215页。
④ 对中古时期下颁方书的讨论请参考范家伟《大医精诚——唐代国家、信仰与医学》，113—125页；刘淑芬《唐、宋时期僧人、国家和医疗的关系：从药方洞到惠民局》，李建民主编《从医疗看中国史》，台北：联经出版公司，2008年，187—195页。

同时,从唐代太医署和地方医学的教材来看,《诸病源候论》并不在其中,唐代初期的医学机构应该是继承自隋代的制度,因此很可能《诸病源候论》也并未作为医学生的教材而得到更广大的阅读群体①。因此,《诸病源候论》修撰完成之后应该是藏于秘府,阅读者需要有机会获得秘府所藏的医书。

　　苏游和崔知悌是否有可能接触到《诸病源候论》呢? 他们各自的医理叙述又来自何处? 苏游,宋代张君房的《云笈七签》卷七八收录其《三品颐神保命神丹方》,其自叙署"开耀二年"②,《全唐文》卷一八九据此称其为"开耀时人"③。高文铸根据《外台秘要》卷一三中引"张文仲"之文,其中有引苏游《玄感论》的文字,认为《玄感传尸方》成书早于《张文仲方》,成书于七世纪末叶④。崔知悌在新旧唐书有传,《外台秘要》卷一三引《崔氏别录灸骨蒸方图序》中,崔知悌自言:"余昔忝洛州司马,当三十日灸一十三人,前后瘥者数过二百。"⑤可知除了关中地区之外,洛阳附近地区也被看作骨蒸病流行的地区,同时亦说明其直接面对骨蒸病的经验来自洛阳地区。但是其中只是说明其治疗骨蒸的灸方是他在洛阳期间就掌握了的,但关于病因理论的叙述来自何时并不清楚。之后,他历官尚书户部度支郎中、中书侍郎等,经历均在长安,"崔氏小续命汤"记崔知悌言:"余曾任殿中少监,以此状说向名医,咸云此方为诸汤之最要。"⑥殿中少监是殿中省的副长官,下辖宫廷医疗机构尚药局,崔知悌所"说向"的名医当为尚药局的医官,在任此职期间,崔知悌与众名医接触,也能够获得名医和宫廷收藏的重要医方。唐代宫廷中应该收藏着隋代抄本的《诸病源候论》,甚至包括

---

① 唐代太医署的教材请参考程锦复原的唐《开元二十五年令·医疾令》第 1 条为:"诸医针生,各分经受业。医生习《甲乙》、《脉经》、《本草》,兼习《张仲景》、《小品》、《集验》等方。针学习《素问》、《黄帝针经》、《明堂》、《脉诀》,兼习《流注》、《偃侧》等图、《赤乌神针》等经。"(中国社会科学院历史研究所天圣令整理课题组、天一阁博物馆《天一阁藏明钞本天圣令校证 附唐令复原研究》,北京:中华书局,2006 年,315 页),其中未见《诸病源候论》。

② 李永晟点校《云笈七签》,北京:中华书局,2003 年,1757—1758 页。

③ 《全唐文》,上海古籍出版社,1990 年,1914 页。

④ 高文铸校注《外台秘要方》,945 页。

⑤ 高文铸校注《外台秘要方》,233 页。

⑥ 高文铸校注《外台秘要方》,327 页。

《诸病源候论》所依据的前代医学文献。也就是说，崔知悌与《诸病源候论》对于骨蒸病理论的文本相似性，似乎可以在一种宫廷医学的背景下理解，这一背景涵盖着人的交往与书籍的传布。但从现有对苏游的记载来看，他似乎更接近于"山林医家"，苏游与崔知悌的差异也许可以从这个角度去考虑。

但是苏游也并非完全与这一宫廷医学的背景并无相关，崔知悌与苏游的经历看似无任何交集，前文提到张文仲书中曾引用苏游的医方，张文仲是洛阳人，高宗武后时期的宫廷医官，也就是说宫廷中的医官应有阅读苏游的医方。同时，在唐代初期，相当多隐居山林的医家应征召进入长安城，典型的例子就是孙思邈，《旧唐书》卷一九一《孙思邈传》记："周宣帝时，思邈以王室多故，隐居太白山。隋文帝辅政，征为国子博士，称疾不起。尝谓所亲曰：'过五十年，当有圣人出，吾方助之以济人。'及太宗即位，召诣京师，嗟其容色甚少，谓曰：'故知有道者诚可尊重，羡门、广成，岂虚言哉！'将授以爵位，固辞不受。"[1]除被征召者之外，应该有更多山林医家游历长安。

若将视野略为扩大，前文提到的曾撰写骨蒸相关医方，许胤宗、甄权兄弟也都在国家医疗机构中供职。《外台秘要》所引的《备急》，有"正（贞）观中（627—649）敕赐此方"之语[2]。《救急方》虽然不知其作者，但其中曾有此段文字："言：'昔在幼年，经患此疾，每服用食饼及羹粥等物，须庾吐出。正（贞）观中，许奉御兄弟及柴、蒋等家时称名医，奉敕疗病，罄竭口马，所患终不能瘳，渐羸惫，候绝朝夕。'"[3]也说明此两方作者与宫廷的联系。按照《旧唐书》卷一九一的记载，孟诜历官凤阁舍人、台州司马、春官侍郎、同州刺史，未担任过医官，但传记中特别突出其对方术的喜好，其应与崔知悌的情况类似。当我们观察这些创造出"骨蒸"的医学文本背后的群体时，虽然他们的身份有相当的差异，好医的士人、医官、山林医家，但是他们也都处在一个相同的环境中，这一环境背后的动力则与隋唐的中

---

① 《旧唐书》，5094—5095 页。
② 高文铸校注《外台秘要方》，237 页。
③ 高文铸校注《外台秘要方》，147 页。

央医疗机构和教育机构在大兴城（长安城）中的建立密切相关,范家伟曾论述隋唐官方医学机构成立与隋唐时代对前代医学知识的整合的互动①。这一互动的过程,是不同的医学群体都进入到官方医学机构及其周边,当然也会造成的医学理论的变化。但若将此整合的过程,放到一个地域的语境下进行观察,一方面可以将其看作医疗资源向长安,这座帝国的都城,集中的过程②;另一方面,长安也给不同群体和地域的医者,以及各种医学书籍和其他类型的医学文本,提供了一个互动的舞台。而这个正在形成中的地域群体,从一开始就直接面对着关中地区（甚至可以说是长安城内）流行的疾病乃至疾疫③。他们实际将不同地域治疗骨蒸和传尸的经验,都纳入其治疗和医书的撰述之中,前文提到崔知悌在洛阳治疗的经验,《外台秘要》卷一三引张文仲医方言:"荆州人王元礼,当家患骨蒸传尸死尽,有一道士忽教灸,即断,兼更教人,无有不瘥者。"④洛阳、荆州的医疗方法都被纳入在长安撰著和传递的医书之中,这个地域经验进入医学文本的过程,也在重新界定着对疾病风土的认识,前文所引《广古今五行记》的记载,记录传尸流行的地域是洛阳,关于许胤宗的记载,明确说骨蒸流行的地域是关中。但是这些主要生活在长安与洛阳之间的医者和医书作者却并不认为骨蒸的范围仅限于其生活的世界,前文引苏游的《玄感传尸方》言:"吴楚曰淋沥,巴蜀曰极劳。"⑤这对中国古代医学中对疾病风土的理解,是一个有趣的案例,疾病与方土的关系虽然可能与现实经验有所联系,但其形成体系化的说法应与当时整体的思想背景有关,比如李建民就认为《黄帝内经》中有关疾病的缘起与方土之间的关系的论述,是一个模

① 范家伟《六朝隋唐医学之传承与整合》,香港中文大学出版社,2003年,120—125页。
② 洛阳在此过程中的角色,将另文讨论。
③ 陈登武推测太医署的巡患之处主要限于京师地区（陈登武《从〈天圣·医疾令〉看唐宋医疗照护与医事法规》,《唐研究》第14卷,北京大学出版社,2008年,252页）。但京兆府的地方医疗机构,其巡患的范围是否包括京城,或者其只包括京城以外的京畿地区,以与太医署的主要巡患范围相区别,尚无确证。另外,太医署巡患所提供医疗的范围涉及整个京城的民众,但是对其医疗对象仍然有所区别。而宫廷医疗机构（尚药局、药藏局）的治疗对象主要在宫廷之中。除了其职业环境之外,这些医官和好医者的生活环境也应集中在长安地区。
④ 高文铸校注《外台秘要方》,233页。
⑤ 高文铸校注《外台秘要方》,236页。

式化的术数归纳①。在骨蒸病的风土的论述中，也涉及一个思想背景，即它相信疾病即使在各地名称不同，但相同的疾病"实体"仍然是可以被辨认、治疗和"统一"在一个疾病的名称之下，也就是说长安的医学知识群体在用新形成的医学理论整合其他地域的知识。当然这个叙述中也有很多令人困惑之处，比如为何将"吴楚""巴蜀"单独排列出来？在《外台秘要》引用的多种唐代医学方书关于其他疾病类别的叙述中，这两个地域并非特别突出。同时，当把"吴楚"和"巴蜀"区别为他者时，在这些对于地方疾病风土的叙述中，似乎就体现出了一个隐含的地域主体，是那里的医者在他们的医书中将"吴楚"、"巴蜀"地区的疾病名称与其自身的疾病体系加以比较、辩证，而最终确定它们就是骨蒸和传尸病，但是从没有文献明确地指出这个隐含的地域主体就是长安。

第五节　死亡的身体：被遗忘？

但如果仔细分析从《诸病源候论》到《玄感传尸方》或崔知悌骨蒸方的病因理论转变，在骨蒸论被凸现的同时，也有重要的疾病理论被遗忘或遮蔽。所谓的"传尸"，如苏游方所言："死讫复易家亲一人，故曰传尸，亦名转注。"②注连作为疾病传播的话语，集中出现在东汉时期的多种文本之中，包括医学文献、墓葬文书以及后来的道教文献中，其理论与尸病的理论相关。在解除镇墓文中，尸注原本不是最常被使用的解释死亡的方式，但它在东汉末期疾疫盛行的背景之下出现，成为仪式中一种重要的解释死亡的方式。而医学文献中将尸注的理论建立在尸鬼的基础之上，很可能与镇墓文中厌劾三尸的仪式书写相关。前文的研究已经指出，在中古时期，注连的话语在医学文献、墓葬文书和道教文献中都逐渐形成自身的

---

① 李建民《死生之域——周秦汉脉学之源流》，台北：中研院，2000 年；此据李建民《发现古脉——中国古典医学与数术身体观》，北京：社会科学文献出版社，2007 年，78—80 页。

② 高文铸校注《外台秘要方》，236 页。

传递系统。在医学文献中的传递,大都保存在《诸病源候论》中,注病变成了一个庞大的疾病分类体系。

> 凡注之言注也,谓邪气居住人身内,故名为注。此由阴阳失守,
> 经络空虚,风寒暑湿饮食劳倦之所至也。其伤寒不时发汗,或发汗不
> 得真汗,三阳传于诸阴,入于五脏,不时除瘥,留滞宿食;或冷热不调,
> 邪气流注;或乍感生死之气;或卒犯鬼物之精,皆能成此病。其变状
> 多端,乃至三十六种,九十九种,而方不皆显其名也①。

这里通过音训的方式重新解释了注病的意义,即"谓邪气居住人身内,故名为注",实际上是通过"邪气"的泛义解释病因强调了"注"病病情久延、反复发作的病候特点,被归入"注"病病因的"邪气"包括风、寒、暑、湿、邪气、鬼物等各方面的因素②:"凡云邪者,不正之气也,谓人之腑脏血气为正气,其风寒暑湿,魑魅魍魉,皆谓为邪也。"③《诸病源候论》中提到多种"注"病的名称,形成一个庞大而繁杂的分类体系,但是不论这些名称来自方书的辑佚整理,还是基于疾病分类的重新命名,其都不会是对所谓"三十六种、九十九种"注病旧名的完全再现,《诸病源候论校注》"提要"曾对此处的分类体系做过分析:"以常见病因分类者,如风注、气注、寒注、寒热注、冷注、食注、劳注等;以恶毒邪气分类者,如鬼注、蛊注、毒注、恶注等;有属常见之病而发展变化成为注病者,如温注、水注、骨注、湿痹注、饮注等;有属传染性疾病者,如生注、死注、殃注等。他如五注、转注、三十六注、九十九注等,皆是古代所传之名称,而并未叙述其具体形证,盖属保存文献资料者。"④其实这里的前三类都可以看作通过原有疾病的名称命名的,包括

---

① 丁光迪主编《诸病源候论校注》,690—691 页。
② 关于《诸病源候论》记载的造成注病的各种因素,张嘉凤先生有详细的分析,按其研究主要可分为"鬼神"、"气"以及其他因素比如饮食等,而前两者都可归类为"邪",而且注病有可能由多重病源造成,见《"染易"与"传染"——以〈诸病源候论〉为中心试论汉唐之际医籍中的疾病观》,55—60 页。
③ 丁光迪主编《诸病源候论校注》,64 页。
④ 丁光迪主编《诸病源候论校注》,690 页。

风病、虚痨病、伤寒病、温病、气病等在《诸病源候论》都有单独的分类,而注病的病因体系实际是建立在这些疾病的病因理论之上,比如劳注的病源为"人大劳,虚而血气空竭,为风邪所称,致不平复",这里认为劳注是痨病又受风邪影响病情延迟造成的,"风邪"在注病病因论中的特殊地位,张嘉凤已经提到了,需要进一步指出的是在《诸病源候论》中多次将"风邪"作为导致各种疾病病情反复而久延最终形成"注"的原因(此外还有"鬼邪"、"毒气",但是在《诸病源候论》中将"鬼邪候"归入风病类),而对风邪的解释显然是建立在对"邪"解释的基础之上:"风邪者,谓风气伤于人也。人以身内血气为正,外风气为邪。"①风气之所以会伤害人的身体是因为:"风是四时之气,分布八方,主长养万物。从其向来者,人中少死病;不从其向来者,人中多死病。其为病者,藏于皮肤之间,内不得通,外不得泄。其入经脉,行于五脏者,各随脏腑而生病焉。"②这种风为病因的系统理论来源于《黄帝内经素问》,其中称风为"百病之长也,至其变化,乃为他病也,无常方,然致有风气也"③,风邪被视为完全的外感病因,其侵袭人体被视作一个由内到里,从卫气到营血、从经络到脏腑的过程④,在诸注候中由于患者原有疾病,身体虚弱,导致风邪入侵,逐渐形成注病;另外在进行症候描述的时候,注病也与原有疾病中的病候有所重复⑤。

但是病情久延并不是一个新的症候,但在《诸病源候论》之前,注病得

---

① 丁光迪主编《诸病源候论校注》,64 页。

② 丁光迪主编《诸病源候论校注》,2 页。

③ 郭蔼春主编,吴仕冀等编写《黄帝内经素问校注》,北京:人民卫生出版社,64 页。

④ 关于风病的病因学说和病候,可以参见张晓阳《论风病(症)的临床特征》,《北京中医药大学学报》2001 年第 6 期,第 73—74 页;韩振蕴等《风邪致病的病因病机》,《北京中医药大学学报》2004 年第 3 期,第 13—15 页。风论的影响并不局限于医理之中,在道教文献中也可见其影响,见祁履泰(Terry Kleeman)的讨论,"The Ritualized Treatment of Stroke in Early Medieval Daoism and Secret Incantation of the Northern Thearch" (Florian C. Reiter ed., *Foundations of Daoist Ritual: A Berlin Symposium*, Wiesbaden: Harrassowitz Verlag, 2009, pp.227‑238)。另外,风病这一疾病类别与骨蒸、传尸一样,在唐代前期的宫廷医学中也发生着重要变化,参见陈昊《身分叙事与知识表述之间的医者之意——6—8 世纪中国的书籍秩序、为医之体与医学身分的浮现》,280—285 页。

⑤ 比如《诸病源候论校注》中所指出的,风注中之癫风、绝风、狂风,与(同书)卷二风病诸候中之风癫、风狂候同;蚘风与注癫候所述亦相类,骨注候与骨蒸候相类似。

名都是由于其疾病传播的特征,比如《释名·释疾病》:"注病,一人死,一人复得,气相灌注也。"①虽然在《诸病源候论》之前,已有方书提及,如《外台秘要》卷一三引《肘后备急方》这样描述尸注鬼注病:"尸注鬼注病者,葛云,即是五尸之中尸注又挟鬼邪为害也。其病变动,乃有三十六种,至九十种,大略使人寒热、沉沉默默,不知其所苦,而无处不恶,累年积月,渐沉顿滞,以至于死,死后复注易旁人,乃至灭门。觉知此候者,便宜急治之。"②其中已经提到病情积年累月,但从现有的材料来看,在《诸病源候论》中,"病情久延"才被从众多纷繁的病症中独立出来,与"可传播"一起成为指示注病的关键病候,也正因为如此,它与"痨病"有了可以互通的地方。在其后对各种注的专论中往往提到"言其连滞停住"、"死又注易傍人"的特点,但也并不是两者必须同时出现才能判定注病,因为也有只提到其中一种病候的情况,比如风注就为提到它具有传播性,而转注也未提到其有重复发作的特点。而且有四种注病的分类都与其传播性有关(见表6-3):

表6-3 《诸病源候论》与疾病传播相关的注病候

生注	人有阴阳不调和,血气虚弱,与患注人同共居处,或看侍扶接,而注气流移,染易得上,与病者相似
死注	人有病注死者,人至其家,染病与死者相似,遂至于死,复易傍人
丧注	人有临尸丧,体虚者则受其气,停经络腑脏。若触见丧柩,便即动,则心腹刺痛,乃至变吐
殃注	人有染疫厉之气致死,其余殃不息,流注子孙亲族,得病症状,与死者相似③

这种疾病传播的推测可能来自传播者与被传播者症状的相似,传播的媒介仍然是"气",而在描述风注的时候,《诸病源候论》还提供了疾病传播媒

---

① 四部丛刊本,卷八。
② 高文铸校注《外台秘要方》,243页;《医心方》卷一四所引、今本《肘后备急方》文字略异,翟双庆、张瑞贤点校《医心方》,232页;《葛洪肘后备急方》,北京:人民卫生出版社,1963年,14页。
③ 丁光迪主编《诸病源候论校注》,699、707、708页。

介的另一种说法:"人死三年之外,魂神因作风尘,着人成病,则名风注。"①
至于其传播的特点,其一是在"生注"下注:"本候论'生注',谓注病之生前
传染,有别于以上诸候之'死又注易傍人',死后传染者"②,其实是承认注
病无论在患者死前后都有传播力,而从《释名》开始对注病的描述都认为
是在病人死后才会传给下一个人,在后来的医籍中这样的观点也依然存
在;其二是认为接触患者或者患者的居住环境、灵柩都会导致疾病的传
播。张文仲其实还是继承了这种说法,指出:"此病多因临尸哭泣,尸气入
腹,连绵或五年、三年。"③若按此思路发展,对于此病的治疗,似应针对尸
体,避免临尸哭泣或接触与死者相关的器物。多种疾病传播媒介和途径
进入到医理之中,注病传播的理论与家族血亲的联系似乎也在削弱,但直
到《玄感传尸方》中,仍然将病人死后会将疾病传播给家人作为传尸病最
重要的特征之一。

　　前文曾引述《玄感传尸方》称传尸病"男夫多以痃癖及劳损为根,女人
乃因血气或注为本"④,将"注"作为传尸的基本,也就是说"注"在病情久延
之后会转化为骨蒸(传尸),同时也应该将疾病的传播性带入了骨蒸(传
尸)的理论中。当然,"注病"疾病久延的特性在蒸病的理论中获得了更重
要的位置,比如在皮蒸的病候中提及"注热",应该是指热病久延的特性。
结合前文对骨蒸病的征候分析,骨蒸和注连的整合是基于症候理论的相
互影响,骨蒸添加了传播性的特征,而注连则进一步突出了病情久延的特
质,并强调其在久延之后会转化为蒸病,或者它就是蒸病。

　　从注连到骨蒸的病因理论变化,则可以看成鬼祟论向五脏论的变化。
在这个变化中,死亡身体在医学理论中的位置也随之发生了变化,它虽然
仍然是可传播疾病的危险物,但却不再是医理和治疗的核心。前文提到
《玄感传尸方》显然已经与注连的疾病理论产生的差异,而崔知悌则更为
激烈地反对这一疾病理论:"蒸者,是附骨热毒之气,皆是死之端渐。庸医

① 丁光迪主编《诸病源候论校注》,696 页。
② 丁光迪主编《诸病源候论校注》,699 页。
③ 高文铸校注《外台秘要方》,237 页。
④ 翟双庆、张瑞贤等点校《医心方》,220 页。

及田野之夫,不识热蒸体形状,妄注神祟以相疑惑,蒸盛愗变为痌,而致死者,不可胜记。"①李建民曾注意到:"显而易见,中古中国应该可以说是注病的恐慌年代。相对于《诸病源候论》大篇幅的报道,金元时代的重要医著很少提到注病;而医书大量涌现的明清时代,这一类疾病也较少被提到。"②在唐初的这些医理变化,可能是注病理论变化乃至退出医书的关键时期,虽然这一转化的效果,也许并非"立竿见影",至少在王焘编撰《外台秘要》的时候,他还是把骨蒸、传尸、注连等相关的医方都归类在一起,尸体在这些医方的理论叙述中仍然占有一席之地。

第六节　在城市中重思死亡的身体

如果这个在医学理论中尸体被遗忘的过程,放到前文提到的城市的背景中,也许会产生一个更大的疑问。李建民曾根据汉代的材料指出,中国古代国家掩埋骸骨,与其认为疾疫的产生与一些"不得收葬"的死尸有关③。未掩埋的尸体与疾病流行之间存在一种认知上的联系,这样的理论与"注连"的疾病理论显然共享着同样的知识来源和信仰基础。《册府元龟》卷一三记隋代建大兴城,其用地多有故墓。"七月癸未,诏新置都处坟墓令悉迁葬设祭,仍诏人工无主者,官发殡葬"④。李建民也曾根据《博物志》和《诸病源候论》等材料指出,墓冢之地"死气阴匿",往往被认为与疾疫的传播相联系⑤,在当时疾疫流行和疾病理论的背景下,一座部分建筑在故墓丛生之地的城市,其中疾病的流行与尸体之间是否有关联,似乎是一个自然而然的问题,但是从目前的文献中来看,这个问题似乎从来没有被提出来过。如果真是如此,前文所叙述的尸体被遗忘的过程,是否并不

---

① 高文铸校注《外台秘要方》,237 页。
② 李建民《先秦两汉病因观及其变迁——以新出文物为中心》,69 页。
③ 李建民《中国古代"掩骴"礼俗考》,《清华学报》第 24 卷第 3 期,1994 年,325 页。
④ 《册府元龟》,北京:中华书局,影印明崇祯刻本,1960 年,37 页。
⑤ 李建民《祟病与"场所"》,此据李建民《旅行者的史学——中国医学史的旅行》,211—213 页。

完全始自唐代初年的医书，而是始自隋代建筑这座新都城的时候？

选择此故墓丛生的地区显然有其他的考虑，《元和郡县图志》卷一《京兆府》注云："初，隋氏营都，宇文恺以朱雀街南北有六条高坡，为乾卦之象，故以九二置宫殿以当帝王之居，九三立百司以应君子之数，九五贵位，不欲常人居之，故置玄都观及兴善寺以镇之。"①王静近来详细解说此说的历史文化背景，指出："隋文帝在营建新都之初，龙首原黑龙掌故与黑龙指代北周的契合确成为他的一块心病。薛道衡在所上《颂》中便径称这是隋文帝营建大兴城时斟酌的内容。换言之，此故实掌故在筑城之际为雅信符应的隋文帝之辈所熟稔和考虑，且隋文帝势必要在术数上采取相应措施来厌胜黑龙，即在所筑新城中对原来的北周政权进行压胜。"②在此背景之下，厌镇原有北周政权的"王气"成为首要之选，尸体与疾疫的关联似乎被放在了一边。在这样一个新建的城市中，政权的象征意义似乎可以压制其他竞争性的话语。但是，这并非意味着其对死亡尸体完全不加措意，在移葬这些故墓过程中很可能有厌镇之术。

安葬在中国古代具有重要的意义，其中杂糅着多种象征和实际的价值体系，避免尸体对生人的影响，并非唯一考虑的因素。在这个疾疫流行的时代，隋文帝及其修造大兴城的大臣们并非唯一不惧怕尸体所造成的"死气"的群体，如果观察这个时期长安地区的墓志中对葬期的记载，会发现其并未因为疾疫的流行而改变葬期③，试图避免尸体对生人的影响，他们在安葬中仍然在考虑礼仪、葬法等等各种因素。《礼记·王制》曾记："天子七日而殡，七月而葬。诸侯五日而殡，五月而葬。大夫、士、庶人三日而殡，三月而葬。"④《礼记》中规定的葬期，仍然出现在唐朝宫廷的争论之中⑤，一方面揭示出礼仪与实践的差异，另一方面也说明其在观念上仍

---

① 《元和郡县图志》，北京：中华书局，1983 年，1—2 页。
② 王静《大兴城与杨隋代周》，王静《中古都城建城传说与政治文化》，北京：社会科学文献出版社，2013 年。
③ 这个时期葬期较短的，几乎都是宫女，比如《大唐故宫人丁氏墓志》葬期为四日、《唐故掌闱麻氏墓志铭》葬期为五日、《隋故仓部侍郎辛君墓志铭并序》中记载其葬期为三年十个月。
④ 陈戍国校注《礼记校注》，长沙：岳麓书社，2004 年，94 页。
⑤ 比如《唐会要》卷三八记载元和十五年关于唐宪宗葬期的争论。

具有巨大的影响力。在礼仪规定的葬期中,死者停放的位置并非一成不变,在尸体安葬的时间与空间之间,本身也有其仪式意义。林素娟曾分析《礼记·坊记》中关于仪式与空间的记载,认为:"空间的由内而外,亦象征死者身分的转变,初死时待之如生时,故大敛时仍于阼阶举行,而后随着时间的推移,死者逐渐转变为宾客,而殡于宾阶部分,然后离于寝庙至于庭,最后离家远行,尸体不复可见,转化成为新死之鬼。此过程'有进而无退',既象征死者状态的层层推移,无法逆反。"①但是葬期的延长并非仅限于礼仪规定的范围,雷玉华在其研究中,指出从唐宋墓志材料来看,官吏和普通民众丧期在七个月以上者,比比皆是,其根本原因在于风水术对葬俗的影响,对葬时和葬地的选择慎而又慎,导致长期停丧,其他影响葬期的因素还包括卑者营葬要避尊长之吉凶,以及客居他乡不能及时归葬②。葬法中知识和技术的衍生,除了选择葬地等繁琐事宜所需花费的时间成本之外,葬日的选择术尤其成为关键的因素。这并非意味着对尸体会对家人和生人造成的伤害,已经完全没有恐惧,与大兴城的修建一样,在安葬尸体的过程中,有比"注连"更重要的因素需要操办丧礼的人担心的因素,也提供了厌镇注连的解决之道。法藏敦煌文书 P.3647《葬经》"衰殃"条言:"五月七日寅时正东出,妨长男、六畜。"③其下又抄录以干支推断死者妨害的方法。在《校正地理新书》中有更为详细的说法,其中引孙季邕言:"男亡以日墓下去,女亡以辰墓下去,见干为日,支为辰。假令甲乙日亡者,甲乙属木,木墓在未,殃杀合当西南未地去。女亡以辰墓下去,假令申酉日亡者,申酉属金,金墓在丑,殃杀合当东北丑地去。欲知殃杀何时日出,以月将加死时,视天刚(罡)、河魁所临为出日时。假令五月甲子日巳时有男子死,以月将小吉加巳,天刚(罡)临寅,殃杀当寅日寅时出,他皆仿此。假令五月己酉日卯时有女子死,以月将小吉加卯,河魁临午,殃杀

---

① 林素娟《丧礼饮食的象征、通过意涵及教化功能——以礼书及汉代为论述核心》,《汉学研究》第 27 卷第 4 期,2009 年,5 页。

② 雷玉华《唐宋丧期考——兼论风水术对唐宋时期丧葬习俗的影响》,《四川文物》1999 年第 6 期,82—86 页。

③ 录文见金身佳《敦煌写本宅经葬书校注》,北京:民族出版社,2007 年,261 页。

当午日午时出。他皆仿此。"而殃杀对死者家人产生影响的条件则更为复杂："由吾公裕云：以月将加死时，雄杀从天刚下去，雌杀从河魁下去。若遇太岁、太阴、大耗、勾绞之辰，即不出，家有重丧，宜禳除。"①葬书中提供了一种与医书并不完全相同的理论，并非是临丧或是死者的家人，就会被"殃杀"殃及，而是一种复杂的时间和空间的选择技术，即使遇到"重丧"的可能，也是可以通过恰当的方式加以厌镇禳除。但无论是礼仪中尸体的空间意义，还是葬法中关于殃杀的理论，家族都是这些意义和理论的核心。

　　但这一点在唐初，也就是疾疫流行的期间，似乎也面对着一些变化。唐初的安葬风水术，面临着自身的变革。《旧唐书》卷七九《吕才传》记："太宗以《阴阳书》近代以来渐至讹伪，穿凿既甚，拘忌亦多，遂命（吕）才与学者十余人共加刊正，削其浅俗，存其可用者。勒成五十三卷，并旧书四十七卷，（贞观）十五年书成，诏颁行之。"②吕才《阴阳书》未能传世，沈睿文根据史传中的记载以及传世文献中保存的内容总结其基本的态度："（吕才《阴阳书》）其内容是反对姓墓；反对禄命；主张葬有定期，不择年月、日、时；认为葬无吉凶，葬用五姓不可信；荣辱升降，事关诸人而不由于葬；诡数礼俗不可以法。换言之，吕才是主张根据礼法，反对纳音调姓，反对将年月日时、丧葬、人事吉凶相关联。"③可见由吕才推行的丧葬占术改革，更重视礼法，但是这一改革对于葬期的意义，也许并不在葬期的长短，而是在于由什么来决定葬期。沈睿文注意到，自东汉至唐，葬术中纳音调姓风气盛行，吕才反对此风气，却被选择为官修《阴阳书》的主持之人，说明这

①　王洙等撰《图解校正地理新书》卷一五，台北：集文书局，1985 年。

②　《旧唐书》，2720—2721 页。

③　沈睿文《唐陵的布局——空间与秩序》，73 页。对吕才相关原则的一般性讨论请参考 J. J. M. de Groot, *The Religious System of China: Its Ancient Forms, Evolution, History and Present Aspect Manners, Customs and Social Institutions Connected Therewith*, Volume Ⅲ, Book Ⅰ *Disposal of the Dead*, Part Ⅲ, *The Grave*, Leiden: Brill, 1892, pp.1005 - 1007.日译请参考牧尾良海译《中國の風水思想——古代相地術のバラード》，東京：第一書房，1986 年，101—102 页；西脇常記《唐代の思想と文化》，東京：創文社，2000 年，241—244 页。

种理论的变革与唐代前期政府对门阀制度的改造和变革相联系①。家族在丧葬中的位置,使其在关于尸体与疾病传播的观念中占有重要的位置,在注连的话语中也是如此,解除镇墓文中"注连"与家族血缘的联系,是对早期解除镇墓文中"勾校"和"重复"话语的继承,道教上章文献中的"墓注"和"冢讼"指先祖由于各种因素对后代造成的疾病和灾厄,王天麟曾指出:"其注连的通传过程,由个体然后是核心家庭,最后则是祖辈与孙辈。因此罪恶的通传并非仅决定于受孕的刹那,更基于血缘的命脉延续,或者家族的横向、纵向关系。"②在现存的文献中,并不能了解在《阴阳书》中是否对殃注与家族之间的关系有所改造,但是前文的研究已经提到,在医籍中注连在家族中传播的理论似乎有被弱化的趋势,也许这是一个相互联系的过程。

但在这次关于尸体的话语和实践的争论中,尸体安葬的时间、安葬的地点,似乎都不是真正争论的主题,甚至连尸体本身也都不是,与前文的医学理论转向相似,这是一个关于权威性的争论,在这座新的城市中谁才能决定安葬的时间和地点。这一争论并非停留在文本之上,室山留美子近来的研究清楚地展示了这一点,受到毛汉光研究的启发,她尝试通过对隋代墓志的关于南北士族埋葬地的记载,讨论隋代大兴城中士族的居住问题,但这一研究也展示了隋代新建都城和权力中心的重建,如何重构了南北士族葬地规划③。这一转变背后的推动因素,其影响并不局限于尸体安葬地的分布。城市对死亡的影响并不限于其营造过程中与墓葬地的冲突,作为帝都的长安,在空间和社会的意义上都仍然在不断"建设"当中。而这个建设的过程也是建立和展示权威的过程,面对这个"建设"的过程,城市中居住的个体在不同的考虑与原则之间挣扎和拉扯的过程,按照程义的研究,唐代关中地区的墓葬一方面保存了各地的安葬传统,另一方

① 沈睿文《唐陵的布局——空间与秩序》,北京大学出版社,2009 年,66—85 页。

② 王天麟《天师道教团的罪观及其仙德思想》,李丰楙、朱荣贵主编《仪式、庙会与小区——道教、民间信仰与民间文化》,台北：中国文哲研究所筹备处,1996 年,525—526 页。

③ 室山留美子《隋開皇年間にをける官僚の長安・洛陽居住——北人・南人墓誌記載の埋葬地分析から》,《都市文化研究》第 12 辑,2010 年,12—23 页。

面,但在墓葬地的选择上则考虑到其在城中的居住地和交通因素①,城市的权威实际在重塑死者的空间。

在这个过程中,原有关于尸体传播疾病的理论及其相关的处理方法,其演变的路径也就很难循着自身的理路而行,因为它本身并非争论的中心议题,只能随着其他力量的拉扯而发生着变化。但无论是隋文帝还是民众的态度,都并非意味着尸体及其所处的空间对生人的威胁,在这座新的城市中消失了。《广异记》卷五曾记载薛矜遭遇鬼妇人的故事,在这个故事中,这位鬼妇人在东市时似乎并不具备伤害生人的能力,需要回到其在金光门外的殡宫之中,才能够伤害薛矜。说明在长安城中流传的故事里,尸体相关的空间仍然被认为对生人有威胁。很难说,这个城市建立的过程中,是弱化还是强化了尸体与疾病传播的联系,但注连在这个新的权威世界里,失去了注连与家族血缘的紧密联系,也就失去了其核心的位置。

第七节　余论：疾疫的叙事与
城市中多样的话语

城市,在中国古代医学史的叙述中,似乎是一直缺席的一个角色。近来将城市纳入中国古代医学史的研究,与对现代城市卫生视角的借鉴密切相关②。但亦如罗芙芸(Ruth Rogaski)所指出的,传统中国的病因理

---

① 程义《关中唐代墓葬初步研究》,西北大学博士学位论文,2007 年,209—228 页。

② 梁庚尧在其开创性的研究中,以南宋临安为个案,指出宋代城市的发展带来城市的繁华,城市人口大量增加,带来越来越多的污秽和垃圾,由于处理仍未妥善,造成城市卫生环境恶化,疾疫流行。官府在城市中设立公共卫生与社会福利设施日渐多见,也与政府企图缓解疾疫流行的影响相关,见梁庚尧《南宋城市的公共卫生问题》,《中研院历史语言研究所集刊》第 70 本第 1 分,1999 年,119—163 页。梁先生在注 2 中提到,注意到宋代城市的公共卫生问题是受陈胜昆的影响。邱仲麟对明代北京疾疫的研究,指出明帝国主要是使用太医院及顺天府惠民药局等医疗体系,对患者进行诊疗,施药,并未制定类似西方检疫制度的办法控制疫情。见邱仲麟《明代北京的瘟疫与帝国医疗体系的应变》,《中研院历史语言研究所集刊》第 75 本第 2 分,2004 年,331—387 页;此据梁庚尧、刘淑芬主编《城市与乡村》,北京：中国大百科全书出版社,2005 年,182—227 页。另见邱仲麟《风尘、街壤与气味：明清北京的生活环境与士人的帝都印象》, （转下页）

论,疾病与每年的某一时期或某种气候相关,但却不是与城市环境自身有关。疾病与城市相关联的叙述似乎是一种现代性的产物①。确实在现代城市与公共卫生的历史中,城市与城市化并不只是"客观"上造成疾病流行的因素,同时,研究者也在追索城市如何被认识到是引起疾病的因素,而被加以改造的过程②。确如罗芙芸所言,城市在古代中国的医学理论里并没有一个"明确"的位置,但是,如果我们回顾 20 世纪 70 年代末以来,医学史的"新社会史"转向所推动的医疗与城市史学的发展过程,也会发现城市也是从背景逐渐走到历史叙述的前台③,城市也并非总是

(接上页)《清华学报》第 34 卷第 1 号,2004 年,181—225 页。对于中古城市与疾病的讨论可参考于赓哲《唐人疾病观与长安城的嬗变》,《南开学报(哲学社会科学版)》2010 年第 5 期,47—57 页;又《中国中古时期城市卫生状况考论》,《武汉大学学报(人文科学版)》2015 年第 3 期,65—75 页。

① 罗芙芸《卫生与城市现代性:1900—1928 年的天津》,《城市史研究》第 15—16 辑,天津社会科学院出版社,1998 年,150—179 页;另请参见 Ruth Rogaski, *Hygienic Modernity: Meanings of Health and Disease in Treaty-Port China* (University of California Press, 2004)

② 相关研究的概述请参见 W. Luckin, "Death and Survival in the City: Approaches to the History of Disease" (*Urban History Yearbook*, 1980, pp.53 - 62); M. Fissell, "Health in the City: Putting Together the Pieces" (*Urban History*, 19, 1992, pp.251 - 256); Sally Sheard and Helen Power, "Body and City: Medical and Urban History of Public Health" (Sally Sheard and Helen Power eds., *Body and City: Histories of Urban Public Health*, Ashgate, 2000, pp.1 - 16)。

③ W. Luckin 在追述医疗与城市研究的渊源时,将其与经济史学家 Carlo M. Cipolla 对瘟疫的研究,Keith Thomas 对宗教的研究、Phillip Aries 的研究传统相联系(W. Luckin, "Death and Survival in the City: Approaches to the History of Disease", *Urban History Yearbook*, 1980, pp.53 - 62.)。也正因为这种过于宽泛的视野,使得城市更接近一个医疗史叙述的背景,或者说医疗事件发生的一个地方。当 J. Woodward 和 D. Rochards 为医学社会史建立一个分类系统的时候,他们借用了 Asa Briggs 对教育社会史分类的框架,其中地方史(local history)是第一项(J. Woodward and D. Rochards, "Toward a Social History of Medicine", J. Woodward and D. Rochards eds., *Health Care and Popular Medicine in Nineteenth Century England. Essays in the Social History of Medicine*, New York: Holmes and Meier Publishers, 1977, p.21.)。这样的路径也体现在经验研究之中,1985 年 John V. Pickstone 将医院系统的发展放到曼彻斯特(Manchester)的语境下叙述时,他虽然指出比较城市史(comparative urban history)能够对医疗的历史有相当的裨益,但他更强调这是一个区域(region)的语境,而曼彻斯特的工业环境也使得这个地域的研究与工业革命密切相关(John V. Pickstone, *Medicine and Industrial Society: A History of Hospital Development in Manchester and Its Region, 1752 - 1946*, Manchester: Manchester University Press, 1985.)。Hilary Marland 也采取了类似的去向,关注地方语境下医疗资源的建立过程,但更为（转下页）

以整体的形态出现在与公共卫生相关的叙述中，在乔治·罗森（George Rosen）推动的公共卫生史的研究中①，城市污秽的街道、污染的水源、漫溢的秽物和肮脏的空气都成为与医学历史相关的主题②。因此，在直接进入中国古代医学中城市环境与疾病理论并无关连的结论之前，也许应该更仔细的追问，城市中的各种因素是否与疾病的叙述相关，如果相关，它们为何没有被整合成一种关于整体城市与疾病的叙述。

　　循着这样的思路，这书尝试提供城市与疾疫之间另一种的联系方式和叙事，在疾疫流行的情况下，"城市化"的过程如何使得原有的疾病理论被改变，使得城市中某些因素失去其与疾病流行原有的联系。在一个疾疫仍在蔓延，人们对尸体存在普遍存在着恐惧的时代，在故墓丛生的土地上建筑一座新的城市，并生活在其中，不论在政策的制定者、城市的规划者，还是居住者的心中，显然都会有些忧虑和纠结。但是这些可能的忧虑和纠结并未推动城市的规划者对尸体进行特别的关注，甚至是这些忧虑和纠结都逐渐被遮蔽和掩盖，这与大兴城/长安城本身的特性相关，如果用妹尾达彦的术语来表述的话，就是"王都的正统性"③，这一正统性并非仅停留在象征的意义上，而是与政权的巩固、政治局势的变化和城市的建设联系在一起，是一个不断的"建设"过程。本书考察了这个"建设"的过

（接上页）重视地方对医学有兴趣的普通人对医学机构发展产生的影响（Hilary Marland, *Medicine and Society in Wakefield and Huddersfield 1780 - 1870*, Cambridge University Press, 1987.）。David McBride 则追寻了在费城一个黑人医学专业共同体的结构性发展以及这些医学专业人士的社会和政治经历，如何经历"区别但平等"的隔离政策到后布朗总统时代最终可以合法参与的过程（David McBride, *Integrating the City of Medicine: Blacks in Philadelphia Health Care*, 1910 - 1965, Philadelphia: Temple University Press, 1989.）。赵元玲先生对苏州医者的研究也接近于这个路径，城市提供了一个地域背景，而不是参与其中的角色，见 Yüan-ling Chao, *Medicine and Society in Late Imperial China: A Study of Physicians in Suzhou*, 1600 - 1850, New York: Peter Lang, 2009.

①　G. Rosen, "Social Variables and Health in an Urban Environment: the Case of the Victorian City", *Clio Medica*, 8, 1973, pp.2 - 4.

②　Sam Alewitz, *Filthy Dirty: A Social History of Unsanitary Philadelphia in the Late Nineteenth Century*, New York: Garland, 1989.

③　妹尾達彦《長安の都市計画》，東京：講談社，2001 年，153—174 页。

程对城市中知识建构的影响,它意味着知识版图的重构,一方面是知识的资源在向这座城市集中,另一方面则是新的知识权威的建立,在这样的背景下,这座城市中的医者、术士和士人都在重新塑造着自我的认定和他们的知识。在他们的笔下,尸体与疾病传播的联系逐渐被弱化,这并非意味着尸体是他们所针对的目标,而是将尸体与疾病联系起来的种种因素,在这个权威建立和版图重构的过程中被拆解或挪用,而失去了其核心的位置,成为支离破碎的言辞。

但是王都的正统性并不能涵盖这座城市的全部,其象征和实践的意义,也不能涵盖城市中生活的民众的全部的"意义的世界"。在疾疫之中,这个新的知识权威所建构的各种叙述也不是城市中的个体理解尸体与疾疫进行的唯一方式。在此疾疫流行的过程中,有另一思潮与疾疫、丧葬都有密切关联,即由信行禅师开创的三阶教,此宗派宣扬时值佛灭度后一千年的末法时期,众生须习"普法",行"普行"①。在佛教的末法叙述中,疾疫一直是常见的主题。《增壹阿含经》卷二六:"人民之类所行非法故,使神祇不佑而得其便。或遭困厄,疾病着床,除降者少,疫死者多。"②南北朝时期推重末法说的僧人③,也多以疾疫为末法时期的征兆之一。道绰在《安乐集》中记:"初,言苦乐善恶相对者。在此娑婆世界,虽有苦乐二报,恒以乐少苦多,重则三涂痛烧;轻则人天刀兵,疾病相续连注,远劫已来无有断时。纵有人天少乐,犹如泡沫、电光,速起速灭,是故名为唯苦,唯恶。"④《佛说法灭尽经》中描述法灭之时的世间景况:"法将殄没。登尔之时诸天泣泪。水旱不调五谷不熟。疫气流行死亡者众。人民勤苦县官计克。不

---

① 参见西本照真《中国浄土教と三階教における末法思想の位置》,《宗教研究》第 65 卷第 3 号,1991 年,379—397 页。

② 《大正新修大藏經》第 2 册,東京:大正一切經刊行會,1924 年,698 页。早期佛教经典中的疾病叙述可参考林富士《东汉晚期的疾疫与宗教》,《中央研究院历史语言研究所集刊》第 66 本第 3 分,1995 年,695—745 页,此据《中国中古时期的宗教与医疗》,台北:联经出版事业公司,2007 年,69—79 页。

③ 关于这些僧人与末法思想的详细研究,请参考高雄義堅《末法思想と諸家の態度》(上),《支那佛教史學》第 1 卷第 1 号,1937 年,12—16 页。

④ 《大正新修大藏經》第 47 册,19 页。

顺道理皆思乐乱。"①这种末法与疾疫相联系的说法在唐代应仍有大很影响,《法苑珠林》卷九八"法灭篇"中征引前代经典中关于法灭的记述,其中引《法灭尽经》云:"法欲灭时,女人精勤,恒作功德。男子懈怠,不用法语。眼见沙门,如视粪土,无有信心,法轮殄没。当尔之时,诸天泣泪,水旱不调,五谷不熟,灾疫流行,死亡者众。人民勤苦,县官侵克,不循道理,皆思乐乱。恶人转多,善者甚少。日月转促,人命转短。"②这些关于末法的叙述中,疾疫的流行都是其中重要的主题。

末法叙事中疾疫的流行与隋末唐初的社会现实相合,而在这一时期宣扬末法思想的三阶教③,却也并未将尸体与疾疫的流行联系起来,相反他们所践行的丧葬方式,则对疾疫中的尸体的处理有另一种态度。高延(J. J. M. de Groot)早就注意到中国古代埋葬传统,虽然有一些特殊和极端的情况存在,但一般会尽量将尸体埋葬,不过亦有水葬和火葬的特殊形式④。常盘大定就曾注意到三阶教创始者信行禅师及其信徒所实行林葬⑤。西胁常记在讨论唐代葬俗时特别分析了水葬和林葬⑥。刘淑芬则详细讨论了中古的露尸葬。露尸葬不用棺椁,将死者遗体直接暴置于野外,施给鸟兽虫蚁,被认为是一种修行的方式,也是一种功德。三阶教的僧俗有葬在一起的趋势,在三阶教的几个胜地出现了僧俗塔墓群,以及作为林葬场地的"尸陀林",在长安地区,这些塔葬群集中在终南山的至相寺、楩梓谷和鸱鸣堆,因为信行禅师在此施行林葬和树塔,成为重要的林葬和树塔之地。

---

① 影印宋碛砂藏经第 13 册,上海影印宋版藏经会,1935 年,814 页;对《佛说法灭尽经》中法灭思想的详细研究请参考 Randall L. Nadeau, "The Decline of the Dharma in Early Chinese Buddhism", *B. C. Asian Review*, 1, 1982,

② 周叔迦、苏晋仁校注《法苑珠林校注》,北京:中华书局,2003 年,2835 页。

③ 对三阶教教义与末法思想的详细讨论请参考矢吹庆辉《三階教之研究》,東京:岩波書店,1927 年,547—563 页。Jamie Hubbard, "*Mo Fa*, the Three Levels Movement, and the Theory of the Three Periods", *Journal of the International Association of Buddhist Studies*, 19, 1996, pp.1‑17.

④ J. J. M. de Groot, *The Religious System of China: Its Ancient Forms, Evolution, History and Present Aspect Manners, Customs and Social Institutions Connected Therewith*, Volume Ⅲ, Book Ⅰ Disposal of the Dead, Part Ⅲ, The Grave, pp.1384‑1425.

⑤ 常盤大定《三階教の母胎としての寶山寺》,《宗教研究》第 4 卷,1927 年。

⑥ 西脇常記《唐代の思想と文化》,195—22 页。

到唐代宗大历二年的时候,在信行禅师塔所建立塔院,称为"百塔寺"①。也就是说,三阶教在末法时代用一种功德的理论,将尸体与疾疫用相反的方式联系起来,将尸体暴置于野外,反而成为在疾疫流行的末法时代应该实践的丧葬方式,还在长安城外建立了自身丧葬仪式实践的空间。

在这个新的城市中,似乎无论在"正统性"所衍生出的诸种叙述中,还是佛教的末法叙述中,尸体似乎在逐渐失去其与疾疫之间的联系。但是,逝者无声,关于死者和尸体的叙述和言辞都是生者的表达,死亡的身体也许从来也没有过自己的声音,也正因为这些叙述和言语的对象是完全失去主体性的,在不同的社会力量拉扯之下,其话语也往往会失去焦点,甚至沉默。在隋唐的大兴(长安)城中,理解关于疾疫中城市安葬尸体的空间与生活在其中的人们之间的关系,就面对着这样的沉默。在某个意义上,意味着我们需要放弃菲利普·阿里耶斯(Phillipe Ariès)尝试建立一个关于死亡和死者的宏大历史叙述的路径②,不仅关注死亡的文化再现及其社会意义③,同时也追问这些文化再现和社会意义是在怎样的具体语境下建立起来的,社会中不同的个体、群体或共同体是如何建构这些再现和意义的④。

---

① 刘淑芬《唐代俗人的塔葬》,《燕京学报》新第 7 辑,北京大学出版社,1999 年,79—106 页;此据刘淑芬《中古的佛教与社会》,上海古籍出版社,2008 年,290—317 页。

② Phillipe Ariès 的研究见其 *Western Attitudes Towards Death: From the Middle Ages to the Present* (trans. Patricia M. Ranum, Baltimore, Md.: The Johns Hopkins University Press, 1974.中译本见吴泓缈、王振亚译《面对死亡的人》,北京:商务印书馆,2015 年)。

③ Zygmunt Bauman 曾批评 Phillipe Ariès 忽视了与死亡相关的个体痛苦和伤痛,而过度强调死亡的文化再现以及相关的社会意义(*Mortality, Immortality and Other Life Strategies*, Stanford, Calif.: Stanford University Press, 1992, p.5.)。虽然这一批评颇具见地,但 Phillipe Ariès 的路径需要放在法国研究死亡历史的传统中加以理解,见 John McManners, "Death and the French Historians" (Joachim Whaley ed., *Mirrors of Mortality: Studies in the Social History of Death*, New York: St. Martin's Press, 1981, pp.106 - 130)。

④ Natalie Zemon Davis 提供了启发性的路径,她认为在传统天主教共同体中死者被看成一个"年龄组"(age-group),进而讨论其与活着的人们有着怎样不同的权利和责任,在小区中发挥怎样的作用,从而再现了小区中生者与死者沟通的意义世界,见 Natalie Zemon Davis, "Some Tasks and Themes in the Study of Popular Religion", Charles Trinkaus and Heiko Oberman eds., *The Pursuit of Holiness in Late Medieval and Renaissance Religion: Papers from the University of Michigan University Conference* (Leiden: Brill, 1974, pp.327 - 328); Idem, "Ghost, Kin and Progeny: Some Features of Family Life in Early Modern France", (*Daedalus*, 106 - 2, 1977, pp.87 - 114)。

城市，不论其隐现，也许都提供了一个切入这些群体或共同体的角度。因此，也许我们应该把关心的重点放在，那些不同的叙述是如何建立或被遮蔽的，而不是这个最终的结果。而在本书的最后一部分，我们会回到这个问题，但是在那之前，注连的故事尚未结束。

第七章　意义的破碎和重构
——禁咒术、发病书和注连的转化

前一章中讨论了,在隋到唐前期的医书中,注连如何转化为骨蒸,及其文本与知识演变的背景。那么从东汉开始逐渐大兴的种种关于注连的话语,就此结束了吗? 前一章曾引用李建民的论述:"相对于《诸病源候论》大篇幅的报道,金元时代的重要医著很少提到注病;而医书大量涌现的明清时代,这一类疾病也较少被提到。"①这一转化是注病引退的先声吗? 但是这并不意味着注连话语的完全消亡。本章将讨论两种不同的知识文本传统中注连话语的意义,这两种知识传统都进入了隋唐时代的知识官署之中,也就意味着,在注连向骨蒸转化的时代,它们也在长安城以及整个唐王朝的知识话语中扮演着角色。以下先从禁咒术说起。

第一节　禁咒与注连
——禁注术的文本和仪式

一　禁咒:仪式、文本和国家的语境

《千金翼方》卷二九、三〇收录有"禁经",其中第十四题名为"禁遁注"。在卷二九开头,孙思邈解释了收录"禁经"的因缘。这段叙述虽然是

---

① 李建民《先秦两汉病因观及其变迁——以新出文物为中心》,李建民《旅行者的史学——中国医学史的旅行》,台北:允晨文化,2009年,69页。

解释"禁经",但是一开头将人的疾病的出现放在了宏大的宇宙生成背景之中:"夫清浊未分,无间昏晓,玄黄肇判,乃见温凉。四时攸分,降生寒暑,三光照烂,日影亏盈。人禀五常,腠理通塞,故老子曰:吾所以有大患者,为吾有身,及吾无身,吾有何患? 由此观之,形质既著,则疴瘵兴焉。静言思之,惟无形者可得远于忧患矣。夫天地圣人尚不能无患,况如风烛者乎?"①之后强调治疗知识和技术的多样,其中包括禁咒,但是在孙思邈的时代,其中一些知识和技术逐渐隐没:"古有调针切脉之君,尝药炼石之帝,忧劳庶类不遑宁处者,亦以众矣。自时厥后,穷神极智之士,抽心尽思之贤,相与赞成其业者,不可胜纪。是以医方千卷,未尽其性,故有汤药焉、有针灸焉、有禁咒焉、有符印焉、有导引焉,斯之五法,皆救急之术也。何者? 病起无端,医疗万品,闾阎之内犹有矢枉之哀,朝野之中尚致膏肓之疾,诚可悲夫。方今医者,学不稽古,识悟非深,各承家技,便为洞达,自负其长,竞称彼短,由斯对执,卒不得把其源流也。"②而什么是禁咒呢? 隋代开始设有咒禁博士,《唐六典》卷一四"咒禁博士"条云:"咒禁博士一人,从九品下。隋太医院有禁咒博士一人,皇朝因之,又置咒禁师、咒禁工以佐之,教咒禁生也。咒禁博士,掌教咒禁生,以咒禁拔除邪魅之为厉者。"③按照《唐六典》的说法,咒禁是用来"拔除邪魅之为厉"的治疗方式。《唐六典》此条下小注为隋唐太医署内咒禁术的知识来源结构做了进一步的说明:"有道禁,出于山居方术之士;有禁咒,出于释氏。以五法神之,一曰存思,二曰禹步,三曰营目,四曰掌诀,五曰手印。皆先禁食荤血,斋戒于坛场以受焉。"④其中将其知识分为两类,分别是道禁和禁咒,并指出其与方术和佛教的关系。也就是说,在《唐六典》中,咒禁和禁咒似乎是有区别的,禁咒是与佛教相关的咒术,而咒禁是道禁和禁咒(佛教相关咒术)的总称。但是"禁经"里的禁咒显然并非局限于佛教相关的咒术,在这里,禁咒

---

① 李景荣等校释《千金翼方校释》,北京:人民卫生出版社,1998 年,440 页。对此段文字的英文翻译和讨论可见 Liu Yan, "Words, Demons, and Illness: Incantatory Healing in Medieval China" (*Asian Medicine*, 14, 2019, pp.1-29)。
② 李景荣等校释《千金翼方校释》,440 页。
③ 陈仲夫点校《唐六典》,北京:中华书局,1992 年,411 页。
④ 陈仲夫点校《唐六典》,411 页。

与《唐六典》里的咒禁应该是等同的。如果它们等同,那么意味着"禁咒"、"咒禁"是并列结构的词,均由"禁"和"咒"的意涵组成。

什么是"禁"? 袁玮解释说,禁有禁截、制止之意[①]。廖育群认为,"禁"是名词,是"令"的一种,禁来自神赐力,威慑鬼物等致病因素[②]。李建民以为,"禁架"为越语,其意近"制止"、"制服"[③]。黄镇国解释说:"'禁'字本身有'戒'、'诫'之意涵,则有'命令'、'强制'、'控制'、'压制'的意味在,同时亦有'限制'、'不允许'、'禁忌'之意",禁术即指"禁的技术"、"禁的法术或方法"[④]。孙齐则进一步补充指出,其修行方法特别重视对气息的控制,特别是闭气,禁可以引申有禁闭、闭止之意,与之同音的噤、唫等字皆指闭口、闭齿。这里的禁可能也与闭气相关[⑤]。而"咒",本是呪的俗别,从口从兄,其意涵与祝密切相关。这也是为何禁咒/咒禁被认为与《黄帝内经》中的祝由有渊源关系的原因。而与佛教相关的咒,则有其翻译的语源,但是这种语源不一定是单一的。佛教的禁咒中的"咒",则是翻译词。《佛光大辞典》解释:"咒,指不能以言语说明的特殊灵力之秘密语。乃祈愿时所唱诵之秘密章句。又作神咒、禁咒、密咒、真言。……通常将梵语 mantra 译作咒。"[⑥]而李小荣则认为,禁呪,即呪陀罗尼,咒(Vidayā)和陀罗尼(dhāraṇis)[⑦]的结合是一个历史过程,咒是来自印度原始宗教的祷告和赞词,在原始佛教中是被禁止的,认为:"在部派佛教时期咒术虽遭禁行,但已开始渗入佛教中。到了大乘佛教时期,咒术已被普遍采用,……并且将咒与陀罗尼等同看待。"[⑧]更重要的问题是,在这样一个翻译过程中,语义及其相关实践发生的变化。柏刚(Paul Copp)曾就dhāraṇī翻译为咒,并在

① 袁玮《中国古代祝由疗法初探》,《自然科学史研究》1992 年第 1 期,45 页。
② 廖育群《中国古代禁咒疗法研究》,《自然科学史研究》1993 年第 4 期,378 页。
③ 李建民《中国古代"禁方"考论》,《中研院历史语言研究所集刊》第 68 本第 1 分,1997 年,149 页。
④ 黄镇国《宗教医疗术仪初探——以〈千金翼方·禁经〉之禁术为例》,辅仁大学宗教学系硕士论文,2000 年,5 页。
⑤ 孙齐《六朝气禁术略考》,《湖南工业大学学报(社会科学版)》2013 年第 3 期,60 页。
⑥ 《佛光大辞典》,台北:佛光出版社,1999 年,3114—3115 页。
⑦ Monier Willians, *A Sanskrit-English Dictionary*, New Delhi, 1963. pp.963 - 964.
⑧ 李小荣《敦煌密教文献论稿》,北京:人民文学出版社,2003 年,291 页。

现代英文中翻译为 spell 的问题进行讨论,他特别强调在中古时代,人们不仅诵念dhāraṇī,也抄写它,触碰它,穿戴它,甚至将其随葬。而这些都不能在 spell 这个词或者大部分的仪式语言中表达出来①。也就意味着,这个翻译的过程,不仅是词意的整合,也是知识和仪式实践的整合。而禁咒博士的设立和《禁经》的存在似乎彰显着这类知识的"独立地位",即它独立于自己的不同宗教和知识渊源,而成为"自成一体"的知识类别。范家伟解释自己给予禁咒重要地位的原因时说:"孙思邈撰写《禁经》上下,与隋唐太医署把禁咒列入教学科目内,表示禁咒被视为与针灸、药物具有同等地位的治疗方法。"②

但是,禁咒相关的文本的流传状态却并非与这种"独立的地位"相匹配,孙思邈称:"余早慕方技,长崇医道,偶逢一法,岂吝千金,遂使名方异术莫能隐秘。且此书也,人间皆有,而其文零叠,不成卷轴,纵今有者,不过三章两章,既不专精,探其至赜,终为难备。斯之一法,体是神秘,详其辞采,不近人情,故不可推而晓也。但按法施行,功效出于意表,不有所缉,将恐零落。今编为两卷,凡二十二篇,名曰《禁经》。其于条例,后科详

---

① Paul Copp, *The Body Incantatory: Spells and the Ritual Imagination in Medieval Chinese Buddhism*, Columbia University Press, 2014, p.8.

② 范家伟《六朝隋唐医学之传承与整合》,香港中文大学出版社,2003 年,59—88 页。关于禁咒的研究除前文提及的之外,还可以参考沢田瑞穂《中国の呪法》(平河出版社,1984年);山田庆儿《夜鸣之鸟——咒术的结构与思考方法》(《古代东亚哲学与科技文化》,沈阳:辽宁教育出版社,1996 年,180—215 页);朱瑛石《"禁咒博士"源流考——兼论宗教对隋唐行政法的影响》(《唐研究》第 5 卷,1999 年,147—160 页);黄镇国《宗教医疗术仪初探——以〈千金翼方·禁经〉之禁术为例》(辅仁大学宗教学系硕士论文,2000 年);Fang Ling, "La tradition sacrée de la Médecine Chinoise ancienne. Étude sur le Livre des exorcismes de Sun Simiao (581 - 682)" (Doctoral dissertation, Universite de Paris Ⅳ (Sorbonne), 2001).松本浩一《中国の呪術》(東京:大修館書店,2001 年);又《呪術の本:禁断の呪詛法と闇の力の血脈》(東京:学習研究社,2003 年);Philip Cho, "Ritual and the Occult in Chinese Medicine and Religious Healing: the Development of Zhuyou Exorcism" (Ph. D. Dissertation, University of Pennsylvania, 2005);廖育群《医者意也——认识中医》(桂林:广西师范大学出版社,2006 年,72—90 页);张寅成《古代东亚世界的禁咒师》(《古今论衡》第 14 期,2006 年,48—69 页);于赓哲《唐代医疗活动中禁咒术的退缩与保留》(2008 年第 2 期,61—68 页);Philip S. Cho, "Healing and Ritual Imagination in Chinese Medicine: The Multiple Interpretations of *Zhuyou*" (*East Asian Science, Technology, and Medicine*, 38, 2013, pp.71 - 113)。

悉,博雅君子,无或隐焉。"①这段文字描述出禁咒相关文本的流传状况。而"《禁经》"收录的方式虽然是分为上下两卷,但上卷前五节分别为"持禁斋戒法"第一、"受禁法"第二、"杂受禁法"第三、"禁法大例"第四、"掌诀法"第五,而之后则是针对不同疾病或者其他需求的禁法。如何以《禁经》的文本理解这个时代禁咒知识的传递,是一个重要的问题。同时,也能帮助我们反思解读《禁经》文本的路径,其中一个重要的问题就是,"禁"本身是否带有知识"秘传"的意涵?

在《禁经》中其中引述的包括《神仙经》、《仙经》,还有太白仙人受法、神仙王受禁法、天帝太一受禁法、黄帝越禁受法。其中似乎有依托的部分。而"受禁法"第二"正月一日受法"记:

> 正月一日平旦寅时,清净澡漱,在无人清净之处,着鲜净衣,不得令人辄见,烧众名香,正面向东,禹步三匝,勿回转,长跪读启度文曰:上启三师、神童玉女、天医卢医、一切诸师、太上老君、诸仙神王、日月五星、二十八宿、北斗三台、诸神仙官属、诸大神王咸知,弟子某甲受持符禁之法,愿济拔众生苦难,除毒消邪,辟却奸恶万事,如敕急急如太上老君律令。②

与前文研究的上章仪式相似,在受禁之时,也有请神之法。"太白仙人受法"则记:"四月一日,斋戒至八日,立道场,四面悬幡,盖烧香燃灯,启醮五方五帝五方禁师五方吞精啖毒夜叉神王,愿知弟子某甲受持禁法。咒讫,诵所得禁文各三遍,七日斋戒。"③依托之神名与受法所请神名并不一致。

其次则是禁文中所扮演的角色,如前文所引"太白仙人受法",在受禁法结束之后,要"诵所得禁文各三遍"。那么在后文收录的相关文字,应该就是这些要被诵的禁文。也就是说,对所受禁文的诵读也是受禁仪式的一部分,禁文不仅在之后禁咒实践中扮演着角色,在受禁仪式中也扮演着

① 李景荣等校释《千金翼方校释》,440 页。
② 李景荣等校释《千金翼方校释》,442 页。
③ 李景荣等校释《千金翼方校释》,442 页。

角色。这意味着,禁文文本的长度需要适合在受禁仪式中诵读,可知其篇幅并不宜过长。

而现存的禁文所展示的,是这些禁文的授受本身在受禁的仪式中,其文本长度与这个仪式密切相关。而受禁依托的人物并不一定与受禁仪式中所请的神名一致,在这里,再次出现了在第四章讨论的依托的问题。题目中依托的人物,与文本中所请的神明不一致的时候,意味着文本整理和知识共同体怎样的特质?在之前的依托中并非没有类似的案例,依托黄帝的著作中也会出现其他人物,但是这些人物一般是黄帝的臣子,或者以某种方式与黄帝相关联。但是受禁法的情况似乎并不是如此。在禁咒术之中,依托并不一定意味着文本的整理和知识权威的塑造,而再次回到了文化语库的意义。而下一个问题是:当这些文本被孙思邈和唐代医学官署重新整理时,会对文本本身造成怎样的变化?

而在孙思邈的年代,禁咒本身的知识传递形式是否在变化之中是一个重要的问题。特别是当它进入了医学官署。另外还应该充分重视当禁咒之术被纳入医学官署之内,对实践者的身分群体有何影响?《天圣令·医疾令》附抄唐令第 4 条记:"诸医针生初入学者,皆行束修之礼于其师。医针生各绢一疋,按摩、咒禁及诸州医生率二人共绢一疋。皆有酒脯。其分束修,准国子监学生例。"①《唐六典》卷二一"国子监"条记国子监学生:"其生初入,置束帛一篚、酒一壶、修一案,号为束修之礼。"②国子监和医学束修之礼的过程和形式,现存史籍无载,但《通典》卷一一七"皇太子束修"条记载详细记载了皇太子的束修之礼③,国学束修之礼大致与之相同。太医署诸生的束修之礼大约也是仿此。《唐会要》卷三五记"神龙二年(706)九月敕"言:"学生在学,各以长幼为序。初入学,皆行束修之礼,礼于师。国子太学,各绢三疋。四门学,绢二疋。俊士及律书算学,州县各绢一疋。

---

① 中国社会科学院历史研究所天圣令整理课题组、天一阁博物馆《天一阁藏明钞本天圣令校证 附唐令复原研究》,北京:中华书局,2006 年,410 页。
② 陈仲夫点校《唐六典》,559 页。
③ 对此礼仪过程的讨论,参见陈戍国《中国礼制史·隋唐五代卷》,长沙:湖南教育出版社,1998 年,286—288 页。

皆有酒醴。其束修三分入博士,二分助教。"①不同学所准备绢的数量有所不同,太医署医针生所行的绢数与俊士及律书算学、州县学相同,按摩与禁咒生则折半。其束修分配的原则也按照国子监的标准,应该是三分入博士,二分入助教。束修礼仪中所建构的禁咒博士与禁咒生之间的师生关系,是一种国家建构的儒家式的师生关系②。从而区别于原有禁咒术中道教、佛教的师徒传授关系。

在孙思邈的《千金翼方・禁经》中记载了持禁的仪式,在受禁之前除了"禁食荤血"之外,还要用特殊的药方沐浴解秽,并且"斋戒百日"③,并声称遵守相关的戒律和禁忌。因为《禁经》中并没有关于禁注的受禁法的记载,因此需要根据其他的受禁法来认识相关的仪式④,《禁经》中记载的受禁可分为两类,一种是普通的受禁法,并不针对某种特殊的疾病或者目的,一般过程比较复杂,大致可分为选择术(选择时日、方位、地点)、先期仪式、读启度文(一般是请神文书)、读受禁文、诵读所受禁文、礼拜以及遵守相关禁忌,较为接近佛道教的仪式;后者是针对特殊疾病,过程较为简单,一般只有先期仪式、咒语、遵守相关禁忌,而且往往与施禁术的记载连在一起。

在唐代官府的禁咒科中,这种仪式性的传授关系与束修所代表的师生礼仪关系显然差异甚大,参与其中的禁咒生,如何理解自身与禁咒博士的关系,是儒家的师生关系,还是禁咒术的"师授"关系,又如何理解自身的身分,都成为问题。而在这里更值得注意的是,在太医署内禁咒文本的教授是否可能发生变化? 在原有的仪式中,禁文的授受与仪式密切相关,在仪式意义冲突的情况下,会发生怎样的变化?

二 禁注

现在让我们回到《千金翼方》中的《禁经》的第十四"禁遁注",其中保存了禁注的相关技术,这里从其中第一条"禁注法"说起:

① 《唐会要》,740 页。
② 参见高明士《东亚教育圈形成史论》,上海古籍出版社,2003 年,126—128 页。
③ 《禁经・持禁斋戒法第一》,按黄镇国研究,该药方也见于陶弘景的《登真隐诀》。
④ 受禁法的记载分散在《禁经》的"受禁法"、"杂受禁法"、"掌诀"等几个部分。

吾从天南来至北，食盐三斛，饮水万千。经江量海，手捉丘山。口含百毒，心怀蚰蜒。唾天须转，唾地陷穿。唾石碎裂，唾火灭烟。唾鬼即死，唾水竭渊。东方之注自名医，入人体中注心根，神师咒注注灭门。南方之注自名青，入人体中注百脉，神师咒注注即易。西方之注自名摇，入人体中注脊腰，神师咒注注即消。北方之注自名雌，入人体中注心脾，神师咒注注即移。中央之注自名雌，入人体中注十指，神师咒注注即死。四方之注尽已亡，惟我五脏永安强。急急如律令。①

在禁经中保存的文本有两种内容，一种只有咒文的部分，另一种包含了咒文和仪式过程。在前文《唐六典》的记载中也涉及咒禁的仪式，将其分为五法。虽然将其分为道禁与禁咒，但是之后的五法却没有完全与之对应。《禁经》中的记载与前面提到的"五法"略有出入："《仙经》曰：用禁有六法：一牙齿禁，意存气至牙齿；二营目禁，开一目闭一目；三意想禁，存意以去想诸疾以除；四捻目禁，谓手上有一十五目；五气道禁，谓吹、呼、呵、嘘、嘻；六存神禁，存诸神在，以食醮祭之，感天灵气至。"②其中部分可能可以对应，比如"存神"可以与"存思"对应，"捻目"可以与"掌诀"对应，但是也有所差异。这一篇"禁注法"应保存的是咒文的部分。另一篇"咒注文"详细描述了其仪式的过程："此咒当晨朝日初出时，遣病人净洗手面，向东方至心礼太山讫，更以水洗手至心合掌正西立，师当在东，正当病人，面向南立，以此咒之七遍便愈。若不愈者，明晨更如是咒之。不过三朝，无不愈者。"③在这个仪式的过程中，其实未描述禁咒师之前的准备过程，而在施行禁术的部分，到病人家"先当解秽"，然后施禁，"禁病则皆须禹步，诵禁文，捻而用之（此处指掌诀）。急则瞑而押之，缓则捻之。禁男用左手，禁女用右手，禁手之用，勿失左右"④，而在"禁注出血法"中提到

---

①　李景荣等校释《千金翼方校释》，455 页。
②　李景荣等校释《千金翼方校释》，441 页。
③　李景荣等校释《千金翼方校释》，456 页。
④　李景荣等校释《千金翼方校释》，456 页。黄镇国的研究将此种施禁法归为比较简单单纯者，直诵咒文，配合掌诀禹步等仪式即可。参见黄镇国《宗教医疗术仪初探——以〈千金翼方·禁经〉之禁术为例》，158 页。

“神符”[①],即其中可能使用符咒。

而“禁遁注”更多的描述了对病患的要求。包括进行禁咒仪式的时间,以及病患的仪式准备。如果我们回到“禁注文”的内容,此段咒文的关键在于“请神”。与之前解除镇墓文有其相似性,即禁咒者以第一人称的表述将自己转化为了驱鬼之神。之后的条目并不一定包含请神的内容,如果包含请神的内容,其所请之神也不完全一致,有与“禁注法”一样单请一神的,也有请多神之法,“禁唾飞尸入腹急切痛法”记:“请天上飞龙,穷奇白虎。眼如明星,腹如建鼓。齐功叩齿,主食恶鬼。入食飞尸,出食殃魅。”[②]穷奇亦见于“按摩卒中注忤魍魉法”:“南山有一人名穷奇,不食五谷,但食鬼皮。”[③]但是在后文“禁唾飞尸入腹急切痛法”又记:“方名道人,教来治汝。头则法天,身法北斗。手为魁刚,口为金斧。主授六甲,直神辅汝。何鬼不出,何尸不走。急急如律令。”[④]穷奇之名见于早期的文献之中,《山海经·西山经》称:“又西二百六十里,曰邽山。其上有兽焉,其状如牛,猬毛,名曰穷奇,音如獆狗,是食人。”[⑤]而《海内北经》又称:“穷奇状如虎,有翼,食人从首始,所食被发,在蜪犬北。一曰从足。”[⑥]两处对穷奇描述不同,但却都称其食人。不过与“按摩卒中注忤魍魉法”中的描述都有差异。而穷奇用于劾鬼的思想传统可能与《史记》卷一《五帝本纪》的一段叙述相关联:“昔帝鸿氏有不才子,掩义隐贼,好行凶慝,天下谓之浑沌。少暤氏有不才子,毁信恶忠,崇饰恶言,天下谓之穷奇。颛顼氏有不才子,不可教训,不知话言,天下谓之梼杌。此三族世忧之。至于尧,尧未能去。缙云氏有不才子,贪于饮食,冒于货贿,天下谓之饕餮。天下恶之,比之三凶。舜宾于四门,乃流四凶族,迁于四裔,以御螭魅,于是四门辟,言毋凶人也。”[⑦]即四凶以御螭魅。而《通典》卷七八关于“时傩”曾记北齐之制:

---

① 李景荣等校释《千金翼方校释》,456 页。
② 李景荣等校释《千金翼方校释》,456 页。
③ 李景荣等校释《千金翼方校释》,456 页。
④ 李景荣等校释《千金翼方校释》,456 页。
⑤ 袁珂校注《山海经校注》,上海古籍出版社,1980 年,63 页。
⑥ 袁珂校注《山海经校注》,432 页。
⑦ 《史记》,北京:中华书局,1959 年,36—37 页。

"方相氏执戈扬楯。又作穷奇、祖明等十二兽,皆有毛角。鼓吹令率之,中黄门行之,粤从仆射将之,以逐恶鬼于禁中。"①在这里,穷奇等十二兽都已成为驱鬼的形象。但值得注意的是,在这些咒文中,都有对所请之神的视觉化描述。比如前文所引"禁注法"中所描述的:"吾从天南来至北,食盐三斛,饮水万千。经江量海,手捉丘山。口含百毒,心怀蚰蜒。唾天须转,唾地陷穿。唾石碎裂,唾火灭烟。唾鬼即死,唾水竭渊。"这种视觉化的描述可能也是对所请之神之所以能驱鬼的说明,比如引文除了描述其力量的部分,强调其力量的来源在于"百毒",而其心中所怀之"蚰蜒",也是有毒之物,故以"毒"咒"鬼"。山田庆儿指出,在《神农本草经》中,上品药往往被看成味甘,而下品药则往往被看成味辛,而下品药的关键在于往往被视为有毒,却与辟邪灭鬼有密切的关联②。毒与辟鬼之间的关联,已见于《神农本草经》的传统之中。

　　正如前文在讨论道教文本时所指出的,这里的描述似乎不再仅仅是请神,而是进一步将施术者的身体通过咒术转化为一种宗教性的身体。比如禁咒文本中称所请之神"身法北斗",而前文引《唐六典》称:"以五法神之,一曰存思,二曰禹步,三曰营目,四曰掌诀,五曰手印。"如果这里的禹步与所请之神"身法北斗"相关,也就意味着禁咒师在仪式中的动作和行为转化成了所请之神的视觉形象。当然,并非所有身体部位的仪式,都直接成为一种宗教性的身体视觉转化。同时,在"咒注文"所描述的仪式过程中,并非只是禁咒师的身体参与到仪式之中,其中还要求病患"向东方至心礼太山讫",而所请之神就是:"吾是太山之子,今为太山所使。"③这里的太山应即"泰山",请泰山之子驱注鬼与泰山治鬼的思想传统相关。也就是说,病患的身体也在这个请神的过程中扮演着重要的角色,并与禁咒师的身体在仪式中构成了一种互动。

　　之后的部分的内容以五方之注展开,而每一部分都可以分为三个部

---

① 《通典》,北京:中华书局,1984 年,2125 页。
② 山田庆儿《本草的起源》,山田庆儿著、廖育群、李建民编译《中国古代医学的形成》,台北:东大图书公司,2003 年,265—268 页。
③ 李景荣等校释《千金翼方校释》,456 页。

分,第一部分辨识鬼名,然后是注在病人身体中之位置,之后是表明通过
禁咒将其消除的过程。

表7-1　五方之注表

东	注自名医	入人体中注心根	神师咒注注灭门
南	注自名青	入人体中注百脉	神师咒注注即易
西	注自名摇	入人体中注脊腰	神师咒注注即消
北	注自名雌	入人体中注心脾	神师咒注注即移
中央	注自名雌	入人体中注十指	神师咒注注即死

而"禁注出血法"中格式与之完全一致,但内容细节差异颇大:"东方之注
自名羊,入人体中主腹肠,神师咒注注即亡。南方之注自名狗,入人体中
主心口,神师咒注注即走。西方之注自名鸡,入人体中主心脐,神师咒注
注即迷。北方之注自名鱼,入人体中主六腑,神师咒注注即无。中央之注
自名雉,入人体中主心里,神师咒注注自死。"①又有"禁注法"记:"东方青
注,南方赤注,西方白注,北方黑注,中央黄注。"②五方之注已见于前文所
引《太上洞神洞渊神咒治病口章》记:"五方注鬼:东方青注、南方赤注、西
方白注、北方黑注、中央黄注。"下表中比较部分道经与《禁经》中五方注鬼
的说法,除了《赤松子章历》外,还包括《女青鬼律》,其中列举大量鬼神名
称。而敦煌写本 S.986《道要灵祇神鬼品经》很可能是传抄和整理《女青鬼
律》而形成的。

表7-2　不同文献中五方之注比较表

	东方之疰(注)	南方之疰(注)	西方之疰(注)	北方之疰(注)	中央之疰(注)
《赤松子章历》中《断瘟毒疫章》	青疰名高远	赤疰名士言	白疰名白辛	黑疰名大黄奴	

---

① 李景荣等校释《千金翼方校释》,456 页。
② 李景荣等校释《千金翼方校释》,456 页。

（续 表）

	东方之疰（注）	南方之疰（注）	西方之疰（注）	北方之疰（注）	中央之疰（注）
《女青鬼律》	青炁鬼主姓刘名远达，领万鬼，行恶风之病	赤炁鬼主姓张名元伯，领万鬼，行热毒之病	白炁鬼主姓赵名公明，领万鬼，行注炁之病	黑炁鬼主姓钟名士季，领万鬼，行恶毒霍乱心腹绞痛之病	黄炁鬼主姓史名文业，领万鬼，行恶疮肿之病
敦煌写本 S.986《道要灵祇神鬼品经》①	青炁鬼主姓刘名远达，领万鬼，行恶病	赤炁鬼主姓张名元伯，领万鬼，行热毒之病	白炁鬼主姓赵名公明，领万鬼，行注炁之病	黑炁鬼主姓钟名士季，领万鬼，行下痢之病	黄炁鬼主姓史名文业，领万鬼，行恶疮肿病
《禁经》中"禁注法"	自名医（注心根）	自名青（注百脉）	自名摇（注脊腰）	自名雌（注心脾）	自名雄（注十指）
《禁经》"禁注出血法"	自名养（主腹肠）	自名羊（主心口）	自名狗（主心脐）	自名鱼（主六腑）	自名雄（主心里）
《禁经》"禁注法"②	青注	赤注	白注	黑注	黄注

这种将注鬼与五方相关联的原因何在？《赤松子章历》中称"瘟鬼皆有名字，从十二时辰，来五方五色"③。即以五方五色划分注鬼，与鬼名密切相关。此即"呼鬼名法"。胡新生认为禁注的咒文是典型呼鬼名法的体现，"只要呼唤恶鬼恶虫的名字特别是一并列举出恶鬼恶虫家族中其他亲属的名字，就能对恶鬼恶虫起到强有力的震慑作用"④。另一种咒注术列举注鬼整个家族中亲属的名称："注父张，注母杨。注兄靖，注弟强。注姐姬，注妹姜。知汝姓字，得汝宫商。何不远去，住何所望。前出封侯，后出斩头。前出予赏，后出予杖。汝今不去，住何所望。急急如律令。"⑤对于

---

① 李德范辑《敦煌道藏》（四），北京：全国图书馆文献缩微复制中心，1999 年，1913 页。
② 李景荣等校释《千金翼方校释》，454 页。
③ 《道藏》第 3 册，30 页上一栏。
④ 胡新生《中国古代巫术》，济南：山东人民出版社，1998 年，179 页。
⑤ 李景荣等校释《千金翼方校释》，454 页。

"呼鬼名法"的知识传统，已有不少研究讨论。较早的材料能追溯到睡虎地秦简《日书》"诘"篇大量记载鬼神精怪的形貌与名字，并逐一条列各种鬼神精怪的弱点与对策。居延新简《厌魅书》①与江苏高邮汉墓出土的一块符篆木片②中已经明确出现以知晓鬼名来加以解除的技术。而马王堆帛书《杂疗方》中记载一种与祝术相关的治疗技术，与知晓鬼名有关："不幸为蛾虫蛇蠭(蜂)射者，祝，唾(唾)之三，以其射者名名之，曰：某，汝弟兄五人，某索知其名，而处水者为鲛，而处土者为蚑，栖木者为蠭(蜂)，瘛(蛄)斯，蜚(飞)而之荆南者为蛾。而晋□未□，壐(尔)教为宗孙。某贼，壐(尔)不使某之病已，且复……"③当然五方之注鬼的意义还不仅如此，在禁经的其他部分强调会有食鬼之神食鬼④，特别以五方五色帝食五方注鬼，类似内容⑤也见于俄藏敦煌文献中的文书碎片 Дx.6626："青帝神王 来 食 魅 人，赤帝神王来食魅人，黄 帝 神 王来食魅人。"⑥另外，王友奎在研究敦煌出土的《咒魅经》时认为《咒魅经》中有反复请五方五帝神王来咒魅的内容，其来源应与密教典籍中坛场结界方法有关。他引述的证据是鸠摩罗什译《孔雀王咒经》："东方大神龙王七里结界金刚宅，南方大神龙王七里结界金刚宅，西方大神龙王七里结界金刚宅，北方大神龙王七里结界金刚宅，中央大神龙王七里结界金刚宅。"⑦

　　但是如果将禁经与道经中相关的内容比较，其中重要的差别在于五方之注与身体各部分之间关联的建立。

---

① 甘肃省文物考古研究所等《居延新简》，北京：文物出版社，1990 年，另外该文书的解释可参考刘昭瑞《居延新出汉简所见方术考释》，《文史》第 43 辑，1997 年，53—54 页。

② 江苏省文物管理委员会《江苏高邮邵家沟汉代遗址的清理》，《考古》1960 年第 10 期，21 页。

③ 马继兴著《马王堆古医书考释》，北京：文物出版社，1979 年，775 页；马王堆汉墓帛书整理小组编《马王堆汉墓帛书》(肆)，北京：文物出版社，1985 年。

④ 刘昭瑞曾讨论过《后汉书·礼仪志》以及考古材料中的食鬼神，刘昭瑞《居延新出汉简所见方术考释》，55 页。

⑤ 李景荣等校释《千金翼方校释》，454 页。

⑥ 王卡将该碎片归为道经，认为其内容似上清经。王卡《敦煌道教文献研究——综述·目录·索引》，北京：中国社会科学出版社，2004 年，248 页。

⑦ 王友奎《敦煌写本〈咒魅经〉研究》，《敦煌研究》2012 年第 2 期，103 页。

表 7 - 3 五方之注与身体部位的关联

	东	南	西	北	中
禁注法	心根	百脉	脊腰	心脾	十指
禁注法	腹肠	心口	心脐	六腑	心里

前者将全身的各个部分与五方之注对应,而后者则是将脏腑的部分与五方之注相关联。在这样的一个图景中,注成了一种可以居于人身体各个位置的存在,近似于身神,而之所以要召五方之神是因为身体各处的注需要分别去除,"禁注法"在之后称:"谨告病患身中诸注,殃若在心腹及胸肠,或在四肢并中央。谨告四方诸关节,急送血殃。三焦关元,下部膀胱。若有若无,不出者亡。"①"禁唾飞尸入腹急切痛法"对身体有一个描述:"人生于天,吞气受道,身形之中,非汝所处。形中五部,各有所主。肝为青龙,肺为白虎。心为朱雀,肾为玄武。脾为中府,主御四方。上有真人,赤城童子。下有咸池,青腰玉女。各守部界,不得留住。"②

最后是强调四方之注已消除,而五脏恢复,并以"急急如律令"结尾。前文提及《玄感传尸方》承袭的是五蒸的说法,认为骨蒸病源在肾,但是其中提出随着病情的进展,邪气是由肾传到心、心传到肺、肺传到肝脾,毒气最终传遍五脏③(详见下表),实际是将《诸病源候论》中的五种蒸病源候变成了疾病不同阶段的源候,而"气"已成为此疾病变化的关键概念。也就是注与五脏的关系。但是在禁注术中描述出的身体观念,是将身体的各处转化为了一种空间,"注"可以留住,而以身神重塑身体内各处空间以驱逐注连。但是,这种对应并非只是出现在禁注法中,《禁经》的其他部分也有相关内容,比如"禁温疫时行"第七中的"禁疫鬼文"记:

> 吾上知天文,下知地理。天地夫人,教吾禁名,能禁疫鬼。汝从东来名曰狗,入人身中倚于心口,神师咒汝汝自走。汝从南来名曰

---

① 李景荣等校释《千金翼方校释》,456 页。
② 李景荣等校释《千金翼方校释》,456 页。
③ 高文铸校注《外台秘要方》,236 页。

羊,入人身中倚于肝肠,神师咒汝汝自亡。汝从西来名曰鸡,入人身中倚于皮,神师咒汝汝自衰。汝从北来名曰蛇,入人身中倚于百脉,神师咒汝汝自厄。科斗七枚,在吾目前。口是天门,不得枉开。若唾东方甲乙木,木折;若唾南方丙丁火,火灭;若唾西方庚辛金,金缺;若唾北方壬癸水,水竭;若唾中央戊己土,土裂。六甲六乙疫鬼自出,六丙六丁知鬼姓名,六戊六己疫鬼自死,六庚六辛知鬼东西,六壬六癸疫鬼自死,六亥六戌百鬼速出。急急如律令。①

而"禁时气温疫法"亦记:

东方青温,吾肝中之气。南方赤温,吾心中之气。西方白温,吾肺中之气。北方黑温,吾肾中之气。中央黄温,吾脾中之气。五方五温,悉在吾身中,不得动作,即归在实。急急如律令。②

表7-4　"禁疫鬼文"和"禁时气温疫法"中五方与五脏的对应

	东	南	西	北	中
禁疫鬼文	心口	肝肠	皮	百脉	
禁时气温疫法	肝	心	肺	肾	脾

五脏与身神在禁咒中扮演着关键的作用,在受禁法的一开始,即引《神仙经》:

《神仙经》曰:阳道强坚而易歇,阴道微软而久长。圣人闭口,万物可藏。回转清白,改易阴阳。应言不言,神明相传。应语不语,神明相与。故万法闭口,藏身之禁法流行,五脏神明。众人游戏而我独住,众人浩浩而我独静,众人言说而我独默,此行禁之道毕(或作"异")矣。③

---

① 李景荣等校释《千金翼方校释》,448页。
② 李景荣等校释《千金翼方校释》,448页。
③ 李景荣等校释《千金翼方校释》,441页。

禁咒,表面看来其核心在于禁文在仪式中的诵读,但是在这里强调"闭口"的重要性。同时,强调闭口与五脏神明的关系。这一点在前引孙齐的研究中已经有分析,按照他的看法,闭气与行气的修炼之法密切相关。也就是说,禁咒并非只是与语言相关的仪式,在这里,言与闭口成为禁咒术的关键,而在言与闭口之间,所谓的"藏身之法"现象,而身神也随之出现。

就《千金翼方·禁经》中保存的"禁注"诸法而言,其核心是禁咒师以仪式请神,而以呼鬼名法为中心,以咒术消除注连的过程。就注连本身的知识脉络而言,其仪式本身与解除镇墓文的仪式关联依然密切,注与鬼祟之间的关联是致病的原因,也是禁法所针对治疗的对象。但是其中对于身体的关注却也与镇墓解除的仪式有所差异,在这里身体通过五行/五方成为身神与注连的关联之处,也就成为其消解之处。这一点背后的思维模式与骨蒸的理论构成有相似之处,但是却呈现出截然不同的知识和实践路径。而禁咒师的身分,一方面在禁咒文中成为厌劾鬼神的角色,这一点与解除镇墓仪式相似;另一方面则以自身身神的建构作为治疗的基础,这一点则与道教仪式有关联。但是这两点在身体实践上以闭气和言的结合而完成,构成了禁咒的仪式。

第二节　《发病书》中注病书写的遗痕

当"注连"在医学书籍中发生种种话语变化之时,其在另一种与医疗相关的话语中出现,本节要讨论的对象是俄藏敦煌文书《天牢鬼镜并推得日法》。黄正建最早提及此文书,并将 Дx.1258 + Дx.1259 + Дx.1289 + Дx.2977 + Дx.3162 + Дx.3165 + Дx.3829 与 Дx.6761 缀合①。王晶波指出 Дx.4253v 和 Дx.4253 与 Дx.1259、Дx.1259v 缀合②。岩本笃志对俄藏

---

① 黄正建《敦煌占卜文书与唐五代占卜研究》,北京:中国社会科学出版社,2014 年,189 页。
② 王晶波《敦煌占卜文献与社会生活》,兰州:甘肃教育出版社,2013 年,462—463 页。

敦煌文书按照 Дx.2977、Дx.3165、Дx.1258 - 1、Дx.3162 + Дx.1258 - 2、Дx.1258 - 3、Дx.6761、Дx.1259、Дx.1289、Дx.3829、Дx.506v + Дx.5924、Дx.5193、Дx.4253 的顺序进行了全面的录文和内容推定①。陈于柱最近的研究认为,俄藏敦煌文书《天牢鬼镜图并推得病日法》按照书叶关系和卜辞义例顺序,可重新排列为:

Дx.01258 + Дx.01258v + Дx.01259 + Дx.04253v + Дx.01259v + Дx.04253 + Дx.01289 + Дx.01289v + Дx.02977 + Дx.02977v + Дx.06761 + Дx.06761v + Дx.03165v + Дx.03165 + Дx.03829 + Дx.03829v + Дx.03162 + Дx.03162v②。其中记:"未日病者小厄,何以知之? 未者小吉,天上娇女,主侍人命,故知小厄。病者头痛,乍寒乍热,祟在丈人注鬼,解谢之吉,亥日小差,丑日大差,生死在卯日,女重男轻(残)。"③此书自题《天牢鬼镜图并推得病日法》,托名张师天(可能是张天师之误)撰。题名中的"天牢"可能是星名。而《鬼镜图》中的"镜",李并成曾详细列举史志目录和敦煌文献中以"镜"为题的著作,认为:"'镜'类文献是以'镜'字假为概观、一览、察鉴、通鉴、指南之义,具有简明扼要、大处落墨、文省意赅、主旨鲜明、鉴古姿今、简便实用等特点,当与纂要、备要、会要、史要、集要、类要、指要、撮要、语要、鉴要、切要、举要、要略、要录、要览、要义、要望、要鉴、要记、要抄、指掌、手鉴、手册、简本一类著述有诸多相类之处。"④这里的"鬼镜图"应是一类占卜相关的内容的集抄,这种占卜疾病并加以禳解的文本,根据《唐六典》中的记载:"凡阴阳杂占,吉凶悔吝,其类有九,决万民之犹豫:一曰嫁娶,二曰生产。三曰历注,四曰屋宅,五曰禄命,六曰拜官,七曰祠祭,八曰发病,九曰殡葬。"⑤而拟题为"发病书"⑥。本节则将关

---

① 岩本篤志《敦煌吐鲁番「発病書」小考——ロシア・ドイツ蔵文献の試釈と『占事略決』との比較を通して》,岩本篤志《唐代の医薬書と敦煌文献》,東京:角川學藝,2015 年。

② 陈于柱《敦煌吐鲁番出土发病书整理研究》,北京:科学出版社,2016 年,144—151 页。

③ 录文见陈于柱《敦煌吐鲁番出土发病书整理研究》,144—151 页。

④ 李并成《"镜"类文献识略》,《敦煌研究》1999 年第 1 期,57 页。

⑤ 陈仲夫点校《唐六典》卷一四,413 页。

⑥ Donald Harper, "Iatromancie", in Marc Kalinowski ed., *Divination et Société dans la Chine Médiévale: Étude des Manuscrits de Dunhuang de la Bibliothèque National de France et de la British Library*, Bibliothèque nationale de France, Paris, (转下页)

注其中"注"的意义。

首先我们回到这个文本，其占卜技术的核心在于以日的地支推测疾病的情况，包括病患的严重程度、症状、祟在何处，以及其疾病的历程。而在每个地支所对应的叙述具有固定的模式，这个文本与法藏敦煌文书P.2856"推得病日法"有很多类似之处，可以将其对比讨论。以下将每个地支所对应的内容分为几个部分，加以讨论。

第一部分将十二地支与神煞对应，以解释病况，而病况的解释与神煞的职能相关。

表7－5　《天牢鬼镜图并推得病日法》病况与神煞的关联

	子	丑	寅	卯	辰	巳	午	未	申	酉	戌	亥
病况	不死	不死	不死		大□	不死			不死	小困	大困	小厄
神煞	神后，南斗之孙		功曹，天上五官		天罡，天上官吏	□乙，天上南斗之子	□光，天上都	□□，天上娇女	传送，天上主簿	从魁，天上□□	天魁，天上北君	征明，天上南斗之孙
职能	注人命	主生人命	注人寿命		主人命	注主人命			注人命	注收人命	注收人命文案	注□人命

在病况的部分，目前所见有四种类别：不死，大困，小困和小厄，如果将其与 P.2856"推得病日法"比较会发现略有差异，P.2856"推得病日法"中没有大困，但有"大重"，另外还有"困"，而与十二地支的对应也略有差异。

表7-6 《天牢鬼镜图并推得病日法》与 P.2856"推得病日法"病况的比较

	子	丑	寅	卯	辰	巳	午	未	申	酉	戌	亥
	不死	不死	不死		大□	不死			不死	小困	大困	小厄
P.2856"推得病日法"	不死	小困		不死	困	不死	小困	小厄	不死	困	大重	不死

接下来就是病况与神煞的对应,地支所对应的十二神煞,除了漏抄的部分和错漏字之外,其基本一致。而与之相比,其所对应的官职,差异则略大。值得注意的是,在这里对应的天上官吏中,出现了前文提及的解除镇墓文中所见的"天帝使者"。但是在这里,"天帝使者"是十二神煞所对应的天上官吏的身分的一种,与解除镇墓仪式中不再相同。

表7-7 《天牢鬼镜图并推得病日法》与 P.2856"推得病日法"神煞的比较

	子	丑	寅	卯	辰	巳	午	未	申	酉	戌	亥
神煞	神后,南斗之孙		功曹,天上五官		天罡,天上官吏	□(太)乙,天上南斗之子	□(胜)光(先),天上都(缺"尉"字)	□□(小吉),天上娇女	传送,天上主簿	从魁,天上□□	天魁,天上北君	征明,天上南斗之孙
P.2856"推得病日法"	神后,南斗之孙	天上长史	功曹,天上主	太冲,天使者	天罡之游徼	太一,天上南斗长女	胜先,天上都尉	天上乔(娇)女	传送,天上主簿	从天(衍字)魁,天帝使者	天魁,天上北斗长史	征明,南斗之神

之后则是这些官职的职务,而这些职务与病况密切相关。

	子	丑	寅	卯	辰	巳	午	未	申	酉	戌	亥
	注人命	主生人命	注人寿命		主人命	注主人命			注人命	注收人命	注收人命文案	注□人命
P.2856"推得病日法"	主生人命	主当文案	主当土万物	主生人命	主收人命	主人命		主将人	〔主〕生人命	主人命	主收人命	主知人命

在这里出现了两个写本中特别值得重视的异文，即"主"和"注"的差异。在 P.2856"推得病日法"中对其有解释，比如子日："子日病者，不死。子者，神后，南斗之子，男轻女重，主生人命，故知不死。"①如果将《天牢鬼镜图并推得病日法》的子日与之比较："子日病者，不死。何以知之？ 神后，南斗之孙，注人命，故知不死。"②在这里，如果只读"南斗之孙，注人命"的部分，也可以将"注"理解为之前镇墓解除文中在命籍上修改的意涵，但是如果将放在整个叙述的逻辑之中，则 P.2856 更为合理，"注"可以被视为抄录错误。但是在有些部分却又更为复杂，在申日的部分，P.2856 记："申日病者，不死。申者传送，天上主簿，生人命，故知不死。"③如果按照之前的叙述模式，这里"生人命"之前应脱"主"字。而《天牢鬼镜图并推得病日法》则记："申日病者，不死。何以知之？ 申者传送，天上主簿，注人命，故之（知）不死。"④在这里，因为主簿与文籍之间的关联，"注"的字义可以成立，而放在整句文意中也可以解通。而《天牢鬼镜图并推得病日法》在戌日下记："戌日病者，大困。何以知之？ 天⟨魁⟩，天上北君，注收人命文案，故知⟨大⟩困。"⑤在这里因为多出"文案"一词，也使得"注"的字义在这里合理化。也就是说，《天牢鬼镜图并推得病日法》的抄录者，很可能并非是无意的抄写讹误，而是有意识地在进行改动，以使得文义符合"他"/"他们"的理解。同时，在这个层面上，无论是"天帝使者"，还是考注命籍，都与早期的解除镇墓文之间保持着某种语义上的关联，虽然这种关联是模糊的。

而之后是病候的记载，但在《天牢鬼镜并推得日法》中并未将注连作为病候本身。

值得指出的是，在其他的发病书中，可能有将"注"或者"注连"作为病候的记载，S.6196v，S.6346v，羽 015v，P.2978v《发病书》一卷"中"以年立十干占病"中"年立巳"条记："占病者，头痛、咽喉不利、腹中乱痛、上气连

①　陈于柱《敦煌吐鲁番出土发病书整理研究》，98 页。
②　陈于柱《敦煌吐鲁番出土发病书整理研究》，144 页。
③　陈于柱《敦煌吐鲁番出土发病书整理研究》，100 页。
④　陈于柱《敦煌吐鲁番出土发病书整理研究》，146 页。
⑤　陈于柱《敦煌吐鲁番出土发病书整理研究》，146 页。

心、

表 7－8 《天牢鬼镜并推得日法》中的病候

	子	丑	寅	卯	辰	巳	午	未	申	酉	戌	亥
病候	手足烦疼	头痛及□□心腹	呕逆，乍寒乍热		头痛，心腹胀满	头痛，饮食不下	头痛	头痛，乍寒乍热	头痛，手足心腹	头痛，四支寒热	头痛，腰背上气	头痛，手足寒热，乍减乍加

吐逆、注来入出、腰背急强、眉眼手足烦痛、四支不举、不能行步、寒热□退、食饮不下。"①其中"注来入出"的症候似乎跟"注连"相关。而在"注来入出"前后的症候是否与注连相关却并不清楚，比如"吐逆"，《诸病源候论》"注病诸候"第一"诸注候"提及"寒注"的症候为："二曰寒注。心腹懊痛呕沫，二年之后，大便便血，吐逆青沫，心懊痛硬，腹满，腰脊疼强痛。"②在这一记载中，"注来入出"前后的吐逆、腹中疼痛和腰背强等症候都包含在内。但是《发病书》中每条占病内容是否与此时代的方书或《诸病源候论》共享一个疾病症候的分类和叙述体系，依然是疑问。因此，这里也可能只是将相关的病候抄录而并非都与注病的病候相关。

而之后的内容是"祟之所在"，以十二干对应相应的鬼神。

表 7－9 《天牢鬼镜并推得日法》中的祟之所在

	子	丑	寅	卯	辰	巳	午	未	申	酉	戌	亥
祟之所在		北君[	丈人北[		□□丈人	司（年?）命、土公	丈人[	丈人、注鬼	丈人、土（山?）[	丈人、外鬼	天神、北君	丈人、北君

这一部分即是讨论祟的对应，也是注鬼出现的地方，而在这里与注鬼并列的，是北君、丈人、司命、土公、外鬼和天神。而在此发病书里注鬼所在的部分，与丈人等并列一处。类似之处也见于其他发病书，比如咸通三年

① 陈于柱《敦煌吐鲁番出土发病书整理研究》，121 页。
② 丁光迪主编《诸病源候论校注》，北京：人民卫生出版社，1992 年，701 页。

（862）五月抄写的 P.2856《发病书》中有《推四方神头胁日得病法》中也有类似，包括司命、北君、外神、祖父母、丈人、外鬼、兄弟鬼、无后鬼、地狱死鬼、客死鬼等。但是其中未见"注鬼"。

表 7 – 10　《天牢鬼镜图并推得病日法》与 P.2856
"推得病日法"中祟之所在的比较

	子	丑	寅	卯	辰	巳	午	未	申	酉	戌	亥
天牢鬼镜图			丈人		□□丈人	司命、土公	大人	丈人、注鬼	丈人、土	丈人、外鬼	天神、北君	丈人、北君
P.2856《发病书》"推年立法"	君、土公、丈人、司命、星死鬼	天神、社公、上公、司命、兵死鬼、无右手鬼	天神、树木、狂死鬼、断后兵鬼、不葬鬼、狗鼠怪、水上神明、丈人	丈人、灶君、客死鬼	树神、北君、司命、丈人、兵死无后鬼	社公、灶不赛,丈人、鸡狗为怪	社神、灶君、天神、北君有言,遣绝后鬼、丈人、狗鼠为怪	社神、灶君、天神不赛、北君有言,遣绝后鬼、丈人、天神不赛、西南角土公、鬼兵、绞死不葬鬼、溺死鬼	北君、土公、上神、树神、灶君、丈人、星死鬼、客死鬼	大神、丈人、无后鬼、狱死鬼	丈人、土公、天神、星死鬼、女子鬼	西北高贵神,许久不赛,客死鬼、女祥鬼

"祟"在关于疾病的占卜中一直处于核心位置。比如睡虎地秦简《日书》甲种"病"篇记："甲、乙有疾，父母为祟，得之于肉，从东方来，裹以漆器。戊、己病，庚有间，辛酢，若不酢，烦居东方，岁在东方，青色死。"①《史记》卷一二八《龟策列传》中记载用神龟占卜疾病的祝辞言："今病有祟，无呈；无

———————

① 王子今《睡虎地秦简〈日书〉甲种疏证》，武汉：湖北教育出版社，2003 年，181 页。

祟,有呈。兆有中,祟有内;外,祟有外。"①《说文解字》称"祟,神祸也。"②
而在《日书》甲种"病"篇中将祟归为五类:

表7-11　《日书》甲种"病"篇中祟之所在

甲乙有疾	内丁有疾	戊己有疾	庚辛有疾	外鬼伤(殇)死为祟
父母为祟	王父为祟	王母为祟	外鬼殇死为祟	外鬼为祟

大致可以分为家中祖先与外鬼,而在《发病书》中精怪、家中小神也都
加入其中,而外鬼的分类也更为细致。其中包含了注鬼。前文已经提及
关于注鬼的记载,《太上洞神洞渊神咒治病口章》记:

> 五方注鬼:东方青注、南方赤注、西方白注、北方黑注、中央黄注,
> 朝死之注、暮死之注,一里之注、二里之注、三里之注、四里之注、五里
> 之注、十里之注、二十里之注、三十里之注、四十里之注、五十里之注、
> 百里之注、二百里之注、三百里之注、四百里之注、五百里之注、六百
> 里之注、七百里之注、八百里之注、九百里之注、千里之注、万里之注,
> 男注、女注,奴婢之注、近注、远注、青注、白注、赤注、黑注、黄注、五注
> 将军,大注、小注、高注、卑注、六畜之注、鸟兽之注、草木之注、日月之
> 注、星辰之注、戎羌之注、胡虏之注、吴蜀之注、夷狄之注、蛮獠之注、
> 三万七千之注,凶殃之注、门户之注、日游之注、月行之注、大将军之
> 注、太岁之注、太阴之注、五行之注、四时代谢之注、丧车斗加之注、死
> 次之注、行年本命三刑赤色之注,雄雌之注、姓名相收之注、目色相当

① 《史记》,北京:中华书局,1959年,3241页。后代关于卜病与祟的文献记载罗列可参见
林富士《略论占卜与医疗之关系——以中国汉隋之间卜者的医疗活动为主的初步探
讨》,田浩(Hoyt Tillman)编《文化与历史的追索:余英时教授八秩寿庆论文集》,台北:
联经出版公司,2009年,583—620页;此据林富士《巫者的世界》,广州:广东人民出版
社,2016年,387—422页。

② 《说文解字》,北京:中华书局,1963年,191页上一栏。对因祟成病的讨论可见李建民
《祟病与场所——传统医学对祟病的一种解释》,《汉学研究》第12卷第1期,1994年,
101—148页;陈秀芬《当病人见到鬼——试论明清医者对于"邪祟"的态度》,《政治大学
历史学报》第30期,2008年,43—86页;林宜蓉《舟航:疗疾与救国想象——明清易代
文人文化新探》,台北:万卷楼,2014年,133—162页。

之注、姓复相取之注。①

在中古关于疟疾的疾病病因说中，各种鬼名也被以十二时的方式加以整合。若以前文对注连的分析可见，在注连的理论不断衍生时，以疟鬼为中心的理论则通过十二支、十二时呈现秩序化的过程。《赤松子章历》中称"瘟鬼皆有名字，从十二时辰，来五方五色"②，范家伟曾专门研究过十二时辰的鬼名，他认为这种现象与魏晋南北朝时期道教的自我清理中对鬼神谱系的建构有关③。

在现有的敦煌发病书中，只有 S.1468《推十二时中得病日等占法抄（拟）》提供了一个详细的关于注病和鬼祟关系的说明："亥日病，鬼姓刘，名伯子，七鬼，去舍八十步，有鹊巢为德，有干枯木黑鸟在上，不鸣。此是注煞病，欲连及仲子，鬼藏不出，黄昏时，欲有衣黄衣人从外来宿，可前之，鬼欲逐去，鬼在病人床西头大瓮中，鬼有喷，大鲤鱼也。"④其中的注煞病会连及仲子，与注连的意涵一致。但是其与前后的鬼名之间的关系却并不清楚。值得注意的是，在发病书中注鬼与注病的关联，随着其各自进入十二支等系统的重新整理，而被拆分开来，两者之间不再有必然的联系。

而最后则是疾病变化的过程。

表 7‑12　《天牢鬼镜图并推得病日法》中疾病变化的过程

	子	丑	寅	卯	辰	巳	午	未	申	酉	戌	亥
子								生死				
丑						小差		大差		[生]死		
寅							小差		大差		生死	
卯												
辰	生死								小差		大差	

---

① 《道藏》第 32 册，729 页。
② 《道藏》第 11 册，202 页。
③ 范家伟《汉唐时期道教与疟鬼说》，293—299 页。
④ 陈于柱《敦煌吐鲁番出土发病书整理研究》。

(续　表)

	子	丑	寅	卯	辰	巳	午	未	申	酉	戌	亥
巳		生死								小差		大差
午			生死									
未		大差		生死								小差
申	小降(差)		大差		生死							

分为小差、大差和生死几个部分。

　　如果想象发病书的内容结构是在横轴和纵轴上展开,横轴是十二支,而纵轴则是关于病况与神煞的部分,对应疾病,祟之所来,以后最后疾病进程,其中病况与神煞的部分和最后疾病进程的部分都可以明确跟十二支相关联。但是中间的两个部分联系则并不是很清晰。而且在病症与鬼神之间的联系也并不清晰。但是这些内容却以十二支的方式展开。十二支在这里可以被视为一种数字关系,它分类却又联系了各种内容。葛瑞汉(A. C. Graham)认为这种思维方式试图全面明晰的排列所有对立和比较,以建立一种基本的思维模式。他借用结构主义语言学的概念"聚合体/结构段"(paradigm/syntagm)来进行分析①。左娅从三个方面来介绍数,功能、基本组成和基本运作原则。"数"即"数值关系",是通过将宇宙划分为可理解的(intelligible)模式来建立 reality 的秩序。数的基本组成是一系列经常被使用的数值关系,其中阴阳和五行是最有名的。其运作的基本原则即是所谓的关联性思维②。而但关键是,如果我们将前文讨论的注连与这里比较,在解除镇墓文和医籍中,考注命籍、注鬼和注病症候会形成一个完整的逻辑链条。但是在这里,它们被横轴和纵轴区隔开来,其间的意义不再连贯,但却成为发病书本身意义结构的组成部分。

① A. C. Graham, "Yin-Yang and the Nature of Correlative Thinking", *Philosophy East and West*, 38(2), 1988, pp.203 - 207.中译见《阴阳与关联思维的本质》,艾兰、汪涛、范毓周编《中国古代思维模式与阴阳五行说探源》,南京:江苏古籍出版社,1—57页。
② Zuo Ya, *Shen Gua's Empiricism*, Harvard University Asia Center, 2018.

如果按照《唐六典》，将其视为阴阳杂占之类，而此条列于太卜令的职掌之下："太卜令掌卜筮之法，以占邦家动用之事；丞为之贰。一曰龟，二曰兆，三曰《易》，四曰式。凡龟占辨龟之九类、五色；依四时而用之。"[1]但是现有的研究对其的知识归属和使用有进一步的论述。夏德安（Donald Harper）认为这些"发病"文书说明中古的占病术更贴近日常的生活，其实践者包括阴阳师、各种宗教和医学专家、官员、地方精英以及大众，也就是说非精英群体和精英群体共享发病术的知识与技术，它在实践中拥有广泛的受众，但是在知识上却与"制度性宗教"、专业医者相冲突[2]。刘永明称其为世俗道教[3]。夏德安所谓的"制度性宗教"，应该来自杨庆堃制度性宗教和弥散性宗教的区别[4]，而刘永明则试图强调其特性在道教和大众信仰之间，可将其视为关注制度性宗教和弥散性宗教之间的互动。而强调大众（popular）的意义，带有双重意义，其一带有精英和大众的二分，其二则与夏德安一样，强调其信仰者或者实践者超越社会/知识阶层[5]。本章要特别提醒的是，在《发病书》的知识模式中，实践者基本未出现在其中，但是这是否意味着我们可以推测它是不同阶层和群体都使用的知识技术？另外，发病之术进入太卜署的职掌，意味着它与禁咒一样进入了官署的制度之中，对其知识会产生怎样的影响[6]？

---

[1] 陈仲夫点校《唐六典》卷一四，413 页。

[2] Donald Harper, "Iatromancie", pp.471 - 512; idem., "Dunhuang iatromantic manuscripts: P.2856r and P.2675v", pp.134 - 163.

[3] 刘永明《敦煌道教的世俗化之路——敦煌〈发病书〉研究》，《敦煌学辑刊》2006 年第 1 期，69—86 页。

[4] C. K. Yang, *Religion in Chinese Society: A Study of Contemporary Social Functions of Religion and Some of Their Historical Factors*, University of California Press, 1967.此据范丽珠等译《中国社会中的宗教——宗教的现代社会功能与其历史因素之研究》，上海人民出版社，2006 年，35 页。

[5] Stephen Teiser, "Popular Religion", *The Journal of Asian Studies*, 54 - 2, 1995, pp.378 - 379.

[6] 这样的关注已经出现在医学史的讨论中，比如席文（Nathan Sivin）在讨论宋代与宗教相关的健康照护时，就将其三分式：民间宗教（the popular religion），精英宗教（the elite religion）和国家宗教（the state religion），见 Nathan Sivin, *Health Care in Eleventh-Century China* (Springer, 2015)。

第三节　余论：在禁咒术与《发病书》之间："恐慌年代"的终结？

　　将《禁经》与《发病书》放在一起，是因为对其的知识分类，都出现在唐代一本关于职官的著作《唐六典》中。禁咒被分在太医署之下，而发病则被分为太卜署之下，这样的划分是否也代表了一种知识的划分，即，医学与占卜的区别？但是知识的边界并非如此清晰，就如其背后实践者的身分。将禁咒术和发病术中注的意义的分析，与之前章节中关于解除镇墓文、道教文献和医学文献的讨论比较，可以将其放在一个知识游移的历史过程之中去理解。

　　禁咒术从请神到咒言以及呼鬼名法，都与解除镇墓仪式以及道教上章仪式相似之处颇多。但是一个关键的差异是，解除镇墓和上章的仪式都是一种以"写"为中心的仪式，而禁咒则是以口头表达为中心的仪式。而三者却又都与施术者的"身体—身分"建构密切相关。禁咒的核心在于"言"，呼鬼名法与其中对鬼的驱逐方式，都宣之于口。而对于身体的想象，也变为整个身体成为注连的留住之处，而身神的出现是对注连的驱逐。也就是，在进行禁咒术的时候，施术者以自己的身体建立了对于病人身体内疾病的驱逐，而建立了咒禁师与疾病之间的关系。但是其中与解除镇墓传统的差异也处处可见，比如毒药与驱鬼之间的联系，闭气与言咒之间的关联。更重要的是，注连自身的逻辑，从鬼祟到注连到被驱逐的连续性依然存在，但是它本身的特殊叙事在这个过程中消失不见，与对其他疾病的驱逐并没有什么大的差异。

　　而在发病书中，将病况、地支、神煞、病候、祟之所在、病况的演进都与天干、地支等相对应。在俄藏敦煌文书《天牢鬼镜并推得日法》和其他相关发病书的各个部分中，大都能找到与注连的关联。如果我们将其与解除镇墓文、道教文献以及医学文献比较，这些文献大都依然保持着注鬼、注连和相关病候的因果联系，而在发病书中，这些要素虽然依然存在，但是它们之间的因果联系被打散而重组,它们之间没有必然的联系,这种重组是一种数字关系和疾病在占卜语境下的重新展开。

如果将其视为禁咒术和发病书视为两个模型,那么一个将施术者和病患的身体作为了重构的重点,而另一个则似乎完全不再关注施术者和病患,或者说施术者在仪式中的角色并不凸显。而这样的特征本身也造成了关于其实践群体的争论。这两种在数术和方技之间游移的知识类型,背后显然也有其知识身分的拉扯,而它们的一个共同点,是隋唐王朝将其变为了"官方"知识的一部分,这本身就意味着知识身分和知识文本的变化。如果回到本章一开始对李建民研究的引用,即,注连的"恐慌年代"是否结束了? 如导论中所讨论的,恐慌在隐喻的意义上与疾病的传播相关,注连的一个核心意义就在于它与疾病传播的关系。但是在这两章中,我们看到,无论是在医学文献中注连到骨蒸的理论转化,还是在《禁经》《发病书》中注连意义的重组,疾病传播的意义都在逐渐弱化,而这些弱化似乎都与隋唐王朝的"官方"知识的趋向有所关联。不过,当疾病传播的意义被弱化时,恐慌是否也会随之逐渐终结?

「沉默」的创伤？

香港的陷落成全了她。但是在这个不可理喻的世界里，谁知道什么是因，什么是果？谁知道呢？也许就因为要成全她，一个大都市倾覆了。成千上万的人死去，成千上万的人痛苦着，跟着是惊天动地的大改革……流苏并不觉得她在历史上的地位有什么微妙之点。她只是笑吟吟的站起身来，将蚊烟香盘踢到桌子底下去。

　　　　　　　　　　　　　　　　——张爱玲《倾城之恋》

　　围城的十八天里，谁都有那种清晨四点钟的难挨的感觉——寒噤的黎明，什么都是模糊的，瑟缩，靠不住。回不了家，等回去了，也许家已经不存在了。房子可以毁掉，钱转眼可以成废纸，人可以死，自己更是朝不保暮。像唐诗上的"凄凄去亲爱，泛泛入烟雾"，可是那到底不像这里的无牵无挂的空虚与绝望。人们受不了这个，急于攀住一点踏实的东西，因而结婚了。

　　　　　　　　　　　　　　　　——张爱玲《烬余录》

第八章 石 之 低 语

——墓志所见晚唐洛阳豫西的饥馑、疾疫与创伤叙述

第一节 被记载的饥馑和被遗忘的疾疫

1983 年李献奇和赵会军在编写《洛阳出土历代墓志目录》时,曾根据《张留客墓志》、《崔纾墓志》、《贾洮墓志》和正史记载指出,咸通九年至十二年(868—871)洛阳和豫西发生疾疫和饥馑[①]。除了两位先生已注意到的墓志之外,还有一方《沈子柔墓志》亦有描述此时期疾疫造成的惨况:"咸通寅年,年多疠疫,里社比屋,人无吉全。"[②]咸通寅年应指咸通十一年,此年朔庚寅。虽然并不能完全确定疾疫和饥馑爆发和终止的时间,《沈子柔墓志》中的记载可以进一步确认李献奇和赵会军解读所得的历史图景,即,饥馑、旱灾相伴随的疾病在上述地区蔓延并持续有年。如果我们追随着郭霭春、杜希德(Denis Twitchett)和陈邦贤等先生对隋唐时期疾疫数据进行辑录与编年的思路[③],就可以将咸通九年至十二年添加到疾疫年表

---

① 李献奇、赵会军《有关贾谊世系及洛阳疾疫的几方墓志》,《文博》1987 年第 5 期,44 页。
② 录文见《全唐文补遗》第 4 辑,西安:三秦出版社,1997 年,247 页;《唐代墓志汇编续集》,上海古籍出版社,2001 年,1085 页。部分录文略改,以下引用此墓志,不再一一注明。
③ 郭霭春《中国医史年表》,哈尔滨:黑龙江人民出版社,1978 年;Denis Twitchett, "Population and Pestilenc in T'ang China", Wolfgang Bauer ed., *Studia Sino-Mongolica: Festschrift für Herbert Franke*, Wiesbaden, 1979, pp.35‐68.其他成果,兹举要如下:陈邦贤《二十六史医学史料汇编》,北京:中医研究院中国医史文献研究所,1982 年;孙关龙《中国古代自然灾异动态分析·大疫》,宋正海等《中国古代（转下页）

之中,但有些问题尚需回答。

这场疾疫未见于之前的疾疫资料辑录,是因为疾疫辑录基本未能超过正史中的疾疫记载的资料框架。这些辑录所依靠的最主要的材料,是《新唐书·五行志》。关于咸通年间的疾疫,《新唐书》卷三六《五行志》只记载了咸通十年在苏浙地区发生的:"咸通十年,宣、歙、两浙疫。"①由于地域的差异,苏浙和河南地区的疾疫之间可能没有直接的联系。此类记载的缺失并非孤例,笔记、文集、地方志和墓志等资料提供了不见于《新唐书·五行志》的灾难记载②。为何有些疾疫见于正史的记载,有些则未见呢?同时发生疾疫的地区有的见于记载,另一些则未见呢?如果是被"遗忘"了,遗忘的机制又是怎样?值得注意的是,此时的饥馑却未被正史的记载系统"遗忘",《新唐书·五行志》记:"(咸通)九年秋,江左及关内饥,东都尤甚。"③与饥馑、疾疫相伴随的还有蝗灾,《新唐书·五行志》记:"(咸通)七年夏,东都、同、华、陕、虢及京畿蝗。九年,江淮、关内及东都蝗。十年夏,陕、虢等州蝗。"④虽然蝗灾在前文提到的墓志中并未被提及。即,伴生的多种灾难,也部分见于记载,部分未见,或者同时发生的灾难却见于不同的记载。若整合不同历史记载的路径,可以根据记载的时间顺序和可能的因果联系拼出更为"完整"的历史图景。但在"记"与"不记"之间的原因,亦值得思考。

游自勇曾细致讨论《新唐书·五行志》的史料来源,指出:"刘羲叟编撰《新唐书·五行志》时,事先已有旧志编成,所以旧志成为新志的最大史

(接上页)自然灾异动态分析》,合肥:安徽教育出版社,2002年,400—403页;龚胜生《隋唐五代时期疫灾地理研究》,《暨南史学》第3辑,广州:暨南大学出版社,2004年,32—51页;学术史回顾请参考赖文、李永宸、张涛、庞宏广《近50年的中国古代疫情研究》,《中华医史杂志》2002年第2期,108—113页。对饥荒资料的整理和研究,请参见邓拓《中国救荒史》,商务印书馆,1937年;王寿南《唐代灾荒的救济政策》,《庆祝朱建民先生七十华诞纪念文集》,1978年,645—684页;李军《灾害危机与唐代政治》,首都师范大学博士学位论文,2004年。对此研究领域的反思性回顾,请参考夏明方《民国时期自然灾害与乡村社会》,北京:中华书局,2000年,1—19页。

① 《新唐书》,北京:中华书局,1975年,957页。
② 例证可参见第六章。
③ 《新唐书》卷三五,899页。
④ 《新唐书》卷三六,940页。

源,实录国史次之,笔记小说又次之,源于《唐会要》的记录最少。"①仅就其中的疾疫记载而言,多与《旧唐书》以及《册府元龟·帝王部》相似。依唐朝的史馆和官修史书的制度,包括疾疫材料在内的各种资料都要按照制度送交史馆,以编撰实录和国史②。以正史为代表的官方系统对疾疫的记载应源于此,但是什么样的疾疫资料会被记载下来呢?《册府元龟》的记载大多来自疾疫发生后迁医为疗的诏书。地方的疾疫首先是地方政府的责任,唐代贞观三年(629)才在诸州置医药博士及学生,负责地方医政,之后又几经兴废。在设有医学博士及学生之时,地方疾病就成为其责任,《天圣令·医疾令》附抄唐令第 19 条记:"学生习业早成,堪疗疾者,即于管内分番巡行,有疾患之处,随即救疗。效与无效,皆录为簿。年终考校,频经无效者,斟量决罚。"③陈登武将令文记载的地方巡患制度看作政府应对疾疫的策略④。但是唐代地方医学机构难以一直维系,能否满足地方应对疾疫的需求,也屡遭现代学者质疑⑤。回到前文提出的问题,在巡患制度和迁医为疗是如何在地方的语境下实现,两者之间如何转换? 制度的背景和社会实践如何使地方的疾疫具有了进入国史与实录记载的可能?要回答这些问题,制度记载的缺环仍多。制度背景的勾勒,能够帮助我们理解记载如何进入,却依然不能为"遗忘"提供全面的解释。

　　回到这四方墓志中的叙述,问题变成了"如何解读"。对唐代疾疫数据的记载,有常见的解读路径。其一,试图将其解读为时间、地点等基本

①　游自勇《中古〈五行志〉的史料来源》,《文史》2007 年第 4 辑,北京:中华书局,90 页。

②　唐代的修史制度请参考 Denis Twitchett, *The Writing of Official History Under the Tang*, Cambridge University Press, 1992, pp.1 - 30.牛润珍《汉至唐初史馆制度的演变》,石家庄:河北教育出版社,1999 年,206—225 页;岳纯之《唐代官方史学研究》,天津人民出版社,2003 年,9—44 页。

③　《天圣令·医疾令》的基本情况请参考中国社会科学院历史研究所天圣令整理课题组、天一阁博物馆《天一阁藏明钞本天圣令校证 附唐令复原研究》,北京:中华书局,2006 年,411 页。

④　陈登武《从〈天圣·医疾令〉看唐宋医疗照护与医事法规——以"巡患制度"为中心》,《唐研究》第 14 卷,北京大学出版社,2008 年,262—263 页。

⑤　见沈柏宏《唐代医疗设施及其效益评估》,《社会/文化史集刊》第 4 集,2010 年,37—90 页;于赓哲《〈天圣令〉复原唐〈医疾令〉所见官民医学之分野》,《历史研究》2011 年第 1 期,36—50 页。

要素,通过统计的方法阐明其时空分布规律,一般认为疫灾主要集中在隋唐鼎革之际、安史之乱后藩镇割据之初以及唐朝末年,南方的疫灾所占的比例逐渐上升。但由于疾疫数据缺环甚多,难以得出令人信服的结论。还需要注意不同层次和语境中的疾疫记载,并不能被直接拆解为时间和地域两个因素。其二,每当面对古代的疾疫,研究者们的目光大都集中在一个问题上,即流行的究竟是哪种疾病或者哪一类的疾病? 我们如何用现代的语言表述它? 之前的章节已经提及杜希德通过追述从 6 世纪中叶到 8 世纪晚期在东罗马帝国和伊朗的一系列疾疫,认为 7 世纪和 8 世纪前期的诸次疫病中应该有从东罗马传来的腺鼠疫[1]。如第六章所说,这种关注是尝试将历史上某种具有重要影响的疾病放到"中国"的语境之下,同时也在疾病传播的世界地图上拼接上"中国"这一块拼图。在杜希德这里,这种现代的名称不仅为理解过去时代的疾疫提供了基础,同时它也提供了一种可能性,即,将不同地方或文献中的记载通过一个现代疾病名称联系起来,就能勾勒出疾病传播的世界史。只是,由此拼凑出的故事并没有让大部分的研究者信服[2]。于是问题变成了,我们能在怎样的层面上解读疾疫的记载,是试图找到一个现代的近义词,还是在当时的语境下理解? 如果要通过时人的眼睛和心灵辨认疾疫,他们看到和体验到的是同

---

[1] Denis Twitchett, "Population and Pestilenc in T'ang China", pp.35 - 68.

[2] 范家伟对此说保持了怀疑的态度,认为在文献不足的情况下,讨论唐代疾疫是什么传染病,是徒劳无功的(《后汉至唐代疾疫流行及其影响——以人口移动为中心的考察》,香港中文大学历史学部博士论文,1997 年,71—75 页)。曹树基和李玉尚指出,杜希德对中国鼠疫起源的研究本质是上思辨的,或者说是想象的,不是实证的。6 世纪鼠疫起源论,虽然新鲜,却靠不住(《鼠疫:战争与和平——中国的环境与社会变迁(1230—1960 年)》,济南:山东画报出版社,2006 年,25—26 页)。Lester Little 希望考古中的 DNA 证据能证明杜希德的说法,进而证明 6—8 世纪的鼠疫是一场全球大流行(Lester K. Little, *Plague and the End of Antiquity: The Pandemic of 541 -750*, Cambridge: Cambridge University Press, 2006, p.20)。但是 2011 年一个跨国的科学家团队在《自然》(*Nature*)上撰文,宣称他们通过对英国伦敦东史密斯菲尔德墓地(East Smithfield burial)的 46 枚牙齿和 53 块骨头的研究,绘制出了导致 1347—1351 年黑死病的鼠疫杆菌(asteurella pestis,又称耶尔森菌氏 Yersinia, pestis)的基因组草图。在此文中他们质疑了 6—8 世纪鼠疫的病原学。他们宣称,如果 6—8 世纪的疾疫是鼠疫杆菌引起的,这种变种显然不同于目前所有与人类感染有关的流行菌株,或者这场疾疫就是另一种疾病(K. Bos, V. Schuenemann, G. Golding et al, "A Draft Genome of Yersinia pestis from Victims of the Black Death", *Nature*, 478, 2011, pp.506 - 510)。

一个图景吗？查尔斯·罗森伯格（Charles Rosenberg）一直在提醒我们，强势话语（比如国家、主流医学）的建构过程中，往往会遮蔽社会中关于疾病多样的认识和体验。因此，在尝试迫近那个逝去的时代中关于疾疫的理解时，需要审慎地去观察这个建构与遮蔽的过程。这四方与疾疫、饥馑相关的墓志则提供了一个在"被遗忘"的情况之下观察个体的机会，而下面则将分别呈现他们的故事，并讨论这些故事是怎样被讲述的。

第二节　职责与自全
——男性经历的叙述

让我们先从两位男性讲起，贾洮和崔纾。墓志中对疾疫和饥馑的沉默，部分源自墓志的记载模式（特别是男性志主）重在家族世系与历官[①]，《贾洮墓志》和《崔纾墓志》充分展示了疾疫或饥馑记载进入男性官员墓志书写的一体两面。贾洮当时担任河南府的户曹参军，《贾洮墓志》是为了说明其被迫放弃仕官生涯的"苦衷"："时洛川大饥，公府无俸，弃而西归，二年而卒。"[②]《崔纾墓志》则是相反，试图表彰其在疾疫和饥馑中政绩："（崔纾）寻迁汝州临汝县令。属天灾代行，境人不理，赖其抚字，全以宽慈，吏不忍欺，人胥以乐。"[③]问题是，如何在"掩盖"或"彰显"叙述的背后找到线索，帮助我们理解他们在疾疫中的经历与选择？

在这个意义上，墓志中家族世系与历官的记载也并非全无帮助，可以提供一些理解的线索。《贾洮墓志》记其之前历官经历："公幼有节概，聪敏过人，弱岁诣太学，入举登三史第，尔后丁颍川夫人之艰，服阕数载，解

---

① 对墓志中志主书写的文学史研究请参考线仲珊《唐代墓志的文体变革》，中国社会科学院研究生院硕士论文，2003 年；刘城《唐代墓志的写人进程》，广西师范大学文学院硕士论文，2006 年。

② 墓志录文见周绍良主编《唐代墓志汇编》，上海古籍出版社，1992 年，2459 页。以下引用此墓志，不再一一注明。

③ 墓志录文见周绍良主编《唐代墓志汇编》，2458—2459 页。以下引用此墓志，不再一一注明。

褐为闿乡县主簿,秩满,吏部奏为经学考试官,除广文助教,受代,调为太学博士,又调为河南府户曹参军。"唐代太学"置生一百四十员,取五品已上子孙"①,贾洮能入太学与其家族背景相关,其祖父贾嵘任秘书丞,是从五品,贾洮由此获得进入太学的机会。之后以三史科登第,《唐会要》卷七六"贡举"中引长庆二年(822)二月谏议大夫殷侑奏文,其中详记贡举中"三史科"之前后因果:"伏请置前件史科,每史问大义一百条,策三道。义通七,策通二以上,为及第。能通一史者,请同五经、三传例处分。其有出身及前资官应者,请同学究一经例处分。有出身及前资官,优稍与处分。其三史皆通者,请录奏闻,特加奖擢。仍请颁下两都国子监,任生徒习读。"②贾洮本应由此开始仕官生涯,而且如雷闻指出:"由于一史与三史科都同时兼有贡举与科目选的性质,很多白身应试者试图直接到吏部应科目选,以尽快授官。按照此敕规定,若是白身,则一史、三史都应于礼部应贡举,但对于三史登科者,却另有优待,即可以'当年关送吏部,便授第二任官',这样便大大提高了入仕的速度。"③但由于遭遇母丧,他在服丧结束之后才开始仕官生涯。任职的路径一直在中央学官和地方的官员之间转换。徐晖认为,在唐文宗朝以后,随着国子监官职的闲散化和藩镇兵将任检校国子祭酒的情况日益普遍,学官的上升途径遭遇困境④。《新唐书·选举志》里记载,开元三年(715)张九龄提出"凡官不历州县不拟台省"的任官原则⑤。这可能提供了对贾洮职位选择的理解角度。一方面是制度要求,一方面则是个体试图在自身的知识优势和突破上升途径的困境之间找寻到一个平衡点。

与贾洮的经历略有差异,崔纾先补进马,《通典》卷一五"选举三"记唐

---

① 《旧唐书》卷一八九上《儒学传上》,北京:中华书局,1975 年,4940 页。

② 《唐会要》,1655 页。

③ 雷闻《唐代的"三史"与三史科》,《史学史研究》2001 年第 1 期,41 页。对三史科的讨论另请参考吴宗国《唐代科举制度研究》,辽宁大学出版社,1992 年,31 页;黄牧航《论唐代的经学和史学考试》,《华南师范大学学报》1998 年第 5 期,91 页。

④ 徐晖《唐代的国子监学官与文学》,陕西师范大学博士论文,2010 年,68 页。

⑤ 参见刘后滨《从三省体制到中书门下体制——隋唐五代》,吴宗国主编《中国古代官僚政治研究》,北京大学出版社,2004 年,215—216 页。

代入仕门径中提到"进马六十员"①,为门荫入仕的途径之一。之后,他"释褐授同州冯翊县尉",与科举入仕的起家官大致相当②。然后一直在地方任官:"次授怀州武陟县尉,襄阳、福昌两县丞,官云小而务繁,权虽卑而道直,加以矜慎,颇号清通。寻迁汝州临汝县令。"崔纾的家族比起贾洮更为显赫③,《崔纾墓志》记其家族世系:"曾祖中书侍郎同平章事文贞公讳佑甫;祖华州刺史敬公讳植,考河南府陆浑县令讳柔。府君乃元嗣也。"这个来自博陵崔氏的家族在安史之乱后,到崔佑甫这一代重拾家门荣光④。虽然来自如此显赫的家族,崔纾却早年即遭遇坎坷:"幼失怙恃,柴毁骨立,颜孟之志,抑有加情;周孔之仪,冈敢逾则。入孝出悌,克荷遗休焉。"其早年丧父母,而墓志中记载父亲的官职只是陆浑县令。崔纾也与其父亲一样,其任官的经历一直在地方,升迁缓慢。赖瑞和在研究县尉时指出,县尉是常见起家官,在之后的转迁过程是否能升任中央高位,关键在于能否获得回任中央的机会⑤。显然崔纾没有获得这样的机会。

贾洮在疾疫和饥馑发生之后,放弃职事,前文已提及其墓志中以"公府无俸"加以解释,除了自保之外,俸禄所代表的经济因素当然并非只是托词。贾洮时任河南府户曹参军,白居易曾在任京兆户曹参军后写下《初除户曹喜而言志》:"诏授户曹掾,捧诏感君恩。感恩非为己,禄养及吾亲。……俸

---

① 《通典》,北京:中华书局,1988 年,361 页。

② 这点与斋郎的情况近似,参见黄正建《唐代的斋郎和挽郎》,《史学月刊》1989 年第 1 期,33 页。

③ 关于博陵崔氏家族,请参见 Patricia B. Ebrey, *The Aristocratic Families of Early Imperial China: A Case Study of Po-ling Ts'ui Family*, Cambridge University Press, 1978.此据范兆飞译《早期中华帝国的贵族家庭——博陵崔氏个案研究》,上海古籍出版社,2011 年;毛汉光《中古社会史论》,上海书店出版社,2002 年;夏炎《中古世家大族清河崔氏研究》,天津古籍出版社,2004 年。近来根据墓志材料尝试再现唐代崔佑甫家族历史的研究,包括陈建萍《唐代博陵崔氏个案研究》,河北师范大学硕士学位论文,2006 年;王静涛《唐崔佑甫家庭变迁研究——以墓志为中心》,郑州大学硕士学位论文,2011 年。

④ 这一过程与其家族在安史之乱中的政治选择密切相关,初步的分析见李碧妍《危机与重构——唐帝国及其地方诸侯》,复旦大学博士论文,2011 年,308—309 页。博士论文在 2015 年出版,见李碧妍《危机与重构——唐帝国及其地方诸侯》,北京师范大学出版社,2015 年,相关论述未有改动。

⑤ 赖瑞和《唐代基层文官》,北京:中华书局,2008 年,155—157 页。

钱四五万,月可奉晨昏。廪禄二百石,岁可盈仓囷。……人生百岁期,七十有几人。浮荣及虚位,皆是身之宾。唯有衣与食,此事粗关身。苟免饥寒外,余物尽浮云。"①也许能展现一种群体性的心态。只是其中特别强调"禄养及吾亲",疾疫之中赡养支持家人当然更为重要。但贾洮离职之后的选择却耐人寻味,他选择"西归",来到长安,两年之后去世于"长安县丰乐里废开业寺"。他栖身于废寺之中显然并非其家。贾家世居洛阳,并归葬洛阳②,贾洮连归葬都遭遇困难,墓志中记:"力困路远,未克祔于大茔,终俟他年,将藏其志。季弟涉,收泪搦管,谨志于墓。"但墓志在洛阳北邙山出土③,可知之后又有迁葬。洛阳这时是疾疫和饥馑流行之地,选择离开,不难理解,只是他家中还有妻儿:"公娶太原温氏夫人,国子祭酒管之女。有男三人:长曰科儿,次曰相儿,季曰广儿。"他逃往长安,不知是否携妻子同行。其临终时后事由其弟贾涉安排,可能是他前往长安是为了投奔贾涉。长安对他还有另一重意义,是他从太学开始就生活并担任学官的地方。只是,此时长安及其周边的情况可能亦不乐观,李献奇、赵会军根据《资治通鉴》的记载指出此时陕西出现旱灾④。这一选择折射出复杂的心态。在贾洮之次子贾邠(即前文提及的相儿)的墓志中只提到其父亲的官衔"河南府户曹参军",不再提及其最后的结局,这虽然是墓志常见的写法,但颇值得注意的是,在贾邠墓志中唯一详细叙述的任官经历,那在宋州任郎官期间:"百姓攀留,人皆钦仰。"⑤对其任官时忠于职守的专门强调,不知是否与贾洮弃官的经历印刻在了其家族的记忆中相关。

崔纾的历官并不显赫,因此其在地方疾疫和饥馑中的作为被特别彰显,墓志中记载其最终的结局:"归秩周岁,岂谓沉溺遽为祸耶? 既梦入于两楹,知莫及于二坚,既居苦块,致不胜丧,以咸通十三年十月廿五日终于洛阳敦行里,春秋四十有九。"此段记载颇多模糊之处,按照其中时间推

---

① 朱金城笺校《白居易集笺校》,上海古籍出版社,1988 年,287 页。
② 李献奇、赵会军《有关贾谊世系及洛阳疾疫的几方墓志》,43 页。
③ 李献奇、赵会军《有关贾谊世系及洛阳疾疫的几方墓志》,42 页。
④ 李献奇、赵会军《有关贾谊世系及洛阳疾疫的几方墓志》,44 页。
⑤ 李献奇、赵会军《有关贾谊世系及洛阳疾疫的几方墓志》,45 页。

算，崔纾"秩满"的时间应该在咸通十二年。依据前文的讨论，此时疾疫和饥馑可能还在延续，他究竟是因为任职结束才离开，还是与贾洮一样放弃了自身职务，不得而知。若真是"秩满"，为何没有新的转迁？墓志中的叙述是不是文饰？其离世与当时的疾疫和饥馑有无关联？这些问题都没有被解答，这段书写主要的努力在于如何以言辞"恰当"地表述死亡，而非给予解释。

崔纾在离开职务后，仍然回到其家族居住之地洛阳，即使这里疾疫和饥馑依然在流行。这并不是崔氏家族的成员第一次遭遇疾疫和饥馑，之前崔皑及其夫人王媛就曾遭遇饥馑，《崔皑墓志》记："关辅大饥，阖门不粒，几乎毕毙。朝廷嘉之，迁尚书库部员外郎，时年卅八。帝有恤人之命，特除公为喜安令。"①《王媛墓志》则记："关辅阻饥，府君为率更寺丞，素业清约，位才非隐，禄未充家，孤遗聚居，稚孺盈抱。"②在遭遇饥馑之前，墓志还特别提到崔皑之兄与姊婿早逝，崔皑需要奉养多个家庭，在遭遇饥馑之后，境遇每况愈下，但以家族相聚的方式渡过艰难时世③。崔皑之孙崔众甫的妻子李金的墓志中记载："建中四年（783），盗贼震骇，亲友逃散，独居东洛，遇谷贵大疫，皆保康宁，福佑之助也。后避地济源，澧州侄亡，时四境兵锋，家困贫乏，自济如洛，百里而遥，夫人悉力营护，并二殇之丧，皆归葬于邙山旧茔，俭而得礼。"④在遭遇疾疫之前，因崔众甫去世，李金携家投奔崔祐甫："家既窘乏，依于季叔太傅，娣姒同居，甥侄皆在。夫人亲之以德，未尝忿竞。每叹曰：浸润之谮，狙诈之行，缉缉幡幡，诏以求媚，吾所甚恶也。于是宽柔以教，约己而申人，老安少怀，和乐欣欣如也。"⑤他们组成了一个更大的家族群体，在遭遇疾疫时，也是尽力保全家族，一起渡过。

① 《唐代墓志汇编》，1802—1803 页。
② 《唐代墓志汇编》，1803 页。这场饥馑发生在咸亨年间，墓志中写作"咸通"以避肃宗之讳，见岑仲勉《金石论丛》五《续金石证史》，上海古籍出版社，1981 年，209 页。对这场饥馑的进一步分析，见冻国栋《〈唐崔暟墓志〉跋》，《魏晋南北朝隋唐史资料》第 18 辑，2001 年，157—158 页。
③ 这与其家族礼法风气相关，参见路学军《隋唐之际山东士族的经学转向与家风坚守——以崔暟墓志为中心》，《唐都学刊》2011 年第 2 期，53—58 页。
④ 《唐代墓志汇编》，1881 页。
⑤ 《唐代墓志汇编》，1881 页。

在这样的家族传统和风气之下，崔纾回到家族居住地的选择显然可以被理解。墓志中对灾难的记载成为一种书写传统，以彰显家族成员在灾难之中维持家族并渡过难关的角色。崔纾墓志选择将饥馑写入其中，在此书写传统下也更容易理解。

两人在疾疫和饥馑中的遭遇揭示出了多个问题的答案，比如国家和地方政府应对灾难的机制和政策都需要具体的官员来执行，但是在灾难袭来时，地方官府的官员与民众一样都在遭遇苦难，但他们的选择却可能构成了灾难中秩序是否得以维持的关键。一个相反的例证，可见《外台秘要》中引《崔氏别录灸骨蒸方图序》，崔知悌自言："余昔忝洛州司马，当三十日灸一十三人，前后瘥者数过二百。"①前文提到唐初关中骨蒸病流行，崔知悌大约就在此时任洛州司马。司马本不承担医疗职责，其职在于"以纲纪众务，通判列曹"②。但在疾疫爆发之时，司马等地方官员都需要参与到治疗民众的努力中。如果地方官吏选择放弃，那么不但原有的制度无力为续，地方与国家之间的信息传递也会陷入混乱之中，灾难中的地区很可能变成被遗忘的地方，即所谓"秩序代理人的失序"(disorder among agents of order)③。但是如果自身并未习得医学知识，在直接面对疾病流行时，是否也将他们推向了危险的第一线？但即使如此，值得注意的是，他们两人的墓志却依然与正史的记载相一致，只提到了饥馑，却只字未提疾疫。

第三节　"倾 城 之 恋"
——沈子柔和源匡秀的故事

下面从男性转向女性，先来讨论沈子柔。墓志中记载她是"洛阳青楼

---

① 高文铸校注《外台秘要方》，北京：华夏出版社，1992 年，233 页。
② 《旧唐书·职官志三》，1919 页。
③ Pierre Bourdieu et al, *The Weight of the World: Social Suffering in Contemporary Society*, Polity Press, 1999, pp.222－226.中译可参考张祖建译《世界的苦难——布尔迪厄的社会调查》，北京：中国人民大学出版社，2017 年，本书均直接引用英文本，以下不再说明。

之美丽"，应是洛阳的一位妓女①。姚平指出："从墓志来看，沈子柔并不属于官府所有，也不是文人官员的家妓。她身住在洛阳思恭里，或受聘而往居官员府邸……她生前接待过很多洛阳的'风流贵人，博雅名士'，作者匡秀就是她的崇拜者和客人之一，可见她的身分当属民妓。"②此说法是基于将唐代妓女划分为宫妓、官妓、营妓、民妓、家妓等的讨论模式③。不过此说却没能解释墓志中所谓"居留府官籍"的意思，名列官籍是否说明沈子柔应是一名官妓？

　　唐代的妓女承袭北朝以来乐户的身分④，按照《唐律疏议》卷三《名例》的记载，太常乐户、音声人的户籍不隶属于州县其本来的籍贯，而是隶属于太常，使得其身分区别于乡里百姓⑤。孙棨在《北里志》中记："京中饮妓，籍属教坊，凡朝士宴聚，须假诸曹署行牒，然后能致于他处。惟新进士设筵顾吏，故便可行牒，追其所赠之资，则倍于常数。"⑥但基于此记载，对北里之妓的身分性质，依然有争议。傅乐成认为北里的妓馆是政府允许设立的私妓馆⑦，后来研究者多乘其说。高世瑜认为北里的妓女是官妓，

① 郑志敏曾细致讨论唐代"青楼"之意："在唐代，'青楼'一词是否可用以专称妓馆？今人因受宋代以后文献之影响，每见青楼一词即认为其所指乃娼楼妓馆等风月场所，但在唐人的用词习惯中，其实并不尽然。据辞书解释，'青楼'本有两种意义，除指妓馆外，一般显贵人家的闺阁亦可称为青楼，而在唐人诗文中，青楼的意涵也很复杂，可作多种解释。……当然，用青楼一词言妓馆风月场所者亦不少见，……其中最为世人熟悉且津津乐道者，当是杜牧《遣怀》诗中的名句。"（郑志敏《细说唐妓》，21—22 页。）虽然青楼在唐代不专指妓馆，但根据后文之叙述，认为沈子柔是洛阳的一位妓女，并没有问题。

② 姚平《唐代妇女的生命历程》，上海古籍出版社，2004 年，212—213 页。

③ 这样类型学的研究有长期的传统，岸边成雄与石田干之助大致分为宫妓、官妓、家妓、民妓四项。（岸边成雄《长安北里の性格と活动》，《历史学研究报告》7，1959 年，25—54 页；石田干之助《长安の春》，平凡社，1967。）傅乐成将唐代妓女分为公妓、私妓和家妓三大类，公妓又包含宫妓、官妓、营妓三种。（傅乐成《唐人的生活》，傅乐成《汉唐史论集》，台北：经联出版公司，1977 年，134—135 页）

④ 参见滨口重国《唐王朝の賤人制度》，京都大學東洋史研究會，1966 年，133—165 页；李天石《中国中古良贱身份制度研究》，南京师范大学出版社，2004 年，215—216 页。

⑤ 刘俊文笺解《唐律疏议笺解》，北京：中华书局，1996 年，282 页。

⑥ 斎藤茂訳注《教坊記・北里志》，東京：平凡社，1992 年，252 页。对《北里志》的讨论请参见石田干之助《長安の春》，平凡社，1967 年；Robert des Rotours, *Courtisanes Chinoises à la fin des T'ang*, Presses Universitaires de France, 1968. Victor Xiong, "Ji-entertainers in Tang Chang'an", Sherry Mou ed., *Presence and Presentation: Women in the Chinese Literature Tradition*, St. Martin's Press，1999, pp.149 - 169.

⑦ 傅乐成《唐人的生活》，134—135 页。

但是"由于朝廷的支持纵容,狎妓之风十分兴盛,长安等处的妓女也就很难再为官府垄断,逐渐向全社会开放。这种情况大约到唐中后期越有发展。地方官妓到唐后期则由于藩镇专权局面反而更为地方官主要是藩帅所垄断。长安妓女的生活情况正反映了唐代官妓向自由职业娼妓的逐步转化。"①郑志敏认为:"据此可知,孙棨写于'(僖宗)中和甲辰岁'(按即中和四年,公元八八四年)的序文,正是教坊制度处于衰颓的第三阶段。此时教坊宫妓早已没落,可能颇多流落到坊外营业维生,但其原先登籍在教坊的事实仍在,不过这些女妓不宜再称作官妓,因其已属自由营业的娼妓形态,不似官妓专以奉承官宦为务。"②因此不应将唐代妓女的身分看作一种静态的分类,而是随着制度的松弛,逐渐变化的过程。唐代长安的妓女籍属教坊,地方妓女的所谓"乐籍"则应是隶属于州府官署,地方音乐机构大约是称作"乐营",《云溪友议》卷下"杂嘲戏"记:"池州杜少府恺、亳州韦中丞仕符,二君皆以长年,精求释道。乐营子女,厚给衣粮,任其外住,若有宴饮,方一召来,柳际花间,任为娱乐。"③唐后期长安教坊没落,地方乐营也不似以往,廖美云指出此时地方节度使的武将对妓女的支配权力大增④,另一方面在洛阳、扬州等城市的妓女也与长安的妓女一样,虽然籍属官府,但却并不再限于侍奉地方文武官员的狎乐,得以为"风流贵人、博雅名士"所聘,沈子柔大概就是其中一例。

《沈子柔墓志》中引人侧目的内容在于,源匡秀在铭文中表达了对沈子柔强烈的情感:"火燃我爱爱不销,刀断我情情不已。"陈尚君在讨论此墓志时,曾引证沈祖棻的说法,认为中国古代夫妻之间有名分未必有感情,真正的感情常常存在于婚姻之外,从此方墓志中可以得到进一步的证明。并认为唐代写爱情的传奇小说与此方墓志也有共通点⑤。此说法承

---

① 高世瑜《唐代妇女》,84 页。
② 郑志敏《细说唐妓》,37 页。
③ 王宁《〈云溪友议〉校注》,厦门大学博士论文,2009 年,238 页。
④ 廖美云《唐伎研究》,158 页。
⑤ 陈尚君《唐代的亡妻与亡妾墓志》,《中华文史论丛》2006 年第 2 辑,66 页。这样的论述也见于 Jowen Tung, *Fables for the Patriarchs: Gender Politics in Tang Discourse*, Rowman & Littlefield Inc, 2000.

袭近来对夫妻情感与婚外情爱的类型划分,妹尾达彦曾指出:"在中国与生殖无关的夫妇的快乐是被否定的,对妻子的狂热的爱也被视为粗俗下流的行为,只有在与歌姬之间才存在着那种热情奔放的爱。也就是说,恋爱的产生与婚姻制度化正好形成一种互补的关系。"①这种划分将夫妻之间的感情与士人和妓女的感情看作理想的典范,并将后者与近代欧洲的罗曼之爱(romance love)相比附。但这样的论述并非已成共识,苏成捷(Matthew H. Sommer)以明清社会中贫穷家庭的"一妻多夫"方式为例,反对以往研究中将婚姻与妓女相对立的研究模式②。即使是此说的赞同者,也相信这种"爱"是时间建构的产物。孙康宜虽然也认为对情爱崇拜很大程度上是娼优文化的产物,但直到 17 世纪"妓女类型"(courtesan type)才成为与"情"在比喻的意义上等同的概念③。李海燕(Haiyan Lee)在其对中国现代社会情爱谱系学的研究中提供了一种将"爱"看作文化建构的立场,她指出,关于情爱的话语并不仅仅是内在情感的再现或表达,同时也是参与界定(或重新界定)社会秩序与生产(或再生产)自我与社会形式的实践④。

---

① 妹尾达彦《"才子"与"佳人"——九世纪中国新的男女认识的形成》,邓小南主编《唐宋女性与社会》下册,上海辞书出版社,2003 年,699 页。

② Matthew H. Sommer, "Making Sex Work: Polyandry as a Survival Strategy in Qing Dynasty China", Bryna Goodman and Wendy Larson eds., *Gender in Motion: Divisions of Labor and Cultural Change in Late Imperial and Modern China*, Rowman & Littlefield Publishers, Inc., 2005, pp.29 - 54.笔者也曾根据《严氏墓志》中强调这种夫妻的情感关系是在礼仪的范围之内,以"相敬如宾"为理想的典范。认为这种强调礼仪的关系,并不代表夫妻只能在规范指导之下履行"感情空洞"的婚姻,而是代表了唐代婚姻实态中情感与礼仪互动的状况。

③ Chang Kang-i Sun, *The Late-Ming Poet Ch'en Tzu-lung: Crises of Love and Loyalism*, Yale University Press, 1991, p.12.

④ Haiyan Lee, *Revolution of the Heart: A Genealogy of Love in China, 1900 - 1950*, Stanford, California: Stanford University Press, 2007, p.8.中译可参考修佳明译《心灵革命——现代中国的爱情谱系》,北京大学出版社,2018 年。近来对明清乃至现代以来情感变化的研究已经呈现出对此路径多有关注关注,兹举要者如下:張競《近代中国と「恋愛」の発見 西洋の衝撃と日中文学交流》,東京:岩波書店,1995 年;Liu Jianmei, *Revolution Plus Love: Literary History, Women's Bodies, and Thematic Repetition in Twentieth-Century Chinese Fiction*, Honolulu: University of Hawaii Press, 2003.吕芳上《1920 年代中国知识分子有关情爱问题的抉择与讨论》,吕芳上编《无声之声——近代中国妇女与国家》,台北:中研院近史所,2003 年,73—102 页。

沈子柔墓志中情感表达不但不能看成一种理想的感情模式,甚至不能被简单理解为整体文化建构的产物。这是一个孤例,它不仅超越了丈夫为妻子所书写的墓志,其实也超越了其他对于妓女的墓志书写。目前保存下来的妓女墓志多为妓女入家者,在为她们书写的墓志中所强调的情感与叙述①,则成为了一种在情欲与礼仪之间拉扯的书写,李从质所撰《故妓人清河张氏墓志》称张氏:"色艳体闲,代无罕比。温柔淑愿,雅静沉娴。"②《大唐华原县丞王公故美人李氏墓志铭并序》称李氏:"既美于色,又贤于德。"③色艳与贤德之间,大致就反映出这种冲突。正如宇文所安(Stephen Owen)对唐代浪漫传奇的研究所指出:"浪漫传奇的兴起,与个人的诠释或评价活动的发展、与私人空间的建立,是紧密相关的。浪漫传奇想象性地建构了一个经过取舍的小世界,它既存在于一个社会主导性的世界之中,又因为情人相互之间的专注投入而与社会主导性世界相分隔。"④这个小世界的建立以及其中对爱欲与情爱的表达是基于"家族"的缺失,家族的缺失代表着礼仪无法进入这个小世界,妓女由于其出身乐籍,呈现一种家族自然缺失的状态,在墓志的书写中也不见程序化的对其父祖的描述,《沈子柔墓志》中只是简单提到了其家庭成员:"实刘媪所生,有弟有姨,皆亲骨肉。"不过这个小世界无法永远维持,"它与社会整体的重要利益就会发生冲突。这时,空间的界线往往就会被打破,外边的世界侵入并影响到传奇的主人公"⑤。当家族携带着礼仪的规范不可避免地回归的时候,《霍小玉传》和《李娃传》就代表了两种解决的路径,在墓志中被书写的家妓大概都与李娃的路径更为接近。在此时如果仅仅描述对其情

---

① 对这些墓志的讨论见 Ping Yao, "The Statues of Pleasure: Courtesan and Literiti connections in T'ang China (618 - 907)", *Journal of Women's History*, 14 - 2, 2002, pp.25 - 53.姚平《唐代妇女的生命历程》,199—225 页;刘蓬春《唐人蓄妓对家庭观念的影响——〈故妓人清河张氏墓志〉考析》,《四川师范大学学报》2006 年第 3 期,119—124 页。

② 《唐代墓志汇编续集》,1055 页。

③ 《唐代墓志汇编续集》,625 页。

④ Stephen Owen, *The End of the Chinese "Middle Ages": Essays in Mid-Tang Literary Culture*, Stanford University Press, 1996. 此据陈引驰、陈磊译《中国"中世纪"的终结——中唐文学文化论集》,北京:三联书店,2006 年,105 页。

⑤ 宇文所安《中国"中世纪"的终结——中唐文学文化论集》,106 页。

爱与欲望的部分,就显得不符合家族的礼仪规范;强调其符合家族礼仪的贤德,也就是对其进入家族的宣告。而随着家妓身份在家内的提升,比如成为妾,她就更不能是原有家族语境缺失的那个"尤物"了,在墓志中需要重新书写她的家族谱系,《大唐故范氏夫人墓志铭并序》记载一位由家妓转为妾的女子,其中记载其家族谱系:"高祖预,祖义慎,父玄琛,并才韵卓荦,风调闲雅。慕梁竦之平生,恐劳郡县;咏陶潜之归去,遂乐田园。"①这种对其父祖身分隐晦的描写,与《李娃传》中其家族身份的重现有异曲同工之妙。也就是说,源匡秀在墓志中对沈子柔深沉情爱的表达,是由于疾疫使得他们的情感永远留在了那个小世界中,从而避免了礼仪规范对情爱表达的重新介入。

这并不是企图否定在墓志中源匡秀对沈子柔强烈的情爱表达,只是认为如果要将此略带有"极端"性质的表达,扩展为感情理想类型,就需要回到具体语境中检讨其产生的过程。重点是检讨饥馑和瘟疫在这段记载中扮演了什么角色。

墓志中戏剧化地强调了这样一个场景,沈子柔宣告自己可能面临死亡:"子柔一日晏寝香闺,扶衾见接,饫展欢密,倏然吁嗟曰:妾幸辱郎之顾厚矣,保郎之信坚矣。然也,妾自度所赋无几,甚疑旬朔与疠疫随波。虽问卜可禳,虑不能脱。"死亡的预言与情欲的场景混同在一起,构成死与欲的纠结。当沈子柔向源匡秀预言自身的命运时,洛阳乃至其他地方的饥馑与疾疫显然已经蔓延了相当的时间,但源匡秀却在书写中将自身描述为被动接受沈子柔关于疾疫之消极与绝望的受众,而沈子柔则是其中能动的主体。

但是墓志的叙述又呈现出另一面,沈子柔的离世被描述为一种"必然"的过程,沈子柔在面临日益蔓延的疾疫曾求助占卜之术,但却没有明确交代,沈子柔是已经染上疾病,还是仅仅因疾疫蔓延而感觉恐惧。占病之术是唐代常见的预测疾病和治疗的技术,在前一章已有讨论。唐人墓志中对疾病时求助占卜之力的记载颇多,如柳宗元《亡姊前京兆府参军裴

① 《唐代墓志汇编》,1561 页。

君夫人墓志》记:"其家老、长妾、臧获之微,皆以其私奔谒于道路,祷鬼神、问卜筮相及也。"①李景庄所撰《裴谣夫人李氏墓志》记:"卅七女以怀妊得疾,连绵累月。虽释氏医占,不效甲子庚午。"②卢知宗所撰《郑子章墓志》记:"大中七年(853)十月二十五日育上客之妹未名。浃月遭病。荥阳公以名德司邦计,望冠公卿,天下良砭善药,靡不毕致。公昼夜视病于知宗氏。公属念弥切,复见医甚臻而疹益固,化夫人宅心于空门,号曰悟玄,望滋景福矣。又至于卜筮祈祷。"③一方面体现出此类技术确实广泛被使用,求助占病之术,说明沈子柔与大多数唐人一样,将其看作一种预测和禳除疾病的方法。另一方面,在墓志中对占病的叙述多是为了说明即使用尽各种方法,依然无法挽回逝者。《沈子柔墓志》延续了这样的叙述模式,占者提供给沈子柔可以禳除疾疫的解释,似乎并不能够使其放心。当然,这与面对灾难时个体的恐慌和不安全感相关。但是,在其中一种似乎"超越"占卜和占卜者的"命定"在隐约中被凸显出来。

不过,很快沈子柔的离世如其预计的一样,戏剧化地发生:"时属物景暄秋,栏花竞发,余因招同舍毕来醉欢。俄而未及浃旬,青衣告疾,雷电掣犇,火裂风摧,医救不施,奄忽长逝。"此时匡源秀才能够在最后的韵文之中,将自身的立场和盘托出,即"虽分生死,难圻因缘"。但是匡源秀也是这场疾疫的见证者,他对其中苦难的表达却只能是其对情爱的言说,因为他所经历的苦难就是失去了所爱之人,这种苦难除了通过对爱的宣称似乎没有别的途径可以加以宣泄。

第四节　信仰与情感
——张留客和李管的故事

本文要讨论的最后一方墓志,延续前节的讲述,也将叙述一位女性的

---

① 《柳宗元集》,北京:中华书局,1979 年,336 页。
② 录文见吴钢《全唐文补遗》第 8 辑,西安:三秦出版社,2005 年,221 页。
③ 录文见《全唐文补遗》第 4 辑,193 页。

经历。张留客,墓志中称其为"别室",应是指有子的妾室①。姚平认为李管娶张留客为妾的因缘,是因为唐代官员在离开妻小及父母而在外任职的情况下,往往会在当地娶妾②。只是这样的猜测与墓志中的记载略有差异,其中记载张留客的婚姻因缘:"姓张氏,号留客,出余外氏家也。余外氏南阳张,世居东周,季舅白马殿中叴,以余幼年,遂留以训育,于诸甥中,慈煦最厚,故以斯人配焉。"③其中称张留客来自李管的外氏,即其母的本家。其中亦记载李管自幼年即生活在其外氏家,并未提及其缘故。唐代甥居舅家,可能是因为其父母缔结婚姻时是夫从妻居④,或者父亡,或者父母双亡,后两种较为常见⑤。这种侄儿女与舅氏的密切关系,与唐代女性与本家的关系密切相关⑥。墓志中"以余幼年,遂留以训育"似乎也是暗示自身年幼丧亲的情况。特别值得注意的就是张留客的身份,李管之舅能够安排张留客的婚配问题,同时墓志中记载在李管任官之后,"(张留客)父全忠,母杨氏,号净意,偕随女焉。"大约可以推测张留客的父亲可能身份低下,因此张留客才会成为李管的妾室。刘燕俪即推测张留客极有可能是李管外家的私贱或部曲的子女,由主人张叴赔给外甥为妾⑦。但很可能其在婚配之前,就已有接触⑧。刘燕俪亦推测在张留客生前,李管应该未有正室。礼法规定禁止以妾为妻,并进入唐代律法规定中。从墓志文

① 廖宜方认为"儿母"通常为有子之妾妇女的代称,其他或称"女母"、"侧室"或"别室"。见廖宜方《唐代的母子关系》,台北:稻香出版社,2009年,24页。

② 姚平《唐代妇女的生命历程》,159页。

③ 《唐代墓志汇编》,2457页。以下引用此墓志,不再一一注明。

④ 事例可见陈弱水《唐代的妇女文化与家庭生活》,台北:允晨文化,2007年,74—94页。

⑤ 详细的讨论见李润强《唐代依养外亲家庭形态考察》,张国刚主编《家庭史研究的新视野》,71—102页。

⑥ 陈弱水《唐代的妇女文化与家庭生活》,126—137页。参见李润强《妇女归宗与复合家庭结构》,收入《中国家庭史》第二卷《隋唐五代时期》,广州:广东人民出版社,2007年,45—59页。

⑦ 刘燕俪《唐律中的夫妻关系》,台北:五南图书公司,2007年,327—328页。

⑧ 岑静雯曾讨论唐代的表亲婚,指出表亲中传袭着一部分相同的生活习惯,有适宜成为配偶的条件,在那女青年缺乏正常交际的古代,表兄妹或表姐弟之间才可能互相接触和了解,利用亲戚之间的固有感情可缓和家庭内部矛盾,同时也是一种上层社会中的经济、政治联姻,这种婚姻虽有不合礼律之处,但在唐代中上层社会相当普遍。见岑静雯《唐代宦门妇女研究》,台北:文津出版社,2006年,45—47页。

的内容来看,李管对张氏隐含着夫妻的情感①。但无论感情如何,在疾疫流行之时,张留客的行为显然已彰显其在家庭中的位置和作用接近于妻子。这并非是孤例。陈弱水分析崔玄籍以妾为妻的例证,并详举同时代以妾为妻的例证,并以为是礼法松弛之故②。而挑战礼法的背后动因,显然是这一时期家庭关系的变化。无论是家庭关系变化,还是礼法松弛,都既为对妾室的情感提供了社会背景,也为以妾为妻提供了可能性。但是李管并没有这样做。在原有社会风气或制度松弛之时,对个体选择造成的困境和煎熬也许并不亚于风气与制度森严之时。

在继续讨论李管的选择之前,先来讨论这方墓志叙述的重点之一,即张留客的佛教信仰。其中记载张留客佛教信仰的因缘就是这场疾疫:"九年秋,余赴调上国,是岁黜于天官,困不克返,斯人与幼稚等寓居洛北,值岁饥疫死,家无免者。斯人独栖心释氏,用道以安,故骨肉获相保焉。"但实际其信仰应不是始于此,其母亲号净意,应该就有佛教信仰。唐代家庭中,母亲的佛教信仰影响女儿,是常见的情况③。特别将佛教信仰提出,是因为对唐代墓志中对女性佛教信仰书写的研究业已指出,其中对女性的佛教信仰并非一味的赞颂,而是有其书写意图。比如廖宜方注意到墓志中往往将女性信仰佛教的时机定在其丧夫之后,是为了强调寡妇守贞的形象④。在此特殊情况下书写其信仰,一种可能是因为感激张留客在疾疫的恶劣情况下保全了家庭,另一种可能是因为李管本身也有佛教信仰。陆扬曾分析中古墓志中对志主信仰的表述:"最明显的例子就是中古的墓志中对女性的宗教取向和实践往往不加遮掩地加以表彰,而相对来说对

① 刘燕俪《唐律中的夫妻关系》,328 页。万军杰也有类似的看法,见《唐代"妾"的丧葬问题》,《魏晋南北朝隋唐史资料》第 25 辑,196—197 页。
② 陈弱水《崔玄籍夫妻观系考——试谈唐代的以妾为妻与礼法问题》,陈弱水《隐蔽的光景——唐代妇女文化与家庭生活》,桂林:广西师范大学出版社,2009 年,259—272 页;参见陈尚君《杜佑以妾为妻之真相》,《文史》2012 年第 3 辑,267—276 页。
③ 焦杰《从唐墓志看唐代妇女与佛教的关系》,《陕西师范大学学报》2000 年第 1 期,96 页;吴敏霞《从唐墓志看唐代女性佛教信仰及其特点》,《佛学研究》2002 年,260—261 页;严耀中《墓志祭文中的唐代妇女佛教信仰》,邓小南主编《唐宋女性与社会》下册,上海辞书出版社,2003 年,467—492 页。
④ 廖宜方《唐代的母子关系》,114 页。

于男性在这方面的追求则要隐晦很多。这当然不表示在实际生活中男性对于宗教的热情比女性低,而更多的是受书写习惯的制约。自然,这种书写习惯的背后隐隐然有某种社会观念的运作。"①值得进一步讨论的是,对书写女性佛教信仰的男性作者而言,信仰意味着什么? 是否意味着,男性可以借对家内女性信仰的认可来表达其信仰?

当然,在家庭中,佛教信仰不能仅拆分为丈夫和妻子的信仰,这种信仰的表述对夫妻观系又意味着什么? 陈弱水曾指出唐代有女性以佛教信仰为理由,主动要求身后不与丈夫合葬。而佛教信仰亦可使女性在面对一夫多妻的情况下,将其生命定位超越夫妻关系甚至夫家资源,在个人的生命体认上,看淡了夫妻关系的重要性②。这一观察将信仰放置于家内情感观系的复杂性之中。这也可以成为解读《张留客墓志》的一个角度,亦可回答前文留下的问题。张留客虽然是妾的身份,但她早与李管相识,在其去世之前,李管也并未有正妻,又为李家诞下了四个孩子。但张留客并没有获得正妻的名分,同时丈夫也因仕官而离家,又遭遇种种苦难,佛教显然成为其生命中重要的支持和力量。在生命最后对于佛教的重视,是否意味着她试图以佛教超越家内的情感观系,不得而知。但在李管的叙述中,将对张留客表达的种种感念之情:"余虽官,贫且债,故衣饭常歉。洎秩满,僦居洛北,岁久益甚,斯人未尝有不悦之意在颜色间。余尝为之不怿,斯人乃相勉曰:'虽金帛坐致,有病苦支离,曷若贫清健聚常保团圆耶! 况贫贱贵富有倚伏哉! 苟躁其心,适足丧道。'余谓是言贤且达,古人无以过也。性二孝廉慎,只奉亲宾,常若不足。"与对其佛教信仰的反复赞颂编织在一起:"余赴调上国,是岁黜于天官,困不克返,斯人与幼稚等寓居洛北,值岁饥疫死,家无免者。斯人独栖心释氏,用道以安,故骨肉获相保焉。十一年夏,余尉河南,才逾周星,而斯人遭疾,自徂暑至于穷冬,百

---

① 陆扬《从墓志的史料分析走向墓志的史学分析——以〈新出魏晋南北朝墓志疏证〉为中心》,《中华文史论丛》第 84 辑,2006 年,118 页。

② 陈弱水《唐代的一夫一妻合葬与夫妻关系——从景云二年〈杨府君夫人韦氏墓志铭〉谈起》,《中华文史论丛》第 81 辑,2006 年,197—198 页;此据陈弱水《唐代的妇女文化与家庭生活》,292—296 页。

药不灵，祷祝无效，竟以十二年十二月廿四日殁于恭安里，享年卅。呜呼！人谁无死，但叹其积善余庆之言无征也。哀哉！初，厥疾渐笃，乃自取衣装首饰等，施以写经铸佛，一无留者。"在这里，对佛教信仰的表述并非是试图超越夫妻观系，对其的表达似乎成为一种载体，使得在礼法意义上并不完全具有夫妻观系的两人，获得一种等同于夫妻的情感表达的机会。正如前文所引陈弱水的研究，在礼法的意义上，对于夫妻身分与情感最后的认可和象征性的展示，是可以通过丧葬的安排来实现。但正如李管在张留客生前的态度一样，在墓志中他也没有清楚地表述如何安排张留客的葬地，我们暂时也没有其他的证据来推测这种安排。于是，这种认可最后也就模糊地停在了对信仰的表达之上。而当李管的描述将张留客的生命经历，面对灾难和死亡与佛教紧密地联系起来时，佛教显然已在其思想世界留下了印记。

第五节　见证者和叙述者
——创伤记忆的弥散和挪用

前文曾提到，在对菲利普·阿里耶斯（Phillipe Ariès）研究西方死亡的经典著作①的评论中，齐格蒙特·鲍曼（Zygmunt Bauman）指出阿里耶斯忽视了与死亡相关的个体痛苦和创伤，而过度强调死亡的文化再现以及相关的社会意义。同时也如鲍曼所言，个体面对死亡的痛苦和创伤亦并非一个整体，没有人能将自己的死亡在脑海中具象化（visualized），只能通过代理（proxy），即他人的死亡，来加以知晓②。个体面对死亡的经验被拆分成为两个世界，面对自身死亡和见证他人的死亡，在个体的世界交织，

---

① 即 Phillipe Ariès, *Western Attitudes Towards Death: From the Middle Ages to the Present*, trans. Patricia M. Ranum, Baltimore, Md.: The Johns Hopkins University Press, 1974. 中译本见吴泓缈、王振亚译《面对死亡的人》，北京：商务印书馆，2015 年。

② Zygmunt Bauman, *Mortality, Immortality and Other Life Strategies*, Stanford, Calif.: Stanford University Press, 1992, pp.2 - 5.

又被死亡的时刻被永远的区分开来。四方墓志与其他的墓志一样写作于"死亡的场合",同一套修辞也就分别指向两个世界,死者面对饥馑和疾疫时的种种体验,与写作者面对灾难中逝者所产生悲伤与对死亡的想象。只是要如何解读这套修辞及其与文化再现之间的关联和差异?还有一个维度需要措意,这是来自沃夫·康斯坦纳(Wulf Kansteiner)的洞见,在他对创伤的隐喻扩散的历史叙述中,他反复强调将个体幸存者的创伤与从未经历过任何可堪比拟的暴力的广大公众相提并论,实为误导①。面对灾难或死亡的过程,"见证"区别了个体的经历。只是沃夫·康斯坦纳受海登·怀特(Hayden White)启发所建立的结构主义分析模式似乎也无助于我们理解这个弥散的过程②。需要重视的,是如何剥离见证者与叙事者,以及叙事如何逐渐转化为记忆乃至历史的过程。先要对墓志的书写者做一个讨论,关注的重点是于他们是否也是这场洛阳疾疫和饥馑的见证者,他们是否又见证了死者的死亡,对死亡的见证如何唤起了对疾疫和饥馑的记忆,"见证"可以帮助我们理解在墓志的修辞中,是谁的记忆被叙述,也就开启了理解这些记忆是否被挪用和掩盖的第一步。

前文已经根据贾洮去世和安葬的地点,推测贾洮前往投奔贾涉,而后也由贾涉安排其后事,贾涉很可能见证了贾洮的死亡。贾涉在疾疫和饥馑发生时,很可能在长安,只是前文已指出长安附近也并非乐土,他若未见证洛阳疾疫和饥馑,对洛阳疾疫和饥馑的所知应都来自贾洮在生命最后两年中的讲述。崔纾终于洛阳,撰写墓志的崔延辉署衔"乡贡进士",按照前文对崔氏家族风气的分析,没有具体职任的崔延辉从疾疫和饥馑开始时就很可能一直在洛阳家族聚居之地,也见证了崔纾的去世。只是他可能并未见到崔纾任县令时辖下地区疾疫和饥馑蔓延的情况。张留客墓志由其丈夫李管撰写,他在疾疫时并不在洛阳,他对疾疫的了解应该来自

---

① Wulf Kansteiner, "Genealogy of a Categorical Mistake: A Critical Intellectual History of the Cultural Trauma Metaphor", *Rethinking History*, 8(2), pp.193 - 221.

② Wulf Kansteiner, "Success, Truth, and Modernism in Holocaust Historiography: Reading Saul Friedländer Thirty-Five Years after the Publication of *Metahistory*", *History and Theory*, 48: 2, 2009, pp.25 - 53.

张留客和孩子们的叙述。在三年之后，张留客去世，又过了一年才安葬，这时洛阳的疾疫是否还在蔓延，不得而知。但当张留客离世时，他陪在身边。《沈子柔墓志》的撰写者源匡秀，曾讲述沈子柔担心染病向他述说的场景，可知他在洛阳见证了疾疫。只是沈子柔离世时，他并未亲见。

由此，叙述者的角色区分开来，他是否"见证"，见证了什么，都成为解读的关键。源匡秀的叙述与沈子柔的观系，初读起来，近似于贺萧（Gail B. Hershatter）用"嵌入"（embedded）一词来描述的上海妓女与当时男性书写的观系："因此妓女在 20 世纪的城市舞台上并不处于边缘位置。相反，她们是由男人讲述的关于愉悦、危险、社会性别与国家的故事中的要件，故事里面男人和女人之间权力的转换更迭，有时被用来表示家庭与国家或国家与外部世界之间同样不稳定的权力关系。妓女以'嵌入'的方式被带进历史记载：她们嵌入了塑造她们的故事的人的历史，嵌入了他们的权力争斗之中。"①这样的用法并非贺萧的创造，而是来自斯皮瓦克（Gayatri Spivak）对雅克·德里达（Jacques Derrida）使用词汇的创造性转化，描述庶民（subaltern）的声音受困于已有权力关系所编织的话语结构的状况②。这样的分析，将被叙述的对象与书写者背后的文化网络对应起来，确实能帮助我们理解书写的运作过程。但是，在这个个体的例证中，被书写对象和书写者在灾难中的经历被交织在一起，源匡秀并未亲见沈子柔的逝去，于是沈子柔的死亡并非是一个事件而是一个消息，她被"嵌入"的过程不仅展现了文化的种种规则，也变成书写者展示自我创伤和恐惧的路径。正如柏右铭（Yomi Braester）所言，受伤者很可能并没有意识到他受到的伤害，直到书写成为一种伤口的展示③。没有人会怀疑，书写对对象的塑造，本身就是受伤害记忆运作的一部分，成为一种扭曲和抹掉

---

① Gail B. Hershatter, *Dangerous Pleasures: Prostitution and Modernity in Twentieth-Century Shanghai*, Berkeley: University of California Press, 1997.此据韩敏中、盛宁译《危险的愉悦——20 世纪上海的娼妓问题与现代性》，南京：江苏人民出版社，2003 年，12 页。

② Gayatri Spivak 对此最为精彩的分析可见 *In Other Worlds: Essays In Cultural Politics*, Routledge, 1998, p.362.

③ Yomi Braester, *Witness against History: Literature, Film, and Public Discourse in Twentieth-Century China*, Stanford: Stanford University Press, 2003, p.153.

的过程。但是这个过程却突破了当时的种种书写规则和话语结构,沈子柔的例子与斯坦利·卡维尔(Stanley Cavell)所讨论的《一个陌生女人的来信》(*Letter from a Unknown Woman*)近似。他强调,一个女人的死亡及其声音以书信的形式浮现出来,如同写出来的幽灵,这个幽灵夺走了男人对存在的感觉[①]。在这里,被书写所释放出的创伤,通过对存在的掠夺不再受控于话语的规则,匡源秀自己书写出的幽灵,将自我在苦难中存在的叙述得以实现,即使是以情人呢喃的样貌。

　　另一种叙述者并非是灾难的见证者,他们是聆听者,书写他们从见证者那里听来的故事。但是,这并非意味着他们与创伤无涉。在见证者经历灾难之后生命的岁月中,叙述者很可能在日常生活中见证着创伤记忆的一次次回归,甚至唤起自身在不同时间和空间中的创伤记忆,与听到的记忆交杂残绕。直到他们见证死亡。在张留客的例子中,李管早年丧亲,依养外家,张留客对其带来的"家"的意义显然相当重要。在张留客遭遇疾疫和饥馑独自支撑的过程,对李管而言,不仅是他对家人的担心和愧疚,很可能也是"家"所带来的安定感遭遇的困境和威胁。灾难的幸存者时常会感觉愧疚,这种愧疚会转化成一种神义论(theodicy)的问题:谁能幸存?是什么选择了谁可以幸存?什么庇佑了幸存者[②]?对张留客来说,佛教的护佑显然是问题的答案。但对李管,这位另一意义上的幸存者而言,又是如何?他不仅在灾难中"缺席"而幸存,在回到家庭这个语境下,他同样也成为了"幸存者",张留客先一步面对了死亡。他在墓志中并未给出答案,而是描述张留客临终的场景。这不仅是当时墓志经常使用的方式,也是更为广泛意义上的死亡修辞。幸存者试图描述死者生前的言语或场景变成了一种哀悼的基本修辞,似乎死者对死亡的面对能使其重

[①]　Stanley Cavell, *Contesting Tears: The Hollywood Melodrama of the Unknown Woman*, Chicago: University of Chicago Press, 1996, p.108.

[②]　Primo Levi 在其对奥斯维辛幸存者的描述中详细展示了这一点,Primo Levi, *The Black Hole of Auschwitz*, edited by Marco Belpoliti, translated by Sharon Wood, Cambridge, UK: Polity, 2005, pp.50 - 52.

生,但却也只能将其化约在叙述者的心中①。但是,这段叙事中不仅是一种"化约",李管没有提及这样一个问题,即为何在灾难中拯救了他整个家庭的信仰没能再次挽救张留客的生命,相反,他试图描述张留客在临终前为信仰所做的努力。这样的叙述本身成为一种"接受"的过程,也就意味着,选择了一种神义论的答案。与此同时,被张留客的离世所激起的种种记忆和怀疑都需要随着这个叙述尝试找到一个不见得完满的了结。于是,作为接受或找寻意义过程的书写,或者会成为创伤的载体而使痛苦的记忆铭刻于其身②。当然,书写并非只会加深苦难,正如在对明清嬗代时期文学书写的研究中所指出的,书写也可能是一个超越乃至转化创伤的方式③。

前文曾提醒在贾泐和崔纾的墓志中,无论讲述者是谁,书写者见证了什么,他们自己有什么体验,都保持了基本的书写格式,在具体灾难的表达上,也与正史的记载系统相一致。即,创伤和苦难书写并非只在见证者与叙述者之间互动,也会被彰显、遮蔽或挪用。这一过程并不仅仅是因为社会文化中书写规则的限制,但是,当个体的经验再次被各种权力关系所造成的书写规则所左右,创伤的经验就已经被"挪用"甚至"遗忘",也就深深的铭刻在各种社会文化权力关系的结构之中④。这也就是创伤记忆从个体来到社会叙述的转化过程。

第六节　余论：沉默与言说之间的"创伤症候"

在对四方与疾疫和饥馑相关墓志的解读中,本文的写作转向寻找一

---

① 见 Jacques Derrida, *Politics of Friendship*, translated by George Collins, New York: Verso, 1997, pp.1 - 25.

② Yomi Braester, *Witness Against History: Literature, Film, and Public Discourse in Twentieth-Century China*, p.156.

③ Wilt L. Idema, Wai-yee Li and Ellen Widmer eds., *Trauma and Transcendence in Early Qing Literature*, Harvard University Press, 2006.

④ 见 Arthur Kleinman and Joan Kleinman, "The Appeal of Experience. The Dismay of Images: Cultural Appropriations of Suffering in Our Times", *Daedalus* 125(1) special issue "Social Suffering", 1996, pp.1 - 23.

种书写历史中创伤和苦难的方式。只是在试图解读创伤和苦难的过程中,遭遇的困境在于,苦难中的书写,会不断出现面对疾疫以及其他灾难的"社会沉默"(social silence)。但是沉默并非全部,也并不意味着无所作为,燕安黛(Andrea Janku)揭示出清代士人面对饥馑的种种的复杂性,他们很少在文集中提及饥馑,但却反复提及政治性的灾难(比如战败),但并不意味着他们在饥馑中无动于衷,虽然"沉默",但他们却积极介入义赈之中①。面对苦难和创伤,是否表达,以怎样的文体或方式表达,以是否行动,以怎样的方式行动,也是个体面对文化规则和自我经验所做出的种种选择。也许就如斯克特·布鲁斯特(Scott Brewster)和维吉尼亚·克罗斯(Virginia Cross)在爱尔兰饥馑中观察到的那样,历史变成了创伤的症候,呈现为在沉默与言说、遗忘和记忆之间摇摆②。在这个时候,一种集体性/历史性的创伤,它是遗忘和痛苦的强迫性回忆的杂糅。只是,我们要如何理解这种症候,或者说,这种症候能帮我们理解什么?

于是,本章试图跟随微依那·达斯(Veena Das)、凯博文(Arthur Kleinman)和玛格丽特·洛克(Margaret Lock)的洞见,在苦难转化为创伤的社会过程中,经验在协调着苦难和个体的世界。在这个过程中,对苦难的言说变成了社会性的经验,群体性的经验模式会塑造个体的感知和表达,而社会性的互动也进入经验运作的场域之中③。因此,对创伤叙述的解读,拆分群体性经验塑造的过程,成为理解社会造成苦难机制的线索。观察叙述,也就是观察社会性的煎熬如何展开的过程。皮埃尔·布迪厄(Pierre Bourdieu)和他的团队更为乐观,他们期待着,反思创伤叙述

---

① Andrea Janku, "From Natural to National Disaster: the Chinese Famine of 1928 - 1930", Andrea Janku, Gerrit J. Schenk and Franz Mauelshagen eds., *Historical Disasters in Context: Science, Religion, and Politics*, New York: Routledge, 2012, pp.227 - 260.

② Scott Brewster and Virginia Crossman, "Re-writing the Famine: Witnessing in Crisis", Scott Brewster et al., eds., *Ireland in Proximity: History, Gender, Space*, New York: Routledge, 1999, pp.42 - 58.

③ Veena Das, Arthur Kleinman, Margaret Lock eds., *Remaking a World: Violence, Social Suffering, and Recovery*, University of California Press, 2001, pp.1 - 30.

社会化的过程,会成为揭示苦难的社会根源的过程①。

即使不如布迪厄乐观,但墓志中的叙述也提供了叙事分析之外的可能性。我们可以先从性别的经验说起,如大卫·阿诺德(David Arnold)对女性在灾难中的观察,他声称在社会和历史的变迁中饥馑被女性化,负担会落在女性身上②。前文对四方墓志及相关材料的解读再次印证了这一点,不仅是在墓志中明确提到张留客、王媛、李金在灾难时维持家庭乃至家族,贾洮的妻子、崔纾的妻子显然也在艰难支撑,即使她们的贡献没有被提及,也不论其丈夫是否在外任职,或者是否放弃了家庭的责任。这一点在艾志端(Kathryn Edgerton-Tarpley)对中国晚期饥馑的研究中被再次强调,她认为在男性按照社会价值标准可以因某些原因放弃其家庭或妻子时,女性在灾难中的角色却被单一化而强化③。沈子柔的例子则接近于玛格丽特·凯莱赫(Margaret Kelleher)所界定的"饥馑的女性化",即女性被呈现为一种表达灾难和创伤的方式④。但如琼·斯考特(Joan Scott)所言,需要观察的不只是"性别所造成的政治",更重要的是造成性别的权力关系⑤,即使在灾难之中也是一样。前文所提到的贾洮和崔纾,还包括李管,他们在灾难中需要承担国家职责。不论其选择如何,从个体的角度而言,他们所遭遇的这种选择困境,被布迪厄称为"制度性自欺",他们在国家要求和自身的有限能力之间挣扎,无论如何选择都是一种"不可能的使命"(impossible mission)⑥。对于男性而言,选择并非只是在个体保全

---

① Pierre Bourdieu et al, *The Weight of the World: Social Suffering in Contemporary Society*.

② David Arnold, *Famine: Social Crisis and Historical Change*, Oxford: Basil Blackwell, 1988.

③ Kathryn Edgerton-Tarpley, *Tears from Iron: Cultural Responses to Famine in Nineteenth-Century China*, Berkeley: University of California Press, 2008.此据曹曦译《铁泪图——19世纪中国对于饥馑的文化反应》,南京:江苏人民出版社,2011年,185—242页。

④ Margaret Kelleher, *The Feminization of Famine: Expressions of the Inexpressible?* Cork, UK: Cork University Press, 1997.

⑤ Joan Scott, "Unanswered Questions", *American Historical Review*, 113: 5, 2008, pp. 1422-1429.

⑥ Pierre Bourdieu et al, *The Weight of the World: Social Suffering in Contemporary Society*, pp.189-212.

和国家所要求的职责之前,崔纾家族的例子就证明了这一点。在灾难中家族对成员的期待和责任,使得选择并非是在个体与群体之间,而是在种种价值体系之间冲突所造成的现实困境①。男性在价值冲突中被拉扯时,女性的困境却往往被忽视,她们被期待在灾难中维持家庭的日常责任,但是其所遭遇的价值冲突,却很少被提及。于是,建构性别的种种社会权力观系及其维持所根基的社会规范,在灾难中成为一种苦难和煎熬的来源,这近似于斯拉沃热·齐泽克(Slavoj Žižek)所称的"伦理暴力"(ethical violence)②。在这个意义上,灾难并非仅仅是女性化,更是性别化,在灾难之中,社会性别成为一种社会位置上的煎熬(positional suffering)③。

若将沈子柔的例子与其他女性相对比,家庭和家族的力量被看作在灾难中自我保全的基本倚仗,在前文的讨论中已经指出,这个世界被在匡源秀的叙述中被有意无意的忽略。只是在饥馑和疾疫中,失去了国家的救助与家族支持的个体要如何自处?我们对唐代妓女的生存状态和这个群体的经济运作模式,仍然所知甚少。妓女在遭遇灾难时的应对途径和生存状况,更是难以推测。从匡源秀为其书写墓志可产生出不少疑问,比如匡源秀是否为其安排安葬?若为其安葬,墓志中提到沈子柔的母亲、弟和姨,又在丧葬中扮演着怎样的角色?除了安葬之外,也可从另一方面推测沈子柔在灾难中的处境,即前文提到其曾求助占卜之术,但与前文所引用的其他墓志相比,其中并未将占卜与佛教并提。墓志中叙述求医之法时,将占卜之术与佛教信仰并列,并不是因为佛教中没有占病的技术,但在墓志书写者的眼中,占病可能更多是巫觋、术士乃至道士的技术。巫觋

---

① Arthur Kleinman, *What Really Matters: Living a Moral Life Amidst Uncertainty and Danger*, Oxford University Press, 2006.此据方筱丽译《道德的重量——在无常和危机前》,上海译文出版社,2008 年,1—25 页。

② Slavoj Žižek, "Neighbors and Other Monsters: A Plea for Ethical Violence", Slavoj Žižek, Eric Santner and Kenneth Reinhard eds., *The Neighbor: Three Inquiries in Political Theology*, Chicago: University of Chicago Press, 2005, pp.134 - 140.

③ positional suffering 一词亦来自 Pierre Bourdieu,见 Pierre Bourdieu et al, *The Weight of the World: Social Suffering in Contemporary Society*, p.4.

与术士在中古社会一直扮演着医疗者的角色①。唐代社会中,巫者依然担负着重要的医疗职能②。但是中古时期佛教在日常和灾难中所提供的医疗和救济资源,在组织力和整体性上,显然超越巫觋和术士。张留客墓志中对佛教信仰力量的叙述,可能亦暗示佛教团体和信仰佛教者社会网络的实际支持。与之相比,沈子柔在遭遇疾疫时只能求助占卜之术与源匡秀,似乎亦可见其社会位置在灾难面前的困局。

在以上的分析中,展示了何为"沉默与言说、遗忘和记忆之间摇摆"及其背后的社会结构。言说并不意味着直面创伤。沉默并非意味着没有言辞,而是以对其他的表达转移了关于苦难和创伤的叙述。因此无论是言说还是沉默,都需要放在一个场域下理解,在这个场域中话语挪用和社会规范构成的暴力结构相互交织,缠绕于灾难的叙述之上,只有对其拆解,才有可能理解个体在灾难中的经验和创伤。这使得对这四方墓志的解读仅仅成了一个开始,在大部分这场疾疫和饥馑的经历者的墓志中,都对疾疫和饥馑保持了沉默,我们难以知道他们的离世是否与饥馑和疫病有关。涂宗呈已注意到墓志中对死亡原因的描述也许与真实死因无关,而是理想的描述③。只是,他们如何使用这些"理想的"表达"掩盖"了恐惧和创伤的表述,而这种表述又如何帮助我们理解疾病的实体和煎熬的个体,会成为下一章要讨论的问题。

---

① 林富士《中国六朝时期的巫觋与医疗》,《中研院历史语言研究所》第 70 本第 1 分,1999年,33 页。
② 赵宏勃《唐代巫觋社会职能的历史考察》,《中国社会历史评论》第 3 卷,北京:中华书局,2001 年,485—492 页。
③ 涂宗呈《中古墓志死亡用语札记》,《早期中国史研究》第 1 卷,2009 年,96 页。

第九章 尾声:"谁"的留白

——创伤、自我与历史叙事中的个体

引言 解读"沉默"

在前一章对四方与疾疫和饥馑相关墓志的解读中,本书的写作转向寻找一种写作历史中伤痛和苦难的方式。正如郭于华所言,记录和重现"苦难"的历史,不是一种"拾遗补阙",而是生存的见证①。疾疫中个体对苦难和伤痛的表达,当然更是一种生存的见证。只是在试图解读伤痛和苦难的过程中,遭遇的困境在于,苦难中的写作,会不断出现面对疾疫以及其他灾难的"社会沉默"(social silence)。在本书的导论中已经讨论了沉默和不可言说的意义,但是问题的关键在于历史学可以如何解读沉默。

沉默进入现代历史学的讨论,始于默证的争论。在中国的现代历史学中,最重要的是张荫麟对顾颉刚的批评,张荫麟认为顾颉刚"根本方法之谬误"在于"违反默证适用之限度"。他说:"凡欲证明某时代无某某历史观念,贵能指出其时代中有与此历史观念相反之证据。若因某书或今存某时代之书无某史事之称述,遂断定某时代无此观念,此种方法谓之'默证'(Argument from silence)。默证之应用及其适用之限度,西方史家

---

① 郭于华《倾听低层——我们如何讲述苦难》,桂林:广西师范大学出版社,2011年,8页。

早有定论。吾观顾氏之论证法几尽用默证,而什九皆违反其适用之限度。"①张荫麟看法的来源是朗格诺瓦、瑟诺博斯的《史学原论》中对默证的论述。② 如果反思默证说的知识来源,与兰克从罗马史家尼布尔(Barthold Georg Niebuhr)那里学到的文献批判相关,保罗·韦纳(Paul Veyne)曾以勒克莱尔(V. Leclerc)对尼布尔的反驳,指出,他们对罗马史的怀疑态度并非是以原始和二手资料的差异为基准,而是以 18 世纪思想家的《圣经》批评为准③。默证之说来自《圣经》和犹太研究对之前 18 世纪《圣经》批评的反思,在历史学中似乎意味着对之前过度怀疑的修正态度。但若从其中的不同立场来看。似乎也意味着,带着形式逻辑的证据主义压到了批判主义的精神。这种怀疑和反思原则本身也来自《圣经》和希伯来研究④。本身也就意味着,所谓科学精神与宗教研究之间的遭遇所提供的种种可能。但是在之后,而默证则鲜被提及,其关键似乎在于在批评之后,是否能找到一种重新言说的可能,即,沉默的背后也是否暗含着一种社会性的解释。

---

① 张荫麟《评近人对于中国古史之讨论》,《学衡》1925 年。此问题近年的讨论参见彭国良《一个流行了八十余年的伪命题——对张荫麟"默证"说的重新审视》,《文史哲》2007 年第 1 期,51—60 页;宁镇疆《"层累"说之"默证"问题再讨论》,《学术月刊》2010 年第 7 期,149—160 页;乔治忠《张荫麟诘难顾颉刚"默证"问题之分析》,《史学月刊》2013 年第 8 期,26—34 页;周书灿《"默证法"与古史研究》,《史学理论研究》2014 年第 2 期,47—56 页;乔治忠《再评张荫麟主张的"默证之适用限度"及相关问题——兼评周书灿〈"默证法"与古史研究〉一文》,《史学研究》2015 年第 10 期,33—38 页。

② C. V. Langlois and C. Seignobos, *Introduction to the Study of History*, translated by G. G. Berry, New York, 1898.中译见朗格诺瓦、瑟诺博斯,李思纯译《史学原论》,北京:商务印书馆,1931 年,214 页。其中指出了默证适用之两条限度:"(一)未称述某事之载籍,其作者立意将此类之事实为有统系之记述,而于所有此类事皆习知之。……(二)某事迹足以影响作者之想象甚力,而必当入于作者之观念中。"相关讨论见 Charles de Smedt, *Principes de la critique historique*, Brussels, 1883. Ernst Bernheim, *Lehrbuch der historischen Methode und der Geschichtsphilosophie*, Leipzig, 1903. Gilbert J. Garraghan, *A Guide to Historical Method*, New York, 1946. John Lange, "The Argument from Silence", *History and Theory*, 5 - 3, 1966, pp.288 - 301.

③ Paul Veyne, *Les Grecs ont-ils cru à leurs mythes?*, Le Seuil, 1983.张竝译《古希腊人是否相信他们的神话——论建构的想象》,上海:华东师范大学出版社,2014 年,6 页。

④ C. A. Briggs, "The Argument E Silentio: With Special Reference to the Religion of Israel", *Journal of the Society of Biblical Literature and Exegesis*, Vol. 3, No. 1, 1883, pp.3 - 21.

而对疾疫和其他灾难的"沉默"的态度,并非只存在于中国的记载传统中。欧洲文学传统中对黑死病的记载也只在少数作家和作品中可见。正如导论中所言,在面对灾难性的经历和历史时,而社会性的沉默可以是震惊,可以是哀悼,也可以是一种转化性的近乎仪式的复原过程。同时,它也可能是一个权力乃至暴力的过程,社会如何将罹患疾病或者遭遇灾难的个体用沉默的方式耻辱化,边缘化,而使得"发声"面临重重困境甚至不再可能①。在前一章强调,沉默并非全部,也并不意味着无所作为。但是如论如何表达,叙事都是一种伤痛的症候,它在沉默和遗忘,却也在反复展演特定的言说。这是沉默与言说、遗忘和记忆之间摇摆的伤痛症候②。只是,我们要如何理解这种症候,或者说,这种症候能帮我们理解什么?

在前一章中展示了这样的一种图景,在一场疾疫和饥馑爆发的时候,在这个时代离世的人们的墓志中,却只有很少数直接提及这场疾疫和饥馑,并将其变成了叙事的一部分。于是,接下来的问题是,那么大部分未提及此疾疫和饥馑的墓志为何沉默? 沉默的原因可以是因果论的,即疾疫和饥馑不是造成他们/她们离世的原因。但是即使他们/她们并非死于疾疫和饥馑,他们/她们也是这场灾难的见证者。这种见证不足以进入志主的墓志吗? 要讨论这个问题,需要先回到这些墓志写作的机制之中。

第一节　"谁"在写作?

关于写作机制的讨论,往往首先会聚焦于写作者。与前文提及的《张留客墓志》一样,在这些"沉默"的墓志中也有一方妾的墓志,即《唐前申州

---

① 导论中已经提及相关的研究,比如 Vasu Reddy, Theo Sandfort, Laetitia Rispel eds., *From Social Silence to Social Science: Same-Sex Sexuality, HIV & AIDS and Gender in South Africa*, Human Sciences Research Council, 2012.

② Scott Brewster and Virginia Crossman, "Re-writing the Famine: Witnessing in Crisis", Scott Brewster et al., eds., *Ireland in Proximity: History, Gender, Space*, New York: Routledge, 1999, pp.42-58.

刺史崔君（揆）故侧室上党樊氏墓志铭并序》。此方墓志值得注意的地方在于，它的叙述并非是以志主的生平，而是以委托撰写墓志的过程为主轴，其中记："清河崔膺，博古好奇，与余有重世之旧。一日揖而言曰：我再从叔曰揆，族清行高，联典四郡，早持家法，晚为吏师，子闻之乎？余曰：然。……吾子务乎舞笔为樊述其始终，以慰吾叔，可乎？张玄晖曰：诺。遂翰写膺言，冠于铭右。"①而且委托书写墓志的人并非是樊氏的丈夫或儿子，而是其丈夫崔揆的再从侄崔膺。而关于樊氏的生平，在墓志中，也以崔膺的口吻讲述："膺曰：吾叔之姬上党樊氏，本实仕胄，幼而流落，十九归于吾叔。内和外敬，志洁诚端，承正室之苹蘩，主宾馆之馈遗，胤绪昌矣，姻族赖之。使吾叔莅于王事无内顾之忧者，樊之力焉。生男子三人：长曰全休，前伊阙主簿；次曰广，唐州比阳主簿，不幸早卒；幼曰克荫，补斋郎；女子三人：曰荐，曰獠，曰卢，皆未及笄。而樊以咸通己丑岁六月二十三日疾殁于河南府洛阳县立行里第，享年五十四。越月二十八日葬于河南县平乐乡杜郭里。"②墓志中强调对志主生平经历的了解都来自墓志的委托人，因而墓志也明确分为了两部分，委托写作墓志的因缘和转述自委托人的志主的生平经历。

　　这样的墓志写作方式并非孤例。如柳宗元贞元廿一年（805）撰《潞州兵马曹柳君墓志》其中言："柳氏子某为平陆丞，王父母之丧，寓于外，贞元二十一年，始葬于虢之阌乡。窀墨遇食，乃贻书其族尚书礼部员外郎宗元，使为其志。且曰：'吾之先，……'是删其书为文，置于邮中，俾移于石上。"③柳宗元也是描述了委托撰写墓志的过程，并强调墓志的内容是基于志主之子的来信中提供的信息，而墓志的撰者只是删书为文。柳宗元与志主并不能说是完全无关，而是同族之人。这样的叙事方式，一方面，将墓志写作者与墓志的内容区隔开来，他的信息来源都是墓志的委托人，墓志写作者只是删书或者转述，在这里似乎弱化了写作者的意义；但是另一方面却又突出写作者为何要写？他与志主之间的社会关系是如何建立

①　周绍良主编《唐代墓志汇编》，上海古籍出版社，1992 年，2438—2439 页。
②　周绍良主编《唐代墓志汇编》，2438 页。
③　《柳宗元集》，北京：中华书局，1979 年，1393—1394 页。

的？这一点集中体现在韩愈元和六年(811)所撰写的《襄阳卢丞墓志铭》中："范阳卢行简将葬其父母，乞铭于职方员外郎韩愈，曰：'吾先世世载族姓书，吾胄于跖拔氏之弘农守；守后四代吾祖也，为沂录事参军；五世而吾父也，为襄阳丞。……将以今年十月，自河阴启葬汝之临汝之汝原。'"①其中也以转录要求墓志铭的信函的内容以描述志主的先世。但区别是，韩愈发表了自己的意见："吾曰：'阴阳星历，近世儒莫学，独行简以其力余学，能名一世；舍而从事于人，以材称；葬其父母，乞铭以图长存。是真能子矣，可铭也。'遂以铭。"②在这里，转述委托人的叙述之后，韩愈强调自己为何接受写作墓志铭的委托。但是接受的原因不在于志主，而在于委托人"真能子"。在这样的叙述之中，委托人和墓志写作者更为凸显，而志主的生平经历仅存在于转述之中。前面举出的两个例子都是儿子为父母委托他人写墓志铭，而父亲在这里是志主，对于母亲生平是附庸在父亲的记载之后。女性作为单独的志主的情况又是如何？咸通四年(863)乡贡进士崔褧纂《范阳卢氏室女墓铭有叙》云："其兄潜承母夫人之命，乞铭于崔子，且曰：'吾妹以慧悟之姿，发龆龀之岁。幽闲窈窕，克协于《诗》、《礼》；苹蘩纂组，不资于傅姆。既笄年，以成德宜象，服于侯门，景命不融，短期斯及。先是，太夫人疾痛在躬，星霜亟变，至于起居之节，寒燠之宜，必能先意承顺，动无违者。劳心以遘恙，勤力以凋年，不其孝者欤？乌呼！挺是纯懿，天则不与其寿，付是淑质，天则随降其酷，竟何为哉？苍苍茫茫，宜不可问也。自大父而上，皆彰灼世系，标映图谍，故得略而不书。父讳戎，皇朝邠宁节度推官兼监察御史。今所归葬，实先君之墓次。'"③文中声称墓志铭序的大部分内容转述志主兄长之言，但是其文字表述与此时代的墓志写作模式相似，显然有墓志写作者润饰的内容，但却并未明言。若仔细比较，委托写作女性墓志，委托人和委托方式是否有区别？

在樊氏故事的叙述中，一方面试图强调樊氏的家世，另一方面则凸显其在家庭中扮演的角色，但按照其中"承正室之苹蘩"的叙述，家中应该有

① 马其昶校注，马茂元整理《韩昌黎文集校注》，上海古籍出版社，1998年，381—382页。
② 马其昶校注，马茂元整理《韩昌黎文集校注》，382页。
③ 周绍良主编《唐代墓志汇编》，2396—2397页。

正室。虽然不能确定其墓志写作的安排是否与其侧室的身份相关。她的丈夫崔揆也应是侧室所出,《唐陇州防御判官殿中侍御史内供奉崔揆母林氏墓志铭并序》记:"崔揆,清河人,门望标显。曾祖太保忠公,德位昭灼;烈祖、皇考皆历郡守。揆先太夫人太原王氏,尝以崔氏宗绪未继为忧。及林育揆,爱养之道,有加常理。"①其中提到先太夫人王氏,应是崔揆的嫡母,此时已经去世。此墓志是崔揆"请志于从祖兄前天平军节度判官侍御史内供奉倬,因详书焉,以成孝子之志。"②其中以孝来强调崔揆为庶母立志的因缘,在前面引文中强调林氏产子继宗绪之功,后文又强调林氏的养育之功:"揆早孤,林保视甚勤,揆果有立,累进官,处身有常度,为吏静专清正,士友皆亲之。事亲孝,居丧得礼。……林姓出清源,问礼圣人,载于经训,世祀修远,华裔无常,庆善不昧,幽而复光。揆能大其身,以大其门,即林亦随而大矣。"③试图彰显其教养之功。如果将两方墓志与《范阳卢氏室女墓铭有叙》比较,在室女的墓志由志主的同辈家人请托,其中特别突出母亲的角色。而后面两位妾的墓志都是由后辈请托,崔揆亲母的墓志由其亲自请托,由族人撰写。那么问题是,但是樊氏的墓志为何不是由她的儿子请托,而是由再从侄请托? 现有的证据上不足以回答这个问题,但是在这里,由晚辈为庶妻请托写作墓志似乎成为一种社会惯例。

委托墓志写作是一种模式,但是它进入墓志变成一种写作的模式,却又是另一个问题。而在这种写作模式中,写作者会强调自己关于志主生平的信息都是来自志主的家庭成员。而写信委托他人写作墓志时,是否会提到死亡的境况,特别是在委托写作女性的墓志时。其背后的社会机制是否可能将死亡的原因作为墓志的内容交代给写作者。但值得注意的是,在经历了几次转述之后的墓志,似乎也不可能呈现其临终前的种种遭遇。那么是否意味着,参与者知晓墓志主人的经历,就可能将其遭遇疾疫的经历写入其中呢?

在知晓志主的经历方面,可能最有优势的是志主本人。在这些"沉

① 周绍良主编《唐代墓志汇编》,2201 页。
② 周绍良主编《唐代墓志汇编》,2201 页。
③ 周绍良主编《唐代墓志汇编》,2201 页。

默"墓志中还有一方"自撰"的墓志,志主是崔慎由。在这里需对"自撰"略加解释,现代学者所讨论的自撰,一般是指志主为自己所撰写的墓志①。但是在唐代的墓志中,"自撰"的意涵则要宽泛一些,自己为家人撰写的墓志也称为自撰,它与委托他人撰写墓志相区别,比如前一章讨论的《张留客墓志》也可以被视为自撰。但是这里讨论的崔慎由墓志,是志主为自己所撰。其墓志记:"唐太子太保分司东都赠太尉清河崔府君墓志(自撰)"②。但是墓志的最后两行内容却涉及崔慎由去世之后的情况:"天子闻之,制诏丞相御史曰:朕用震悼于厥心,其罢群臣一朝,二日,赠太尉以褒之。已而临轩,命使者左散骑常侍崔公璙、使副吏部郎中孔君晦如洛阳,备礼册命焉。安潜号恸,附而载之。"③其中记载崔慎由去世之后皇帝遣使哀悼的情况,称"附而载之",应该是由他人补撰。但是除此两行之外,墓志中关于他的葬地及其与妻子合葬的记载究竟是他安排后事,还是也是在去世之后由他人补撰,也尚有疑问。但是墓志强调"自撰",其中的大部分内容应该是由崔慎由完成。墓志是由崔慎由的弟弟书石:"季弟朝请大夫守中书舍人柱国安潜虔奉理命衔哀以书"④,其中补撰的部分很可能也是他的弟弟或家人完成。

此墓志特别值得注意,是因为其中并未表达即死之心,而是详细列举自身家族世系和历官经历:

> 慎由字敬止,代为清河东武城人,唐朝中书舍人、国子司业、修国
> □文公讳融之玄孙;礼部尚书、东都留守、赠太子太傅、成公讳翘之曾
> 孙;尚书水部员外郎、渠州刺史、赠太子太保讳异之孙;检校尚书右仆
> 射兼御史大夫、淮南节度使、赠太师、贞公讳从之第二子。皇妣赠凉

---

① 比如黄震《略论唐人自撰墓志》,《长江学术》2006 年第 1 期,163—167 页。《大唐故宣州司功参军魏府君墓志铭并序》称"息孤子匡赞自撰兼书",见周绍良主编《唐代墓志汇编》,2005 页;《唐故魏王府参军李缨亡妻弘农杨氏夫人墓志铭并序》中称"缨自撰",见周绍良主编《唐代墓志汇编》,2461 页。

② 周绍良、赵超主编《唐代墓志汇编续集》,上海古籍出版社,2001 年,1074 页。

③ 周绍良、赵超主编《唐代墓志汇编续集》,1075 页。

④ 周绍良、赵超主编《唐代墓志汇编续集》,1074 页。

国太夫人姑臧李氏。慎由始以习《左氏春秋》、《尚书》、《论语》、《孝经》、《尔雅》,随明经试,获第于有司;后举进士对直言极谏。制皆在其选。历秘书省正字、试太常寺协律郎、剑南东川节度推官、浙江东道观察判官、试大理评事、山南东道观察推官,入台为监察御史、试秘书省秘书郎、兼殿中侍御史、义成军节度判官,复入台为监察御史,转殿中侍御史、兼集贤殿直学士、尚书户部员外郎、学士如故、吏部员外郎、考功员外郎、知制诰职方郎中、知制诰翰林学士、中书舍人、潭州刺史、兼御史中丞、湖南都团练观察使、刑部侍郎、兵部侍郎。检校礼部尚书、兼御史大夫、浙江西道都团练观察使、吏部侍郎、户部侍郎、判户部事、工部尚书、同中书门下平章事、集贤殿大学士、中书侍郎、兼礼部尚书、同中书门下平章事、监修国史、检校礼部尚书兼御史大夫、剑南东川节度观察等使,就迁检校兵部尚书、入拜刑部尚书、改御史大夫、检校尚书右仆射兼太常卿、检校尚书右仆射兼华州刺史、御史大夫、潼关防御镇国军等使、检校尚书左仆射兼御史大夫、河中节度观察等使、检校尚书左仆射兼吏部尚书。兵部尚书、太子太保、分司东都,阶至银青光禄大夫,勋至上柱国,爵至食邑三百户。①

崔慎由,《旧唐书》卷一七七有传。赵超已根据出土墓志材料校订其家族谱系②。墓志中对父祖官职和自身转迁的罗列都比《旧唐书》详细,但本章特别关心的是,在崔慎由的传记中并未提到他自撰墓志之事。同在《旧唐书》中,有特别强调自撰墓志的例证。《旧唐书》卷七九《傅奕传》记:"奕生平遇患,未尝请医服药,虽究阴阳数术之书,而并不之信。又尝醉卧,蹶然起曰:'吾其死矣!'因自为墓志曰:'傅奕,青山白云人也。因酒醉死,呜呼哀哉!'其纵达皆此类。"③《傅奕传》一开始就称傅奕"尤晓天文历数"④,但

---

① 周绍良、赵超主编《唐代墓志汇编续集》,1074—1075 页。
② 赵超《新唐书宰相世系表集校》,北京:中华书局,1998 年,345—348 页。
③ 《旧唐书》,北京:中华书局,1975 年,2717 页。
④ 《旧唐书》,2714 页。

是在这里却强调在个人的生老病死上,傅奕既不相信医药,也不相信数术①。他选择自撰墓志是因为醉卧,而墓志中也称自己会因酒醉而死。整段叙述是为了说明傅奕的纵达,但是在这里,预知死亡与自撰墓志依然有密切的关系。《旧唐书》卷一六五《柳子华传》则更明确地表述了这种关系:"自知死日,预为墓志。"②但是在崔慎由的传记还是墓志中都并未凸显他是否预知了自身的死亡,以及这种预知的原因是什么。不过,即使在传记中出现了自撰墓志和预知死亡的记述,也并不一定来自墓志。《旧唐书》卷一六六《白居易传》记:"(开成)四年冬,得风病,伏枕者累月,乃放诸妓女樊、蛮等,仍自为墓志,病中吟咏不辍。自言曰:'予年六十有八,始患风痹之疾,体瘰首眩,左足不支。盖老病相乘,有时而至耳。予栖心释梵,浪迹老庄,因疾观身,果有所得。何则? 外形骸而内忘忧患,先禅观而后顺医治。旬月以还,厥疾少间,杜门高枕,淡然安闲。吟咏兴来,亦不能遏,遂为《病中诗》十五篇以自谕。'"③但是在白居易自撰的《醉吟先生墓志铭并序》中也并未提及他患病进而撰写墓志的因缘。在崔慎由的自撰墓志中强调:"处心行己,始卒善否,则有金议与史氏之直笔在。吾何敢逃? 吾何敢云? 既用为志,而且刻之墓前,以表于外。"④

　　无论是外请撰者,还是"自撰"。两种叙述都留下了空白,而当时面对的疾疫和饥馑却在两者空白的交叠之处。正如前文所言,疾疫的爆发显然构成了一种"知死"的因缘,但此墓志的独特之处在于其中并未表达"即死"之心,而是一种墓志的"格式化"写作。但原因仅仅是写作的格式吗?

第二节　"自我"、个体与创伤

　　与这两章讨论的大部分问题一样,对自己撰写墓志的关注,是因为在

①　对唐代不信医药的现象请参考范家伟《中古时期的医者与病者》,上海,复旦大学出版社,2010 年。
②　《旧唐书》,4313 页。
③　《旧唐书》,4355—4356 页。
④　周绍良、赵超主编《唐代墓志汇编续集》,1075 页。

这里，写作与"自我"成为相关关联的问题。在写作的两端，写作者是自己，而写作的对象是自己或者与自己有直接亲属关系的人。在讨论自己的写作时，我们的假设往往是基于，自己能够有意识的了解自己的所有经历，并且可能会在其中对于这些经历进行情感表达。但是在崔慎由的墓志中，我们很难找到一种关于"我"的叙事，而在白居易的《醉吟先生墓志铭并序》中，也先描述了家族谱系、历官和著作，而之后出现了第一人称的叙述：

> 启手足之夕，语其妻与侄曰："吾之幸也，寿过七十，官至二品。有名于世，无益于人。褒优之礼，宜自贬损。我殁，当敛以衣一袭，以车一乘，无用卤簿葬，无以血食祭，无请太常谥，无建神道碑。但于墓前立一石，刻吾《醉吟先生传》一本可矣。"①

这样的叙述并非只出现在自己撰写的墓志中，在前文讨论的这场疾疫与饥馑之中，有一方《徐玉堂墓志》，由"嗣子孟兄博陵崔绍孙撰"，如前文所说，这在当时的语境中，也被视为"自撰"，而其中也记载徐玉堂临终的场景："每谓其嗣曰：'吾生四十八年，亦不为过夭矣。殁侍泉下，我之夙志矣。人谁无往，此往岂复恨耶？'"②唐代墓志中描述临终的场景，而记录志主的第一人称的叙述并不少见，但是第一人称的叙述确实是志主自己的叙述吗？它代表了一种关于自我（self）的表达吗？

在强调"自我"的时候，一种现代社会自我（the modern self）的观念显然成了参照物。尼古拉斯·罗丝（Nikolas Rose）指出，在很多社会中，个人都被解释为一个自我（self），一个自然而然的独特和分立的实体，身体的边界封存了一个心灵（psyche）的内在生活。但是现代西方社会的独特之处，是将个人视为一个信仰和欲望的自然所在，带有内在一致的能力，能独立做出行为和决定，作为一个穿越不同语境和时代的一致的稳定现

---

① 朱金城笺校《白居易集笺校》，上海古籍出版社，1988 年，3722 页。
② 周绍良主编《唐代墓志汇编》，2443 页。

象。现代社会的自我的另一个独特之处在于，这样一个关于人的概念是规训人的行为的社会机制的基础和合理性①。由此，当我们追寻现代社会之外的自我时，如果不加反思，往往会产生时代错置。刘禾（Lydia Liu）曾以 self 和“己”为例讨论英语词和汉语词之间的“对等关系的喻说”。她强调，这种对等关系的喻说只是在近代的翻译过程中建立起来，并借助双语词典而得以固定下来。其中任何现存的意义关联都来自历史的巧合，而巧合的意义则取决于跨语际实践的政治。如果跨文化的比较理论的基础是本质性的范畴，而这种范畴所造成的语言同一性超越了翻译的历史，并将自己的话语优先权强加于其他的文化之上，那么它就会遮蔽这个词的历史以及它在现代翻译的历史，而不同文化/语言中词汇所指向的差异就在存在论的意义上被抹去了②。本书并非认为中国古代语境里的“己”或者其他的任何词标志着类似现代自我的出现，但是在这里，这种参照构成了本书两个重要问题的基础，第一，正如导论所言，弗洛伊德（Sigmund Freud）对于创伤的发现，与现代自我密切相关。因此，在讨论历史中的创伤时，我们是如何理解“自我”的，本身就是一个重要的问题。第二，则是关于个体，历史中的自我观念能帮助我们理解作为个体的人。

　　关于中国古代的自我，安乐哲（Roger Ames）曾指出：“就像我们将要论证的，中国人对我们称为‘自我’或‘人’（person）的概念，有他们的构造，与这种构造相关的解释性语汇，迥然不同于基本的语义语境产生的语汇，这些语汇形成我们传统中的解释性构造。如果情况是这样，我们必须承认，我们的处境是很困难的。揭示这种处境的状况的最好办法是指出，如果我们要严格地限制于同西方关于自我的理论相关的解释性范畴，中国

---

① Nikolas Rose, *Inventing Ourselves: Psychology, Power and Personhood*, Cambridge: Cambridge University Press, 2010, p.23.

② Lydia Liu, *Translingual Practice: Literature, National Culture, and Translated Modernity-China, 1900－1937*, Stanford University Press, 1995.此据宋伟杰等译《跨语际实践——文学，民族文化与被译介的现代性（中国，1900～1937）》，北京：三联书店，2002 年，10—11 页。

人简直是'无我'(selfless)。"①这种被安乐哲称为无我的论述,经常被追溯到马克斯·韦伯(Max Weber)。马克斯·韦伯(Max Weber)曾说:"中国官方的国家祭典,就像其他地方一样,只服务于公共的利益,而祭祖则是为了氏族的利益,二者都与个人的利益无关。"②这段论述本身强调的是,国家祭祀的祈祷与个人的利益无关,因此是关注个人和群体/公众的利益之间的差别与关系。之后也有类似的论述,比如孟旦(Donald Munro)强调在中国历史中的"无我"的意义,是把自身的利益或他属于的小群体的利益服从于更大的社会共同体的利益③。因此,无我是相对于更大的社会共同体而言。齐杰(Jack Barbalet)从冯友兰关于"大我"、"小我"的区分和费孝通的"差序格局"的论述中获得启发,他强调,中国的自我概念是"关系中的自我"(relational-self)。所谓"关系中的自我",是指一个个体的人居于一系列与他人的关系的中心,这些关系是差序的。在这个意义上,"关系中的自我"是"自我中心"(egocentric)的,但是没有西方个人主义(individualism)相关联的孤立性(insularity)和自足性(self-sufficiency)。由此,他试图反思自韦伯以来的论述④。齐杰的论述不仅将中国古代的自我放到关系之中,也将其与个人主义做比较,使得这个问题与另一个问题连接,即关于中国古代是否存在一种个人主义。这个问题也有长期的争论。华霭仁(Irene Bloom)在讨论中国先秦的宗教思想变化时,曾认为从占卜到德性的变化,是从对人事的外在控制和影响转为对个

① Roger Ames,"Reflections on the Confucian Self: A Response to Fingarette",Mary Bockover, ed., *Rules, Rituals, and Responsibility: Essays Dedicated to Herbert Fingarette*, La Salle, Ill.: Open Court, 1991. 中译见彭国翔编译《自我的圆成——中西互镜下的古典儒学与道家》,石家庄:河北人民出版社,2006年,312—313页。

② Max Weber, *The Religion of China: Confucianism and Taoism*, translated by H. H. Gerth, The Free Press, 1951, p.173. 中译见洪天富译《儒教与道教》,南京:江苏人民出版社,1995年,199页。

③ Donald Munro, *Concept of Man in Contemporary China*, Ann Arbor: University of Michigan Press, 1979, p.40.

④ Jack Barbalet, *Confucianism and the Chinese Self: Re-examining Max Weber's China*, Palgrave Macmillan, 2017.

体的自我控制和道德力量①。而余英时和戴梅可（Michel Nylan）在讨论
魏晋时期的士人风尚是否可以被视为一种"个人主义"时陷入了争论，但
是争论的关键却是要如何界定"个人主义"②。钱德樑（Erica Fox
Brindley）认为需要以两个基本的标准来讨论个人主义，第一是个体通过
他们自身的存在获得正面的权力和权利；第二是个体可以通过使用自己
的自发性达到理想的或者自我激发的权威。她用个体这个词指向的是中
国早期关于自我的概念，它不是主观的心理学意义上的自我，而是一种特
指能使得一个人作为一个单独的存在能够在一个人的、社会的和宇宙的
关系网络之中运用能动性。也就是说，个体不是一个原子式的，孤立的，
整体的没有区别的一部分，而是他或她所在的世界中发挥着特定功能并
实现独特的关系组的有机体③。在这样的争论中，雷蒙德·威廉斯
（Raymond Williams）所作出的区分可能有所帮助，他区别了个体性
（individuality）和个人主义，前者涵盖的历史较长，强调的是人的独特性及
其与群体不可分割的关系；后者是 19 世纪创造的新词，不仅是关于抽象
个体的理论，而且是强调个人状态与利益的理论④。在之前关于中国古代
是否存在一种个人主义的争论中，最终也回到的是个人与群体之间的关
系。但是要如何理解这样的关系呢？关于中国古代的物如何个体化的研
究可以提供参考。方岚生（Franklin Perkins）指出，在西方哲学中，一些最
重要的形而上学议题都源自个体化的问题，即什么最终构成了物。但是

---

① Irene Bloom，"Confucian Perspectives on the Individual and the Collective"，Irene
Bloom，J. Paul Martin，and Wayne L. Proudfoot，eds.，*Religious Diversity and
Human Rights*，New York：Columbia University Press，1996，p.117.

② Yu Ying-shih，"Individualism and the Neo-Taoist Movement in Wei-Chin China"，
Donald Munro，ed.，*Individualism and Holism: Studies in Confucian and Taoist
Values*，Ann Arbor：Center for Chinese Studies，University of Michigan，1985，
pp.121 - 155. Michel Nylan，"Confucian Piety and Individualism in Han China"，Donald
Munro，ed.，*Individualism and Holism: Studies in Confucian and Taoist Values*，
p.25.

③ Erica Fox Brindley，*Individualism in Early China: Human Agency and the Self in
Thought and Politics*，Honululu：University of Hawai'i Press，2010.

④ Raymond Williams，*Keywords: A Vocabulary of Culture and Society*，Oxford：
Oxford University Press，1985.中译见刘建基译《关键词——文化与社会的词汇》，北
京：三联书店，2005 年，236 页。

在中国哲学中,个体化的问题似乎没有那么重要,但是对其的考察却又是不可缺少的。而他试图通过"万物"中的物的解说来讨论战国时代的哲学中如何将个体化的话语与一种关于实在的过程性视野相关联①。左娅用个体化来讨论北宋的思想世界和沈括时,保留了个体化作为一种关系表述的意涵,但认为关系的两端,一边是作为个体的物,另一边则是物在更大的秩序中所占的一席之地的物化(reification),这个更大的秩序可以是道、数、象等等②。如果说 individual 表示的是一个不能再被分割的个体,那么我们关注的,不仅是什么构成了最终不可分割的个体,也是它如何被"分割"的知识论和存在论过程。同时,在中国古代的语境下,也需要关注它与被分割的更大世界的关系,以及它如何在分割和关系中得以存在。而也正如安乐哲所说,自我的概念以各种各样的方式表现了世界中存在的人类样式(human mode of being)③。当自我与个体相连时,也意味着,自我表现了如何从群体中分割的人的存在样式。

在这样的基础上,我们在讨论个体的创伤时,又意味着什么呢? 在导论中,曾讨论了创伤意涵是如何诞生的,它与前文尼古拉斯·罗斯(Nikolas Rose)所归纳的现代的"自我"密切关联。理查德·乌尔曼(Richard B. Ulman)和多丽丝·布拉泽斯(Doris Brothers)认为引起创伤的不是现实或者幻想,而是现实的无意识的意义,因为它们使得与"自我对象"(self-object)相关联的自我的"集中组织的幻想"被破碎。他们将幻想视为一个"意义结构",这个意义结构无意识地组织了主体关于自我的经验,而其中自我是与"自我对象"相关联的。他们理解创伤的路径,就是以不能忍受的方式改变一个人与自我对象相关的自我经历的事件的意

---

① Franklin Perkins, "What is a Thing (wu 物)? The Problem of Individuation in Early Chinese Metaphysics", Chenyang Li and Franklin Perkins eds., *Chinese Metaphysics and Its Problems*, Cambridge: Cambridge University Press, 2015, pp.54 – 68.

② Zuo Ya, *Shen Gua's Empiricism*, Cambridge, MA: Harvard University Asia Center, 2018.

③ Roger Ames, "Reflections on the Confucian Self: A Response to Fingarette", Mary Bockover, ed., *Rules, Rituals, and Responsibility: Essays Dedicated to Herbert Fingarette*.中译见彭国翔编译《自我的圆成——中西互镜下的古典儒学与道家》,260 页。

义。换句话说,改变一个人对自我的经验的事件的意义①。那么在这样一种理解中,与创伤密切关联的自我是什么呢? 在精神分析和哲学上说,自我是一个多维度的心理建构,反映了主体对于心理和生理存在的经验。作为一个主体,一个人会将自己变成意识反映的对象(客体);或者,一个人的自我可能会成为另一个人的兴趣和关注的对象(客体)。这是反省(introspection)和移情(empathy)的基础。尽管如此,在一个基本的存在论的层次,自我总是一个心理学的建构反映心理和生理存在的主体经验②。这个论述的核心,是主体和客体的区分,但是这个区分不能简单代入中国古代的语境中③。如果要将创伤视为一种自我的破碎(shatter),依然需要将其放在前文讨论的个体化的过程中,即人如何在关系中被个体化,而这种关系和人在关系中的位置如何遭遇破碎。

前文曾讨论白居易的《醉吟先生墓志铭并序》,但其中的情感表达并不强烈。情感是探索自我的重要途径,郑贵利(Curie Virág)曾比较孔颖达和朱熹对于经典之中心、情、欲等词的阐释,指出在唐宋变革期,对人的主体性的理解发生了急剧的变化。在此之前,自我的意义取决于外在世界的意义和价值,而之后,自我被视为一个由自身建构的伦理实体,本身就拥有道德的资源④。本书希望观察的是,在情感的表述之中,自我的位置及其与情感的关系。可以用白居易的《祭微之文》与《醉吟先生墓志铭并序》比较,大和五年(831)七月元稹去世,同年白居易为其作祭文。白居易从《诗经》中为他的情感表达找到了经典依据:"《诗》云:'淑人君子,胡不万年?'又云:'如可赎兮,人百其身。'此古人哀惜贤良之恳辞也。若情

---

① Richard B. Ulman, Doris Brothers, *The Shattered Self: A Psychoanalytic Study of Trauma*, Routledge, 1993.

② H. Kohut, *The Analysis of the Self*, New York: International Universities Press, 1971. Idem., *The Restoration of the Self*, New York: International Universities Press, 1977. Idem., *Self Psychology and the Humanities*, New York: Norton, 1985.

③ Zuo Ya, *Shen Gua's Empiricism*.

④ Curie Virág, "Emotion, Knowledge and the Reconfigured Self in the Tang-Song Transition", Donatella Guida and Paolo Santangelo eds., *Love, Hatred, and Other Passions: Questions and Themes on Emotions in Chinese Civilization*, Leiden and Boston: Brill, 2006, pp.166 - 179.

理愤痛,过于斯者,则号呼抑郁之不暇,又安可胜言哉？呜呼微之！"①在这段祭文当中,第一人称代词作为情感表达的主体出现,并且是以一种相互关系的方式出现:"然以我尔之身,为终天之别,既往者已矣,未死者如何？呜呼微之！六十衰翁,灰心血泪,引酒再奠,抚棺一呼。"②但无论在文体上还是写作者上,这个文本都呈现出复杂性,其中有诗文等掺杂其间,而第一人称表述也并不是全来自白居易,也来自对元稹诗文的引述:"君应怪我留连久,我欲与君辞别难。白头徒侣渐稀少,明日恐君无此欢。"③在这里,"我"的出现,都是在对话之中,而且都是在分离的场合（无论是离别,还是生死之分）,也就是说,"我"的出现是为了强调一种关系中的分离,它既必须在关系之中,而在分离的时刻特别呈现。在田安（Anna Shields）对这篇祭文的讨论中,她一方面强调,第一人称的表述是祭文本身的写作规则,以区分哀悼者和被哀悼者;同时,她又指出,在白居易的写作中表达出,元稹作为他自身身分认同（identity）的一部分④。也就是说,在祭文这种哀悼的文体和文本展演中,哀悼者的自我在于他和被哀悼者的关系之中,而这也是自我强烈情感表达的基础⑤。如果回到前文讨论中白居易自己撰写的墓志,在白居易的写作中,"我"的出现,与前文他人写作的墓志一样,是"创造"出了一个临终的场景,而此场景的出现实际人为区隔了墓志中的叙述,自我被分割,或者也可以说,即使在自己撰写的墓志中,"我"的呈现依然是在一种关系中,随着这种关系的分离而凸显。也就是说,如果本书关注个体化,即个体如何被分割的过程,那么个体的创伤显然也根植于这样的分割的过程中。分割和关系的建立,以及关系的断绝和重构,

① 朱金城笺校《白居易集笺校》,3721 页。
② 朱金城笺校《白居易集笺校》,3722 页。
③ 朱金城笺校《白居易集笺校》,3721 页。
④ Anna Shields, *One Who Knows Me: Friendship and Literary Culture in Mid-Tang China*, Cambridge, MA: Harvard University Asia Center, 2015, pp.285 - 286, 306.
⑤ Ling Hon Lam 在他对中国文学的"情境"的讨论中,用戏剧性（theatricality）的术语来指出在中国古代文学中一种感情的空间性模式,在这种模式里,情感不是内在于一个人自身,而是由其他人展演的。这种观察也可以帮助我们理解其他文本中的情感展演与关系。见 Ling Hon Lam, *The Spatiality of Emotion in Early Modern China: From Dreamscapes to Theatricality* (New York: Columbia University Press, 2018, p.6)。

构成了认识创伤和伤痛表达的基础,而这也是理解死亡、疾病、创伤与个体之间历史性关系的关键。

让我们回到崔慎由的墓志,他去世的那一年很可能是饥馑和疾疫刚开始蔓延的时候,而他为自己撰写墓志很可能不是在临终时才完成。无论他写作墓志时,饥馑和疾疫是否开始蔓延,他是否知晓。但是与前一章提到贾洮、崔纾相比较,虽然都作为男性官员,因为在官僚系统中等级的差异,崔慎由显然不是需要直接面对地方饥馑和疾疫流行的基层官员。这是否就意味着,他不需要遭遇职责和自全的两难选择?

本书的第一部分一直在讨论国家如何通过个体化而将个体变为征收赋税和征发劳役的基本单位,而在这个过程中身体所扮演的角色,以及身体特征如何成为一种身分。在杜正胜的论述中,强调将民众的身体视为人力资源的看法,但是在中国古代的叙述中其实将其表述为一种将不同的身体都能尽其材的论述,但是其纳入或者建立相关帝国制度的过程却更为复杂。在此过程中,中国古代国家对于身体的"凝视",并非是一种抽象的观察,而是具体于官僚系统中操作者的眼光,而落在民众的身体之上。同一名词,在国家制度和医学知识下的差异,指向了历史性的差异和语境差异如何塑造词的意涵。这并非意味着两者之间之后没有互动,只是其互动依然限制于语境。这种语境不仅限定了语义,而且也是一系列的实践。如果我们同意詹姆斯·斯科特(James Scott)的看法,则可以认为这种与统治相关的知识会缩小视野,只关注有限的特征,使得处在中心位置的特征更容易被测量和计算。而这种高度简化的知识,使得对事实的控制成为可能①。本书关心的不仅是事实,也是这样的知识如何塑造了国家视野下的个体。如果这样的个体及其身体在国家的视野下成为有限的特征,这样的一种个体化的身体—身分结构在面对疾疫的时候又是如何?这个目视、核定、统计而层层构成的系统可以变为一个快速应对疾疫

---

① James Scott, *Seeing Like a State: How Certain Schemes to Improve the Human Condition Have Failed*, Yale University Press, 1998. 中译见王晓毅译《国家的视角——那些试图改善人类状况的项目是如何失败的》,北京:社会科学文献出版社,2004 年,3—65 页。

的体系吗①？即使可以，它不会受限于自身目光的缩小吗？在前文的讨论已经展示了，当医学知识呈现出复杂的整合和变化的时候，这种目光依然关注特定的面向，与之相关的个体化显然无法从医学知识的演进中获益。

　　而这只是国家与个体化的一个面，另一面，则是这个体系背后的目光，官员们是如何被创造出来的，及其背后的知识运作。而在这些官僚们面对疾疫以及相关的死亡的时候，他们会怎样面对。在前一章中提供了两种不同的叙述，前文所提到的贾洮和崔纾，还包括李管，会发现叙事的浮现与他们在灾难中需要承担的国家职责相关。前一章曾指出，他们在国家要求和自身的有限能力之间挣扎，无论如何选择都是一种"不可能的使命"（impossible mission）②。这种挣扎本身也是一种知识上的挣扎，即他们被国家目光所塑造过程中被赋予的知识和观察视野，在他们被推向面对灾难的前台时，是否足以支持他们应对？这样的传统，从秦代处理疠时，就可见雏形。但是这种挣扎却成为他们关于饥馑和疾疫的浮现的语境，这个语境是他们需要讲述自身在饥馑和疾疫中故事的需求。而在崔慎由这里，这样的需求并不存在，于是他的仕官经历隐退为了模式化的叙述，而饥馑和疾疫在这个叙述中没有位置。我们可以说，当个体将其纳入自身的相关叙事时，决定其意义的不是疾病实体，而是这套语义、语境与知识塑造的相互拉扯。贾洮和崔纾的故事，展示出个体，特别是国家目光下塑造的地方官员，如何在原有的个体化网络的困境之中，做出选择和试图重构自身叙述的过程，而这可能就是"自我"遭遇破碎的过程。

---

① 福柯（Michel Foucault）曾经比较了疾疫侵扰的城市和他所谓的全景敞视之间的差异，见 Michel Foucault, *Surveiller et punir: Naissance de la prison* (Paris: Gallimard, 1975. Alan Sheridan trans., *Discipline and Punish: The Birth of the Prison*, New York: Vintage, 1979.中译参见杨远缨、刘北成译《规训与惩罚——监狱的诞生》，北京：三联书店，1999 年，230—231 页)，而后者显然是一种现代的产物，其基础与对个体的信息的掌握密切相关。

② Pierre Bourdieu et al, *The Weight of the World: Social Suffering in Contemporary Society*, pp.189－212.

第三节　信仰的叙事

前文已经提及了徐玉堂的墓志,她的墓志上称:"嗣孙渭孙书　嗣子孟兄博陵崔绍孙譔(撰)"①。但在墓志文中又称:"一男二女,男曰渭孙,行实温恭;长女京兆韦氏,次女未笄,容德克备,当必配贤僔也。"②即崔渭孙是徐玉堂之子,而非孙。崔绍孙自称嗣子孟兄,也就是他为家之长子。崔渭孙为嫡子,即,徐玉堂为正妻,崔绍孙非其所出,却由他来撰写墓志。

墓志中描述了徐玉堂出身的家族及其进入崔家的历程:"徐氏得性东海,因徙家五陵,遂生神州。婉妮成姿,闲华禀性,年十七中去□我先太守之选。泊开成迄咸通,讫三十年,诚节两全,始终一致,奉上以敬顺,接下以谦和。由是我先君益器重之。"③徐玉堂十七岁嫁入崔家。其中没有提到徐玉堂丈夫的名字。墓志又从崔绍孙的角度记述:"前年之前秋,余奉命随计西笑,及京曾未浃辰,旋闻大祸,水陆涂程,云水五千,虽见星奔驰,逾时方到。既到,盖睹大赖之绩,实自徐氏,况抚孤拯弱,守节立事,独断于心,行之于己,颇为余族之所叹尚。"④其中所谓的前一年的"大祸"指的是什么? 墓志中称徐玉堂的丈夫为先君,那么大祸可能指徐玉堂丈夫的去世。前文的讨论指出,在墓志中描述了徐玉堂的临终场景,而其中特别凸显的是她说:"人谁无往,此往岂复恨耶?"⑤而在这段临终的表述之前,崔绍孙强调了她的信仰:"而又栖心于澹泊之教,蚤佩道箓,道讳瑶质。"⑥而值得注意的是,墓志中未提及她与丈夫合葬,似乎是单独安葬。前一章曾引述陈弱水的研究,他指出唐代有女性以佛教信仰为理由,主动要求身

---

① 周绍良主编《唐代墓志汇编》,2442 页。
② 周绍良主编《唐代墓志汇编》,2443 页。
③ 周绍良主编《唐代墓志汇编》,2442 页。
④ 周绍良主编《唐代墓志汇编》,2442 页。
⑤ 周绍良主编《唐代墓志汇编》,2443 页。
⑥ 周绍良主编《唐代墓志汇编》,2442—2443 页。

后不与丈夫合葬①。这里徐玉堂的道教信仰是否也成为她不与丈夫合葬的原因？在前一章也提到，不同的信仰所扮演的医疗者的角色及其所可能提供的社会网络，而这里的重点是道教。

在这场饥馑和疾疫中还有一方道士的墓志，处士刘言撰写的《唐圣真观故三洞郭尊师墓志》中与徐玉堂的墓志一样，记录了郭尊师的临终场景："曾谓门人曰：古之蝉蜕，今之坐忘也，吾今得矣。既居性命之乡，终从变化之路，已矣何言。"②其中将自身的死亡视为"坐忘"。坐忘之说见于《庄子》"大宗师"中依托孔子和颜回所讲述的一段故事：

> 颜回曰："回益矣。"仲尼曰："何谓也？"曰："回忘仁义矣。"曰："可矣，犹未也。"他日复见，曰："回益矣。"曰："何谓也？"曰："回忘礼乐矣。"曰："可矣，犹未也。"他日复见，曰："回益矣。"曰："何谓也？"曰："回坐忘矣。"仲尼蹴然曰："何谓坐忘？"颜回曰："堕肢体，黜聪明，离形去知，同于大通，此谓坐忘。"仲尼曰："同则无好也，化则无常也，而果其贤乎！丘也请从而后也。"③

《大宗师》讨论的关键在于真人和真知。而在颜回与孔子的这段对话中，坐忘是在"忘仁义"、"忘礼乐"之后的第三个阶段："堕肢体，黜聪明，离形去知，同于大通"。在"在宥"篇里有一段类似的记载："汝徒处无为，而物自化。堕尔形体，黜尔聪明，伦与物忘；大同乎涬溟。"④李凯由此建立了"坐忘—心斋—行气"之间的联系⑤。在之后道教经典中，确实将心斋与坐忘连称。《道教义枢》引《洞神经》曰："心斋坐忘，至极道矣。"又引《本际

---

① 陈弱水《唐代的一夫一妻合葬与夫妻关系——从景云二年〈杨府君夫人韦氏墓志铭〉谈起》，《中华文史论丛》第81辑，2006年，上海古籍出版社，197—198页；此据陈弱水《唐代的妇女文化与家庭生活》，292—296页。
② 周绍良、赵超主编《唐代墓志汇编续集》，1080页。
③ 《庄子集释》，北京：中华书局，2012年，282—285页。
④ 《庄子集释》，390页。
⑤ 李凯《从导引、行气到心斋、坐忘——论庄子哲学的神仙方术渊源》，《中国哲学史研究》2019年第1期，14—15页。

经》曰:"心斋坐忘,游空飞步。"①

　　在郭尊师的时代,坐忘已是重要的修行法门。而关于坐忘,最常被提及的是《坐忘论》。现存两个版本的《坐忘论》。一个版本见于明《道藏》的多处,包括《云笈七签》卷九四所收、宋曾慥编《道枢》卷二中所节选,以及在《道藏》收录真静居士刻印的七阶《坐忘论》,署名"司马承祯子微撰"。第二种则见于河南济源《有唐贞一先生庙碣》碑阴,石刻本也引起了关于《坐忘论》撰者的争论,因为《有唐贞一先生庙碣》碑阴的《坐忘论》中这样一段表述:"又近有道士赵坚,造《坐忘论》一卷七篇,事广而文繁,意简而词辩,苟成一家之著述,未可以契真玄,故使人读之,但思其篇章句段,记其门户次叙而已,可谓坐驰,非坐忘也。"②如果这段论述是来自司马承祯,那么他显然在批评赵坚的《坐忘论》,而其中称赵坚的《坐忘论》是一卷七篇,那么《道藏》中保存《坐忘论》是否是赵坚的著作③?

　　而本书关心的问题,并非是两种《坐忘论》的撰者是谁,而是其中关于"坐忘"的争论。《有唐贞一先生庙碣》碑阴的《坐忘论》开篇即言:"吾闻之先师曰:坐忘者,长生之基地,故招真以炼形,形清则合于气,含道以炼气,气清则合于神。体与道冥,谓之得道,道固无极,仙岂有终。夫真者,道之元也,故澄神以契真。"④坐忘是长生的基本,而其过程从炼形到练气,而气合于神。而接下来则针对赵坚的《坐忘论》,强调自己与他意见不同的地方在于身、形的意义:"若独养神不养形,犹毁宅而露居也,则神安附哉?"⑤而坐忘的意义在于:"坐忘者,为亡万境也。故先了诸妄,次定其心,定心之上,豁

---

① 《道藏》第 24 册,文物出版社、上海书店、天津古籍出版社,1988 年,818 页中一栏

② 录文见陈垣编纂、陈智超、曾庆瑛校补《道家金石略》,北京:文物出版社,1988 年,176 页。

③ 详细的论述和考辨请参考朱越利《〈坐忘论〉作者考》,《炎黄文化研究》第 7 期,2000 年,99—104 页;Livia Kohn, *Sitting in Oblivion: The Heart of Daoist Meditation*, Dunedin, FL: Three Pines Press, 2010, pp.61 - 64. Stephen Eskildsen, *Daoism, Meditation, and the Wonders of Serenity: From the Latter Han Dynasty (25 - 220) to the Tang Dynasty (618 - 907)*, Albany, NY: State University of New York Press, 2015, pp.211 - 229.

④ 陈垣编纂、陈智超、曾庆瑛校补《道家金石略》,176 页。

⑤ 陈垣编纂、陈智超、曾庆瑛校补《道家金石略》,176 页。

然无覆,定心之下,空然无基,触然不动,如此则与道冥,谓之太定矣。"①但是坐忘之后,如何面对"身"的问题:"而此身亦未免为阴阳所陶铸而轮泯也。要借金丹以羽化,然后升入无形,出化机之表,入无穷之门,与道合同,谓之得道。"②而道藏本《坐忘论》也强调形神的关系:"道有深力,徐易形神。形随道通,与神合一,谓之神人。神性虚融,体无变灭。形与道同,故无生死。隐则形同于神,显则神同于气。所以蹈水火而无害,对日月而无影,存亡在己,出入无间。身为滓质,犹至虚妙,况其灵志益深益远乎?故《生神经》云:身神并一则为真身。又《西昇经》云:形神合同,故能长久。然虚无之道,力有浅深,深则兼被于形,浅则唯及于心。"而之后对尸解有所批评:"初得少慧,悦而多辩,神气漏泄,无灵润身光,遂至早终,道故难备。经云尸解,此之谓也。是故大人,含光藏辉,以期全备。凝神宝气,学道无心,神与道合,谓之得道。"③在这里,强调坐忘的得道之途,是"形随道通,与神为一",而尸解被视为弃形之道,则被视为是"道故难备"。

所谓"尸解",王充在《论衡》卷七"道虚"第二四中这样写道:"世学道之人,无少君之寿,年未至百,与众俱死。愚夫无知之人,尚谓之尸解而去,其实不死。所谓尸解者,何等也?谓身死精神去乎,谓身不死得免去皮肤也?如谓身死精神去乎,是与死无异,人亦仙人也;如谓不死免去皮肤乎,诸学道死者骨肉具在,与恒死之尸无以异也。"④《太平经》记:"或有尸解分形,骨体以分。尸在一身,精神为人尸,使人见之,皆言已死。后有知者,见其在也,此尸解人也。久久有岁数,次上为白日升天者。使有岁数功多成,更生光照,助天神周遍。复还止云中,所部界皆有尸解仙人,主知人鬼者。"⑤如

---

① 陈垣编纂、陈智超、曾庆瑛校补《道家金石略》,176 页。
② 陈垣编纂、陈智超、曾庆瑛校补《道家金石略》,176 页。
③ 《道藏》,第 22 册,896 页下至 897 页上栏。
④ 《论衡校释》,北京:中华书局,1990 年,331 页。
⑤ 王明校释《太平经合校》,北京:中华书局,1960 年,关于尸解的讨论请参考韩吉绍、张鲁君《试论汉代尸解信仰的思想缘起》,《宗教学研究》2012 年第 2 期,276—281 页;姜生《汉墓的神药与尸解成仙信仰》,《四川大学学报(哲学社会科学版)》2015 年第 2 期,28—42 页;韩吉绍《自杀求仙——道教尸解与六朝社会》,《文史》2017 年第 1 辑,29—49 页;徐胜男《唐前仙传小说与尸解理论——以〈列仙传〉〈神仙传〉〈洞仙传〉为例》,《南都学刊》2017 年第 5 期,36—40 页;韩吉绍《〈剑经〉与汉晋尸解信仰》,(转下页)

果我们将以上的论述联系起来观察,在这个时代的"坐忘论"中,辅助坐忘的修形之法,是接受服金丹以求羽化之法,但是却排斥其他的尸解之法。而墓志中试图塑造郭氏博学多知的形象:"每以灰心斋戒,醮阅朝修,夜寐夙兴,而无懈焉。至于玄科秘诀,道德真筌,旁通博学,艺业多能,问之以琴啸,杂之以诗书。"①但是论述的重点则归到坐忘之法:"香火之外,或吐纳元气,呼吸阳精,修坐在立忘之术,□升入无形之道。"②在这里强调坐忘之术是无形之道。在其临终遗言的阐释中,将坐忘与"古之蝉蜕"相等同。前文所引王充《论衡·道虚篇》也曾有类似的比喻,但是其比喻是将蝉蜕与尸解相比较:"夫蝉之去复育,龟之解甲,蛇之脱皮,鹿之堕角,壳皮之物解壳皮,持骨肉去,可谓尸解矣。今学道而死者,尸与复育相似,尚未可谓尸解。何则?案蝉之去复育,无以神于复育。况不相似复育,谓之尸解,盖复虚妄失其实矣。"③仙传传统中也有类似的记载,《神仙传》卷三关于蔡经尸解的故事记:"后经忽身体发热如火,欲得水灌,举家汲水以灌之,如沃燋石,似此三日中,消耗骨立,乃入室,以被自覆,忽然失其所在,视其被中,唯有皮头足具,如今蝉蜕也。"④但是在这里,写作者声称,郭元德将坐忘与蝉蜕相比较,是否确实是郭元德自身的表述,还是写作者将自身的理解加入其中却是问题。

要理解在这里"坐忘"的语境,需要对郭尊师的谱系加以讨论。叙述的核心首先是其受法和受箓的经过:"尊师姓郭,讳元德,洛阳人也。代无轩冕,世袭玄风,以全德保真,纯□养性,深根固蒂,泉源澄彻。今在兹乎,岂虚言哉!尊师□居冠褐,长而周仁,降心好问,饱悟玄理。年十九,诣昇玄刘先生授盟威廿四阶。大中三年十一月廿一日,又诣麻姑邓尊师□洞神洞玄及上清毕法。紫纹交带,累参秘箓,身佩灵符。每以灰心斋戒,醮阅朝修,夜寐夙兴,而无懈焉。"⑤其中记郭元德"年十九,诣昇玄刘先生授

(接上页)《文史哲》2018 年第 3 期,78—88 页。

① 　周绍良、赵超主编《唐代墓志汇编续集》,1080 页。

② 　周绍良、赵超主编《唐代墓志汇编续集》,1080 页。

③ 　《论衡校释》,331—332 页。

④ 　胡守为校释《神仙传校释》,北京:中华书局,2010 年,93 页。

⑤ 　周绍良、赵超主编《唐代墓志汇编续集》,1080 页。

盟威廿四阶。大中三年十一月廿一日,又诣麻姑邓尊师□洞神洞玄及上清毕法。"①其中所谓昇玄刘先生,应是指刘从政。《旧唐书》卷一七上《敬宗本纪》记宝历元年(825)八月"戊午,遣中使往湖南、江南等道及天台山采药。时有道士刘从政者,说以长生久视之道,请于天下求访异人,冀获灵药。仍以从政为光禄少卿,号昇玄先生。"②郭元德十九岁时应该是大和三年(829),从刘从政受正一盟威箓,而刘从政是在大中四年去世。雷闻曾根据《刘从政碑》和墓志材料勾勒刘从政的生平和道门谱系,刘从政在宝历元年入朝之后,颇受敬宗重视,但是在文宗朝被放归故里,回到洛阳。雷闻也推测郭元德可能是刘从政最后的亲传弟子③。值得注意的是,在冯宿所撰写的《大唐昇玄刘先生碑铭》也描述了刘从政临终的场景:"今上端穆清之居,缅汾水之想,将召旧德,而咨要道。吾师知之,私于门人韩贞灌曰:'吾将解去'。"④在这里,他使用的是解去的说法。而大中三年,郭元德又在麻姑邓尊师处受箓,邓尊师应是"麻姑仙师",邓延康,出身道教家族麻姑邓氏。雷闻认为邓延康获得社会声誉的关键点在于宝历年间,因为邓延康治疗元稹之妻,元稹夫妇都拜在其门下受箓⑤。之后,他进一步进入宫廷,在唐文宗、武宗和宣宗朝均颇受重视⑥。郭元德在邓延康处所受的是洞神、洞玄、上清箓,由此完成了唐代的道教法阶,他最后的离世在"洛阳县圣真观东院",圣真观在洛阳外郭城的东城之东的立行坊内。

在本书中,这不是第一次遭遇信仰者和宗教实践者在疾疫中的境遇。本书第三部分讨论的注连,就是一种关于疾病如何传播的话语,这样的话语很可能与东汉晚期疾疫频生相关。而在疾疫之中,不同的宗教团体逐

① 周绍良、赵超主编《唐代墓志汇编续集》,1080 页。
② 《旧唐书》,516 页。
③ 雷闻《传法紫宸——敬宗之师昇玄先生刘从政考》,《中华文史论丛》2017 年第 1 期,59—88 页。
④ 《唐文粹》卷六五,杭州:浙江人民出版社,1986 年,叶一五。根据不同版本校订后的文字见雷闻《传法紫宸——敬宗之师昇玄先生刘从政考》,62 页。
⑤ 雷闻《碑志所见麻姑山邓氏——一个唐代道教世家的初步考察》,《唐研究》第 17 卷,北京大学出版社,2011 年,55 页。
⑥ 雷闻《碑志所见麻姑山邓氏——一个唐代道教世家的初步考察》,60 页。

渐兴起①。由此,注连也在创造着与宗教相关的个体②。注连诞生于仪式的语境,而一种仪式中的宗教身分也诞生于此,这种仪式的背景可能与疾疫的流行相关。也就是说,注连的话语从一开始就与宗教身分密切相关。而其变化,也可能与身分的变化相关,比如在敦煌的解除镇墓文中,注连的衍生,就可能与解除仪式实践群体的身分变化有关。在解除镇墓仪式中,我们所更多关注的依然是宗教实践者的身分及其变化。不仅在镇墓解除的仪式中,也在上章的仪式中、咒禁的仪式中,仪式和技术也在个体化一个个宗教实践者,也就是说,这种个体化创造出宗教的身分,但是这种身分在面对疾疫时又如何? 前文曾引述杨立华的论述:"事实上,道教传统中很早就分化出两条互相独立的线索,一条线索强调'劫运'和救赎,另一条线索则强调个体的长生和解脱。"③从表面上看,解注和坐忘似乎正分别是这两条线索的体现,但是这种区别与宗教者作为"师"的身分演进密切相关。当宗教者自身在面对疾病和死亡时,他们自身叙事的重点在哪里? 在郭元德的墓志中,坐忘和蝉蜕的类比,揭示出神和形的问题。在面对灾难时,修炼者是否能够神形两全,还是放弃形,成为了不得已的选择?

在早期的道教仪式中,注连不仅塑造了宗教实践者的身分,也塑造了信仰者的身分。在东汉晚期的疾疫中,各种宗教团体都将信仰与治疗的实践密切相关联,而在这些实践中,病人/信仰者的首过都是重要的内容。而首过的意涵,一方面与模仿世俗国家的户籍制度相关,而且这个户籍不

---

① 林富士《试论〈太平经〉的疾病观念》,《中研院历史语言研究所集刊》62本2分,1993年,225—263页;林富士《东汉晚期的疾疫与宗教》,《中研院历史语言研究所集刊》66本3分,1995年,695—745页。

② 宗教性的个体化的概述请参考 Martin Fuchs, Jörg Rüpke, "Religious Individualization in Historical Perspective" (*Religion*, 45 - 3, the Special Issue on Religious Individualization, 2015, pp. 323 - 329); Martin Fuchs, Antje Linkenbach, Martin Mulsow, Bernd-Christian Otto, Rahul Bjørn Parson and Jörg Rüpke eds., *Religious Individualisation: Historical Dimensions and Comparative Perspectives*, vol.1 (Berlin and Boston: de Gruyter, 2019)。

③ 杨立华《匿名的拼接——内丹观念下道教长生技术的开展》,北京大学出版社,2002年,3页。

仅是对道民的个体化,也使得道民的家族关系与罪谪的传递相关联;而另一方面罪谪也在创造着个体信仰者的身分。在这里罪谪也需要被视为一种宗教性的情感,在导论中,曾讨论注连与恐慌的关系。在面对疾病流行时,恐惧乃至恐慌是常见的情感的反应。但是罪感,用杰弗里·墨菲(Jeffrie G. Murphy)的术语来说,是与道德判断相关的情感(moral judgments-emotions),而这些情感在理解道德、法律和宗教上至关重要①。在第五章已经详细讨论了罪谪的仪式和文化背景,在这里要强调的是,罪谪与个体的关系。土屋昌明曾以《太平经》为例强调其中罪谪的观念创造出了一种"自我"意识②。但是这种关于罪谪的"自我"意识,依然是在一种家族和模拟国家的关系之中。与之相比,徐玉堂关于无恨的论述:"人谁无往,此往岂复恨耶?"其中罪感已经引退,而更多试图呈现出对于生命历程的遗憾和后悔的豁达。这一点在上章仪式的演变之中已经可见雏形。《世说新语》里有这样一段记载:"王子敬病笃,道家上章,应首过,问子敬'由来有何异同得失?'子敬云:'不觉有余事,唯忆与郗家离婚。'"③这一变化,可能与葛兆光所谓的"屈服"相关④。但是特别需要强调的是,"无恨"是这个时代墓志写作中常见的表达,并非一定与志主的宗教信仰相关。按照前文的讨论,徐玉堂的丈夫可能早她一年去世,也在这场疾疫与饥馑中。但是她却未与丈夫合葬,在这里无恨的情感叙述与她信仰的描述似乎构成了她未合葬的解释。

---

① Jeffrie G. Murphy, *Punishment and the Moral Emotions: Essays in Law, Morality, and Religion*, Oxford: Oxford University Press, 2012, pp. i, xiii.

② Tsuchiya Masaaki, "Confession of Sins and Awareness of Self in *Taipingjing*", Livia Kohn and Harold David Roth ed., *Daoist Identity: History, Lineage and Ritual*, Honolulu: University of Hawai'i Press, 2002, pp.39 - 57.

③ 徐震堮校笺《世说新语校笺》,北京:中华书局,1984 年,23 页。事亦见《晋书》卷八〇《王献之传》。参考 Stephen R. Bokenkamp, *Early Daoist Scriptures*, Berkeley, Los Angles, London: University of California Press, 1997, p. 253. Tsuchiya Masaaki, "Confession of Sins and Awareness of Self in *Taipingjing*", pp.54 - 55.

④ 葛兆光曾指出:"在外部世俗政治和伦理要求和内部自愿屈服的双重压力下,涂炭斋一类来自民间俗巫的仪式,终于在道教那里被轻轻抹去了痕迹,在上层社会和经典文献中的道教,似乎显得越来越'文明'了。"见葛兆光《屈服史及其他——六朝隋唐道教的思想史研究》,北京:三联书店,2003 年,56 页。

如果将徐玉堂和郭元德的叙述,放在注连话语演变的背景下。在这个时代,注连意义的退却,不仅是其与罪谪的伦理关系,也是疾病传播的叙述的淡化。当疾病传播的关系的话语逐渐淡化时,在疾病中的每个患病个体之间是否还有关联? 他们的情感、伦理和与之相关的知识之间是否还有关系?

第四节　人若全善,天必夺之

墓志铭是为逝者写作的,但是其写作的内容却是关于生命经历的,于是其核心的议题在于如何从"生"过渡到"死",并呈现在同一文本中。我们回到由乡贡进士尚夷撰写的《唐故赵郡李氏女墓志铭》,李氏去世时三十四岁,依然是在室女的身份。她出身于晚唐一个重要的政治家族:"小娘子曾祖讳吉甫,门下侍郎、同中书门下平章事,赠太师;祖讳德修,楚州刺史、兼御史中丞,赠礼部尚书;考讳从质,度支两池榷盐使兼御史中丞。"[1]如大部分的唐代墓志一样,这方墓志从李氏的父系家族谱系说起。她的曾祖是李吉甫,祖父是李德修,父亲是李从质。李吉甫及其子李德裕都曾任宰相,两人及李氏家族在元和至会昌中扮演着重要的角色[2]。而李氏来自李德修的一支,《新唐书》卷七二上《宰相世系表》失载李从质,赵超根据墓志的记载在《新旧唐书宰相世系表集校》中补充完整了这一谱系[3]。

李氏并非是李从质正妻的女儿:"中丞不婚,小娘子生身于清河张氏。小娘子即中丞之长女也。"[4]李从质未有正妻,但有侧室,这在唐代官员中

---

① 周绍良主编《唐代墓志汇编》,2457 页。
② 对此政治家族的研究可参考陈寅恪《论李栖筠自赵徙卫事》,陈寅恪《金明馆丛稿二编》,北京:三联书店,2001 年,1—8 页;又《李德裕贬死年月及归葬传说辨证》,陈寅恪《金明馆丛稿二编》,9—49 页;傅璇琮《李德裕年谱》,石家庄:河北教育出版社,2001 年。
③ 赵超《新旧唐书宰相世系表集校》,255 页。
④ 周绍良主编《唐代墓志汇编》,2457 页。

并非罕见的情况①，在前一章已经有分析。只是张氏的身份值得进一步讨论，她在前一章讨论中曾短暂的出现，在李从质所写的《故妓人清河张氏墓志》中这样记载张氏的一生："妓人清河张氏，世良家也。年二十一归于我。色艳体闲，代无罕比。温柔淑愿，雅静沉妍。随余任官，咸通五年甲申岁十一月一日暴疾殁于解县榷盐使宅，享年五十一，悲哉！有男二人，女一人。长男庆之，早卒，终睦州参军。次男承庆，前宣州旌德县丞。咸通六年岁在乙酉四月二十日葬于东都河南县金谷乡，呜呼哀哉！"②张氏为妓人，后进入李从质宅中，以前的研究者将其身份称为家妓③。她诞下一女二男，女儿应就是在室女李氏。在前一章曾讨论到张氏，描述她如何在叙事之中进入到家族的语境之中。

但是书写墓志的李尚夷并非是其所生，也就意味着李宅中还有其他不是正妻的女性。除了李尚夷之外，《唐故潞州涉县主簿李（同）墓志》也记载李同为李从质之子，李同去世于咸通八年（867），时年二十一岁④。他出生的时候，张氏还在世，也说明在李宅之内，同时有两位甚至两位以上的非正妻的女性。

李氏一直未婚配，墓志中强调的是其早慧："岐嶷中聪惠异常。及五六岁，能诵书学书，女工奇妙，尽得之矣。"⑤然后又叙述其信仰："洎七八岁，宛有成人之器，心归释氏，情向玄门，虽颠沛间，亦必于是。"⑥其中虽然未明确指出她未婚配与佛教信仰的关系，但是似乎也在暗示其中的关联。只是一个重要的问题是，她的婚姻状况是否会与其母亲的身分相关。在

---

① 刘燕俪《唐律中的夫妻关系》，台北：五南图书公司，2007 年，328 页；万军杰《唐代"妾"的丧葬问题》，《魏晋南北朝隋唐史资料》第 25 辑，196—197 页。陈弱水《崔玄籍夫妻观系考——试谈唐代的以妾为妻与礼法问题》，陈弱水《隐蔽的光景——唐代妇女文化与家庭生活》，259—272 页；陈尚君《杜佑以妾为妻之真相》，《文史》2012 年第 3 辑，267—276 页。

② 周绍良、赵超主编《唐代墓志汇编续集》，1055 页。

③ 姚平《唐代妇女的生命历程》，199—225 页；刘蓬春《唐人蓄妓对家庭观念的影响——〈故妓人清河张氏墓志〉考析》，《四川师范大学学报》2006 年第 3 期，119—124 页。

④ 吴钢主编《全唐文补遗》第 6 辑，490 页。

⑤ 周绍良主编《唐代墓志汇编》，2457 页。

⑥ 周绍良主编《唐代墓志汇编》，2457 页。

前一章讨论沈子柔墓志的时候,以及涉及张氏的墓志,但是一个没有被回答的问题是,进入家庭的张氏她们的后代经历如何,他们母亲的身分对他们的生活有何影响?在现有的墓志材料中,她们子嗣的记载并不多。比如《大唐故范氏夫人墓志铭》并未提及其子嗣①。《大唐华原县丞王公故美人李氏墓志铭并序》中提到:"有一男一女,并才离襁褓。"②但是也正因为子女才离襁褓,并不知其未来如何。但是妓女进入家庭之后,子嗣是重要的问题。这个问题曾在《李娃传》中两次戏剧性地出现。第一次是在李娃试图抛弃荥阳公子时:"他日,娃谓生曰:与郎相知一年,尚无孕嗣。常闻竹林神者,报应如响,将致荐酹求之,可乎?生不知其计,大喜。乃质衣于肆,以备牢醴,与娃同谒祠宇而祷祝焉,信宿而返。"③第二次则在两人的关系得到男方家庭的承认之后:"明日,命媒氏通二姓之好,备六礼以迎之,遂如秦晋之偶。娃既备礼,岁时伏腊,妇道甚修,治家严整,极为亲所眷。向数岁,生父母偕殁,持孝甚至,有灵芝产于倚庐;一穗三秀,本道上闻:又有白燕数十,巢其层甍;天子异之,宠其加等。终制,累迁清显之任;十年间,至数郡。娃封汧国夫人。有四子,皆为大官;其裨者,犹为太原尹。弟兄姻媾皆甲门,内外隆盛,莫之与京。"④在这个故事的结尾,李娃的受封,及其儿子的官仕生涯,都成为其身分成功转换的证据。在张氏的例证中,刘蓬春曾分析其儿子的任官,认为:"似乎未婚妓人所生的子女,其仕途并未受到出身的影响。"⑤但是问题是,女儿的婚配是否会受到影响?可惜的是,现有的记载并无法回答这个问题。

但是,张氏的身分似乎并未影响其女儿被李氏家庭所接受。例证就是其安葬之地,刘蓬春指出:"李氏家族子侄墓志均言葬地为金谷乡,小娘子墓志说金谷乡墓地是'大茔',李烨、李同墓志说是'先茔',李烨亡妻荥阳郑氏墓志说是'先兆',这些都说明金谷乡墓地是李氏祖茔,张氏及其李

① 周绍良主编《唐代墓志汇编》,1561 页。
② 周绍良、赵超主编《唐代墓志汇编续集》,625 页。
③ 《唐人小说》,上海古籍出版社,1978 年,93 页。
④ 《唐人小说》,95 页。
⑤ 刘蓬春《唐人蓄妓对家庭观念的影响——〈故妓人清河张氏墓志〉考析》,123 页。

从质的子女和李德裕的家属都归葬于此。"①也就是说张氏和她的女儿都被安葬在了李氏家族的祖茔。万军杰曾根据墓志讨论唐代在室女的归葬问题,安葬在家族墓地是其中一个重要的选择②。这意味着,张氏和她的女儿李氏在安葬这一问题上并未受到她之前身分的影响。

　　在这样的情况下,李尚夷在描述其离世的时候,又再次从其的佛教信仰说起,而回归到自身的期待与失落,进而解释其离世:"愚窃而议之:有如此敏异,有如是虔信,必能作式痁闽,传之不朽,保钟居福,决享遐龄。固知事不可以心期,言多谬矣;人不可以全善,天必夺之。"③离世的原因归于其"全善",却可能掩盖了离世的"真正"原因。读者也许会以为,这里将全善之人的去世归于天夺之,似乎是一种自我安慰的解释方式。但是在最后的铭文中却变成了对天道和伦理的质疑:"人何罪矣,天何心? 为善为恶,孰是孰非。"而这种质疑成为一种强烈的情感表达。此类表达曾为钱钟书所措意,他在《管锥编》"毛诗正义"五三"正月"下拟出"怨天"一条,其中称:"先民深信董仲舒所谓'天人相与';天作之君,由怨君而遂怨天,理所当然。人穷则呼天,呼天而不应,则怨天诅天。"④而其中特别值得重视的是,他指出柳宗元所撰写多篇墓志中皆痛言无"天道"等,恰恰是柳宗元在《天说》中讥为"大谬"者。而钱钟书给出的解释是"事理虽达,而情气难平"⑤。而柳宗元的写作给理解李尚夷写作提供了很好的背景。在《天说》的一开始,并非柳宗元的论述,而是韩愈的论说:

　　　　韩愈谓柳子曰:"若知天之说乎? 吾为子言天之说。今夫人有疾痛、倦辱、饥寒甚者,因仰而呼天曰:'残民者昌,佑民者殃!'又仰而呼天曰:'何为使至此极戾也!'若是者,举不能知天。"⑥

①　刘蓬春《唐人蓄妓对家庭观念的影响——〈故妓人清河张氏墓志〉考析》,123 页。
②　万军杰《唐代在室女丧葬问题探讨》,《唐史论丛》,364—374 页。
③　周绍良主编《唐代墓志汇编》,2457 页。
④　钱钟书《管锥编》,144 页。
⑤　钱钟书《管锥编》,145 页。
⑥　《柳宗元集》,441 页。

也就是说批评怨天者,并非是柳宗元的论述,而是韩愈的论述。韩愈论述的核心是:"元气阴阳之坏,人由之生。……吾意有能残斯人使日薄岁削,祸元气阴阳者滋少,是则有功于天地者也;繁而息之者,天地之仇也。"[1]而基于这样的理解,韩愈对人怨天做出了论述:"今夫人举不能知天,故为是呼且怨也。吾意天闻其呼且怨,则有功者受赏必大矣,其祸焉者受罚亦大矣。"[2]在韩愈这里,天既是有情感的主体,会因为人对其的怨而怨,同时又是赏罚的主体。而柳宗元的回应则是:"假而有能去其攻穴者,是物也,其能有报乎? 繁而息之者,其能有怒乎?"[3]天之为物,不会有情感和赏罚。论述的区别在于天是否有情感,以及伦理赏罚的能力[4]。这样的区别在刘禹锡的《天论》中体现为:"世之言天者二道焉。拘于昭昭者则曰:'天与人实影响:祸必以罪降,福必以善俫,穷阨而呼必可闻,隐痛而祈必可答,如有物的然以宰者。'故阴骘之说胜焉。泥于冥冥者则曰:'天与人实刺异:霆震於畜木,未尝在罪;春滋乎堇荼,未尝择善。跖、蹻焉而遂,孔、颜焉而厄,是茫乎无有宰者。'"[5]值得注意的是,在这里讨论的基础,都是知天而言天。而回到李尚夷所写作的墓志,天先被视为能够夺取人的生命的主体。而"全善"则暗示天本来的判断应有其伦理基础,但是它也可以背离这个伦理基础而行。在这里,天被区分开来,它可以只是自

---

[1] 《柳宗元集》,441—442 页。

[2] 《柳宗元集》,442 页。

[3] 《柳宗元集》,443 页。对其的详细讨论可以参考王德权《为士之道——中唐士人的自省风气》,台北:政大出版社,2012 年,231—243 页。

[4] 在之前的研究中,多有将天进行类型划分的研究。冯友兰将天划分为物质之天、主宰之天、运命之天、自然之天、义理之天(冯友兰《中国哲学史(上册)》,北京:中华书局,1947 年,55 页);张岱年则分为主宰之天、自然之天、义理之天(张岱年《论中国古代哲学的范畴体系》,《中国社会科学》1985 年第 2 期,89—102 页);傅佩荣将天分为主宰者、造生者、载行者、启示者、审判者(傅佩荣《儒道天论发微》,北京:中华书局,2010 年);余英时区别轴心突破前后的天,前者是鬼神世界,后者是超越的精神领域(余英时《论天人之际——中国古代思想起源试探》,北京:中华书局,2014 年)。对"天"的概念在中国思想史中演进的历史性考察可以参考 Robert Eno, *The Confucian Creation of Heaven: Philosophy and the Defense of Ritual Mastery* (Albany: State University of New York Press, 1990); Filippo Marsili, *Heaven Is Empty: A Cross-Cultural Approach to "Religion" and Empire in Ancient China* (Albany: State University of New York Press, 2019, pp.109-115)。

[5] 卞孝萱校订《刘禹锡集》,北京:中华书局,1990 年,67 页。

然的天,也是借由伦理判断而决定人的生死的天。天和人的伦理行为的关系,被陈来称为天的伦理宗教化:"天与帝的不同在于,它既可以是超越的神格,又总是同时代表一种无所不在的自然存在和覆盖万物的宇宙秩序,随着神格信仰的淡化,天的理解就可能向自然和秩序方面偏移。由于这样一种观念的出现,对于人类的社会生活而言,人不再需要盲目地向上天顶礼膜拜或祭祀谄媚以求好运。既然天是有伦理理性的可知的存在,人所要作的,就是集中在自己的道德行为上,人必须自己为自己负责,自己负责自己行为的后果,也即自己负责自己的命运。而社会的统治者尤必须了解,天命即体现为民众的欲求。"①

而在柳宗元所写作的墓志叙述中,强调志主被天夺取生命,并非因为志主的德性缺失,从而强调志主死亡的不合理。在他写作的《亡友故秘书省校书郎独孤君墓碣》中记:"呜呼!独孤君之明且仁,如遭孔子,是有两颜氏也。今之世有知其然者乎?知之者其信于天下乎?使夫人也夭而不嗣,世之惑者,犹曰尚有天道,噫乎甚邪!"②在这里显然有一个期待,如果死亡是不可避免的,那么什么情况下,志主的离世才是可以被接受的?在墓志的表达中显然有一个隐含的标准,最为典型的表述可见薛昢所撰的《唐颍州颍上县令李府君(公度)墓志》,其中记:"今公男有官,女有归,未尝罹忧患,以毕其天年,庶可无恨于泉下矣。"③即,志主一方面得享天年,没有早夭;另一方面有子嗣,而在这方墓志中,进一步强调李公度的子女皆有归宿。天年又再次与天相关,当然这里的天更接近于自然之天。不过,如果将这两方面的期待联系起来,天年的意义显然已经具有社会性。在柳宗元的《亡友故秘书省校书郎独孤君墓碣》中也强调独孤君未尽天年:"君短命,行道之日未久,故其道信于友,而未信于天下。"④而女性的情况,大致相似,略有差异,王顼为妻子所撰的《唐故颍川陈夫人墓志》记:"然夫人在家有金玉之丰,为妇享禄秩之盛,则平生之分,亦无恨矣。所痛

① 陈来《古代宗教与伦理——儒家思想的根源》,北京:三联书店,1996年,197页。
② 《柳宗元集》,277页。
③ 周绍良主编《唐代墓志汇编》,2305页。
④ 《柳宗元集》,277页。

者:以予天年未尽,不得与良人偕死。"①陈夫人去世之时,只有二十五岁。但是,在墓志中强调她为女和为妇的生命历程,墓志中也记载她有子女:"人归予八年,生子二人,长曰严七,幼曰印儿,俱婴孩;然居丧号恸,皆过毁瘠。女二人亦幼稚,晨暮哭泣,如成人焉。"②也就是说,女性完成了社会期待的生命历程的各种角色,也许就不会被视为早夭。而如前文所说,李氏去世时已经三十四岁,但是她依然在室,这应该是视为天夺之的重要原因。而她未能婚嫁的原因,很可能与她母亲的身分相关,但是这却很难在墓志中表达,于是对她德性的表彰与对天道的质疑成为叙事的核心。

　　而在王顼为陈氏撰写的墓志中,展现出一种关系中的张力,陈氏"无恨"离世与王顼之痛,而痛在于他的天年未尽,不能与陈氏"偕死"。其中也隐含着对于人的天年的疑惑,而对于天道质疑的表达,也都在关系之中,柳宗元在《万年县丞柳君墓志》中以姻戚和朋友的口吻质问:"天之报施善人,何如哉!"③而这样的质疑与前一章所讨论的幸存者的愧疚纠缠在一起,柳宗元在《亡姊崔氏夫人墓志盖石文》中写道:"然而不克会于贵寿,以至于斯,孰谓之天有知者耶? 太夫人生二女,幼曰裴氏妇,如夫人之懿。在二族咸以令德闻,而皆早世。其弟昏愚而独存,孰谓天可问耶? 呜呼,痛其甚欤! 遂濡血以书,志终天之哀,与兹石永久。"④而这种在关系之中的质疑和愧疚,最后可能转化为前文所讨论的"自我的破碎"的表达,在刘禹锡为柳宗元写的祭文中写道:"谓复前约,忽承讣书。惊号大哭,如得狂病。良久问故,百哀攻中。涕洟迸落,魂魄震越。"⑤但是正如导论中所讨论的,创伤是一种强迫的重复与沉默的交替,而这种重复与沉默体现为文本表达的既有模式和主题。即使最为激烈的情感表达也在遵循着这些模式和主题,因此李尚夷会质疑天道为何夺走了全善的李氏,但却不会提及她为何一直在室;也不会提及,张氏在咸通五年去世,之后咸通八年,李同

---

① 周绍良主编《唐代墓志汇编》,2347 页。
② 周绍良主编《唐代墓志汇编》,2347 页。
③ 《柳宗元集》,1390 页。
④ 《柳宗元集》,335 页。
⑤ 卞孝萱校订《刘禹锡集》,600—601 页。参见 Anna Shields, *One Who Knows Me: Friendship and Literary Culture in Mid-Tang China*, pp.298 - 301.

离世,到了李氏离世的时候,已经是这个家庭在几年之内去世的第三人;更不会提及他和"幸存"的家人依然在面对的疾疫和饥馑。

第五节 余论:留白与存在
——另一种用知识讲故事的方式

在这一部分中,我们面对着截然相反的叙事,同一个地区、同一个时代、同一种文类,部分墓志讲述说,曾发生过疾疫和饥馑,而大部分的墓志与这个时代的其他记载一样,并未提及这场疾疫和饥馑。我们显然不会否认这场疾疫和饥馑的存在,也可以根据墓志知道,哪些墓主人在这个时期在这个地区离世。但是当墓志中没有将他们的离世与疾疫、饥馑相连的时候,我们其实无法在他们与疾疫、饥馑之间建立起因果联系。在疾疫和饥馑中逝去的生命并不一定直接与之相关,但是即使不直接相关,也并非意味着,他们未在疾疫和饥馑中遭遇痛苦和煎熬:他/她/它们可能不是因为疾疫和饥馑直接失去生命,但是疾疫和饥馑却可能依然在他/她/它们离世的因果链条中扮演了某种角色;疾疫和饥馑可能对他/她/它们最后的历程造成了更多的痛苦和困难。甚至应对疾疫和饥馑的社会过程也可能带来种种的苦难和煎熬。这样的状况创造出一种特殊的语境,在本章中,这样的语境指向墓志中对疾疫和饥馑的"沉默"。那么问题是,如何在沉默之中理解疾疫和饥馑,或者说,当疾疫和饥馑没有被提及的时候,它们是否就没有在相关的叙述之中扮演角色?

这样的追问方式与本书导论所讨论的"回溯诊断"(retrospective diagnosis)的思路相近,疾病创造了病人或者在疾疫中受苦的人,进而创造了他们在疾病和疾疫中煎熬的叙述,这既是存在论上链条,也是因果论上的链条。那么为何疾病或疾疫存在时,在相关的叙述中却没有提及它们呢?本书并非想借此来否认现代生物医学疾病范畴背后的实体的存在。但是当文本中的记载不能简单化约为现代生物医学中的疾病实体,也无法将这些记载与疾病实体之间建立起因果联系时,需要改变我们的追问路径,即,什么塑造了历史叙事中的疾病实体,又如何将其与罹患疾病的个体相关联? 在墓志中,无论是否提及疾疫和饥馑,如果追索其背后的知识论基础和权力关系,会发现共同的要素。而勾勒这些要素,会发现即使疾疫和饥馑在留白之处,我们却仍可以看到它们在历史叙事中被塑造的历史过程,而这个过程使得疾疫和饥馑历史化,成为那个时代的人们可以辨识的实体,无论它们是否被提及。而要理解这些实体,关键在于理解这个辨识的过程。在本书的第二、三部分,这个辨识的过程展现为疾病名义的替换、扩展、蔓延、模糊乃至留白,而探索替换、扩展、蔓延、模糊和留白,如何在相同或者不同的文本和语境下成立,使得我们可以观察疾病名义背后复杂而多样的知识基础和权力关系,以及这些知识基础和权力关系如何塑造了可辨识的疾病实体。查尔斯·罗森伯格(Charles Rosenberg)所描述的现代诊断学创造生物疾病实体的专一性,进而创造个体的病痛以及疾病的社会空间的过程,已与我们所讨论的过程区别开来①。

但这并非意味着疾病名义与个体无关。这个知识和权力的塑造过程与辨识它们的个体密切关联在一起,个体在面对危机和无常的时候,总是在援引文化和知识资源来建立自己的意义的叙事。而在这个论述背后有两个预设尚未被回答:这些文化和知识资源是否也是将人们变成个体的文化和知识结构? 这些文化和知识结构本身是为了应对危机和无常而存在的吗? 个体化在关系网络中实现,这个网络是由知识创造的,但是这样的个体在面对疾疫时,原有的网络是否能再次提供支持? 这个网络也塑造了个体面对疾疫时的叙述方式,即使他们/她们不提及疾疫。也就是说,留白的位置也是网络中个体化的造物。个体、基于个体的疾病和创伤都要在其中理解。我们只有清理网络的构成,在知识、伦理和权力中的构成,才能勾勒出留白的轮廓。也就是说,我们要理解面对疾病的个体是如何被制造出来的,它们如何在构成历史叙事的网络中存在。在这里,被制

---

① Charles Rosenberg, "The Tyranny of Diagnosis: Specific Entities and Individual Experience", *Milbank Quarterly*, 80-2, 2002, pp.237-260.

造出的个体与作为历史性的存在的疾病实体通过塑造他们/她们/它们的知识基础和权力关系相互关联,追索历史化的疾病实体与被个体化的病人是同一个过程。这是用知识讲故事的另一种方式,我们通过勾勒疾病名义的替换、扩展、蔓延、模糊乃至留白的知识基础和权力运作,探索疾病实体和罹患疾病的个体如何被塑造。即使我们依然无法听到大多数无声者的声音,但是也许可以观察到留白边缘的笔触。

参 考 文 献

史 料

（按首字笔画数排序）

《一切经音义》，"丛书集成初编"本，北京：中华书局，1991 年。

《〈九章算术〉新校》，郭书春校注，北京：中国科学技术大学出版社，2013 年。

《三国志》，北京：中华书局，1963 年。

《三命通会》，万民英撰，《景印文渊阁四库全书本》第 810 册，台北：台湾商务印书馆，1983 年。

《大谷文书集成》，小田义久编，京都：法藏馆，2003 年。

《上海博物馆藏战国楚竹书（二）》，马承源主编，上海古籍出版社，2002 年。

《山海经校注》，袁珂校注，上海古籍出版社，1980 年。

《千金翼方校注》，朱邦贤校注，上海古籍出版社，1999 年。

《马王堆古医书考释》，马继兴著，北京：文物出版社，1979 年。

《马王堆汉墓帛书》（肆），马王堆汉墓帛书整理小组编，北京：文物出版社，1985 年。

《天一阁藏明钞本天圣令校证 附唐令复原研究》，中国社会科学院历史研究所天圣令整理课题组、天一阁博物馆编，北京：中华书局，2006 年。

《元和郡县图志》，北京：中华书局，1983 年。

《云笈七签》，李永晟点校，北京：中华书局，2003 年。

《五十二病方》，小曽戸洋、長谷部英一、町泉寿郎，"馬王堆出土文献訳注叢書"，東京：東方書店，2007 年。

《五十二病方》，北京：文物出版社，1979 年。

《太平广记》，北京：中华书局，1961 年。

《太平经合校》，王明编，北京：中华书局，1960年，1997年重版。

《六壬大全》，《景印文渊阁四库全书》第808册，台北：台湾商务印书馆，1983年。

《尹湾汉墓简牍》，连云港市博物馆、中国社会科学院简帛研究中心、东海县博物馆、中国文物研究所编，北京：中华书局，1997年。

《世说新语校笺》，徐震堮校笺，北京：中华书局，1984年。

《本草经集注》（辑校本），尚志钧、尚元胜辑校，北京：人民卫生出版社，1994年。

《旧唐书》，北京：中华书局，1975年。

《史记》，北京：中华书局，1959年。

《四库全书总目提要》，上海：商务印书馆，1933年。

《白孔六帖》，上海古籍出版社，1992年。

《白居易集笺校》，朱金城笺校，上海古籍出版社，1988年。

《尔雅·广雅·方言·释名清疏四种合刊》，上海古籍出版社，1989年。

《尔雅校笺》，周祖谟校笺，昆明：云南人民出版社，2004年。

《册府元龟》，北京：中华书局，影印明崇祯刻本，1960年。

《外台秘要方》，高文铸校注，北京：华夏出版社，1993年。

《汉书》，北京：中华书局，1962年。

《礼记正义》，北京大学出版社，1999年。

《礼记校注》，陈戍国校注，长沙：岳麓书社，2004年。

《吐鲁番出土文书》，北京：文物出版社，1996年。

《吕氏春秋新校释》，陈奇猷校释，上海古籍出版社，2002年。

《伤寒论校注》，刘渡舟主编，北京：人民卫生出版社，1991年。

《后汉书》，北京：中华书局，1965年。

《全唐文》，上海古籍出版社，1990年。

《全唐文补遗》第4辑，西安：三秦出版社，1997年。

《庄子集释》，北京：中华书局，2012年。

《刘禹锡集》，卞孝萱校订，北京：中华书局，1990年。

《论衡校释》，北京：中华书局，1990年。

《异苑》，北京：中华书局，1996年。

《医心方》，翟双庆、张瑞贤点校，北京：华夏出版社，1993年。

《肘后备急方》，"东洋医学善本丛书"本，大阪：オリニント出版社，1992年。

《灵枢识》，长沙：岳麓书社，1990年。

《张家山汉墓竹简(二四七号汉墓)》,张家山二四七号汉墓竹简整理小组编,北京:文物出版社,2001 年。

《武威汉代医简》,北京:文物出版社,1975 年。

《抱朴子内篇校释》(增订本),王明校释,北京:中华书局,1985 年。

《国语集解》,徐元诰撰,王树民、沈长云点校,北京:中华书局,2002 年。

《图解校正地理新书》,台北:集文书局,1985 年。

《岳麓书院藏秦简(贰)》,朱汉民、陈松长主编,上海辞书出版社,2011 年。

《岳麓书院藏秦简(肆)》,陈松长主编,上海辞书出版社,2015 年。

《金匮玉函要略辑义》,北京:人民卫生出版社,1983 年。

《金匮要略校注》,何任主编,北京:人民卫生出版社,1990 年。

《周礼注疏》,北京大学出版社,1991 年。

《备急千金要方校释》,李景荣等校释,北京:人民卫生出版社,1997 年。

《法苑珠林校注》,周叔迦、苏晋仁校注,北京:中华书局,2003 年。

《居延新简》,甘肃省文物考古研究所、甘肃省博物馆、中国文物研究所、中国社会科学院历史研究所编,北京:中华书局,1994 年。

《居延新简校释》,马怡、张荣强主编,天津古籍出版社,2013 年。

《荀子新注》,北京:中华书局,1979 年。

《柳宗元集》,北京:中华书局,1979 年。

《研经言》,南京:江苏科学技术出版社,1983 年。

《脉经校注》,北京:人民卫生出版社,1991 年。

《神农本草经校点》,尚志钧校点,芜湖:皖南医学院,1981 年。

《神仙传校释》,胡守为校释,北京:中华书局,2010 年。

《盐铁论校注》,王利器校注,北京:中华书局,1992 年。

《晋书》,北京:中华书局,1974 年。

《真诰校注》,吉川忠夫、麦谷邦夫编,朱越利译,北京:中国社会科学出版社,2006 年。

陈仲夫点校《唐六典》,北京:中华书局,1992 年。

《唐文粹》,杭州:浙江人民出版社,1986 年。

《唐代墓志汇编》,周绍良主编,上海古籍出版社,1992 年。

《唐代墓志汇编续集》,周绍良、赵超主编,上海古籍出版社,2001 年。

《唐令拾遗》,仁井田陞著,東京大学出版会,1983 年。中译见栗劲、王占通译《唐令拾遗》,长春出版社,1989 年。

《唐会要》,上海古籍出版社,1991 年。

《唐律疏议笺解》,刘俊文笺解,北京:中华书局,1996 年。

《诸病源候论校注》,丁光迪主编,北京:人民卫生出版社,1992 年。

《读书杂志》,王念孙撰,南京:江苏古籍出版社,1985 年。

《通典》,北京:中华书局,1988 年。

《教坊記·北里志》,斎藤茂訳注,東京:平凡社,1992 年。

《黄帝内经灵枢》,北京:人民卫生出版社,1963 年。

《黄帝内经素问校注》,郭霭春等校注,北京:人民卫生出版社,1996 年。

《淮南子校释》,张双棣校释,北京大学出版社,1997 年。

《淮南子集释》,何宁集释,北京:中华书局,1998 年。

《隋书》,北京:中华书局,1973 年。

《葛洪肘后备急方》,北京:人民卫生出版社,1963 年。

《董汲医学论著三种》,北京:商务印书馆,1958 年。

《韩昌黎文集校注》,马其昶校注,马茂元整理,上海古籍出版社,1998 年。

《释名汇校》,济南:齐鲁书社,2006 年。

《敦煌医药文献辑校》,马继兴主编,南京:江苏古籍出版社,1998 年。

《敦煌社会经济文献真迹释录》第一辑,唐耕耦、陆宏基编,北京:书目文献出版社,
　　1986 年。

《敦煌宝藏》,黄永武编,台北:新文丰出版公司,1981 年。

《敦煌道藏》,李德范辑,北京:全国图书馆文献缩微复制中心,1999 年。

《道家金石略》,陈垣编纂、陈智超、曾庆瑛校补,北京:文物出版社,1988 年。

《道藏》,文物出版社、上海书店、天津古籍出版社,1988 年。

《睡虎地秦墓竹简》,睡虎地秦墓竹简整理小组编,北京:文物出版社,1978 年。

《新获吐鲁番出土文献》,荣新江、李肖、孟宪实主编,北京:中华书局,2008 年。

《新唐书》,北京:中华书局,1975 年。

《管子校注》,北京:中华书局,2004 年。

《额济纳汉简》,魏坚主编,桂林:广西师范大学出版社,2006 年。

《魏书》,北京:中华书局,1974 年。

《臞仙肘后经》,朱权撰,北京图书馆所藏明刻本,缩微胶卷,北京:中华全国图书馆文
　　献缩微中心,1988 年。

研 究 论 著

（按作者姓名罗马化后的音序排列）

A

赤堀昭《武威漢代醫簡について》,《東方學報》第 50 册,1978 年,75—107 页。

Alewitz, Sam. *Filthy Dirty: A Social History of Unsanitary Philadelphia in the Late Nineteenth Century*, New York: Garland, 1989.

Allan, Sarah. *Buried Ideas: Legends of Abdication and Ideal Government in Early Chinese Bamboo-Slip Manuscripts*, Albany: State University of New York Press, 2005.

Ames, Roger. "Reflections on the Confucian Self: A Response to Fingarette", Mary Bockover, ed., *Rules, Rituals, and Responsibility: Essays Dedicated to Herbert Fingarette*, La Salle, Ill.: Open Court, 1991.中译见彭国翔编译《自我的圆成——中西互镜下的古典儒学与道家》,石家庄: 河北人民出版社,2006 年。

——, *The Art of Rulership: Study of Ancient Chinese Political Thought*, State University of New York Press, 1994.滕复译《中国古代的统治艺术——〈淮南子·主术〉研究》,南京: 江苏凤凰文艺出版社,2018 年。

Anderson, Warwick. *The Collectors of Lost Souls: Turning Kuru Scientists into Whitemen*, Baltimore, USA: Johns Hopkins University Press, 2008.

Andrews, Bridie.（吴章）"Tuberculosis and the Assimilation of Germ Theory in China, 1895‑1937", *Journal of the History of Medicine and Allied Sciences*, 52‑1, 1997, pp.114‑157.中译文见《肺结核与细菌学说在中国的在地化（1895—1937）》,北京大学出版社,2013 年,224—231 页。

——,《"血症"与中国医学史》,余新忠主编《清以来的疾病、医疗和卫生——以社会文化史为视角的探索》,北京: 三联书店,2009 年。

Anon, "A Review: A Vocabulary of Diseases in English and Chinese. By Dr. J. C. Thomson. Canton: E-Shing (Printer)", *The China Medical Missionary Journal*, vol‑2, 1887, pp.80‑82.

荒川正晴《トゥルファン漢人の冥界觀と佛教信仰》,森安孝夫責任編集《中央アジア

出土文物論叢》,京都：朋友書店,2004 年,111—125 頁。

荒牧典俊《『真誥』以前の諸真誥の編年問題について——『衆靈教戒所言』の諸真誥
話を中心として》,吉川忠夫編《六朝道教の研究》,東京：春秋社,1998 年,59—
64 頁。

Ariès, Phillipe. *Western Attitudes Towards Death: From the Middle Ages to the
Present*, trans. Patricia M. Ranum, Baltimore, Md.: The Johns Hopkins University
Press, 1974.中译本见吴泓缈、王振亚译《面对死亡的人》,北京：商务印书馆,
2015 年。

Arnold, David. *Colonizing the Body: State Medicine and Epidemic Disease in
Nineteenth-Century India*. University of California Press, 1993.

——, "British India and the 'Beriberi Problem', 1798 - 1942", *Medical History*,
54 - 3, 2010, pp.295 - 314.

淺見直一郎《中国南北朝時代の葬送文書——北斉武平四年『王江妃随葬衣物疏』を
中心に》,《古代文化》第 42 卷第 4 号,1990 年,1—19 頁。

——,《中国南北朝時代の随葬衣物琉に見える副葬品について》,《京都橘女子大学
研究紀要》第 23 号,1996 年,40—50 頁。

——,《黄泉の土地と冥途への旅——中国の葬送文書に関する一考察》,《大谷学報》
第 87 卷第 1 号,2007 年,1—20 頁。

——,《中国の随葬衣物疏における用語と表現——仏教語の検討を中心として》,
《大谷大学研究年報》第 69 集,2017 年,3—38 頁。

B

Baelz, B. "Kakke (béribéri) du Japon", *Archives de Médecine Navale*, 41, 1884,
p.330.

白于蓝《上海博物馆藏竹简〈容成氏〉"凡民俾疲者"考》,《文物》2005 年第 11 期,88—
90、96 页。

Bakhtin, M. M. *The Dialogic Imagination: Four Essays by M. M. Bakhtin*, Texas:
University of Texas Press, 1981.

Barbalet, Jack. *Confucianism and the Chinese Self: Re-examining Max Weber's
China*, Palgrave Macmillan, 2017.

Barrett, T. H. "The Emergence of the Taoist Papacy in the T'ang", *Asia Major*, 3rd,

1，1994，pp.89 - 106.

Bashford, Alison. "Epilogue: Panic's Past and Global Future", Robert Peckham ed., *Empires of Panic: Epidemics and Colonial Anxieties*, Hong Kong: Hong Kong University Press, 2015, pp.203 - 206.

Bateson, Mary Catherine. "Ritualizaton: A Study in Texture and the Texture Change", Irving I. Zaretsky and Mark P. Leone eds., *Religious Movements in Contemporary America*, Princeton: Princeton University Press, 1974, pp.150 - 165.

Bauman, Zygmunt. *Mortality, Immortality and Other Life Strategies*, Stanford, Calif.: Stanford University Press, 1992.

Bay, Alexander. *Beriberi in Modern Japan: The Making of a National Disease*, Rochester, NY: University of Rochester Press, 2012.

Bell, Catherine. "Ritualization of Texts and Textualization of Rituals in the Codification of Taoist Liturgy", *History of Religion*, 27 - 4, 1988, pp.366 - 392.

Bell, Heather. *Frontiers of Medicine in the Anglo-Egyptian Sudan, 1899 - 1940*, Oxford University Press, 1999.

Benedict, Carol. *Bubonic Plague in Nineteenth-Century China*, Stanford, California: Stanford University Press, 1996.中译可参考朱慧颖译《十九世纪中国的鼠疫》,北京：中国人民大学出版社,2015 年。

Ben-Ze'ev, Efrat. Ruth Ginio and Jay Winter eds., *Shadows of War: A Social History of Silence in the Twentieth Century*, The Cambridge University Press, 2010.

Bernheim, Ernst. *Lehrbuch der historischen Methode und der Geschichtsphilosophie*, Leipzig, 1903.

Bloom, Irene. J. Paul Martin, and Wayne L. Proudfoot, eds., *Religious Diversity and Human Rights*, New York: Columbia University Press, 1996.

Bokenkamp, Stephen. "The Peace Flower Font and the Grotto Passage", *Journal of the American Oriental Society*, 106 - 1, 1986, pp.65 - 79.

——, *Early Daoist Scriptures*, Berkeley, Los Angles, London: University of California Press, 1997.

Bourdieu, Pierre. et al, *The Weight of the World: Social Suffering in Contemporary*

Society，Polity Press，1999.中译可参考张祖建译《世界的苦难——布尔迪厄的社会调查》，北京：中国人民大学出版社，2017 年。

Braester，Yomi. *Witness against History: Literature，Film，and Public Discourse in Twentieth-Century China*，Stanford：Stanford University Press，2003.

Brandt，Allan. *No Magic Bullet: A Social History of Venereal Disease in the United States*，Oxford University Press，1987.

Briggs，C. A. "The Argument E Silentio: With Special Reference to the Religion of Israel"，*Journal of the Society of Biblical Literature and Exegesis*，Vol.3，No.1，1883，pp.3 - 21.

Brindley，Erica Fox. *Individualism in Early China: Human Agency and the Self in Thought and Politics*，Honululu：University of Hawai'i Press，2010.

Brocke，Bernard. "Die Instiutionalisierung der Medizinhistoriographie im Kontext der Universitäts und Wissenschaftsgeschichte"，Andreas Frewer and Volker Roelcke eds.，*Die Institutionalisierung der Mediyinhistoriographie. Entwicklungslinien vom 19. ins 20. Jahrhundert*，Suttgart：Steiner，2001，pp.187 - 212.

Bos，K. V. Schuenemann，G. Golding et al，"A Draft Genome of Yersinia pestis from Victims of the Black Death"，*Nature*，478，2011，pp.506 - 510.

Burke，Peter. *A Social History of Knowledge: From Gutenberg to Diderot*，Cambridge：Polity，2000.中译见陈志宏、王婉旎译《知识社会史》（上卷），杭州：浙江大学出版社，2016 年。

C

蔡璧名《身外之身——〈黄庭内景经〉注中的两种真身图象》，《思与言》44 卷 1 期，2006 年，131—196 页。

蔡运章《东汉永寿二年镇墓瓶陶文考略》，《考古》1989 年第 7 期，649—652 页。

曹旅宁《长沙走马楼三国吴简"刑手"、"刑足"考释》，《广东社会科学》2006 年第 1 期，122—125 页。

曹树基、李玉尚《鼠疫：战争与和平——中国的环境与社会变迁（1230—1960 年）》，济南：山东画报出版社，2006 年。

Carmichael，Ann G. "Universal and Particular: The Language of Plague，1348 - 1500"，*Medical History*，Supplement 27，2008，pp.17 - 52.

Caruth，Cathy. *Unclaimed Experience: Trauma，Narrative and History*，Baltimore：The Johns Hopkins University Press，1996.

Cavell，Stanley. *Contesting Tears: The Hollywood Melodrama of the Unknown Woman*，Chicago：University of Chicago Press，1996.

Cedzich，Ursula Angelika. "Das Ritual der Himmelsmeister im Spiegel Fruher Quellen"，Ph. D. diss.，University of Wurzburg，1987.

岑静雯《唐代宦门妇女研究》，台北：文津出版社，2006 年。

岑仲勉《金石论丛》，上海古籍出版社，1981 年。

Chan，Albert. *Chinese Books and Documents in the Jesuit Archives in Rome*，New York：M. E. Sharpe，2002

Chao，Yüan-ling. *Medicine and Society in Late Imperial China: A Study of Physicians in Suzhou，1600 – 1850*，New York：Peter Lang，2009.

陈邦贤《二十六史医学史料汇编》，中医研究院中国医史文献研究所，1982 年；

陈邦贤《中国医学史》，上海医学书局，文言铅印本，1920 年。此据台北广文书局 1979 年重印本。

陈登武《从〈天圣·医疾令〉看唐宋医疗照护与医事法规——以"巡患制度"为中心》，《唐研究》第 14 卷，北京大学出版社，2008 年，262—263 页。

陈迪宇《中国历史上的围城战与肿病的暴发》，《医古文知识》2004 年第 2 期，15—16 页。

Chen，Frederick Shih-Chung "Buddhist Passports to the Other World"，Paul Williams and Patrice Ladwig eds.，*Buddhist Funeral Cultures of Southeast Asia and China*，Cambridge：Cambridge University Press，2012，pp.261 – 286.

——，"The Great God of the Five Paths（Wudao Dashen 五道大神）in Early Medieval China"，*Journal of Chinese Religions*，46 – 2，2018，pp.93 – 121.

陈国灿《从葬仪看道教"天神"观在高昌国的流行》，《魏晋南北朝隋唐史资料》第 9、10 合刊，1988 年，13—18 页。

陈国符《道藏源流考》（增订版），北京：中华书局，1963 年。

陈昊《身分叙事与知识表述之间的医者之意——6—8 世纪中国的书籍秩序、为医之体与医学身分的浮现》，上海古籍出版社，2019 年。

陈建萍《唐代博陵崔氏个案研究》，河北师范大学硕士学位论文，2006 年。

陈来《古代宗教与伦理——儒家思想的根源》，北京：三联书店，1996 年。

陈亮《汉代墓葬门区符篆与阴阳别气观念研究》，北京大学艺术学系硕士学位论文，
　2005 年。

陈明《殊方异药——出土文书与西域医学》，北京大学出版社，2005 年。

陈明光《秦朝傅籍标准蠡测》，《中国社会经济史研究》1987 年第 1 期，21—27 页。

陈琦《王吉民、伍连德的〈中国医史〉及其中译本》，《医学与哲学》2006 年第 1 期，53—
　55 页。

陈弱水《隐蔽的光景——唐代妇女文化与家庭生活》，桂林：广西师范大学出版社，
　2009 年。

陈尚君《唐代的亡妻与亡妾墓志》，《中华文史论丛》2006 年第 2 辑，43—81 页。

——，《杜佑以妾为妻之真相》，《文史》2012 年第 3 辑，267—276 页。

陈玮芬《自我的客体化——近代日本的"东洋"论及隐匿其中的"西洋"与"支那"》，《中
　国文哲研究集刊》第 18 期，2001 年，367—420 页。

陈雪薇《伍连德研究——经验、认同、书写》，台北：八方文化，2014 年。

陈寅恪《金明馆丛稿二编》，北京：三联书店，2001 年。

陈垣《致叶遐庵论医籍考函二则》，《北海图书馆月刊》第 2 卷第 6 号，1929 年；此据陈
　智超编《陈垣往来书信集》，上海古籍出版社，1990 年，9—10 页。

陈直《汉初平四年王氏朱书陶瓶考释》，《考古与文物》1981 年 4 期，115 页。

陈于柱《敦煌吐鲁番出土发病书整理研究》，北京：科学出版社，2016 年。

程义《关中唐代墓葬初步研究》，西北大学博士学位论文，2007 年。

Chien, Cecilia Lee-fang. *Salt and State: An Annotated Translation of the Songshi
　Salt Monopoly Treatise*, Ann Arbor: University of Michigan Center for Chinese
　Studies, 2004.

Chin, Tamara T. *Savage Exchange: Han Imperialism, Chinese Literary Style, and
　the Economic Imagination*, Cambridge: Harvard University Asia Center, 2014.

Cho, Philip. "Ritual and the Occult in Chinese Medicine and Religious Healing: The
　Development of *Zhuyou* Exorcism", Ph. D. Dissertation, University of
　Pennsylvania, 2005.

——, "Healing and Ritual Imagination in Chinese Medicine: The Multiple
　Interpretations of *Zhuyou*", *East Asian Science, Technology, and Medicine*, 38,
　2013, pp.71 - 113.

Christie, Thomas. "Letter on beriberi", W. Hunter ed., *An Essay on The Diseases*

Incident to Indian Seamen，Calcutta：Honorable East India Company. 1804，pp.77 – 79.

Cipolla，Carlo. *Faith，Reason，and the Plague in Seventeenth-Century Tuscany*，1977.

Copp，Paul. *The Body Incantatory: Spells and the Ritual Imagination in Medieval Chinese Buddhism*，Columbia University Press，2014.

Crosby，Alfred. The Columbian Exchange：Biological and Cultural Consequences of 1492，Westport，1974.中译可参考郑明萱译《哥伦布大交换——1492 年以后的生物影响和文化冲击》，北京：中信出版社，2017 年。

Cunningham，Andrew. "Transforming Plague：The Laboratory and the Identity of Infectious Disease"，Andrew Cunningham and Perry Williams eds.，*The Laboratory Revolution in Medicine*，Cambridge：Cambridge University Press，1992，pp.209 – 244.

Curtin，Philip. "Epidemiology and the Slave Trade"，*Political Science Quarterly*，83，1968，pp.190 – 216.

D

党燕妮、翁鸿涛《从吐鲁番出土随葬衣物疏看民间宗教观念的变化》，《敦煌学辑刊》2001 年第 1 期，78—83 页。

Dardy，Claude Philibert Thiersant. *La Médecine chez les Chinois*，Paris：H. Plon，1863.

Davis，Natalie Zemon. "Some Tasks and Themes in the Study of Popular Religion"，Charles Trinkaus and Heiko Oberman eds.，*The Pursuit of Holiness in Late Medieval and Renaissance Religion: Papers from the University of Michigan University Conference*，Leiden：Brill，1974，pp.327 – 328.

——，"Ghost，Kin and Progeny：Some Features of Family Life in Early Modern France"，*Daedalus*，106 – 2，1977，pp.87 – 114.

de Groot，J. J. M. *The Religious System of China: Its Ancient Forms，Evolution，History and Present Aspect Manners，Customs and Social Institutions Connected Therewith*，Leiden：Brill，1892.中译可参考芮传明等译《中国的宗教系统及其古代形式、变迁、历史及现状》，广州：花城出版社，2018 年。

de Méricourt, Le Roy. "Beriberi", A. Dechambre ed., *Dictionnaire encyclopédique des sciences médicales*, Paris: Asselin, 1868.

De Morais, Rosa Helena De Santana Girão. "A geografia médica e as expedições francesas para o Brasil: Uma descrição da estação naval do Brasil e da Prata (1868 – 1870)", vol.14, 2007, pp.39 – 62.

de Smedt, Charles. *Principes de la critique historique*, Brussels, 1883.

Delaporte, François. *Disease and Civilization: the Cholera in Paris*, 1832. Translated by Arthur Goldhammer, Cambridge: MIT Press, 1986.

邓文宽《敦煌天文历法文书辑校》,南京:江苏古籍出版社,1996 年。

Derrida, Jacques. *Politics of Friendship*, translated by George Collins, New York: Verso, 1997.

des Rotours, Robert. *Courtisanes Chinoises à la fin des T'ang*, Presses Universitaires de France, 1968.

Diepgen, P. "Das Schicksal der deutschen Medizingeschichte im Zeitalter der Naturwissenschaften und ihre Aufgabe in der Gegenwart", *Deutsche medizinische Wochenschrift*, 60, 1934, pp.66 – 70.

丁福保《西洋医学史》,上海书店,1914 年;此据北京东方出版社 2007 年。

丁元《黄帝书研究》,北京大学中国语言文学系硕士学位论文,2003 年。

冻国栋《〈唐崔暟墓志〉跋》,《魏晋南北朝隋唐史资料》第 18 辑,2001 年,152—161 页。

——,《中国中古经济与社会史论稿》,武汉:湖北教育出版社,2005 年。

Drexler, Monika. "On Talisman *fu*(符) of the Later Han Dynasty",陈鼓应、冯达文主编《道家与道教:第二届国际学术研讨会论文集》,广州:广东人民出版社,2000 年,57 页。

杜正胜《编户齐民——传统政治社会结构之形成》,台北:联经出版事业公司,1990 年。

——,《形体、精气与魂魄——中国传统对"人"认识的形成》,黄应贵主编《人观、意义与社会》,台北:中研院民族研究所,1993 年,27—88 页。

——,《古代物怪之研究(上)——一种心态史和文化史的探索(一)》,《大陆杂志》第 104 卷第 1 期,2002 年,1—14 页。

Dudgeon, John. "John Dudgeon's Report on the Health of Peking for the Half Year Ended 30th September, 1871", *Medical Reports for the Half Year Ended 31st*

March，1872，No.1，1872，pp.7‒9.

——，"Dr. John Dudgeon's Report on the Physical Conditions of Peking and the Habits of the Pekingese as Bearing upon Health (Second Part)"，*Medical Reports* (*for the Half Year Ended 30ᵗʰ September 1872*)，No.2，1872，pp.29‒42.

——，*The Diseases of China: Their Causes，Conditions，and Prevalence，Contrasted with Those of Europe*，Glasgow：Dunn & Wright，1877.

——，"Review of a New Medical Vocabulary［on Dr. Osgood's Anatomy］and Appended Vocabulary of English and Chinese Anatomical Terms，Prepared in Consultation with the Staff of the Jiangnan Arsenal"，*The Chinese Recorder*，13，1882，pp.30‒44，177‒183，259‒265.

敦煌文物研究所(马世长、孙国璋)《敦煌晋墓》,《考古》1974 年第 3 期,191—199 页。

敦煌县博物馆考古组、北京大学考古实习队《记敦煌发现的西晋十六国墓葬》,北京大学中古史中心编《敦煌吐鲁番文献研究论集》第 4 辑,1987 年,623—647 页。

Duverger，Maurice. ed.，*Le concept d'empire*，Paris：PUF，1980.

E

Ebrey，Patricia B. *The Aristocratic Families of Early Imperial China: A Case Study of Po-ling Ts'ui Family*，Cambridge University Press，1978.范兆飞译《早期中华帝国的贵族家庭——博陵崔氏个案研究》,上海古籍出版社,2011 年。

Edward Said，*Culture and Imperialism*，Vintage，1994.中译可见李琨译《文化与帝国主义》,北京：三联书店,2003 年。

Emerson，Rupert. *From Empire to Nation: The Rise to Self-Assertion of Asian and African Peoples*，Cambridge：Harvard University Press，2013.

Eno，Robert. *The Confucian Creation of Heaven: Philosophy and the Defense of Ritual Mastery*，Albany：State University of New York Press，1990.

Eskildsen，Stephen. *Asceticism in Early Taoist Religion*，Albany，NY：State University of New York Press，1998.

——，*Daoism，Meditation，and the Wonders of Serenity: From the Latter Han Dynasty*（25‒220）*to the Tang Dynasty*（618‒907），Albany，NY：State University of New York Press，2015.

F

范秉哲《肺结核中医治疗概要》,《结核病学》,北京:人民卫生出版社,1964 年,303—304 页。

范行准著,伊广谦等整理《中国病史新义》,北京:中医古籍出版社,1989 年。

范家伟《东晋至宋代脚气病的探讨》,《新史学》第 6 卷第 1 期,1995 年,155—178 页。

——,《后汉至唐代疾疫流行及其影响——以人口移动为中心的考察》,香港中文大学历史学部博士论文,1997 年。

——,《从医书看唐代的旅行与疾病》,荣新江主编《唐研究》第 7 卷,北京大学出版社,2001 年,205—228 页。

——,《汉唐时期道教与疟鬼说》,《华林》2 卷,中华书局,2002 年,283—304 页。

——,《六朝隋唐医学之传承与整合》,香港中文大学出版社,2003 年。

——,《大医精诚——唐代国家、信仰与医学》,台北:东大图书,2007 年。

——,《中古时期的医者与病者》,上海,复旦大学出版社,2010 年。

范燕秋《在帝国医学与殖民医学的夹缝之中——日治时代台湾人脚气病问题》,《台湾史研究》第 25 卷第 4 期,2018 年,75—118 页。

Fang Ling, "La tradition sacrée de la Médecine Chinoise ancienne. Étude sur le Livre des exorcismes de Sun Simiao (581 - 682)", Doctoral dissertation, Universite de Paris IV (Sorbonne), 2001.

Finke, Leonhard Ludwig. *Versuch einer allgemeinen medicinisch-praktischen Geographie*, 3 volumes, 1792 - 1795.

Fissell, Mary. "The Sick and Drooping Poor in Eighteenth Century Bristol and Its Region", *Social History of Medicine*, 2, 1989, pp.35 - 58.

——, *Patients, Power, and the Poor in Eighteenth-Century Bristol*, Cambridge: Cambridge University Press, 1991.

——, "The Disappearance of the Patient's Narrative and the Invention of Hospital Medicine", Roger French and Andrew Wear, eds., *British Medicine in an Age of Reform*, London: Routledge, 1992, pp.92 - 109.

——, "Health in the City: Putting Together the Pieces", *Urban History*, 19, 1992, pp.251 - 256.

Fong, Grace S. "A Feminine Condition? Women's Poetry on Illness in Late Imperial

China", Santangelo, Paolo. ed., in cooperation with Ulrike Middendorf, From Skin to Heart: Perceptions of Emotions and Bodily Sensations in Traditional Chinese Culture, Wiesbaden: Harrassowitz Verlag, 2006.

Foucault, Michael. *Surveiller et punir: Naissance de la prison*, Paris: Gallimard, 1975. Alan Sheridan trans., *Discipline and Punish: The Birth of the Prison*, New York: Vintage, 1979.中译参见杨远缨、刘北成译《规训与惩罚——监狱的诞生》,北京:三联书店,1999 年。

——, *Les mots et les choses*, Paris: Gallimard, 1996. 英译本见 *The Order of Things: An Archaeology of the Human Sciences*, Vintage Books, 1994.中译参见莫伟民译《词与物——人文科学考古学》,上海:三联书店,2002 年。

阜阳汉简整理组《阜阳汉简〈万物〉》,《文物》1988 年第 4 期,36—47 页。

傅乐成《汉唐史论集》,台北:经联出版公司,1977 年。

傅维康《60 年来的中国医学史博物馆》,《中华医史杂志》1996 年第 4 期,225—230 页。

傅璇琮《李德裕年谱》,石家庄:河北教育出版社,2001 年。

Fuchs, Martin. Antje Linkenbach, Martin Mulsow, Bernd-Christian Otto, Rahul Bjørn Parson and Jörg Rüpke eds., *Religious Individualisation: Historical Dimensions and Comparative Perspectives*, vol. 1, Berlin and Boston: de Gruyter, 2019.

Fuchs, Martin. Jörg Rüpke, "Religious Individualization in Historical Perspective", *Religion*, 45‑3, the Special Issue on Religious Individualization, 2015, pp. 323‑329.

福原啓郎《長沙呉簡に見える「刑」に関する初歩的考察》,《長沙呉簡研究報告》第 2 集,東京:長沙呉簡研究會,2004 年,69—84 頁。

福井康順《道教の基礎的研究》,東京:理想社,1952 年。

G

盖建民《道教医学》,北京:宗教文化出版社,2000 年。

Gamsa, Mark. "The Epidemic of Pneumonic Plague in Manchuria 1910‑1911", *Past & Present*, 190, 2006, pp. 147‑183.

甘肃省敦煌县博物馆《敦煌佛爷庙湾五凉时期墓葬发掘简报》,《文物》1983 年第 10 期,51—60 页。

甘肃省文物考古研究所（戴春阳、张珑）《敦煌祁家湾西晋十六国墓葬发掘报告》，北京：文物出版社，1994 年。

高大伦《居延汉简中所见疾病和疾病文书考述》，《简牍学研究》第 2 辑，兰州：甘肃人民出版社，1998 年，94 页。

高凯《地理环境与中国古代社会变迁三论》，天津古籍出版社，2006 年。

高敏《关于秦时服役者的年龄问题探讨——读云梦秦简札记》，《郑州大学学报》1978 年第 2 期，70—74 页。

高世瑜《唐代妇女》，西安：三秦出版社，1988 年。

高晞《德贞传——一个英国传教士与晚清医学近代化》，上海：复旦大学出版社，2009 年。

高毓秋、真柳诚《丁福保与中日传统医学交流》，《中华医史杂志》1992 年第 3 期，175—180 页。

Garraghan, Gilbert J. *A Guide to Historical Method*, New York, 1946. John Lange, "The Argument from Silence", *History and Theory*, 5‑3, 1966, pp.288‑301.

葛兆光《中国思想史》第 1 卷，上海：复旦大学出版社，2001 年。

——，《屈服史及其他：六朝隋唐道教的思想史研究》，北京：三联书店，2003 年。

Goldschmidt, Asaf. *The Evolution of Chinese Medicine: Song Dynasty, 960‑1200*, London and New York: Routledge, 2009.

龚鹏程《〈黄庭经〉论要》，《中国书目季刊》31 卷 1 期，1997 年，72—81 页。

龚胜生《中国疫灾的时空分布变迁规律》，《地理学报》2003 年第 6 期，870—878 页。

——，《隋唐五代时期疫灾地理研究》，《暨南史学》第 3 辑，广州：暨南大学出版社，2004 年，32—51 页。

Gordon, C. A. Surgeon-General. *An Epitome of the Reports of the Medical Officers to the Chinese Imperial Maritime Customs Service from 1871‑1882. With Chapters on the History of Medicine in China; Materia Medica; Epidemics; Famine; Ethnology, and Chronology in Relation to Medicine and Public Health*. London: Baillière, Tindall, and Cox, 1884.

Granoff, Phyllis. and Koichi Shinohara eds., *Pilgrims and Place: Sacred Biography and Sacred Space in Asia*, Toronto: Toronto University Press, 2000.

Green, Monica. *Pandemic Disease in the Medieval World: Rethinking the Black Death*, Kalamazoo, MI and Bradford, UK: Arc Medieval Press, 2015.

——，"The Globalisations of Disease"，Nicole Boivin，Rémy Crassard，and Michael Petraglia ed.，*Human Dispersal and Species Movement: From Prehistory to the Present*，Cambridge：Cambridge University Press，2017，pp.494 - 520.

郭霭春《中国医史年表》，哈尔滨：黑龙江人民出版社，1978 年.

郭宝钧等《一九五四年春洛阳西郊发掘报告》，《考古学报》1956 年第 2 期，1—31、141—150、181—182 页。

郭台辉《中日的"国民"语义与国家建构——从明治维新到辛亥革命》，《社会学研究》2011 年第 4 期，137—163 页。

郭秀梅等《"癃""淋"音义考》，《医古文知识》2000 年第 1 期，34—37 页。

郭于华《倾听低层——我们如何讲述苦难》，桂林：广西师范大学出版社，2011 年。

Guthrie，D. "The Patient：a Neglected Factor in the History of Medicine"，*Proceedings of the Royal Society of Medicine*，ⅩⅩⅩⅧ，1945，pp.490 - 494.

H

H. Sommer，Matthew. "Making Sex Work：Polyandry as a Survival Strategy in Qing Dynasty China"，Bryna Goodman and Wendy Larson eds.，*Gender in Motion: Divisions of Labor and Cultural Change in Late Imperial and Modern China*，Rowman & Littlefield Publishers，Inc.，2005，pp.29 - 54.

Hacking，Ian. *The Taming of Chance*，Cambridge：Cambridge University Press，1990.中译可参考刘钢译《驯服偶然》，北京：商务印书馆，2015 年。

——，*Historical Onthology*，London：Harper University Press，2002.

Haeser，Heinrich. *Geschichete der epidemischen Krankheiten*，Jena：Mauke，1865.

韩吉绍《自杀求仙——道教尸解与六朝社会》，《文史》2017 年第 1 辑，29—49 页。

——，《〈剑经〉与汉晋尸解信仰》，《文史哲》2018 年第 3 期，78—88 页。

韩吉绍、张鲁君《试论汉代尸解信仰的思想缘起》，《宗教学研究》2012 年第 2 期，276—281 页。

韩树峰《论秦汉时期的户籍概念与户籍实体的对应关系》，《国学学刊》2015 年第 4 期，88—98 页。

韩振蕴等《风邪致病的病因病机》，《北京中医药大学学报》2004 年 3 期，13—15 页。

Hansen，Valerie.(韩森)《宋代的买地券》，邓广铭、漆侠主编《国际宋史研讨会论文选集》，保定：河北大学出版社，1992 年，133—145 页。

——,《中国人是如何皈依佛教的？——吐鲁番墓葬揭示的信仰改变》,《敦煌吐鲁番研究》第 4 卷,北京大学出版社,1999 年,17—34 页。

Hanson, Marta. *Speaking of Epidemics in Chinese Medicine: Disease and the Geographic Imagination in Late Imperial China*, London and New York: Routledge, 2011.

原田正己《民俗資料としての墓券——上代中国人の死霊観の一面》,《フィロソフィア》第 45 号,1963 年,1—26 页。

——,《墓券文に見られる冥界の神とその祭祀》,《東方宗教》第 39 号,1967 年,17—35 页;又《中国人の土地信仰についての一考察》,白初洪淳昶博士還暦紀念史学論叢刊行委員会編《白出洪淳昶博士還暦紀念史學論叢》,蛍雪出版社,1977 年,39—72 页。

——,《墓券についての二三の問題》,*Museum yushu*,第 29 号,1988 年,36—37 页。

——,《中國古代死生觀散論——「解適」という語のことなど》,《東洋の思想と宗教》第 7 号,1990 年,1—23 页。

Harper, Donald. "Iatromancie", Marc Kalinowski ed., Divination et Société dans la Chine Médiévale: Étude des Manuscripts de Dunhuang de la Bibliothèque National de France et de la British Library, Bibliothèque nationale de France, Paris, 2003, pp. 471–512.

——, "Dunhuang iatromantic manuscripts: P. 2856r and P. 2675v", Vivienne Lo and Christopher Cullen eds., Medieval Chinese Medicine: The Dunhuang medical manuscripts, London and New York: Routledge Curzon, 2005, pp.134–163;

Harrison, Henrietta. *The Man Awakened from Dreams: One Man's Life in a North China Village 1857–1942*, Stanford: Stanford University Press, 2005. 沈艾娣《梦醒子——一个华北乡居者的人生》,北京大学出版社,2013 年。

Harrison, Mark. *Climates & Constitutions: Health, Race, Environment and British Imperialism in India, 1600–1850*, Oxford University Press, 1999.

——, "A Global Perspective: Reframing the History of Health, Medicine and Disease", *Bulletin of the History of Medicine*, 89–4, 2015, pp.639–689.

和中浚等《老官山汉墓〈六十病方〉与马王堆〈五十二病方〉比较研究》,《中医药文化》2015 年第 4 期,22—34 页。

Hecker, Justus Friedrich Karl. *Die Tanzwuth, eine Volkskrankheit im Mittelalter:*

nach den Quellen für Aerzte und gebildete Nichtärzte bearbeitet，Berlin：Enslin，1832．

Heinrich，Larissa N. *The Afterlife of Images: Translating the Pathological Body Between China and the West*，Chapel Hill：Duke University Press，2008.

Hershatter，Gail B. *Dangerous Pleasures: Prostitution and Modernity in Twentieth-Century Shanghai*，Berkeley：University of California Press，1997.此据韩敏中、盛宁译《危险的愉悦——20 世纪上海的娼妓问题与现代性》，南京：江苏人民出版社，2003 年。

Hirsche，August. *Handbuch der historisch-geographischen Pathologie*，Erlangen，1859－1862.

侯灿《高昌楼兰研究论集》，乌鲁木齐：新疆人民出版社，1990 年。

侯旭东《长沙走马楼吴简"肿足"别解》，北京吴简研讨班、长沙简牍博物馆编《吴简研究》第 2 辑，北京：崇文书局，2006 年，214—220 页。

胡成《医疗、卫生与世界之中国（1820—1937）——跨国和跨文化视野之下的历史研究》，11—15 页。

胡平生《从走马楼吴简"籾（创）"字的释读谈到户籍的认定》，《中国历史文物》2002 年第 2 期，33—37 页。

胡平生、韩自强《〈万物〉略说》，《文物》1988 年第 4 期，48—54 页。

胡新生《中国古代巫术》，济南：山东人民出版社，1998 年。

胡颖翀《对宋以前医方的另一种解读——以淋病方为例》，"医书文化与身体经验之间的身份认同：探索中国医学史基本问题的新路径"国际研讨会，北京大学历史学系，2010 年 11 月 20—22 日。

湖北宜昌地区博物馆《当阳曹家岗五号楚墓》，《考古学报》1988 年第 4 期，455—499 页。

湖南省博物馆、中国科学院考古研究所编《长沙马王堆一号汉墓》，北京：文物出版社，1973 年。

湖南省博物馆、湖南省考古研究所编《长沙马王堆二、三号汉墓》第 1 卷《田野考古发掘报告》，北京：文物出版社，2004 年。

湖南省文物考古研究所等编《里耶发掘报告》，长沙：岳麓书社，2006 年。

黄东兰《东洋史中的"东洋"概念》，《福建论坛：人文社会科学版》2018 年第 3 期，83—97 页。

黄景春《早期买地券、镇墓文整理与研究》，华东师范大学博士论文，2004 年。

——，《谈所谓"白雀元年衣物疏"》，《考古与文物》2006 年第 4 期，107—110 页。

——，《中国宗教性随葬文书研究——以买地券、镇墓文、衣物疏为主》，上海人民出版社，2017 年。

黄牧航《论唐代的经学和史学考试》，《华南师范大学学报》1998 年第 5 期，88—94 页。

Huang, Shih-Shan Susan. "Daoist Imagery of Body and Cosmos Part 1: Body Gods and Starry Travel", *Journal of Daoist Studies*, 3, 2010, pp.57–90.

黄贤强《马来亚华人社会改革者与中国医学先驱——伍连德博士的祖国认同》，张启雄编《时代变局与海外华人的族国认同》，台北：海外华人研究学会，2005 年，351—367 页。

黄震《略论唐人自撰墓志》，《长江学术》2006 年第 1 期，163—167 页。

黄一农《从尹湾汉墓简牍看中国社会的择日传统》，《历史语言研究所集刊》第 70 本第 3 分，1999 年，601—615 页。

黄镇国《宗教医疗术仪初探——以〈千金翼方·禁经〉之禁术为例》（辅仁大学宗教学系硕士论文，2000 年。

黄正建《唐代的斋郎和挽郎》，《史学月刊》1989 年第 1 期，31—33 页。

——，《敦煌占卜文书与唐五代占卜研究》，北京：中国社会科学出版社，2014 年。

Hubbard, Jamie. "*Mo Fa*, the Three Levels Movement, and the Theory of the Three Periods", *Journal of the International Association of Buddhist Studies*, 19, 1996, pp.1–17.

Hunter, S. A. "Medical Nomenclature", The China Medical Missionary Journal, 4, 1890, pp.148–157.

I

Idema, Wilt L. Wai-yee Li and Ellen Widmer eds., *Trauma and Transcendence in Early Qing Literature*, Cambridge, MA: Harvard University Press, 2006.

飯島渉《ペストと近代中国——衛生の「制度化」と社会変容》，研文出版，2000 年；此据朴彦、余新忠、姜滨译《鼠疫与近代中国——卫生的制度化和社会变迁》，北京：社会科学文献出版社，2019 年。

池田温《中国古代墓葬の一考察——随葬衣物券について》，《国際東方学者会議紀要》第 6 册，1961 年，51—60 页。

——,《中国古代籍帐研究——概观·录文》,東京大学出版会,1979 年,中译见龚泽铣译《中国古代籍帐研究》,北京：中华书局,1984 年。图文对照中译本见中华书局 2007 年版。

——,《中国歴代墓券略考》,《東洋文化研究所紀要》第 86 卷,1981 年,193—278 頁。

池澤優《漢代墓葬文書における「鎮墓」の概念》,《宗教研究》第 81 卷第 4 号,2008 年,1046—1047 頁。

石田干之助《長安の春》,平凡社,1967 年。

石井昌子《太上靈寶五符序の一考察》,《牧尾良海博士紀念論文集》,東京,1984 年,13—31 頁。

岩本篤志《唐『新修本草』編纂と「土貢」——中国国家図書館蔵断片考》,《東洋学報》第 90 卷第 2 号,2008 年,113—143 頁。

——,《唐代の医薬書と敦煌文献》,角川学芸,2015 年。

J

James R. Ware, "The *Wei Shu* and *Sui Shu* on Taoism", *Journal of the American Oriental Society*, 53‑3, 1993, pp.215‑250.

Jewson, N. D. "The Disappearance of the Sick-man from Medical Cosmology, 1770‑1870", *Sociology*, 10, 1976, pp.225‑244.

江苏省文物管理委员会《江苏高邮邵家沟汉代遗址的清理》,《考古》1960 年第 10 期,18—23 頁。

江智达《由东汉时期的丧葬制度看道与巫的关系》,《道教学探索》5 号,1991 年,67—89 頁。

姜伯勤《敦煌艺术宗教与礼乐文明》,北京：中国社会科学出版社,1996 年。

姜生《汉墓的神药与尸解成仙信仰》,《四川大学学报(哲学社会科学版)》2015 年第 2 期,28—42 頁。

焦杰《从唐墓志看唐代妇女与佛教的关系》,《陕西师范大学学报》2000 年第 1 期,95—99 頁。

金身佳《敦煌写本宅经葬书校注》,北京：民族出版社,2007 年。

金胜惠《〈黄庭内景经〉的神之像与气——上清派传统中内在超越的体内神》,《道家文化研究》16 辑,249—260 頁。

景蜀惠《"风痹"与"风疾"——汉晋时期医家对"诸风"的认识以及相关的自然气候因

素探悉》,《中山大学学报》2005 年第 4 期,37—44 页。

K

Kaltenmark, Maxime. (康 德 谟)"Ling-pao: Note sur un terme du Taoisme religieux", *Melanges Publiées par l'Institut des Haudes Chinoises*, 2, 1960, pp.559‐588.

——,《列仙传译著导论》,侯郎锦中译文,《中国学志》第 5 本,东京:泰山文物社,1964 年,63—77 页。

神塚淑子《司馬承禎『坐忘論』について》,《東洋文化》第 62 号,213—242 页。

Kansteiner, Wulf. "Genealogy of a Categorical Mistake: A Critical Intellectual History of the Cultural Trauma Metaphor", *Rethinking History*, 8‐2, 2004, pp.193‐221.

——, "Success, Truth, and Modernism in Holocaust Historiography: Reading Saul Friedländer Thirty-Five Years after the Publication of *Metahistory*", *History and Theory*, 48: 2, 2009, pp.25‐53.

Kantorowicz, E. *The King's Two Bodies: A Study in Mediaeval Political Theology*, Princeton University Press, 1957.中译参见徐震宇译《国王的两个身体——中世纪政治神学研究》,上海:华东师范大学出版社,2018 年。

Kern, Martin. ed., *Text and Ritual in Early China*, Seattle and London, University of Washington Press, 2005.

Kleeman, Terry. *Celestial Masters: History and Ritual in Early Daoist Communities*, Harvard University Press, 2015.

Kleinman, Arthur. *Social Origins of Distress and Disease: Depression, Neurasthenia, and Pain in Modern China*, New Haven: Yale University Press, 1986.中译见郭金华译《苦痛和疾病的社会根源——现代中国的抑郁、神经衰弱和病痛》,上海三联书店,2008 年。

——, *The Illness Narratives: Suffering, Healing, and the Human Condition*, Basic Books, 1988.中译见方筱丽译《疾痛的故事》,上海译文出版社,2010 年。

Kleinman, Arthur. and Joan Kleinman, "The Appeal of Experience. The Dismay of Images: Cultural Appropriations of Suffering in Our Times", *Daedalus*, 125‐1, special issue "Social Suffering", 1996, pp.1‐23.

江優子《漢墓出土鎮墓瓶について——銘文と墓内配置にみえる死生観》,《鷹陵史

学》第 29 号,2003 年,1—45 页。

——,《後漢時代の鎮墓瓶における発信者について》,《仏教大学大学院紀要》第 32
号,2004 年,71—82 页。

——,《後漢時代の墓券に関する一考察——特に墓券の分類について》,《仏教大学
大学院紀要》第 33 号,2005 年,65—78 页。

——,《墓券再考——後漢時代の墓券を中心に》,《人文学論集(中江彬教授退職記念
号)》第 25 号,2007 年,177—198 页。

Kohn, Livia. *Monastic Life in Medieval Daoism*, Honolulu: University of Hawai'i
Press, 2003.

——, *Sitting in Oblivion: The Heart of Daoist Meditation*, Dunedin, FL: Three
Pines Press, 2010.

Kohut, H. *The Analysis of the Self*, New York: International Universities
Press, 1971.

——, *The Restoration of the Self*, New York: International Universities Press,1977.

——, *Self*, *Psychology and the Humanities*, New York: Norton, 1985.

子安宣邦《「アジア」はどう語られてきたか——近代日本のオリエンタリズム》,藤
原書店,2003 年,此据赵京华译《近代日本的亚洲观》,北京:三联书店,2019 年。

小曽戸洋、長谷部英一、町泉寿郎,《五十二病方》,"馬王堆出土文献訳注叢書",東京:
東方書店,2007 年。

Kroll, J. L. "Toward a Study of the Economic Views of Sang Hung-yang", *Early
China*, 4, 1978 - 79, pp.11 - 18.

库尔班·外力《吐鲁番出土公元五世纪的古突厥语木牌》,《文物》1981 年第 1 期,63—
64 页。

Kula, Witold. *Miary i ludzie*, Ksiazka I Wiedza, 1970. R. Szreter trans., *Measures
and Men*, Princeton, NJ: Princeton University Press, 1986.

Kuriyama, Shigehisa. "The Imagination of Winds and the Development of the Chinese
Conception of Body", Angela Zito and Tani E. Barlow ed., *Body*、*Subject and
Power in China*, Chicago: University of Chicago Press, 1994, pp.23 - 41.

——,*The Expressiveness of the Body and the Divergence of Greek and Chinese
Medicine*, Zone Books, 2001.此据张信宏、张轩辞译《身体的语言——古希腊医学
和中医之比较》,上海书店,2009 年。

L

LaCapra, Dominick. *Writing History*, *Writing Trauma*, Baltimore: the Johns Hopkins University Press, 2000.

Lagerwey, John. *Taoist Ritual in Chinese Society and History*, New York: Macmillan Publishing Company, 1987.

Lai Chi Tim（黎志添），"*The demon Statutes of Nvqing* and the Problem of the Bureaucratization of the Netherworld in Early Heavenly Master Daoism." *T'oung Pao*, Vol.LXXXVIII, 2002, pp.251 – 281.中译文收入黎志添主编《道教研究与中国宗教文化》,香港:中华书局,2003 年,1—36 页。

——,《天地水三官信仰与早期天师道治病解罪仪式》,《台湾宗教研究》2 卷 1 期,2002 年,1—30 页。

赖瑞和《唐代基层文官》,北京:中华书局,2008 年。

赖文、李永宸、张涛、庞宏广《近 50 年的中国古代疫情研究》,《中华医史杂志》2002 年第 2 期,108—113 页。

Lam, Ling Hon. *The Spatiality of Emotion in Early Modern China: From Dreamscapes to Theatricality*, New York: Columbia University Press, 2018.

Langlois, C. V. and C. Seignobos, *Introduction to the Study of History*, translated by G. G. Berry, New York, 1898.中译见朗格诺瓦、瑟诺博斯,李思纯译《史学原论》,北京:商务印书馆,1931 年。

Latour, Bruno. "Ramses II est-il mort de la tuberculose?", *La Recherche*, 307, 1998, pp.84 – 85.

——, "The Historicity of Things: Where Were Microbes before Pasteur?", Bruno Latour, *Pandora's' Hope: Essays on the Reality of Science Studies*, Cambridge: Harvard University Press, 1999, pp.145 – 173.

——, "On the Partial Existence of Existing and Non-existing Objects", Lorraine Daston ed., *Biographies of Scientific Objects*, Chicago: The University of Chicago Press, 2000, pp.247 – 269.

Leavitt, Judith Walzer. "Medicine in Context", *American Historical Review*, 95, 1990, pp.1471 – 1472.

Lee, Haiyan. *Revolution of the Heart: A Genealogy of Love in China*, 1900 – 1950,

Stanford, California：Stanford University Press，2007.中译可参考修佳明译《心灵革命——现代中国的爱情谱系》,北京大学出版社,2018 年。

雷海宗《皇帝制度之成立》,《清华学报》1934 年第 4 期,853—872 页。

雷祥麟(Lei, Sean Hsiang-lin)《负责人的医生与有信仰的病人——中西医论争与医病关系在民国时期的转变》,《新史学》第 14 卷第 1 期,2003 年,62—69 页。

——,《卫生为何不是保卫生命? ——民国时期另类的卫生、自我与疾病》,李尚仁主编《帝国与现代医学》,台北：联经出版社,2008 年,415—454 页。

——,《习惯成四维——新生活运动与肺结核防治中的伦理、家庭与身体》,《中央研究院近代史研究所集刊》第 74 卷,2011 年,133—177 页。

——, *Neither Donkey nor Horse: Medicine in the Struggle over China's Modernity*, Chicago and London：University of Chicago Press，2014.

雷闻《唐代的"三史"与三史科》,《史学史研究》2001 年第 1 期,32—42 页。

——,《传法紫宸——敬宗之师昇玄先生刘从政考》,《中华文史论丛》2017 年第 1 期,59—88 页。

——,《碑志所见麻姑山邓氏——一个唐代道教世家的初步考察》,《唐研究》第 17 卷,北京大学出版社,2011 年,39—70 页。

雷玉华《唐宋丧期考——兼论风水术对唐宋时期丧葬习俗的影响》,《四川文物》1999年第 6 期,82—86 页。

Lesky, Erna. *Vienna Medical School of the 19th Century*, Baltimore：The Johns Hopkins University Press，1976.

梁其姿(Leung, Angela Ki Che),《明清预防天花措施之演变》,陶希圣九秩荣庆祝寿论文集编辑委员会编《国史释论——陶希圣九秩荣庆祝寿论文集》,台北：食货出版社,1987 年,239—253 页。

——, "Omardzed Medicine in Ming-Qing China：State and Private Medicine Institutions in the Lower Yangzi Region", *Late Imperial China*, 8‐1, 1987, pp. 134‐166.

——,《麻风病概念演变的历史》,《历史语言研究所集刊》第 70 本第 2 分,1999 年,399—438 页。

——,《疾病与方土之关系——元至清间医界的看法》,《第三届国际汉学会议论文集》,台北：中研院历史语言研究所,2002 年;此据李建民主编《生命与医疗》,北京：中国大百科全书出版社,2005 年,366—368 页。

——, "The Business of Vaccination in Nineteenth-Century Canton", *Late Imperial China*, 29-1, 2008. pp.7-39.

——, "Japanese Medical Texts in Chinese on Kakké in the Tokugawa and Early Meiji Periods", Benjamin A. Elman ed., *Antiquarianism, Language, and Medical Philology: From Early Modern to Modern Sino-Japanese Medical Discourses*, Leiden: Brill, 2015, pp.163-185.

Levi, Primo. *The Black Hole of Auschwitz*, edited by Marco Belpoliti, translated by Sharon Wood, Cambridge: Polity, 2005, pp.50-52.

Levy, S. "Vers des cereals et dieux du corps dans le Taoïsme", *Le temps de la réflecxion*, 7, 1986, pp.99-119.

黎石生《长沙走马楼简牍所见户籍检核制度及其相关问题》,《东南文化》2002 年第 9 期,57—61 页。

礼露《发现伍连德》,北京:中国科学技术出版社,2010 年。

李碧妍《危机与重构——唐帝国及其地方诸侯》,北京师范大学出版社,2015 年。

李并成《"镜"类文献识略》,《敦煌研究》1999 年第 1 期,52—62 页。

李朝阳《咸阳市东郊出土东汉镇墓瓶》,《考古与文物》2012 年第 1 期,48—51 页。

李传斌《中华博医会初期的教会医疗事业》,《南都学坛》2003 年第 1 期,34—38 页。

李丰楙《道藏所收早期道书的疾疫观——以〈女青鬼律〉及〈洞渊神咒经〉系为主》,《中央研究院中国文哲研究集刊》3 期,1993 年,417—454 页。

李虹《死与重生——汉代墓葬信仰研究》,山东大学博士学位论文,2011 年。

李建民《祟病与场所——传统医学对祟病的一种解释》,《汉学研究》第 12 卷第 1 期,1994 年,101—148 页。修订本见林富士编《疾病的历史》,台北:联经出版公司,2011 年,23—76 页。

李建民《中国古代"掩骴"礼俗考》,《清华学报》第 24 卷第 3 期,1994 年,319—343 页。

——, "Contagion and Its Consequences: The Problem of Death Pollution in Ancient China", Yasuo Otsuka, Shizu Sakai & Shigehisa Kuriyama eds., *Medicine and the History of Body*, Tokyo: Ishiyaku Euro America Inc., 1999, pp.201-222.

——,《死生之域——周秦汉脉学之源流》,台北:中研院,2000 年;此据李建民《发现古脉——中国古典医学与数术身体观》,北京:社会科学文献出版社,2007 年。

——,《旅行者的史学——中国医学史的旅行》,台北:允晨文化,2009 年。

李剑《民国时期的医史学术团体》,《中华医史杂志》1992 年第 2 期,20 页。

李均明《关于八月案比》,《出土文献研究》第 6 辑,2004 年,130—133 页。

——,《汉简所反映的关津制度》,《历史研究》2002 年第 3 期,29—30 页。

李零《容成氏释文考释》,马承源主编《上海博物馆藏战国楚竹书(二)》,上海古籍出版
　　社,2002 年。

——,《中国方术正考》,北京:中华书局,2006 年。

——,《中国方术续考》,北京:中华书局,2006 年。

李曼曼《唐五代瘟疫与社会研究》,安徽大学历史系硕士论文,2006 年。

李润强《唐代依养外亲家庭形态考察》,张国刚主编《家庭史研究的新视野》,北京:三
　　联书店,2004 年,71—102 页。

——,《妇女归宗与复合家庭结构》,收入《中国家庭史》第二卷《隋唐五代时期》,广州:
　　广东人民出版社,2007 年,45—59 页。

李尚仁《欧洲扩张与生态决定论:戴维·阿诺论环境史》,《当代》170 期,2001 年,18—
　　29 页。

——,《健康的道德经济——德贞论中国人的生活习惯和卫生》,《历史语言研究所集
　　刊》第 76 本第 3 分,2005 年,467—509 页。

——,《晚清来华的西医》,生命医疗史研究室主编《中国史新论:医疗史分册》,台北:
　　联经出版公司,2015 年,527—571 页。

李叔飞《海峡华人知识精英的民族主义观念——伍连德与林文庆的比较研究》,《华侨
　　华人历史研究》2009 年第 4 期,42—51 页。

李涛《中国结核病史》,《中华医学杂志》1939 年第 2 期,1052 页。

李天石《中国中古良贱身份制度研究》,南京师范大学出版社,2004 年,215—216 页。

李献奇、赵会军《有关贾谊世系及洛阳疾疫的几方墓志》,《文博》1987 年第 5 期,42—
　　45 页。

李小荣《敦煌密教文献论稿》,北京:人民文学出版社,2003 年。

李养正《魏华存与〈黄庭经〉》,《中国道教》1998 年第 1 期,38—40 页。

李跃乾《日据时期台湾留日学生与战后台湾政治》,九州出版社,2011 年。

栗劲《秦律通论》,济南:山东人民出版社,1985 年。

连劭名《建兴廿八年"松人"解除简考述》,《世界宗教研究》1996 年第 3 期,116—
　　120 页。

——,《洛阳延光元年神瓶朱书解除文考述》,《中原文物》1996 年第 4 期,74—75 页。

——,《汉晋解除文与道家方术》,《华夏考古》1998 年第 4 期,75—86 页。

梁庚尧《南宋城市的公共卫生问题》,《中研院历史语言研究所集刊》第 70 本第 1 分, 1999 年,119—163 页。

梁漱溟《东西文化及其哲学》,北京:商务印书馆,1999 年。

廖美云《唐伎研究》,台北:学生书局,1995 年。

廖育群、傅芳、郑金生《中国科学技术史》(医学卷),北京:科学出版社,1998 年。

Light, Richard Upjohn. "The Progress of Medical Geography", *Geographical Review*, 34‑4, 1944, pp.636‑641.

林富士《试论〈太平经〉的疾病观念》,《历史语言研究所集刊》第 62 本第 2 分,1993 年, 225—263 页。

——,《东汉晚期的疾疫与宗教》,《历史语言研究所集刊》第 66 本第 3 分,1995 年, 695—745 页。

——,《中国六朝时期的巫觋与医疗》,《历史语言研究所集刊》70 本 1 分,1999 年,1— 48 页。

——,《疾病与"修道"——中国早期道士"修道"因缘考释之一》,《汉学研究》19 卷 1 期,2001 年,137—167 页。

——,《疾病终结者——中国早期的道教医学》,台北:三民书局,2001 年。

——,《中国早期道士的医疗活动及其医术考释:以汉魏晋南北朝时期的传记资料为 主的初步探讨》,《历史语言研究所集刊》73 本 1 分,2002 年,43—118 页。

——,《中国中古时期的宗教与医疗》,台北:联经出版事业公司,2007 年。

林素娟《丧礼饮食的象征、通过意涵及教化功能——以礼书及汉代为论述核心》,《汉 学研究》第 27 卷第 4 期,2009 年,5 页。

林素清《读〈容成氏〉札记》,《简帛》第 2 辑,上海古籍出版社,2007 年,243—248 页。

林祯祥《三尸信仰初探》,《东吴中文研究集刊》第 11 期,2004 年,81—98 页。

Little, Lester. *Plague and the End of Antiquity: The Pandemic of 541‑750*, Cambridge:Cambridge University Press, 2006.

刘安志《吐鲁番所出衣物疏研究二题》,《魏晋南北朝隋唐史资料》第 22 辑,2005 年, 146—161 页。

刘宝玲《以虫为象——汉唐时期医籍中的虫》,台湾清华大学历史研究所硕士论文, 2004 年。

刘城《唐代墓志的写人进程》,广西师范大学文学院硕士论文,2006 年。

刘后滨《从三省体制到中书门下体制——隋唐五代》,吴宗国主编《中国古代官僚政治研究》,北京大学出版社,2004 年,215—216 页。

刘九生《张角符水咒说医疗考》,《新疆大学学报》1987 年 1 期,24—27 页。

刘克申《东瀛医史着千秋——富士川游与日本医学史研究》,《中医药文化》2007 年第 4
期,26—29 页。

刘乐贤《尹湾汉简出土历谱及其相关问题》,饶宗颐主编《华学》第 3 辑,北京:紫禁城
出版社,1998 年,255—256 页。

——,《额济纳汉简数术资料考》,《历史研究》2006 年第 2 期,173—174 页。

Liu, Lydia. *Translingual Practice: Literature, National Culture, and Translated
Modernity-China, 1900–1937*, Stanford University Press, 1995.此据宋伟杰等译
《跨语际实践——文学,民族文化与被译介的现代性(中国,1900~1937)》,北京:三
联书店,2002 年。

刘蓬春《唐人蓄妓对家庭观念的影响——〈故妓人清河张氏墓志〉考析》,《四川师范大
学学报》2006 年第 3 期,119—124 页。

Liu, Jianmei. *Revolution Plus Love: Literary History, Women's Bodies, and
Thematic Repetition in Twentieth-Century Chinese Fiction*, Honolulu: University
of Hawaii Press, 2003.

刘士永《武士刀与柳叶刀——日本西洋医学的形成与扩散》,台北:台大出版中心,
2012 年。

——,《公共卫生(Public Health):近代华人社会里的新兴西方观念》,祝平一编《健康
与社会——华人卫生新史》,台北:联经出版公司,2013 年。

刘淑芬《中古的佛教与社会》,上海古籍出版社,2008 年。

——,《唐、宋时期僧人、国家和医疗的关系:从药方洞到惠民局》,李建民主编《从医疗
看中国史》,台北:联经出版公司,2008 年,187—195 页。

刘涛《试释汉代的"罢癃"》,《邢台学院学报》2009 年第 1 期,60—62 页。

刘卫鹏《汉永平三年朱书陶瓶考释》,《文物考古论集——咸阳市文物考古研究所成立
十周年纪念》,西安:三秦出版社,2000 年,164—169 页。

——,《"五石"镇墓说》,《文博》2001 年第 3 期,24—26 页。

刘燕俪《唐律中的夫妻关系》,台北:五南图书公司,2007 年。

刘屹《敬天与崇道——中古经教道教形成的思想史背景》,北京:中华书局,2005 年。

刘永明《敦煌道教的世俗化之路——敦煌〈发病书〉研究》,《敦煌学辑刊》2006 年第 1
期,69—86 页。

刘远明《伍连德与中华医学会的创立》,《医学与哲学(人文社会医学版)》2011 年第 12
　　期,73—75 页。

——,《中国近代医学社团——博医会》,《中华医史杂志》2011 年第 4 期,221—226 页。

——,《中华医学会与博医会的合作及合并》,《自然辩证法研究》2012 年第 2 期,93—
　　99 页。

——,《从博医会到中华医学会——西医社团本土化探微》,《中国科技史杂志》2013 第
　　3 期,360—371 页。

刘昭瑞《谈考古发现的道教注解文》,《敦煌研究》1991 年第 4 期,51—57 页。

——,《关于吐鲁番出土随葬衣物疏的几个问题》,《敦煌研究》1993 年第 3 期,64—
　　72 页。

——,《吐鲁番阿斯塔那 332 号墓方术文书解说》,《文物》1994 年第 9 期,54—57 页。

——,《"承负说"缘起论》,《世界宗教研究》1995 年第 4 期,100—107 页。

——,《论黄神越章——兼谈黄巾口号的意义及相关问题》,《历史研究》1996 年第 1
　　期,125—132 页。

——,《居延新出汉简所见方术考释》,《文史》第 43 辑,1997 年,49—59 页。

——,《汉魏石刻文字系年》,台北:新文丰出版公司,2001 年。

——,《考古发现与早期道教研究》,北京:文物出版社,2007 年。

柳洪亮《吐鲁番阿斯塔那古墓群新发现的"桃人木牌"》,《考古与文物》1986 年第 1 期,
　　39—40 页。

——,《新出吐鲁番文书及其研究》,乌鲁木齐:新疆人民出版社,1997 年。

Loewe, Michael. *Crisis and Conflict in Han China, 104 BC to AD 9*, London:
　　George Allen and Unwin Ltd, 1974.

陆锡兴《吐鲁番古墓纸明器研究》,《西域研究》2006 年第 3 期,50—55 页。

陆扬《从墓志的史料分析走向墓志的史学分析——以〈新出魏晋南北朝墓志疏证〉为
　　中心》,《中华文史论丛》第 84 辑,2006 年,95—127 页。

陆渊雷《拟国医药学术整理大纲》,《神州国医学报》第 1 卷第 1 期,1—2 页。

路学军《隋唐之际山东士族的经学转向与家风坚守——以崔暟墓志为中心》,《唐都学
　　刊》2011 年第 2 期,53—58 页。

Luckin, W. "Death and Survival in the City: Approaches to the History of Disease",
　　Urban History Yearbook, 1980, pp.53-62.

罗操《东汉至南北朝墓券研究》,华东师范大学博士论文,2015 年。

罗振玉《罗雪堂先生全集》(初编)，台北：文华出版公司，1968 年。

洛阳市文物工作队《洛阳唐寺门两座汉墓发掘简报》，《中原文物》1984 年第 3 期，38—39 页。

吕芳上《1920 年代中国知识分子有关情爱问题的抉择与讨论》，吕芳上编《无声之声——近代中国妇女与国家》，台北：中研院近史所，2003 年，73—102 页。

Lynteris. Christos. "Epidemics as Events and as Crises: Comparing Two Plague Outbreaks in Manchuria (1910 - 11 and 1920 - 21)", *Cambridge Anthropology*, 32 - 1, 2014, pp.62 - 76.

——, *Ethnographic Plague: Configuring Disease on the Chinese-Russian Frontier*, London: Palgrave Macmillan, 2016.

M

马伯英《中国古代主要传染病辨异》，《自然科学史研究》1991 年第 3 期，280—287 页。

马怡《秦人傅籍标准试探》，《中国史研究》1995 年第 4 期，16—21 页。

马雍《西域史地文物丛考》，北京：文物出版社，1990 年。

Macgowan, Daniel Jerome. "Dr. Macgowan's Report on the Health of Wênchow for the Half-year ended 30th September 1881", *Imperial Maritime Customs Medical Reports*, No.22, 1881, p.14 - 50.

Maget, G. "Les médecins et la médecine au Japon", *Archives de Médecine Navale*, 27, 1877, pp.376 - 377.

Malcolmson, John Grant. *A Practical Essay on the History and Treatment of beriberi*, Madras: Vepery Mission Press, 1835.

毛汉光《中古社会史论》，上海书店出版社，2002 年。

Marland, Hilary. *Medicine and Society in Wakefield and Huddersfield 1780 - 1870*, Cambridge: Cambridge University Press, 1987.

Marshall, C. F. *Syphilology and Venereal Disease*, London: Bailliere, Tindall and Cox, 1906.

Marsili, Filippo. *Heaven Is Empty: A Cross-Cultural Approach to "Religion" and Empire in Ancient China*, Albany: State University of New York Press, 2019.

松本浩一《張天師と南宋の道教》，《歷史における民衆と文化——酒井忠夫先生古稀慶賀記念文集》，東京：國書刊行會，1982 年，337—350 頁；此据高致华译《张天师和

南宋的道教》,《台湾宗教研究通讯》第 2 期,2000 年,153—149 页。

——,《中国の呪術》,東京：大修館書店,2001 年。

——,《呪術の本：禁断の呪詛法と闇の力の血脈》,東京：学習研究社,2003 年。

丸山宏《正一道教の上章儀禮について——"冢訟章"を中心として》,《東方宗教》第
68 卷,1986 年,44—64 页。

——,《上章儀禮より見たる正一道教の特色——治病の章を中心として》,《佛教史
学研究》第 30 卷第 2 号,1986 年,56—84 页。

——,《道教禮儀文書の歷史的研究》,東京：汲古書院,2004 年。

Maspero, Henri. *Taoism and Chinese Religion*, translated by Frank A. Kierman, Jr.
Amherst: University of Massachusetts Press, 1981.

McBride, David. *Integrating the City of Medicine: Blacks in Philadelphia Health
Care, 1910 - 1965*, Philadelphia: Temple University Press, 1989.

McDougall, William. *The Group Mind: A Sketch of the Principles of Collective
Psychology, with Some Attempt to Apply Them to the Interpretation of National
Life and Character*, Cambridge: Cambridge University Press, 2000.

McManners, John. "Death and the French Historians", Joachim Whaley ed., *Mirrors
of Mortality: Studies in the Social History of Death*, New York : St. Martin's
Press, 1981, pp.106 - 130.

孟蓬生《上博竹书(二)字词札记》,《上博馆藏战国楚竹书研究续编》,上海书店出版
社,2004 年,472—477 页。

孟宪实《汉唐文化与高昌历史》,济南：齐鲁书社,2004 年。

Middleton, John. *The Study of the Lugbara: Expection and Paradox in
Anthropological Research*, New York: Holt, Rinehart and Winston, 1970.

宮澤正順(Miyakawa Hisayuki)《道教典籍に見える周身部分の名稱について》,《東方
宗教》68 号,1986 年,22—37 页。

——, "Medical Aspect of the Daoist Doctrine of the Three Cadavers (*Sanshi*)",
Hashimoto Keizo, Catherine Jami, and Lowell Skar eds., *East Asian Science:
Tradition and Beyond*, Osaka: Kansai University Press, 1995, pp.345 - 349.

Morgan, Carole. "Inscribed stones, a note on a Tang and Song Dynasty burial",
T'oung Pao, LXXXII, 1996, pp.317 - 348.此据杨民译《论唐宋的墓葬刻石》,《法国
汉学》第 5 辑,北京：中华书局,2000 年,150—186 页。

森岡健二《近代語の成立・語彙編》,東京：明治書院,1991 年。

Munro, Donald. *Concept of Man in Contemporary China*, Ann Arbor: University of Michigan Press, 1979.

——, ed., *Individualism and Holism: Studies in Confucian and Taoist Values*, Ann Arbor: Center for Chinese Studies, University of Michigan, 1985.

Murphy, Jeffrie G. *Punishment and the Moral Emotions: Essays in Law, Morality, and Religion*, Oxford: Oxford University Press, 2012.

N

中村不折《禹域出土書法墨寶源流考》,東京：西東書房,1927 年；此据李德范中译《禹域出土书法墨宝源流考》,北京：中华书局,2003 年。

Neuburger, Max. and Julius Pagel, *Handbuch der Geschichte der Medizin*, 1901.

Nickerson, Peter. *Taoism, Death, and Bureaucracy in Early Medieval China*, Ph. D. Dissertation, University of California. Berkeley, Ann Arbor, 1996.

——, "The Introduction and Translation of *The Great Petition for Sepulchral Plaints*", Stephen R. Bokenkamp, *Early Daoist Scriptures*, Berkeley, Los Angles, London: University of California Press, 1997, pp.230‒274.

——, "Opening the Way: Exorcism, Travel, and Soteriology in Early Daoist Mortuary Practice and Its Antecedents", Livia Kohn and Harold David Roth ed., *Daoist Identity: History, Lineage and Ritual*, Honululu: University of Hawai'i Press, 2002, pp.69‒73.

西本照真《中国浄土教と三階教における末法思想の位置》,《宗教研究》第 65 卷第 3 号,1991 年,379—397 页。

西脇常記《唐代の思想と文化》,東京：創文社,2000 年。

牛润珍《汉至唐初史馆制度的演变》,石家庄：河北教育出版社,1999 年。

牛亚华、冯立升《丁福保与近代中日医学交流》,《中国科技史料》2004 年第 4 期,315—329 页。

O

小田義久《吐魯番出土葬送用文書の一考察——特に「五道大神」について》,《龍谷史壇》第 47 号,1961 年,39—58 页。

——,《吐鲁番出土の随葬衣物疏について》,《龍谷大学論集》第 408 号,1976 年,78—104 頁。

——,《吐鲁番出土葬送儀礼関係文書の一考察——随葬衣物疏から功徳疏へ》,《東洋史苑》第 30、31 号,1988 年,41—82 頁。

——,《吐鲁番出土沮渠蒙遜夫人彭氏随葬衣物疏について》,《龍谷大学論集》第 446 号,1995 年,160—173 頁。

——,《吐鲁番出土随葬衣物疏の一考察》,《龍谷史壇》第 108 期,1997 年,1—22 頁。

——,《吐鲁番出土の随葬衣物疏に見える五道大神について》,《東洋史苑》第 48、49 合并号,1997 年,10—30 頁。

——,《新出の随葬衣物疏に関する一考察》,《龍谷史壇》第 113 号,1999 年,1—18 頁。

大渊忍爾《道教とその經典——道教史の研究其の二》,東京:創文社,1997 年。

岡崎桂一郎《日本米食史 附食米と脚気病との史的関係考》,東京:丸山舍書籍部,1912 年。

Owen, Stephen. *The End of the Chinese "Middle Ages": Essays in Mid-Tang Literary Culture*, Stanford University Press, 1996. 此据陈引驰、陈磊译《中国"中世纪"的终结——中唐文学文化论集》,北京:三联书店,2006 年。

P

Pagel, Julius. *Einführung in die Geschichte der Medizin*, 1898.

Pagel, Walter. "Julius Pagel and the Significance of Medical History for Medicine", *Bulletin of the History of Medicine*, 25, 1951, pp.207‑225.

Parker, Robert. *Miasma: Pollution and Purification in Early Greek Religion*, Clarendon Press, 1996.

Patterson, James T. "How Do We Write the History of Disease?", *Health and History*, 1‑1, 1998, pp.5‑29.

Patton, Cindy. *Sex and Germs: The Politics of AIDS*, 1985.

Pekelharing, C. A., and C. Winkler. *Recherches sur la nature et la cause dubéri-béri et sur les moyens de le combattre*, Utrecht: Kemink & Fils, 1888.

彭国良《一个流行了八十余年的伪命题——对张荫麟"默证"说的重新审视》,《文史哲》2007 年第 1 期,51—60 页。

彭卫《脚气病、性病、天花——汉代疑问疾病的考察》,《浙江学刊》2015 年第 2 期,54—

70 页。

皮国立《"气"与"细菌"的近代中国医疗史——外感热病的知识转型与日常生活》,国立中国医药研究所,2012 年。

Pickstone, John V. *Medicine and Industrial Society: A History of Hospital Development in Manchester and Its Region, 1752‑1946*, Manchester: Manchester University Press, 1985.

Pinel, Philippe. *Nosographic philosophique, ou la method de l'analyse appliquee a la medecine*, 3 vol, Paris: Brosson, 1797‑1807.

Pines, Yuri. *The Everlasting Empire: The Political Culture of Ancient China and Its Imperial Legacy*, Princeton University Press, 2012.中译参见孙英刚译、王宇校《展望永恒帝国——战国时代的中国政治思想》,上海古籍出版社,2013 年。

Poovey, Mary. *A History of the Modern Fact: Problems of Knowledge in the Science of Knowledge and Society*, The University of Chicago, 1998.

Porter, Dorothy. and Roy Porter, *Patient's Progress: Doctors and Doctoring in Eighteenth-Century England*, Cambridge: Polity Press, 1989.

Porter, Roy. "The Patient's View: Doing Medical History from Below", *Theory and Society*, 14‑2, 1985, pp.175‑198.

Porter, Theodore. *Trust in Numbers: The Pursuit of Objectivity in Science and Public Life*, Princeton, NJ: Princeton University Press, 1995.

Pratt, Mary Louise. *Imperial Eyes: Travel Writing and Transculturation*, Routledge, 1992.中译见方杰、方宸译《帝国之眼——旅行书写与文化互化》,南京:译林出版社,2017 年。

蒲慕洲《睡虎地秦简日书的世界》,《历史语言研究所集刊》第 62 本第 4 分,1993 年,623—675 页。

——主编,《鬼魅神魔——中国通俗文化侧写》,台北:麦田出版公司,2005 年。

Q

齐思和《黄帝的制器故事》,作者《中国史探研》,石家庄:河北教育出版社,2000 年。

钱钟书《管锥编》,北京:三联书店,2001 年。

乔治忠《张荫麟诘难顾颉刚"默证"问题之分析》,《史学月刊》2013 年第 8 期,26—34 页。

——,《再评张荫麟主张的"默证之适用限度"及相关问题——兼评周书灿〈"默证法"与古史研究〉一文》,《史学研究》2015 年第 10 期,33—38 页。

邱仲麟《风尘、街壤与气味：明清北京的生活环境与士人的帝都印象》,《清华学报》第 34 卷第 1 号,2004 年,181—225 页。

——,《明代北京的瘟疫与帝国医疗体系的应变》,《历史语言研究所集刊》第 75 本第 2 分,2004 年,331—387 页；此据梁庚尧、刘淑芬主编《城市与乡村》,北京：中国大百科全书出版社,2005 年,182—227 页。

R

Randall L. Nadeau, "The Decline of the Dharma in Early Chinese Buddhism", *B. C. Asian Review*, 1, 1982.

饶宗颐《老子想尔注校证》,上海古籍出版社,1991 年。

——,《饶宗颐史学论著选》,上海古籍出版社,1993 年。

——,《记建兴廿八年"松人"解除简——汉"五龙相拘绞"说》,《简帛研究》第 2 辑,北京：法律出版社,1996 年,390—394 页。

——,《敦煌出土镇墓文所见解除惯语考释——〈魏晋南北朝敦煌文献编年〉序》,《敦煌吐鲁番研究》第 3 卷,北京大学出版社,1998 年,13—18 页。

Reddy, Vasu. Theo Sandfort, Laetitia Rispel eds., *From Social Silence to Social Science: Same-Sex Sexuality*, *HIV & AIDS and Gender in South Africa*, Human Sciences Research Council, 2012.

任继愈主编《道藏提要》,北京：中国社会科学出版社,1991 年。

任宗权《道教章表符印文化研究》,北京：宗教文化出版社,2006 年。

Reverby, Susan. and David Rosner, "Beyond 'the Great Doctors'", Susan Reverby and David Rosner eds., *Health Care in America: Essays in Social History*, Philadelphia: Temple University Press, 1979.

——, "'Beyond the Great Doctors' Revisited: A Generation of the 'New' Social History of Medicine", Frank Huisman and John Harley Warner eds., *Locating Medical History: The Stories and Their Meanings*, Baltimore and London: The Johns Hopkins University Press, 2004, pp.178‑181.

Ridley, J. "An Account of an Endemic Disease of Ceylon Entitled Berri berri", *Dublin Hospital Reports 2*, 1819, p.231.

Robinet, Isabelle. (贺碧来)*La revelation du Shangqing dans l'histoire du taoïsme*, 2 vols., Paris: Publications de l'Ecole des Hautes Etudes en Sciences Sociales, 137, 1984.

——, *Taoist Meditation: The Mao-shan Tradition of Great Purity*, Albany State University of New York Press, 1993.

——, "Notes préliminaire sur quelques antinomies fondamentales entre le bouddhisme et le Taoism",此据万毅中译《佛道基本矛盾初探》,《法国汉学》7 辑,北京:中华书局,2002 年,168—187 页。

Rogaski, Ruth.(罗芙芸)《卫生与城市现代性:1900—1928 年的天津》,《城市史研究》第 15—16 辑,天津社会科学院出版社,1998 年,150—179 页。

——, *Hygienic Modernity: Meanings of Health and Disease in Treaty-Port China*, University of California Press, 2004.

容志毅《道藏炼丹要辑研究(南北朝卷)》,济南:齐鲁书社,2006 年。

——,《〈太上八景四蕊紫浆五珠降生神丹方〉外丹黄白研究》,《自然科学史研究》2007 年 1 期,51—63 页。

Rose, Nikolas. *Inventing Ourselves: Psychology, Power and Personhood*, Cambridge: Cambridge University Press, 2010.

Rosen, G. "Social Variables and Health in an Urban Environment: The Case of the Victorian City", *Clio Medica*, 8, 1973, pp.2-4.

Rosenberg, Charles. *Cholera, Fever and English Medicine: 1825-1865*, Oxford University Press, 1978.

——, *Explaining Epidemics and Other Studies in the History of Medicine*, Cambridge and New York: Cambridge University Press, 1992.

——, "The Tyranny of Diagnosis: Specific Entities and Individual Experience," *Milbank Quarterly*, 80-2, 2002, pp.237-260.

室山留美子《隋開皇年間にをける官僚の長安・洛陽居住——北人・南人墓誌記載の埋葬地分析から》,《都市文化研究》第 12 辑,2010 年,12—23 页。

S

Said, Edward. *Culture and Imperialism*, Vintage, 1994.李琨译《文化与帝国主义》,北京:三联书店,2003 年。

桑兵《国学与汉学——近代中外学界交往录》,杭州：浙江人民出版社,1999 年。

沢田瑞穂《中国の呪法》,東京：平河出版社,1984 年。

Scheube, B. "Die japanische Kak-ke (Beri-beri)", *Deutsches Archiv für Klinische Medizin*, 31, 1882 – 1883, pp.149 – 159.

Schipper, Kristofer M. （施舟人）"The Written Memorial in Taoist Ceremonies", Arthur Wolf ed., *Religion and Ritual in Chinese Society*, Stanford：Stanford University Press, 1974, pp.309 – 324.

——, *Concordance du Houang t'ing king*, Paris：École française d'Extrême-Orient, 1975.

——, "Vernacular and Classic Ritual in Taoism", *Journal of Asian Studies*, 45 – 1, 1985, pp.21 – 51.

——,《道教的清约》,《法国汉学》第 7 辑,北京：中华书局,2002 年,161—162 页。

Schipper, K. and F. Verellen eds., *The Taoist Canon*, Chicago and London：The University of Chicago Press, 2004.

Scott, James. *Seeing Like a State: How Certain Schemes to Improve the Human Condition Have Failed*, Yale University Press, 1998.中译可参考王晓毅译《国家的视角——那些试图改善人类状况的项目是如何失败的》,北京：社会科学文献出版社,2004 年。

Seidel, Anna. "Traces of Han Religion in Funerary Texts Found in Tombs",秋月觀映主编《道教と宗教文化》,東京：平河出版社,1987 年,21—57 页。此据赵宏勃译《从墓葬的葬仪文书看汉代宗教的轨迹》,《法国汉学》第 7 辑,北京：中华书局,2002 年,126—130 页。

——, "Early Taoist Ritual", *Cahiers d'Extrême-Asie*, vol.4, 1988, pp.199 – 204.

關尾史郎《敦煌出土四—五世纪陶罐、陶钵铭集成（Ⅰ）（Ⅱ）（Ⅲ）》,《吐鲁番出土文物研究会会报》第 28 号,1990 年,1—6 页;第 29 号,1990 年,1—4 页;第 105 号,1995 年,1—8 页。

——,《中国西北地域出土镇墓文集成（稿）》,新潟大学地域プロジエクト研究资料丛刊Ⅶ,2005 年。

——,《魏晋"五胡"时代の镇墓文からみた敦煌の地域的特質》,郝春文主编《2002—2005 敦煌学国际联络委员会通讯集刊》,上海古籍出版社,2005 年,272—273 页。

——,《莫高窟北区出土〈大凉安乐三年(619)二月郭方随葬衣物疏〉的两三个问题》,

《敦煌吐鲁番研究》第 9 卷,北京:中华书局,2006 年,111—122 页。

妹尾達彦《長安の都市計画》,東京:講談社,2001 年。

——,《恋をする男——九世紀の長安における新しい男女認識の形成》,《アヅア史
　研究》第 26 号,2002 年,第 43—66 页。中译见《"才子"与"佳人"——九世纪中国新
　的男女认识的形成》,邓小南主编《唐宋女性与社会》,上海辞书出版社,2003 年,
　695—722 页。

陕西省文物管理委员会《长安县三里村东汉墓葬发掘简报》,《文物参考资料》1958 年
　第 7 期,62—65 页。

单育辰《新出楚简〈容成氏〉研究》,北京:中华书局,2016 年。

上海国医公会《上海市国医公会为统一病名复国医馆并质疑四点》,《医学杂志》1933
　年第 73 期,7—10 页。

尚启东撰辑,尚煦整理《华佗考》,合肥:安徽科学技术出版社,2005 年。

Shapiro, Hugo. "The Puzzle of Spermatorrhea in Republican China", *Positions: East
　Asia Cultures Critique*, 6 - 3, 1998, pp.551 - 596.

Sheard, Sally. and Helen Power, "Body and City: Medical and Urban History of
　Public Health", Sally Sheard and Helen Power eds., *Body and City: Histories of
　Urban Public Health*, Ashgate, 2000, pp.1 - 16.

沈柏宏《唐代医疗设施及其效益评估》,《社会/文化史集刊》第 4 集,2010 年,37—
　90 页。

沈睿文《唐陵的布局——空间与秩序》,北京大学出版社,2009 年。

盛邦和《解体与重构——现代中国史学与儒学思想变迁》,上海:华东师范大学出版
　社,2002 年。

施今墨《学术整理会统一病名建议书》,《医学杂志》第 73 期,1933 年,2—7 页。

Shields, Anna. *One Who Knows Me: Friendship and Literary Culture in Mid-Tang
　China*, Cambridge, MA: Harvard University Asia Center, 2015.

白須淨真《随葬衣物疏付加文言(死者移書)の書式とその源流》,《佛教史学研究》第
　25 卷第 2 号,1983 年,72—99 页。

Shorter, Edward. *Bedside Manners: The Troubled History of Doctors and Patients*,
　New York: Simon & Schuster, 1985.

Sigerist, Henry. "The History of Medicine and the History of Disease", *Bulletin of
　the Institute of the History of Medicine*, 4, 1936, pp.1 - 13.

Simmons, D. B. "Beriberi or the kakké of Japan", *China Imperial Maritime Customs, Medical Reports*, 19, 1880, p.42.

Sivin, Nathan. "Notes on the Identification of Medical Disorders Mentioned in *Tan ching yao chueh*", *Chinese Alchemy: Preliminary Studies*, Cambridge, Massachusetts: Harvard University Press, 1968.

Sivin, Nathan. *Health Care in Eleventh-Century China*, Springer, 2015.

Smith, Hilary. *Forgotten Disease: Illnesses Transformed in Chinese Medicine*, Stanford University Press, 2017.

Sobecki, Sebastian. *Last Words: The Public Self and the Social Author in Late Medieval England*, Oxford: Oxford University Press, 2019.

Soon, Wayne. "Science, Medicine, and Confucianism in the Making of China and Southeast Asia — Lim Boon Keng and the Overseas Chinese, 1897 to 1937," *Twentieth-Century China* 39, no.1 (2014): 24 - 43.

Spivak, Gayatri. *In Other Worlds: Essays In Cultural Politics*, Routledge, 1998.

Stanley-Baker, Michael. "Daoists and Doctors: The Role of Medicine in Six Dynasties Shangqing Daoism", PhD thesis: University College London, 2013.

Stark, Rodney. and William Sims Bainbridge, "Networks of Faith: Interpersonal Bonds and Recruitment to Cults and Sects", *American Journal of Sociology*, 1980, 85 - 6, pp.1376 - 1395.

Strickmann, Michel. *Chinese Magical Medicine*, Stanford: Stanford University Press, 2002.

苏建洲《楚简文字考释五则》,《2004 年文字学学术研讨会论文集》,台北:里仁书局,2005 年,273—276 页。

苏建洲《上博楚简考释三则》,《考古与文物 2005 增刊·古文字论集(三)》。

Summers, William. *The Great Manchurian Plague of 1910 - 1911: The Geopolitics of an Epidemic Disease*, New Haven: Yale University Press, 2012.

Sun, Chang Kang-i. *The Late-Ming Poet Ch'en Tzu-lung: Crises of Love and Loyalism*, Yale University Press, 1991.

孙关龙《中国古代自然灾异动态分析·大疫》,宋正海等《中国古代自然灾异动态分析》,合肥:安徽教育出版社,2002 年,400—403 页。

孙关龙《中国历史大疫的时空分布及其规律研究》,《地域研究与开发》2004 年第 6 期,

123—128 页。

孙机《汉代物质文化资料图说》，北京：文物出版社，1990 年。

铃木雅隆《鎮墓文の系譜と天師道との關係》，《史滴》25 号，2003 年，東京：早稲田大
　　学東洋史懇話会，2—20 页。

——，《後漢鎮墓瓶集成》，《長江流域文化研究所年報》第 5 号，2007 年，196—288 页。

T

坂出祥伸《冥界の道教的神格——"急急如律令"をめぐって》，《東洋史研究》第 62 卷
　　第 1 号，2003 年，75—96 页。

谭婵雪《三教融合的敦煌葬俗》，《敦煌研究》1991 年第 3 期，72—80 页。

Tanaka, Stefan. *Japan's Orient: Rendering Pasts into History*, University of
　　California Press，1995.

唐长孺《唐西州诸乡户口帐试释》，唐长孺主编《敦煌吐鲁番文书初探》，武汉大学出版
　　社，1983 年。

——，《魏晋南北朝史论拾遗》，北京：中华书局，1983 年。

——，《太平道与天师道——札记十一则》，《中华文史论丛》第 83 辑，2006 年，51 页。

陶飞亚、王皓《近代医学共同体的嬗变——从博医会到中华医学会》，《历史研究》2014
　　年第 5 期，79—95 页。

Thielmann, John. and Frances Cate, "A Plague of Plagues: the Problem of Plague
　　diagnosis in Medieval England", *Journal of Interdisciplinary History*, 2007, 37 -
　　3, pp.371 - 393.

Thompson, Lydia. "Demon Devours and Hybrid Creatures: Trances of Chu Visual
　　Culture in the Eastern Han Period", pp.282 - 283.

Thomson, J. C. *A Vocabulary of Diseases in English and Chinese*, Canton: E-
　　Shing, 1887.

——, "Native Practice and Practitioners", China Medical Missionary Journal, 4 - 2,
　　1890, pp.175 - 195.

Toshiaki Yamada, "Longevity Techniques and the Compilation of the *Lingbao
　　wufuxu*", Livia Kohn eds., *Taoist Meditation and Longevity Techniques*, Ann
　　Arbor: Center for Chinese Studies, The University of Michigan, 1989,
　　pp.107 - 112.

Tsuchiya Masaaki，"Confession of Sins and Awareness of Self in *Taipingjing*"，Livia Kohn and Harold David Roth ed.，*Daoist Identity: History*，*Lineage and Ritual*，Honolulu：University of Hawai'i Press，2002，pp.39 – 57.

Tung，Jowen. *Fables for the Patriarchs: Gender Politics in Tang Discourse*，Rowman & Littlefield Inc，2000.

Twitchett，Denis. "Population and Pestilenc in T'ang China"，Wolfgang Bauer ed.，*Studia Sino-Mongolica: Festschrift für Herbert Franke*，Wiesbaden，1979，pp.35 – 68.

Twitchett，Denis. *The Writing of Official History Under the Tang*，Cambridge：Cambridge University Press，1992.

U

内田秀実《こころとからだ——中国古代にぉける身体の思想》，福冈：中国書店，1995 年。

Ulman，Richard B. Doris Brothers，*The Shattered Self: A Psychoanalytic Study of Trauma*，Routledge，1993.

V

Verellen，Franciscus.（傅飞岚）《天师道上章科仪——〈赤松子章历〉和〈元辰章醮立成历〉研究》，黎志添主编《道教研究与中国宗教文化》，香港：中华书局，2003 年，37—71 页。

——，"The Heavenly Master Liturgical Agenda According to *Chisong Zi's Petition Almanac*."，*Cahiers d'Extrême-Asie*，vol.14，2004，pp.291 – 343.

——，Verellen，Franciscus. Imperiled Destinies：The Daoist Quest for Deliverance in Medieval China，Cambridge：Harvard University Press，2019.

Veyne，Paul. *Les Grecs ont-ils cru à leurs mythes?*，Le Seuil，1983.张竝译《古希腊人是否相信他们的神话——论建构的想象》，上海：华东师范大学出版社，2014 年。

Virág，Curie. "Emotion，Knowledge and the Reconfigured Self in the Tang-Song Transition"，Donatella Guida and Paolo Santangelo eds.，*Love*，*Hatred*，*and Other Passions: Questions and Themes on Emotions in Chinese Civilization*，Leiden and Boston：Brill，2006，pp.166 – 179.

Viroli, Maurizio. *From Politics to Reason of State: The Acquisition and Transformation of the Language of Politics 1250－1600*, Cambridge：Cambridge University Press，2005.

Viswanathan, Gauri. *Masks of Conquest: Literary Study and British Rule in India*, Columbia University Press，1989.

W

Waller, John. *The Dancing Plague: the Strange，True Story of an Extraordinary Illness*, Naperville，Illinois：Sourcebooks，Inc，2009.

万军杰《唐代"妾"的丧葬问题》,《魏晋南北朝隋唐史资料》第 25 辑,196—197 页。

汪小烜《吴简所见"肿足"解》,《历史研究》2001 年第 4 期,174—175 页。

——,《走马楼简"吏民簿"研究》,北京大学历史系硕士论文,2001 年。

王德权《为士之道——中唐士人的自省风气》,台北：政大出版社,2012 年。

王光永《宝鸡市汉墓发现光和与永元年间朱书陶器》,《文物》1981 年第 3 期,53—55 页。

王吉民《中国梅毒之起原》,《中华医学杂志》第 9 卷第 1 期,1923 年,17—20 页。

——,高明强译《中国麻疯之简史》,《麻疯季刊》第 4 卷第 4 期,1930 年,11—19 页。

——,《中国旧有麻风治疗方法》,《医药卫生月刊》1933 年第 7 期,3—8 页。

——,《中国最早之麻风专家——孙思邈》,《麻风季刊》第 14 卷第 1 期,1940 年,2—6 页。

王见川《张天师之研究——以龙虎山一系为考察中心》,台湾中正大学博士论文,2003 年。

王晶波《敦煌占卜文献与社会生活》,兰州：甘肃教育出版社,2013 年。

王静涛《唐崔佑甫家庭变迁研究——以墓志为中心》,郑州大学硕士学位论文,2011 年。

王卡《敦煌道教文献研究——综述·目录·索引》,北京：中国社会科学出版社,2004 年。

王明《〈黄庭经〉考》,《历史语言研究所集刊》第 20 本(上册),1948 年,539—574 页。

王宁《〈云溪友议〉校注》,厦门大学博士论文,2009 年。

王宁《释上博简二〈容成氏〉中的"癘"》,简帛网 2016 年 11 月 25 日。

王青《魏晋南北朝的佛教信仰与神话》,北京：中国社会科学出版社,2001 年。

王素《长沙走马楼三国吴简研究的回顾与展望》,《中国历史文物》2004 年第 1 期,18—
　　35 页;此据北京吴简研讨班编《吴简研究》第 1 辑,北京:崇文书局,2004 年,12—
　　29 页。

——,《长沙东牌楼东汉简牍选释》,《文物》2005 年第 12 期,69—75 页。

王素等《魏晋南北朝敦煌文献编年》,台北:新文丰出版公司,1997 年。

王素、宋少华、罗新《长沙走马楼简牍整理的新收获》,《文物》1999 年第 5 期,34 页。

王天麟《天师道教团的罪观及其仙德思想》,李丰楙、朱荣贵主编《仪式、庙会与小
　　区——道教、民间信仰与民间文化》,中研院中国文哲研究所筹备处,1996 年,525—
　　526 页。

王文涛《“癃”病与汉代社会救助》,《河北师范大学学报》2012 年第 1 期,125—130 页。

王玉兴《中国古代疫情年表(公元前 674 年至公元 1911 年)》,《天津中医学院学报》
　　2003 年第 3 期,84—88 页。

王育成《洛阳延光元年朱书陶罐考释》,《中原文物》1993 年第 1 期,71—76、81 页。

——,《文物所见中国古代道符述论》,《道家文化研究》第 9 辑,上海古籍出版社,1996
　　年,267—301 页。

——,《东汉天帝使者类道人与道教起源》,《道家文化研究》16 辑,北京:三联书店,
　　1999 年,183—184 页。

王哲《国士无双伍连德》,福建教育出版社,2011 年。

王子今《中国盗墓史——一种社会现象的文化考察》,北京:中国广播电视出版社,
　　2000 年。

——,《睡虎地秦简〈日书〉甲种疏证》,武汉:湖北教育出版社,2003 年。

王宗昱《〈登真隐诀〉にみえる天师道》,《東方宗教》96 号,2000 年;此据《〈登真隐诀〉所
　　反映的天师道》,李四龙、周学农主编《哲学、宗教与人文——楼宇烈教授七十华诞
　　纪念文集》,商务印书馆,2004 年,199—201 页。

——,《〈正一法文经章官品〉初探》,《天问(丙戌卷)》,南京:江苏人民出版社,2006 年,
　　240—253 页。

Waring, Luke. "Writing and Materiality in the Three Han Dynasty Tombs at
　　Mawangdui", Ph. D. Dissertation, Princeton University, 2019.

渡部武《镇墓文·衣物疏集成(初篇)》(稿本),平冢:东海大学,1999 年。

Weber, Max. *The Religion of China: Confucianism and Taoism*, translated by H. H.
　　Gerth, The Free Press, 1951.中译见洪天富译《儒教与道教》,南京:江苏人民出版

社,1995 年。

魏宜辉、张传官、萧毅《马王堆一号汉墓所谓"姜辛追"印辨正》,《文史》2019 年第 4 期,
261—266 页。

Wernich, A. *Geographisch-medicinische Studien*, Berlin: August Hirschwald, 1878.

Wessels, C. *De Geschiedenis der R.K. missie in Amboina, 1546 - 1605*. Nijmegen:
Dekker & Van de Vegt, 1926.

Williams, Raymond. *Keywords: A Vocabulary of Culture and Society*, Oxford:
Oxford University Press, 1985.中译见刘建基译《关键词——文化与社会的词汇》,
北京:三联书店,2005 年。

Willians, Monier. *A Sanskrit-English Dictionary*, New Delhi, 1963.

Woodward, J. and D. Rochards eds., *Health Care and Popular Medicine in
Nineteenth Century England. Essays in the Social History of Medicine*, New
York: Holmes and Meier Publishers, 1977.

吴方浪、吴方基《汉代"罢癃"问题再探》,《邢台学院学报》2012 年第 1 期,90—91、
98 页。

吴蕙仪《17、18 世纪之交欧洲在华传教士汉语知识的传承与流变——基于梵蒂冈图书
馆一份手稿的个案探讨》,《国际汉学》第 13 期,2017 年,94—109 页。

吴荣曾《先秦两汉史研究》,北京:中华书局,1995 年。

吴小强《秦简日书集释》,长沙:岳麓书社,2000 年。

吴羽《敦煌道经及斋文所见道教事师之礼》,《敦煌研究》2005 年第 1 期,26—31 页。

吴宗国《唐代科举制度研究》,沈阳:辽宁大学出版社,1992 年。

Wu Lien-the(伍连德), *Plague: A Manual for Medical and Public Health Workers*,
Shanghai: National Quarantine Service, 1936.

——《中国之鼠疫病史》,《中华医学杂志》第 22 卷第 11 期,1936 年,1039—1055 页。

Wu Yun-lin, *Memories of Dr Wu Lien-Teh: Plague Fighter*, World Scientific Pub Co
Inc, 1995.中译见程光胜等译《鼠疫斗士——伍连德自述》,长沙:湖南教育出版社,
2011 年。

X

夏明方《民国时期自然灾害与乡村社会》,北京:中华书局,2000 年。

夏鼐《敦煌考古漫记》,天津:百花文艺出版社,2002 年。

夏世华《〈上博二·容成氏〉拼接与编连问题复议》,简帛网 2009 年 6 月 5 日。

夏炎《中古世家大族清河崔氏研究》,天津古籍出版社,2004 年。

咸阳市文物考古研究所《咸阳教育学院汉墓清理简报》,《文物考古论集——咸阳市文物考古研究所成立十周年纪念》,西安:三秦出版社,2000 年,227—236 页。

线仲耕《唐代墓志的文体变革》,中国社会科学院研究生院硕士论文,2003 年。

萧惠英《王吉民年表》,《中华医史杂志》2004 年第 4 期,242—245 页。

萧进铭《从外丹到内丹——两种形上学的转移》,《清华学报》第 36 卷第 1 期,2006 年,32—38 页。

肖荣《中古时期脚气学术的发展历程:从张仲景到吴昇》,"中古方书:医学史、书籍史和社会史的解读"研讨会会议论文,2011 年 9 月 18 日。

谢桂华《中国出土魏晋以后汉文简纸文书概述》,李学勤、谢桂华主编《简帛研究 2001》,桂林:广西师范大学出版社,2001 年,546—559 页。

新疆博物馆考古队《吐鲁番哈拉和卓古墓群发掘简报》,《文物》1978 年第 6 期,1—14 页。

新疆社会科学院考古研究所编《新疆考古三十年》,乌鲁木齐:新疆人民出版社,1983 年,117、120—121 页。

新疆维吾尔自治区博物馆《新疆吐鲁番阿斯塔那北区墓葬发掘简报》,《文物》1960 年第 6 期,20—21 页。

——,《吐鲁番县阿斯塔那——哈拉和卓古墓群发掘简报》,《文物》1973 年第 10 期,10—11 页。

邢义田《中国皇帝制度的建立与发展》(《中国文化新论——制度篇》,1982 年;邢义田《秦汉史论稿》,东大图书公司,1987 年,此据邢义田《天下一家:皇帝、官僚与社会》,中华书局,2011 年,1—49 页。

——,《汉代案比在县或在乡?》,《中研院历史语言研究所集刊》第 60 本第 2 分,1989 年,451—485 页。

——,《龙山里耶秦迁陵县城遗址出土某乡南阳里户籍简试探》,简帛网,2007 年 11 月 3 日。

徐晖《唐代的国子监学官与文学》,陕西师范大学博士论文,2010 年,68 页。

徐胜男《唐前仙传小说与尸解理论——以〈列仙传〉〈神仙传〉〈洞仙传〉为例》,《南都学刊》2017 年第 5 期,36—40 页。

徐世虹《走马楼吴简户籍所见刑事制裁记录》,《简帛研究 2001》下册,桂林:广西师范大学出版社,2001 年,523—529 页。

徐在国《上博竹书(二)文字杂考》,《学术界》2003 年第 1 期,98—103 页。

许飞《漢代の告知文・鎮墓文・買地券に見られる冥界(上)》,《中國學研究論集》第 26 号,2011 年,103—147 页。

——《漢代の告地文・鎮墓文・買地券に見られる冥界(下)》,《中國學研究論集》第 27 号,2011 年,67—109 页。

——《「泰山治鬼」の形成年代考——漢代の鎮墓文を中心に》,《中國中世文學研究》第 60 号,2012 年,1—11 页。

Y

山田慶兒編《新發現中國科學史資料の研究・譯注篇》,京都大學人文科學研究所, 1985 年。

——,廖育群、李建民編译《中国古代医学的形成》,台北：东大图书公司,2003 年。

山下政三《脚氣の歷史——ビタミン発見以前》,東京：東京大学出版会,1983 年。

——《明治期における脚気の歷史》,東京：東京大学出版会,1988 年。

——《鷗外森林太郎と脚気紛争》,東京：日本評論社,2008 年。

阎步克《士大夫政治演生史稿》,北京大学出版社,1996 年。

杨彬彬《由曾懿(1852—1927)的个案看晚清"疾病的隐喻"与才女的身份》,《近代中国 妇女史研究》第 16 期,2008 年,1—28 页。

——《"自我"的困境——一部清代闺秀诗集中的疾病呈现与自传欲望》,《中国文哲 研究集刊》第 37 期,2010 年,95—130 页。

Yang, C. K. *Religion in Chinese Society: A Study of Contemporary Social Functions of Religion and Some of Their Historical Factors*, University of California Press, 1967.此据范丽珠等译《中国社会中的宗教——宗教的现代社会功能与其历史因素 之研究》,上海人民出版社,2006 年。

杨福程《〈黄庭〉内外二景考》,《世界宗教研究》1995 年第 3 期,68—76 页。

杨立华《匿名的拼接——内丹观念下道教长生技术的开展》,北京大学出版社, 2002 年。

杨联陞《中国语文札记》,北京：中国人民大学出版社,2006 年。

杨小亮《从走马楼吴简"刑(创)"字性质与成因简析》,《出土文献研究》第 7 辑,上海古 籍出版社,2005 年,146—151 页。

杨振红《松柏西汉墓簿籍牍考释》,《南都学刊》2010 年第 5 期,1—8 页。

Yao, Ping.（姚平）"The Statues of Pleasure: Courtesan and Literiti connections in T'ang China（618‐907）", *Journal of Women's History*, 14‐2, 2002, pp.25‐53.

——,《唐代妇女的生命历程》,上海古籍出版社,2004 年。

叶劲秋《统一病名感言》,《医学杂志》1933 年第 73 期,63—64 页。

叶劲秋、朱寿朋《国医统一病名问题》,,《医学杂志》1933 年第 73 期,58—63 页。

游自勇《中古〈五行志〉的史料来源》,《文史》2007 年第 4 辑,北京：中华书局,90 页。

于赓哲《唐代医疗活动中禁咒术的退缩与保留》,2008 年第 2 期,61—68 页。

——,《〈天圣令〉复原唐〈医疾令〉所见官民医学之分野》,《历史研究》2011 年第 1 期, 36—50 页。

——,《唐人疾病观与长安城的嬗变》,《南开学报（哲学社会科学版）》2010 年第 5 期, 47—57 页。

——,《中国中古时期城市卫生状况考论》,《武汉大学学报（人文科学版）》2015 年第 3 期,65—75 页。

于振波《走马楼三国吴简"刑手""刑足"考——兼论历史上禁止自残的法律》,"简帛研究"2003 年 10 月 11 日。

——,《浅析走马楼吴简中"刑"的含义》,《船山学刊》2004 年第 1 期,41—45 页。

于振波《走马楼吴简初探》,台湾：文津出版社,2004 年。

余嘉锡《四库提要辨证》,昆明：云南人民出版社,2004 年。

余欣《唐宋敦煌墓葬神煞研究》,《敦煌学辑刊》2003 年第 1 期,55—68 页。

——,《神道人心——唐宋之际敦煌民生宗教社会史研究》,北京：中华书局,2006 年。

余岩《古代疾病名候疏义》,北京：人民卫生出版社,1953 年。

——,《余氏医述》第 2 集,上海,1933 年。

余英时《东汉生死观》,侯旭东等译,上海古籍出版社,2005 年。

虞丽琦《战国秦汉时期的人形"塑像"与"画像"的研究——以中国古代的"偶像崇拜"问题为中心》,北京大学考古文博学院硕士论文,2001 年。

虞万里《〈黄庭经〉新证》,《文史》29 辑,1988 年,385—408 页。

袁延胜《荆州松柏木牍及相关问题》,《江汉考古》2009 年第 3 期,114—119 页。

岳纯之《唐代官方史学研究》,天津人民出版社,2003 年。

恽铁樵《对于统一病名建议书之商榷》,《医学杂志》第 73 期,1933 年,44—51 页。

Z

翟冷仙、陈述《为统一病名建议书之意见》,《医学杂志》第 73 期,1933 年,51—54 页。

张纲《中医百病名源考》,北京:人民卫生出版社,1997 年。

张嘉凤《"染易"与"传染"——以〈诸病源候论〉为中心试论汉唐之际医籍中的疾病观》,《台大历史学报》第 27 期,2001 年,37—82 页。

张剑光《三千年疫情》,南昌:江西高校出版社,1998 年。

张荣明《方术与中国传统文化》,上海:学林出版社,2000 年。

张荣强《说"罚佫"——吴简所见免役资料试释》,《文物》2004 年第 12 期,57—65 页。

张晓阳《论风病(症)的临床特征》,《北京中医药大学学报》2001 年第 6 期,73—74 页;

张勋燎《试论我国南方地区唐宋墓葬出土的道教"柏人俑"和"石真"》,《道家文化研究》第 7 辑,1994 年,266—301 页。

——,《东汉墓葬出土的解注器材料和天师道的起源》,《道家文化研究》9 辑,上海古籍出版社,1996 年,253—266 页。

张勋燎、白彬《中国道教考古》,北京:线装书局,2006 年。

张延昌主编《武威汉代医简注解》,北京:中医古籍出版社,2006 年。

张寅成《古代东亚世界的禁咒师》,《古今论衡》第 14 期,2006 年,48—69 页。

张泽洪《早期正一道的上章度济思想》,《宗教学研究》2002 年第 2 期,22—29、110 页。

章太炎,《对于统一病名建议书》,《医学杂志》第 73 期,1933 年,2—44 页。

——,《覆中央国医馆统一病名书》,《医学杂志》第 73 期,1933 年,55—56 页。

——,《对于统一病名之我见》,《神州国医学报》第 3 卷第 11 期,1—3 页。

——,《章太炎全集》第 8 卷,上海人民出版社,1994 年。

长沙市文物工作队、长沙市文物考古研究所《长沙走马楼 J22 发掘简报》,《文物》1999 年第 5 期,4—25 页。

长沙市文物考古研究所《长沙东牌楼 7 号古井(J7)发掘简报》,《文物》2005 年第 12 期,4—30 页。

赵超《新旧唐书宰相世系表集校》,北京:中华书局,1998 年。

赵守俨《赵守俨文存》,北京:中华书局,1988 年。

赵益《古典术数文献述论稿》,北京:中华书局,2005 年。

——,《六朝南方神仙道教与文学》,上海古籍出版社,2006 年。

郑学檬《吐鲁番出土文书〈随葬衣物疏〉初探》,韩国磐主编《敦煌吐鲁番出土经济文书研究》，厦门大学出版社，1986 年，414—444 页。

郑志敏《细说唐妓》，台北：文津出版社，1986 年。

中国社会科学院考古研究所洛阳唐城队《一九八四至一九八六年洛阳市区汉晋墓发掘简报》，《考古学集刊》第 7 辑，北京：科学出版社，1991 年，51—78 页。

钟国发《也谈吐鲁番晋——唐古墓随葬衣物疏》，《新疆师范大学学报》1995 年第 3 期，3—5 页。

周波《〈二年律令〉释文与注释商榷》，"简帛研究"网站 2004 年 5 月 24 日发表。

周书灿《"默证法"与古史研究》，《史学理论研究》2014 年第 2 期，47—56 页。

周霄汉《〈数〉〈算数书〉与〈九章算术〉的比较研究》，上海交通大学硕士论文，2014 年。

朱红林《张家山汉简〈二年律令〉集释》，北京：社会科学文献出版社，2005 年，224—225 页。

朱雷《敦煌吐鲁番文书论丛》，兰州：甘肃人民出版社，2000 年，106 页。

朱瑛石《"禁咒博士"源流考——兼论宗教对隋唐行政法的影响》，《唐研究》第 5 卷，1999 年，147—160 页。

Zuo, Ya. *Shen Gua's Empiricism*, Cambridge, MA: Harvard University Asia Center, 2018.

One notion that warrants more reflection and research is the founding trauma, the trauma that is transformed or transvalued into a legitimating myth of origins. A crisis or catastrophe that disorients and harms the collectivity or the individual may miraculously become the origin or renewed origin of the myth and serve an ideological function in authorizing acts or policies that appeal to it for justification. An attendant question is whether all societies or traditions have trauma as at least a crucial component of a foundational myth of origins or whether the latter may involve challenges or trials but not a trauma that ruptures and devastates its object. Indeed, does a society or a tradition need a founding myth of origins at all, notably of the cultural "big-bang" variety?

Dominick LaCapra

4′33″

for any instrument or combination of instruments

John Cage

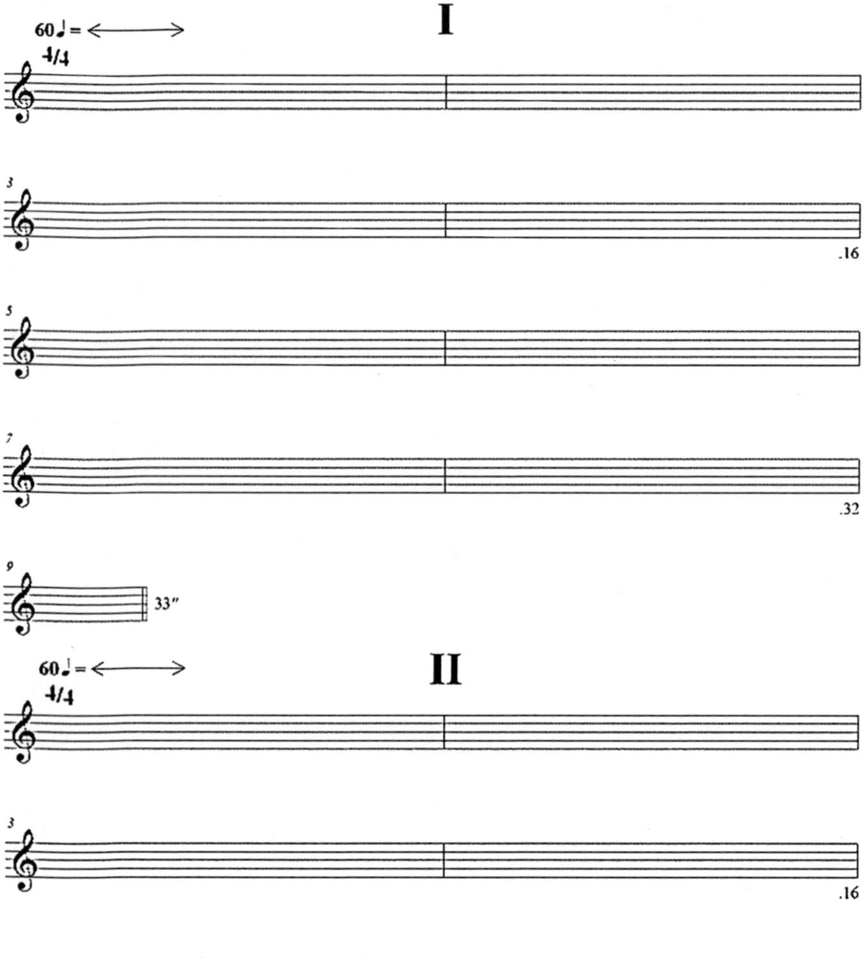